新版
病気の地図帳
The Atlas of Human Diseases

監修／山口和克

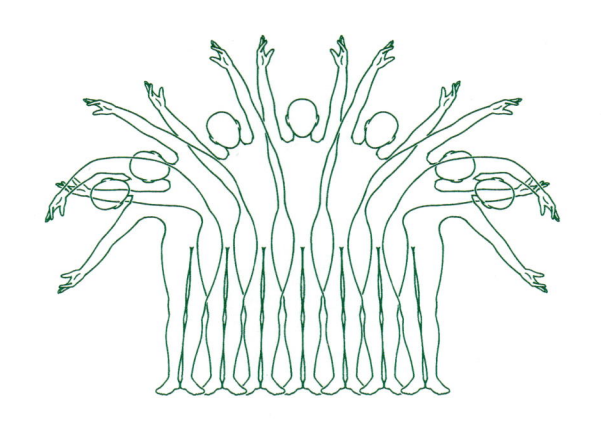

講談社

監修／解説者一覧

監修／山口和克

解説／飯沼壽孝────前埼玉医科大学総合医療センター長
　　　　石川隆俊────東京大学名誉教授
　　　　伊藤幸治────前湯河原厚生年金病院院長
　　　　岡田清己────公立阿伎留病院院長
　　　　沖坂重邦────前防衛医科大学校眼科教授
　　　　茅野照雄────元東京医科歯科大学大学院教授
　　　　川島　眞────東京女子医科大学皮膚科教授
　　　　木村　哲────国立国際医療センターエイズ治療・研究開発
　　　　　　　　　　センター長
　　　　五味朋子────NTT東日本関東病院高血圧・腎臓内科部長
　　　　坂本穆彦────杏林大学医学部病理学・病院病理部教授
　　　　志賀淳治────帝京大学医学部解剖学教授
　　　　戸塚康男────医療法人社団東山会調布東山病院副院長
　　　　長野　昭────浜松医科大学整形外科教授
　　　　西田琇太郎──元東京外国語大学教授・保健管理センター所長
　　　　原田昭太郎──NTT東日本関東病院特別顧問
　　　　松下正明────東京都精神医学総合研究所名誉所長
　　　　武藤徹一郎──癌研究会有明病院院長
　　　　矢崎義雄────独立行政法人国立病院機構理事長
　　　　山口和克────元杏林大学教授
　　　　吉野谷定美──南大和病院院長
　　　　和田洋一郎──前東京大学先端科学技術研究センター分子生物医学部門

●図版，イラストレーション

本書中の図版，イラストレーションには，本書のために新しく作成したもののほか，《医科学大事典》《人体器官の構造と機能》《ナースが視る人体》《からだの地図帳》《皮膚科診断治療大系》《健康の地図帳》(以上，講談社刊)より転載したものがあります．これらの作成にご尽力くださった諸先生方，ならびにイラストレーターの方々に感謝いたします．

〈本書のイラストレーションの制作〉
今﨑和広／小野澤篤人／佐伯克介／宍田利孝／千田和幸／二階堂聰明／中野朋彦／本庄和範

〈図版協力〉
イラストレーション(p.34 ❶副鼻腔の構造)の資料としての写真作成：片瀬七朗
イラストレーション(p.118 ❶脊椎における骨粗鬆症の病態)の資料提供：下出真法
イラストレーション(p.162 ❸Tリンパ球における抗原提示と抗原認識)の資料提供：岩崎琢也

●写真

本書中の写真(執筆者提供以外の写真)は以下の方々のご好意により提供されたものです．

- p.20 ❶統合失調症の種類(1.ポジトロンカメラで写した正常な脳，2.ポジトロンカメラで写した陰性型の脳，3.ポジトロンカメラで写した陽性型の脳)：岸本英爾
- p.38 ❷口内炎のおもな種類と症状(口唇ヘルペス，ヘルパンギナ)：天笠光雄
- p.38 ❷口内炎のおもな種類と症状(手足口病)：西脇宗一
- p.38 ❷口内炎のおもな種類と症状(扁平苔癬，妊娠性歯肉炎，白血病性口内炎)：長谷川和樹
- p.39 ❸舌がん：長谷川和樹
- p.50 ❶肺気腫の種類と特徴(正常な肺胞の構造)：滝沢敬夫
- p.62 ❷自己検診の方法と乳がんの外見症状(2.乳がんの外見症状)：小池道子
- p.84 ❸肝炎の病気の状態と経過進展(肝炎から肝硬変へ，1.急性の肝障害，2.慢性の肝障害)：矢野右人
- p.86 ❷肝硬変のおもな症状と病気の状態(1.肝硬変のおもな症状：クモ状血管腫)：岡博
- p.86 ❷肝硬変のおもな症状と病気の状態(1.肝硬変のおもな症状：手掌紅斑)：賀古眞
- p.88 ❷石(胆石)の種類：大菅俊明
- p.111 ❹骨折の合併症(1.阻血性拘縮)：原徹也
- p.118 ❶脊椎における骨粗鬆症の病態(正常な腰椎，骨粗鬆症の腰椎)：下出真法
- p.126 ❶骨腫瘍の病態(大腿骨にできた骨肉腫)：竹山信成
- p.130 ❸高血圧症のおもな合併症(眼底出血)：増山善明
- p.156 ❷粥状硬化巣のできるしくみ(①～④)：内藤眞
- p.156 ❷粥状硬化巣のできるしくみ(⑤～⑦)：竹屋元裕，内藤眞
- p.156 ❷粥状硬化巣のできるしくみ(動脈硬化の進んだヒトの冠状動脈)：内藤眞
- p.157 ❸高脂血症の合併症(①心臓の冠状動脈狭窄の造影像)：西村重敬
- p.157 ❸高脂血症の合併症(②脳梗塞のCT像)：江口恒良
- p.157 ❸高脂血症の合併症(③眼底出血)：清水弘一，村岡兼光
- p.157 ❸高脂血症の合併症(④肘の黄色腫)：小玉肇
- p.164 ❺アレルギーのおこりかたとおもな病気(蕁麻疹における膨疹とそのまわりの紅斑)：吉田彦太郎，(特発性血小板減少性紫斑病における点状出血斑)：伊崎誠一，(全身性エリテマトーデスにおける蝶形紅斑)：玉置邦彦，(ペニシリン系薬剤に対する遅延型反応)：中川昌次郎
- p.166 ❷がん発生の過程(腫瘍塊の形成)：武藤徹一郎

- ●ブック・デザインおよび図版構成：志賀紀子／杉浦幸治
- ●カバー表のイラストレーション：本庄和範
- ●カバー表のコンピュータ画像構成：菊池薫
- ●編集協力：㈲耕人舎

監修のことば

「どうしてこのような病気になるのだろうか？」
「病気になったときには，からだのどこに，どんな変化がおこってくるのか？」
「その変化はからだにどんな影響をおよぼし，どんな症状をもたらすのか？」
「病気の見通しはどうなのだろうか？」

　病気になれば，だれでもこういう疑問をもつことと思います．これらの疑問に答える目的で，『からだの地図帳』(1989年刊)の姉妹編として企画されたのが『病気の地図帳』でした．解剖学，生理学，病理学など，医学の基礎的な知識をベースに，病気のおこり方や病気におかされた患部の状態(病変)をできるだけ写実的に，立体的に図解して解説すれば，病気の特徴をより多くの読者に実感をもって理解してもらえるのではないか，と考えたからです．

　幸い本書は，1992年の初版刊行以降，〈わかりやすい病気の概説書〉として読者に広く迎えられ，今日までに多くの版を重ねることができました．しかし，既に8年の歳月が過ぎ，この間の医科学の進歩はめざましく，その成果を取り込む必要性が出てきました．また，読者からは「病気の特徴をもっとわかりやすく表現してほしい」，あるいは「病気の数をふやしてほしい」「図版や写真をもっとたくさん入れてほしい」との指摘や要望を，数多くいただきました．

　『新版 病気の地図帳』では，このような要望に応えるために，この間に明らかになった知見を織り込んで全体的な見直しをはかり，関心の広まってきた病気を追加するとともに，従来のカラーイラスト・図版をより端的で正確なわかりやすい内容に描き直しました．また，見開き単位の紙面構成をより見やすく，読みやすくすることで，病気の原因や病態生理，病理像，症状，予後，合併症，類似の病気とのちがいなどが要領よく理解できるよう工夫を重ねました．

　とはいえ，一般の人がいちばん関心をもつ治療については新版でもあまりふれていません．まず，普遍的で重要な病気の基本的な特徴を，図解によって実感的に理解してもらうことを第一のねらいとしたからです．ただし，同じ病気であっても，その現れ方はさまざまであり，いつも定まったものではありません．本書で表現された病気の姿は，もっとも典型的でかつカラーイラスト・図版・写真で表現しやすいものとなっています．病気には個人差，男女差，年齢差があり，また視覚的に表現しきれないことがあることを念頭において，本書を利用していただければ幸いです．

　モルガーニ(1682～1771．イタリアの解剖学者，病理学者) 以来，〈病気の座(病変)と原因〉を明らかにするのが病理学の使命でした．本書がこの意味でさらに一段とわかりやすい病気の概説書になることを願っています．

　解説を担当された先生方，写真を提供してくださった先生方，カラーイラストや図版の制作にあたったデザイナー，イラストレーターおよび講談社学術局のスタッフなど，関係者の労を讃えたいと思います．

　　2000年10月

山口和克

目次

『病気の地図帳』総合案内 ——— 6

監修のことば ——— 3
本書の利用にあたって ——— 8

1 頭と首の病気

●松下正明
- 頭蓋内出血―硬膜下出血，クモ膜下出血，脳出血 ——— 10
- 脳梗塞 ——— 12
- 脳腫瘍 ——— 14
- 脳血管性認知症 ——— 16
- アルツハイマー型認知症 ——— 18
- 心の病―統合失調症，うつ病，神経症，心身症 ——— 20

●飯沼壽孝
- 顔面神経麻痺 ——— 22

●沖坂重邦
- 白内障，緑内障 ——— 24
- 眼底出血 ——— 26
- 網膜剥離 ——— 28

●飯沼壽孝
- 中耳炎 ——— 30
- 花粉症 ——— 32
- 副鼻腔炎 ——— 34

●茅野照雄
- むし歯，歯肉炎，歯槽膿漏症 ——— 36
- 口内炎，舌がん ——— 38

●飯沼壽孝
- 扁桃炎，アデノイド ——— 40

●戸塚康男
- バセドウ病 ——— 42

●頭と首のその他の病気 ——— 44

2 胸部の病気

●山口和克
- 気管支喘息，気管支炎 ——— 46
- 肺炎 ——— 48
- 肺気腫 ——— 50
- 肺がん ——— 52

●矢崎義雄
- 狭心症，心筋梗塞 ——— 54
- 心不全，心筋症 ——— 58

●坂本穆彦
- 乳腺炎，乳腺症 ——— 60
- 乳がん ——— 62

●胸部のその他の病気 ——— 64

3 腹部の病気

●武藤徹一郎
- 胃炎 ——— 66
- 胃潰瘍，十二指腸潰瘍 ——— 68
- 胃がん ——— 72
- 大腸ポリープ ——— 74
- 大腸がん，直腸がん ——— 76
- 虫垂炎 ——— 78
- 痔―痔核，裂肛，痔瘻 ——— 80

●志賀淳治
- 肝炎 ——— 82
- 肝硬変，肝がん ——— 86

	胆石症，胆嚢炎，胆嚢がん	88
	膵炎，膵がん	90
●五味朋子	腎炎（糸球体腎炎）	92
	腎不全	94
●岡田清己	尿路結石症	96
	腎がん，膀胱がん	98
	前立腺肥大症，前立腺がん	100
●坂本穆彦	子宮筋腫，子宮内膜症	102
	子宮がん	104
	卵巣腫瘍	106
	●腹部のその他の病気	108

4 全身の病気

●長野　昭	骨折	110
	脱臼，捻挫	112
	野球肩，野球肘，テニス肘	114
	五十肩，頸椎症	116
	骨粗鬆症	118
	椎間板ヘルニア，腰痛症	120
	変形性関節症	122
	関節リウマチ，腱鞘炎	124
	骨腫瘍	126
	肋間神経痛，坐骨神経痛	128
●矢崎義雄	高血圧症	130
	動脈硬化症	132
	動脈瘤，静脈瘤	134
●山口和克	白血病	136
	悪性リンパ腫	138
●木村　哲	エイズ（AIDS）	140
●川島　眞　原田昭太郎	湿疹	142
	蕁麻疹	144
	単純疱疹，帯状疱疹	146
	脱毛症	148
●戸塚康男	糖尿病	150
●和田洋一郎	高脂血症	154
●吉野谷定美　西田琇太郎	痛風	158
●戸塚康男	内分泌腺の病気	160
●伊藤幸治	免疫・アレルギーの病気	162
●石川隆俊	がんの発生と転移のしくみ	166
	●全身のその他の病気	170

さくいん	172

『病気の地図帳』

精神科
- 脳血管性認知症 ———— 16
- アルツハイマー型認知症 - 18
- 統合失調症 ———— 20
- うつ病 ———— 20
- 神経症 ———— 20
- 心身症 ———— 20

眼科
- 白内障 ———— 24
- 緑内障 ———— 24
- 眼底出血 ———— 26
- 網膜剥離 ———— 28

耳鼻咽喉科
- 顔面神経麻痺 ———— 22
- 中耳炎 ———— 30
- 花粉症 ———— 32
- 副鼻腔炎 ———— 34
- 扁桃炎 ———— 40
- アデノイド ———— 40

歯科、口腔外科
- むし歯 ———— 36
- 歯肉炎 ———— 36
- 歯槽膿漏症 ———— 36
- 口内炎 ———— 38
- 舌がん ———— 38

小児科
- 扁桃炎 ———— 40
- アデノイド ———— 40
- 腎炎（糸球体腎炎）———— 92

外科
- 乳腺炎 ———— 60
- 乳腺症 ———— 60
- 乳がん ———— 62

呼吸器系
- 肺気腫 ———— 50
- 肺がん ———— 52

循環器系
- 狭心症 ———— 54
- 心筋梗塞 ———— 54
- 動脈瘤 ———— 134
- 静脈瘤 ———— 134

消化器系
- 胃潰瘍 ———— 68
- 十二指腸潰瘍 ———— 68
- 胃がん ———— 72
- 大腸ポリープ ———— 74
- 大腸がん ———— 76
- 直腸がん ———— 76
- 虫垂炎 ———— 78
- 痔核 ———— 80
- 裂肛 ———— 80
- 痔瘻 ———— 80
- 肝がん ———— 86
- 胆石症 ———— 88
- 胆嚢炎 ———— 88
- 胆嚢がん ———— 88
- 膵炎 ———— 90
- 膵がん ———— 90

脳神経系
- 硬膜下出血 ———— 10
- クモ膜下出血 ———— 10
- 脳出血 ———— 10
- 脳梗塞 ———— 12
- 脳腫瘍 ———— 14

- 内分泌腺の病気 ———— 160
- 免疫・アレルギーの病気 ———— 162
- がんの発生と転移のしくみ ———— 166
- 頭と首のその他の病気 ———— 44
- 胸部のその他の病気 ———— 64
- 腹部のその他の病気 ———— 108
- 全身のその他の病気 ———— 170
- さくいん ———— 172

総合案内

本書で取り上げた疾患項目を外来診療科別に分類した．項目によっては，症状や手術の有無などの関係で，重複して分類してある．なお，総合病院でも，ここに掲げたすべての診療科を備えているわけではない．

内科

呼吸器系
- 花粉症 ———— 32
- 気管支喘息 ———— 46
- 気管支炎 ———— 46
- 肺炎 ———— 48
- 肺気腫 ———— 50
- 肺がん ———— 52

消化器系
- 胃炎 ———— 66
- 胃潰瘍 ———— 68
- 十二指腸潰瘍 ———— 68
- 胃がん ———— 72
- 大腸ポリープ ———— 74
- 大腸がん ———— 76
- 直腸がん ———— 76
- 虫垂炎 ———— 78
- 肝炎 ———— 82
- 肝硬変 ———— 86
- 肝がん ———— 86
- 胆石症 ———— 88
- 胆嚢炎 ———— 88
- 胆嚢がん ———— 88
- 膵炎 ———— 90
- 膵がん ———— 90

血液系
- 白血病 ———— 136
- 悪性リンパ腫 ———— 138

循環器系
- 狭心症 ———— 54
- 心筋梗塞 ———— 54
- 心不全 ———— 58
- 心筋症 ———— 58
- 高血圧症 ———— 130
- 動脈硬化症 ———— 132
- 動脈瘤 ———— 134
- 静脈瘤 ———— 134

神経系
- 顔面神経麻痺 ———— 22
- 肋間神経痛 ———— 128
- 坐骨神経痛 ———— 128

内分泌・代謝系
- バセドウ病 ———— 42
- 腎炎（糸球体腎炎） ———— 92
- 腎不全 ———— 94
- 骨粗鬆症 ———— 118
- 糖尿病 ———— 150
- 高脂血症 ———— 154
- 痛風 ———— 158

感染症科
- エイズ（AIDS） ———— 140

整形外科
- 骨折 ———— 110
- 脱臼 ———— 112
- 捻挫 ———— 112
- 野球肩 ———— 114
- 野球肘 ———— 114
- テニス肘 ———— 114
- 五十肩 ———— 116
- 頸椎症 ———— 116
- 骨粗鬆症 ———— 118
- 椎間板ヘルニア ———— 120
- 腰痛症 ———— 120
- 変形性関節症 ———— 122
- 関節リウマチ ———— 124
- 腱鞘炎 ———— 124
- 骨腫瘍 ———— 126
- 肋間神経痛 ———— 128
- 坐骨神経痛 ———— 128
- 痛風 ———— 158

皮膚科
- エイズ（AIDS） ———— 140
- 湿疹 ———— 142
- 蕁麻疹 ———— 144
- 単純疱疹 ———— 146
- 帯状疱疹 ———— 146
- 脱毛症 ———— 148

産婦人科
- 子宮筋腫 ———— 102
- 子宮内膜症 ———— 102
- 子宮がん ———— 104
- 卵巣腫瘍 ———— 106

泌尿器科
- 尿路結石症 ———— 96
- 腎がん ———— 98
- 膀胱がん ———— 98
- 前立腺肥大症 ———— 100
- 前立腺がん ———— 100

『病気の地図帳』総合案内 ———— 7

本書の利用にあたって——からだの面,方向と各部の名称

● 本書のがんの転移で用いられているデータ(パーセント)は,原則として,日本病理学会編《'99年度剖検輯報 第40輯》によった.

▶印は本文の始まりを示す.

● からだのおもな面と方向
① 腹側:胸や腹の側.前方ともいう.
② 背側:背中の側.後方ともいう.
③ 橈側(とうそく):上肢において橈骨(とうこつ)に近い方(おやゆび側)をいう.
④ 尺側(しゃくそく):上肢において尺骨(しゃっこつ)に近い方(こゆび側)をいう.
⑤ 掌側(しょうそく):手のひらの側をいう.

● からだの各部の名称
からだの各部の名称のうちおもなものを示し,一般的な名称を並記した.

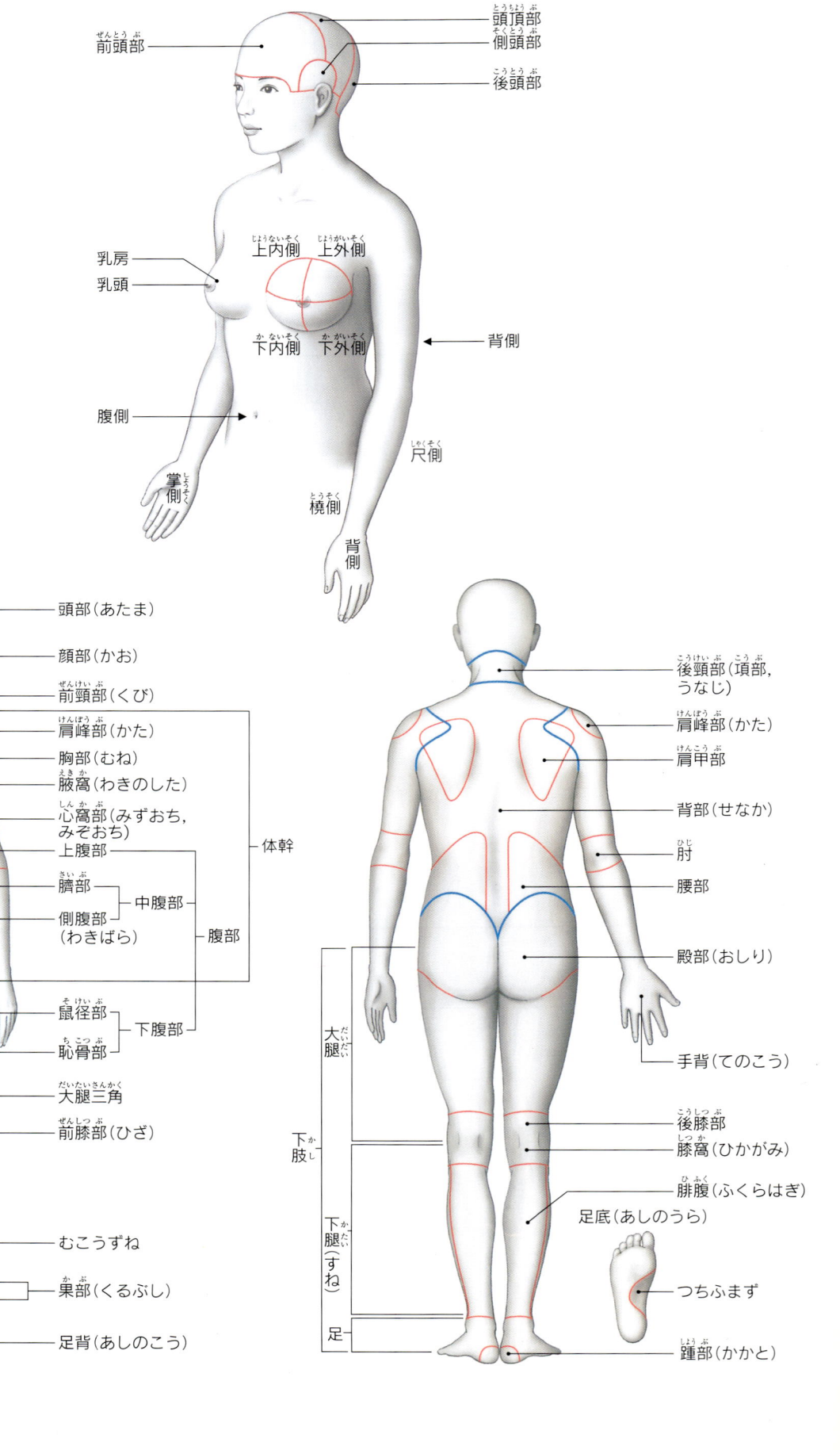

前面図ラベル:
- 頭頂部(とうちょうぶ)
- 前頭部(ぜんとうぶ)
- 側頭部(そくとうぶ)
- 後頭部(こうとうぶ)
- 乳房
- 乳頭
- 上内側(じょうないそく)
- 上外側(じょうがいそく)
- 下内側(かないそく)
- 下外側(かがいそく)
- 背側
- 腹側
- 橈側(とうそく)
- 尺側(しゃくそく)
- 掌側(しょうそく)

男性前面図:
- 頭部(あたま)
- 顔部(かお)
- おとがい
- 前頸部(ぜんけいぶ)(くび)
- 肩峰部(けんぽうぶ)(かた)
- 胸部(きょうぶ)(むね)
- 腋窩(えきか)(わきのした)
- 心窩部(しんかぶ)(みずおち,みぞおち)
- 上腹部(じょうふくぶ)
- 臍部(さいぶ)
- 側腹部(そくふくぶ)(わきばら)
- 鼠径部(そけいぶ)
- 恥骨部(ちこつぶ)
- 大腿三角(だいたいさんかく)
- 前膝部(ぜんしつぶ)(ひざ)
- 膝蓋(しつがい)(ひざがしら)
- むこうずね
- 踝部(かぶ)(くるぶし)
- 足背(あしのこう)
- 上腕(じょうわん)
- 前腕(ぜんわん)
- 腕(うで)
- 上肢(じょうし)
- 手
- 手掌(しゅしょう)(てのひら)
- 体幹
- 中腹部
- 腹部
- 下腹部

背面図:
- 後頸部(こうけいぶ)(項部(こうぶ),うなじ)
- 肩峰部(けんぽうぶ)(かた)
- 肩甲部(けんこうぶ)
- 背部(はいぶ)(せなか)
- 肘(ひじ)
- 腰部(ようぶ)
- 殿部(でんぶ)(おしり)
- 手背(しゅはい)(てのこう)
- 後膝部(こうしつぶ)
- 膝窩(しっか)(ひかがみ)
- 腓腹(ひふく)(ふくらはぎ)
- 足底(あしのうら)
- つちふまず
- 踵部(しょうぶ)(かかと)
- 大腿(だいたい)
- 下腿(かたい)(すね)
- 下肢(かし)
- 足

I
頭と首の病気

HEAD AND NECK

頭蓋内出血 — 硬膜下出血, クモ膜下出血, 脳出血
intracranial hemorrhage
subdural hemorrhage, subarachnoid hemorrhage, cerebral hemorrhage

●関連のある病気
- 硬膜外出血→44ページ
- 失語症→44ページ
- 脳動静脈奇形→44ページ
- 脳浮腫→44ページ
- 高血圧症→130ページ
- 動脈硬化症→132ページ

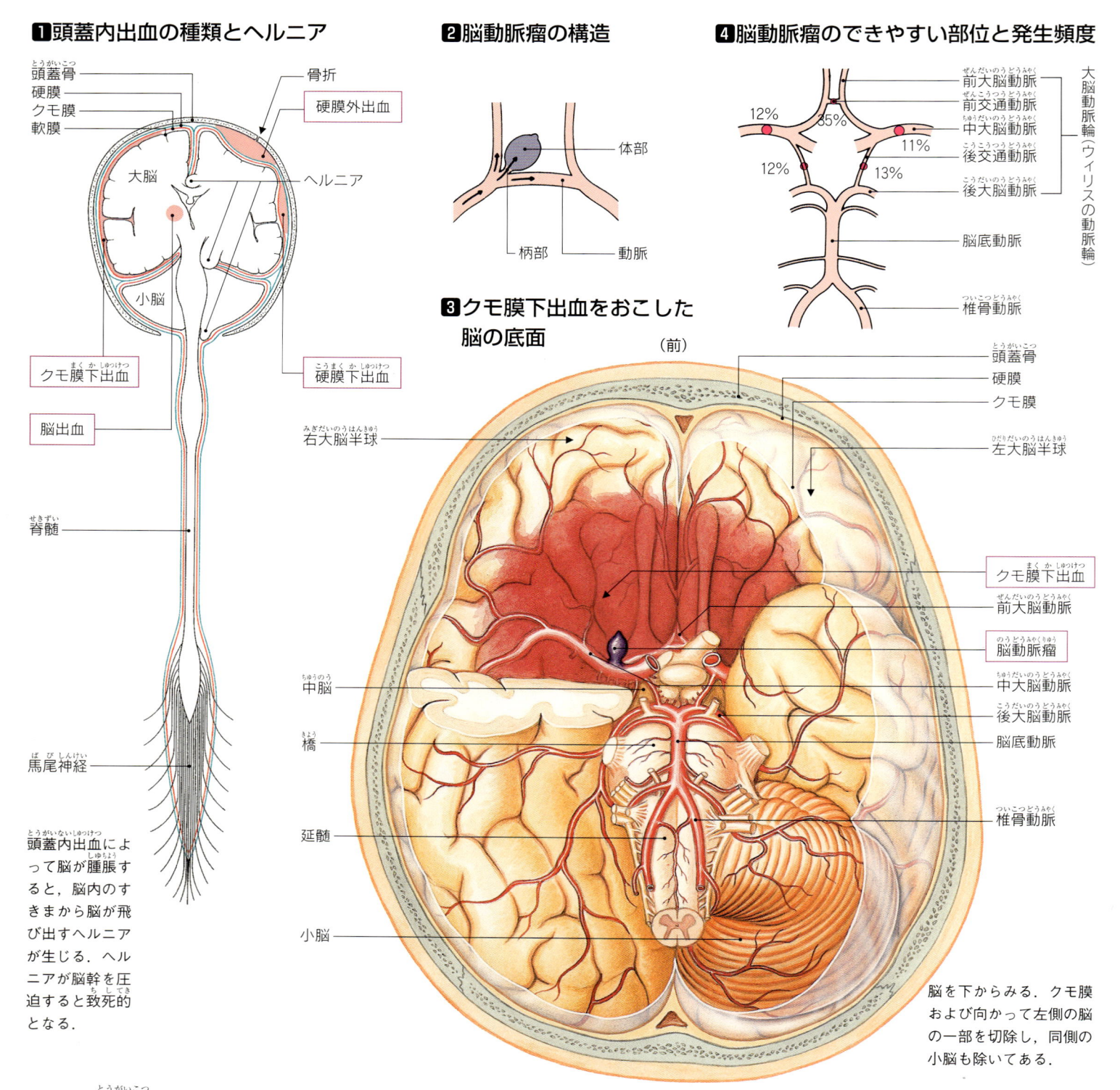

1 頭蓋内出血の種類とヘルニア

2 脳動脈瘤の構造

4 脳動脈瘤のできやすい部位と発生頻度

3 クモ膜下出血をおこした脳の底面

頭蓋内出血によって脳が腫脹すると,脳内のすきまから脳が飛び出すヘルニアが生じる.ヘルニアが脳幹を圧迫すると致死的となる.

脳を下からみる.クモ膜および向かって左側の脳の一部を切除し,同側の小脳も除いてある.

▶脳は,頭蓋骨のなかで硬膜,クモ膜,軟膜の3種類の膜におおわれている(図1).頭蓋内出血は,これらの膜と膜とのあいだ,および脳自体の組織(脳実質)のなかにおこる出血の総称である.

頭蓋内出血は,頭蓋骨内の出血の部位によって,硬膜下出血,クモ膜下出血,脳出血(脳内出血ともいう)などに分けられ,その原因,症状,経過および治療法は,それぞれ異なっている.

●硬膜下出血
硬膜内血管の破綻などで硬膜とクモ膜のあいだにおこる出血をいう.そこに血の塊が形成されたものは硬膜下血腫と呼ばれる.頭部にけがをしたときや,アルコールをよく飲む人に多い.

●クモ膜下出血
クモ膜と軟膜のあいだを走る血管が破れて出血するのがクモ膜下出血である(図3).原因としては,脳動脈瘤破裂や脳動静脈奇形の破綻によるものがもっとも多い.脳動脈瘤破裂によるものは40〜60歳によくおこる.脳動脈瘤は脳の動脈の壁に先天的な欠陥があり,そこが膨大してできるといわれているが,高血圧症や

5 脳出血の発症部位とおもな症状

1. 外側型出血とそのおもな症状

病巣側への共同偏視（両眼が病巣側に向く）
顔面神経麻痺
片麻痺

2. 内側型出血とそのおもな症状

内下方偏視（意識障害とともに両眼が内下方に向く）
半身知覚麻痺
深部知覚麻痺（指をどちらに曲げているかわからない）

3. 脳葉型出血とそのおもな症状

言語障害
失認症（みなれた品物がわからなくなる）
単麻痺（四肢のなかの一肢の麻痺）
失行症（日常的な行為の仕方を忘れる）

4. 橋出血とそのおもな症状

縮瞳（ひとみが小さくなる）
急激な昏睡
バビンスキー反射（足底の刺激で親指がそる）
除脳硬直（全身の筋肉が硬直し、図のような姿勢になる）

5. 小脳出血とそのおもな症状

病巣反対側への共同偏視（両眼が病巣と反対に向く）
起立・歩行不能
嘔吐
めまい

前からみた脳の断面

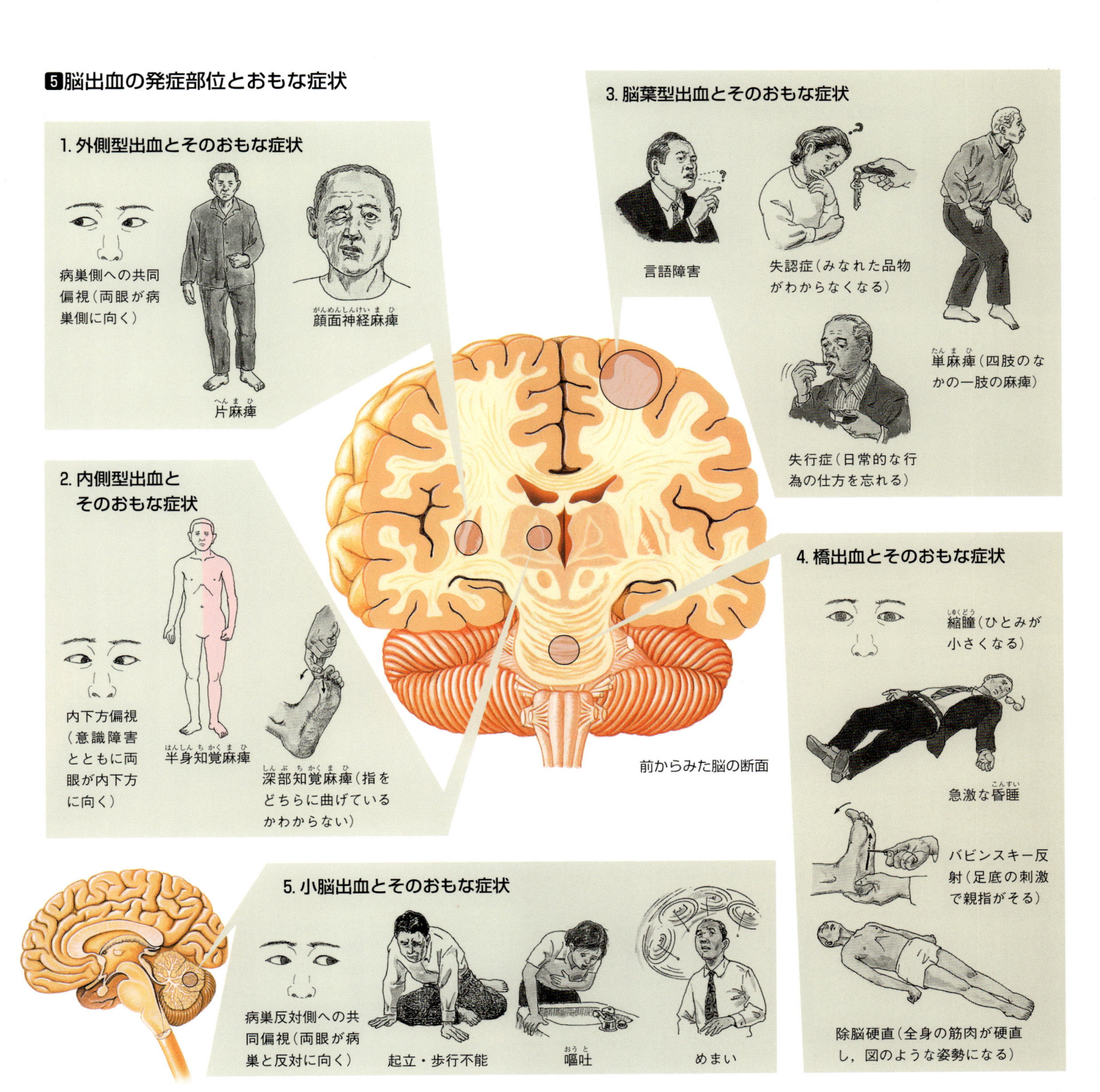

動脈硬化症によってできることもある．脳動脈瘤は，脳底部の大脳動脈輪の前方部にできやすい．クモ膜下出血の主症状は，急激にはじまる頭痛，悪心，嘔吐，意識障害で，おくれて片麻痺（からだの片側の麻痺），失語症などが現れることがある．発作後2週間以内に再発することが多く，再発すると重症になりやすい．高血圧症や脳浮腫の治療に加えて，脳動脈瘤に対する外科的治療が必要．

● 脳出血

脳実質のなかに出血する病気．高血圧にもとづく血管変化，脳内動脈瘤，脳動脈硬化症，脳動静脈の奇形，出血をおこしやすい全身的な病気などが原因となっておこる．

出血部位によって外側型出血（被殻出血）（図5-1），内側型出血（視床出血）（図5-2），脳葉型出血（図5-3），橋出血（図5-4），小脳出血（図5-5）などに分けられ，それぞれの型によって特徴的な症状がみられる．とくに脳葉型出血では，左右の大脳半球のどちらに出血するかによって，神経症状，失語，失行，失認などいろいろ異なった症状が現れる．

（松下　正明）

脳梗塞
cerebral infarction

●関連のある病気 一過性脳虚血発作→44ページ 心筋梗塞→54ページ 心内膜炎→64ページ 心房細動→64ページ 高血圧症→130ページ 動脈硬化症→132ページ 糖尿病→150ページ

1 脳梗塞の原因，脳血栓症と脳塞栓症

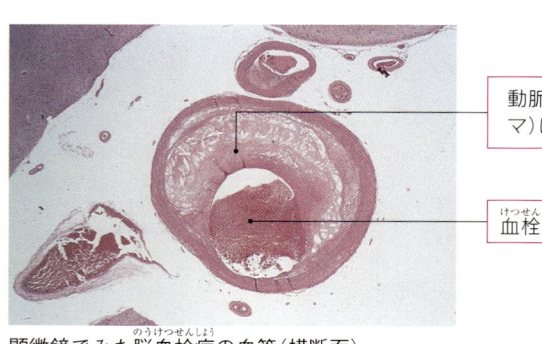

顕微鏡でみた脳血栓症の血管（横断面）
- 動脈硬化性病変（アテローマ）により肥厚した血管壁
- 血栓

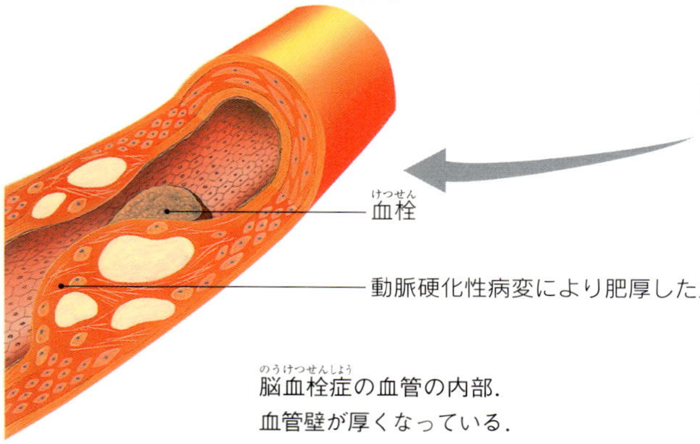

脳血栓症の血管の内部．血管壁が厚くなっている．
- 血栓
- 動脈硬化性病変により肥厚した血管壁

1. 脳血栓症
- 大脳
- 壊死した脳組織（梗塞巣）
- 血栓ができている場所
- 小脳

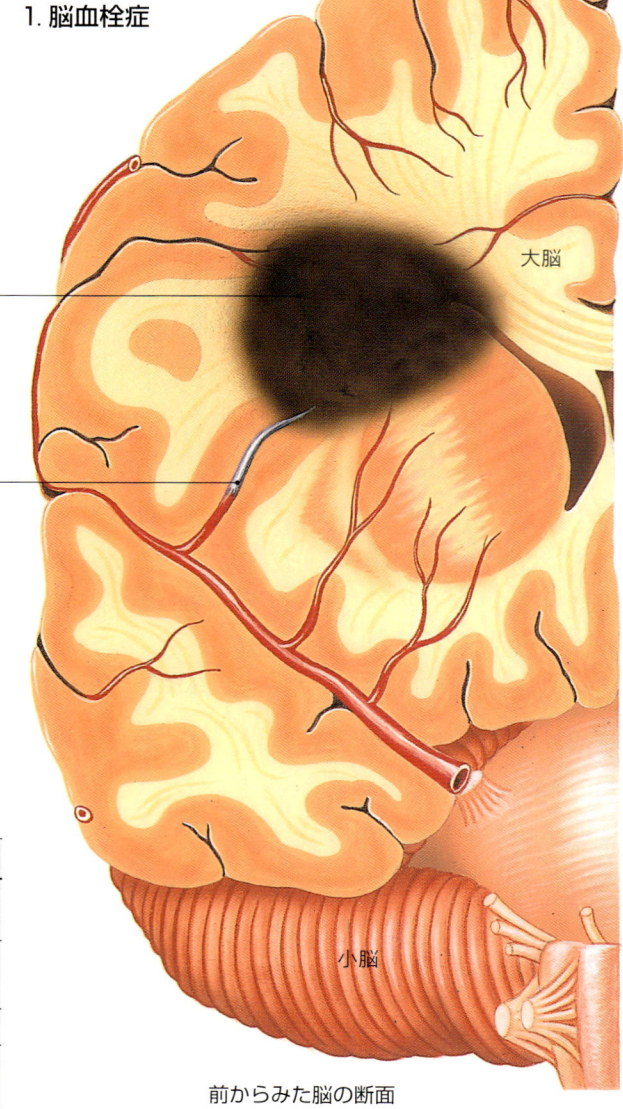

前からみた脳の断面

脳梗塞の原因には，脳血栓症と脳塞栓症がある．前者は脳動脈に血栓などができて，そこの血流が障害されるケース，後者は動脈のほかの部位から流れてきた塞栓（血栓）が脳動脈につまり，血流をとめるケースである．
この図では，向かって左は脳血栓症によって，右は脳塞栓症によって，脳に梗塞がおこっている様子を示した．

2 脳梗塞，脳出血，クモ膜下出血の症状のちがい

症状	脳梗塞	脳出血	クモ膜下出血
一過性脳虚血発作の前駆	しばしばある	ない	ない
発症	休息時に発症することが多い	活動時におこることが多い	突発する
頭痛	軽いかまたはない	しばしばある	激烈で持続する
発症時の嘔吐	あまりない（ただし脳幹病変のばあいを除く）	しばしばある	しばしばあり，はげしい
血圧	正常～高血圧	高血圧	正常～高血圧
意識障害	ないことが多い	多くはあり，しだいに悪化する	一過性にあることがある
首すじの硬直	ない	まれ	しばしばある
片麻痺	発症時からしばしばあり，進行することが多い	発症時からしばしばある	発症時にはない
共同偏視	ないことが多い	しばしばある	ない
失語	ときにある	ときにあるが，意識障害のためわかりにくい	きわめてまれ

田崎義昭：《診断と治療》，第65巻，p.2201，1977より改変

脳の血管がつまったり，狭まったりして血液が流れにくくなるなど，脳の血液循環障害が原因となって，その血管の流域にある脳の組織（脳実質）が崩壊，壊死に陥る状態が脳梗塞である．

【原因】 原因となる血液循環障害には3つのタイプがある．
第1は脳血栓症で，動脈硬化症などで脳の血管壁が病的に変化し，血栓などができてそこの血管をふさぐというもの（図1-1）．第2は脳塞栓症で，動脈硬化症や心臓の病気などによってできた血栓，アテローマ（粥腫）などがはがれて流れてきて脳の血管につまるというもの（図1-2）．流れてきた血栓は，塞栓と呼ばれる．第3は，からだの病気で，脳に流れる血液の量や血液中の酸素の量が減り，それが原因で脳梗塞がおこるというものである．

【経過】 脳血栓症の発作は睡眠中や起床直後におこりやすい．発作がおこると，からだの麻痺や失語症といった神経症状が，数時間ないし数日かかって段階的に出現する．発作をおこす多くの人が，動脈硬化症，高血圧症，糖尿病など血管に病的変化をおこしやすい持病をもっているのが特徴．また発作に先立って，一過性

2. 脳塞栓症

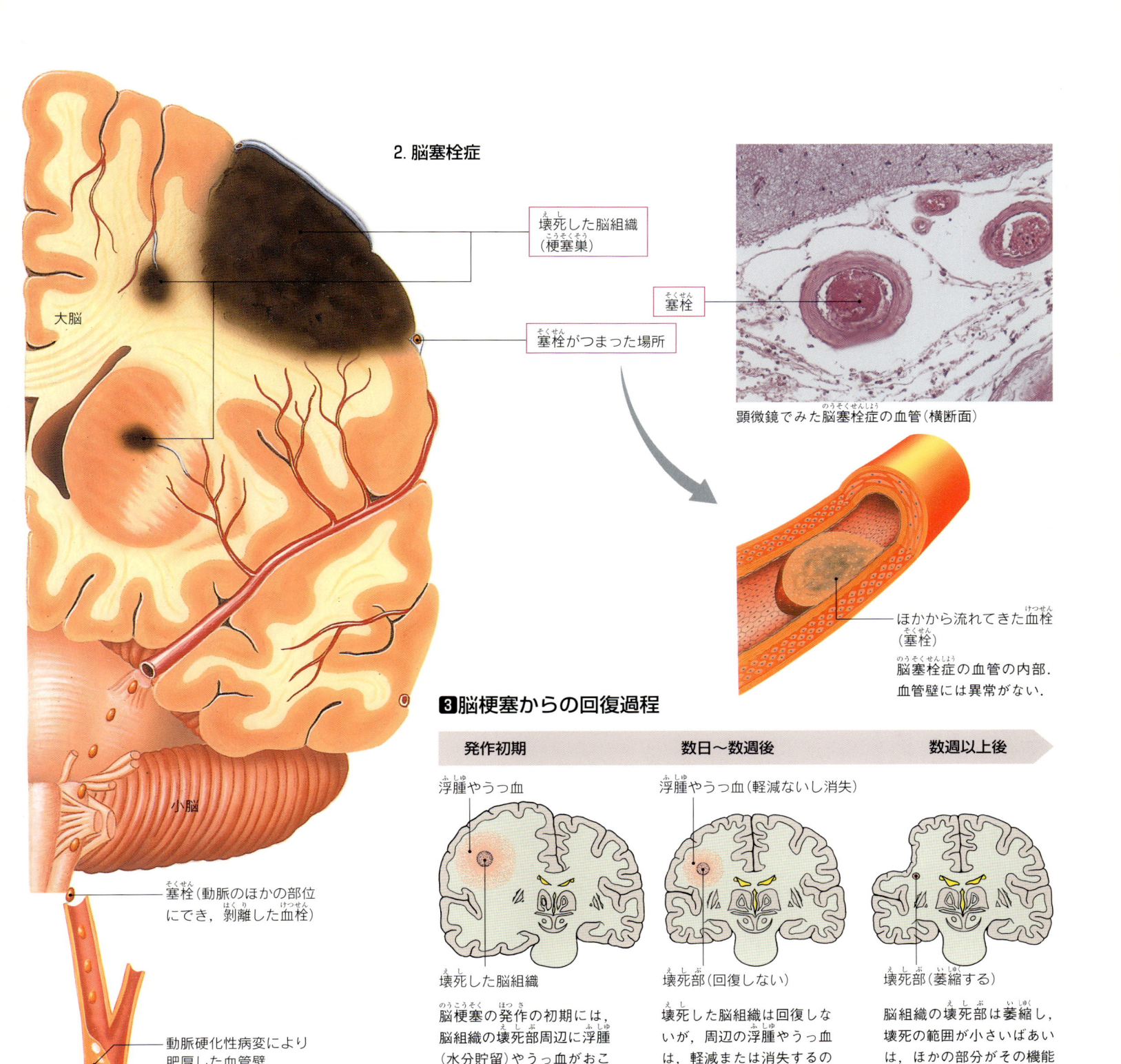

- 壊死した脳組織（梗塞巣）
- 塞栓がつまった場所
- 塞栓
- 顕微鏡でみた脳塞栓症の血管（横断面）
- ほかから流れてきた血栓（塞栓）
- 脳塞栓症の血管の内部．血管壁には異常がない．
- 大脳
- 小脳
- 塞栓（動脈のほかの部位にでき，剝離した血栓）
- 動脈硬化性病変により肥厚した血管壁
- 血栓
- 頭部以外の動脈

❸ 脳梗塞からの回復過程

発作初期	数日〜数週後	数週以上後
浮腫やうっ血	浮腫やうっ血（軽減ないし消失）	
壊死した脳組織	壊死部（回復しない）	壊死部（萎縮する）
脳梗塞の発作の初期には，脳組織の壊死部周辺に浮腫（水分貯留）やうっ血がおこるため，その影響で，実際以上に大きい機能障害が現れる．	壊死した脳組織は回復しないが，周辺の浮腫やうっ血は，軽減または消失するので，その分，機能障害が軽くなる．	脳組織の壊死部は萎縮し，壊死の範囲が小さいばあいは，ほかの部分がその機能を代償して，機能障害はほぼ回復する．

脳虚血発作（脳の軽い血液循環障害によって一時的に神経症状が現れ，24時間以内に回復する発作）を経験していることが多い．

脳塞栓症では，発作と同時に数分以内に，さまざまな神経症状がいっきに現れる．脳塞栓症をおこす人では，塞栓の原因となりやすい心房細動，心筋梗塞，心内膜炎などの心臓疾患をもっていることもある．

〔症状〕 脳血栓症では，病変をおこした動脈ごとにそれぞれ異なった特徴的な症状が現れる．前大脳動脈のばあいは片方の下肢の強い麻痺，周囲への無関心，尿失禁などが，中大脳動脈では片麻痺（からだの左右一方の麻痺），知覚障害，失語，日常の動作ができない失行，人の顔などがわからない失認などが現れる．また後大脳動脈では，視野が欠ける半盲，片麻痺，半身知覚障害，失読症，せん妄状態（意識障害の一種．幻視がおこることが多い）などがあり，椎骨・脳底動脈ではさまざまな神経症状が現れる．

脳塞栓症では，病変が脳内の複数の場所に不規則に散発するので，特徴的な症状をあげるのはむずかしい． （松下 正明）

脳腫瘍
brain tumor

脳，脳をおおっている髄膜（硬膜，クモ膜，軟膜よりなる），血管，下垂体など頭蓋骨内のさまざまな組織にできるすべての腫瘍をまとめて脳腫瘍という．頭蓋骨内にはじめからできる原発性脳腫瘍のほか，からだの他の臓器にできたがんや肉腫から飛び火した転移性腫瘍も含まれる．

脳腫瘍にはまた，病理学的にみて良性腫瘍と悪性腫瘍があるが，脳という生命維持にもっとも重要な臓器では，たとえ良性腫瘍でも，できる部位によっては，命にかかわることがある．

〔種類〕 脳腫瘍にはいろいろな種類があり，種類によって発症しやすい年齢，できやすい部位がきまっている．また経過や予後，あるいは治療の効果などもそれぞれ異なっている．

原発性腫瘍のなかの代表的なものを，その発生頻度の高い順に並べると，神経膠腫（グリオーマ）（図❶-1），髄膜腫，下垂体腺腫，神経鞘腫，先天性腫瘍（頭蓋咽頭腫など），血管性腫瘍，悪性リンパ腫となる．このうち神経膠腫はさらにいくつかのタイプに分けられ，それぞれの発生部位，発生頻度，好発年齢などに特徴がみられる．

原発性腫瘍のうちの代表的なもの，および神経膠腫の各タイプについて，その発生部位，発生頻度，好発年齢，特徴などを図❶，❷に示した．発生頻度の数値は，脳腫瘍全国統計委員会による，1969年から90年までに日本全国のおもな施設に入院した症例，5万260例のデータにもとづいている．

なお脳腫瘍では，転移性腫瘍の数も多く，原発性腫瘍の半数ぐらいの頻度でみられる．

〔治療〕 腫瘍を全面的に取り除くことが治療の基本であるが，腫瘍の境界がはっきりしないこともあって，実際には，一部分しか除去できないことが多い．腫瘍のできる場所によっては，取り除くことがまったく不可能なこともある．そのため，外科手術のほかに，放射線療法や化学療法をあわせて行うことがふつうである．　（松下　正明）

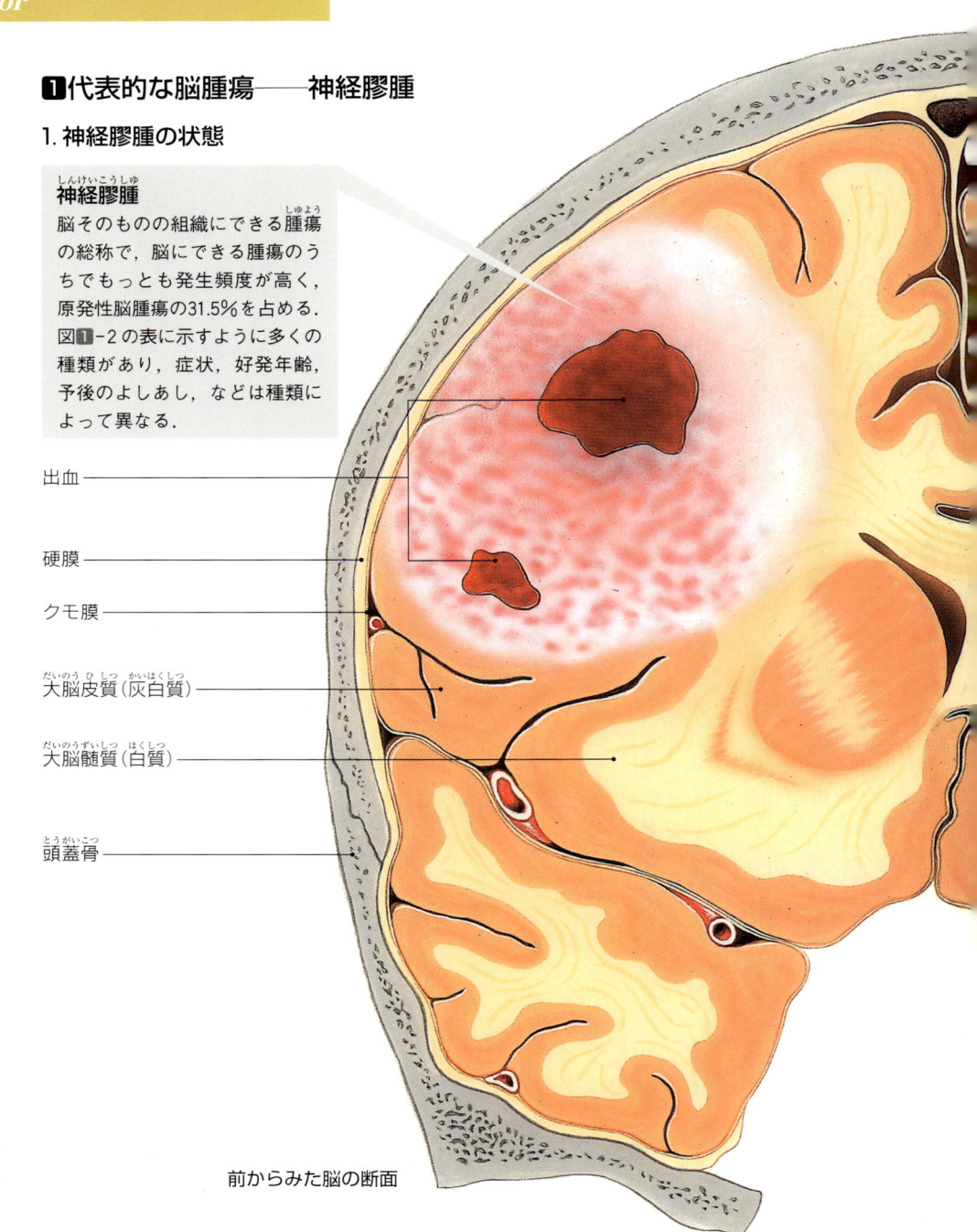

❶代表的な脳腫瘍——神経膠腫

1. 神経膠腫の状態

神経膠腫
脳そのものの組織にできる腫瘍の総称で，脳にできる腫瘍のうちでもっとも発生頻度が高く，原発性脳腫瘍の31.5％を占める．図❶-2の表に示すように多くの種類があり，症状，好発年齢，予後のよしあし，などは種類によって異なる．

出血
硬膜
クモ膜
大脳皮質（灰白質）
大脳髄質（白質）
頭蓋骨

前からみた脳の断面

2. 神経膠腫の種類

種類	発生部位	原発性脳腫瘍中での発生頻度	好発年齢	予後
星細胞腫	大脳（成人），小脳，脳幹（小児）	9.5％	5〜15歳と20〜40歳にピークがある	よい
膠芽腫	大脳	9.5％	30〜60歳	わるい
髄芽腫*	小脳虫部	2.0％	15歳以下	わるい
乏突起神経膠腫	大脳	1.8％	20〜50歳	よい
上衣腫	第4脳室，側脳室	1.6％	5〜15歳と30〜40歳代にピークがある	よい
松果体腫	松果体	0.3％	成人	よい

＊髄芽腫は神経膠腫の一種だが，小児に多い重要な腫瘍であるため，図❷の欄でも取り上げた．

図❶，❷の発生頻度の数値は，脳腫瘍全国統計委員会：《日本における脳腫瘍全国集計調査報告（1969〜90）》による．

❷ その他のおもな脳腫瘍のできる部位

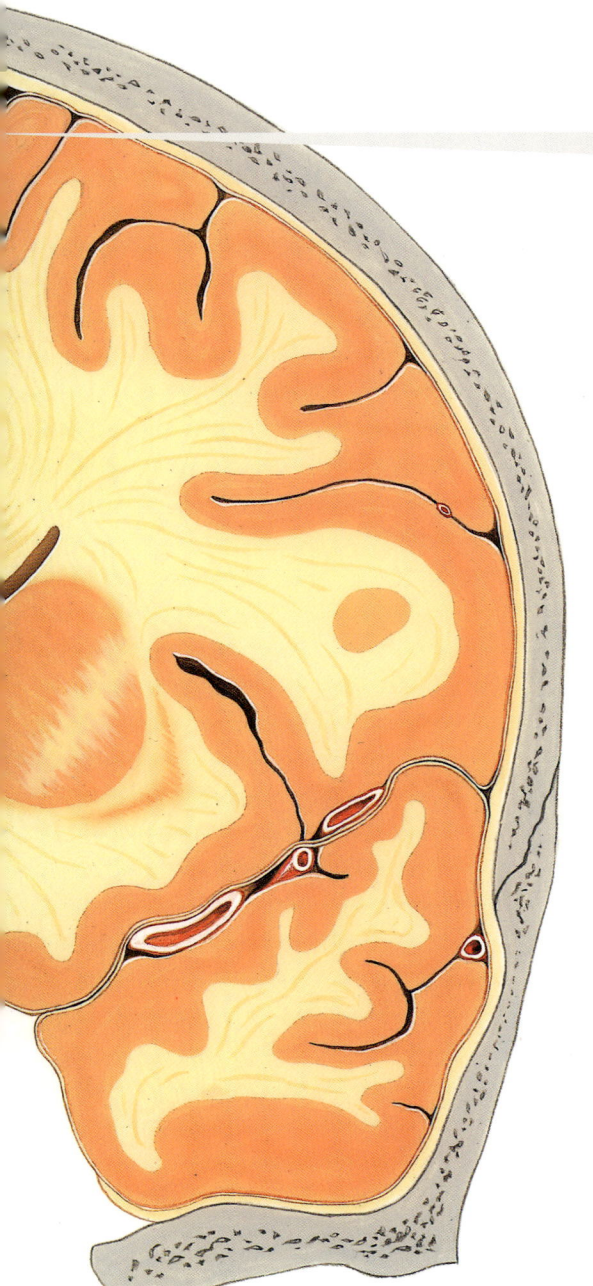

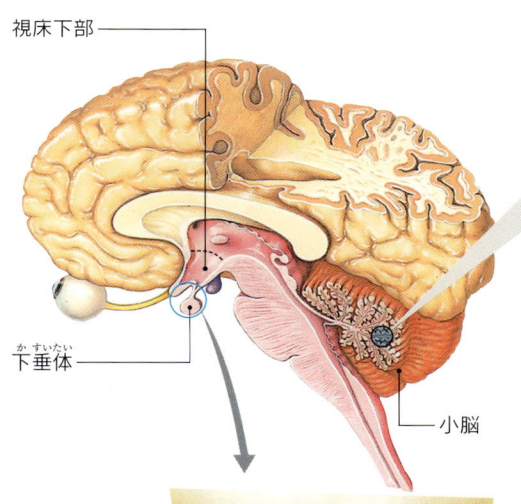

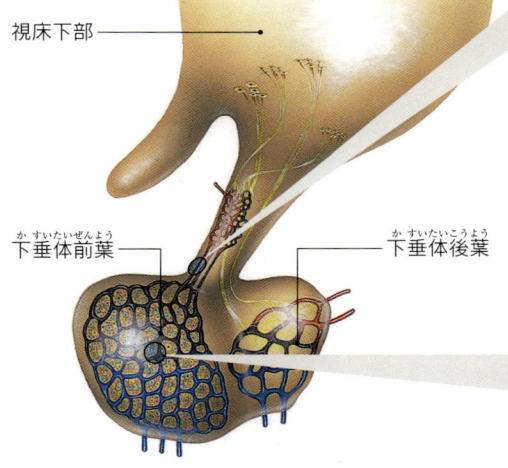

髄膜腫
脳の髄膜（硬膜，クモ膜，軟膜の総称）のうちおもにクモ膜にできる良性腫瘍で，神経膠腫についで発生頻度が高い（原発性腫瘍の23.8％）．好発年齢は30〜60歳で，男性より女性に多く発生する．腫瘍の発育速度が緩慢で症状も出にくく，巨大化するまで気づかないこともある．

髄芽腫
神経膠腫の一種（図❶-2参照）で，小児に多く発生し，発生頻度は原発性腫瘍の2.0％である．女児より男児にやや多い．好発部位は小脳の虫部で，腫瘍が発生すると起立・歩行障害，筋緊張の低下，頭痛，嘔吐などの症状が現れる．進行が速く，予後もよくない．

頭蓋咽頭腫
脳の下垂体の隆起部に，胎児期に存在する組織が残っており，そこから発生する先天性の良性腫瘍．原発性腫瘍の4.1％を占める．進行すると頭痛，嘔吐や，視神経が近くにあるため，視力障害などもおこす．多くは小児期に発症するが，30歳代にも発症のピークがある．

下垂体腺腫
下垂体の前葉にできる腫瘍．原発性腫瘍の16.8％を占め，20〜50歳代に多い．下垂体はホルモン分泌器官であるため，腫瘍ができるとホルモン分泌異常をきたしたり，腫瘍の伸展のしかたによっては視神経を圧迫して視力障害をおこす．予後はよい．

神経鞘腫
末梢神経の軸索（神経細胞の興奮を他に伝えるための長い枝）を包む鞘（神経鞘）にできる良性腫瘍．原発性腫瘍の9.4％を占め，聴神経（内耳神経）に好発する．好発年齢は20〜50歳代で，女性にやや多い．初発症状に聴力低下，耳鳴りなどがある．

（ラベル：視床下部，下垂体，小脳，視床下部，下垂体前葉，下垂体後葉，内耳神経，底面よりみる）

❸ 脳へ転移しやすい他臓器のがん

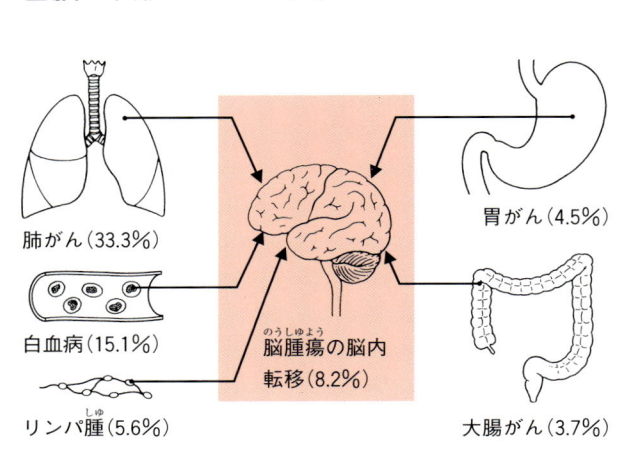

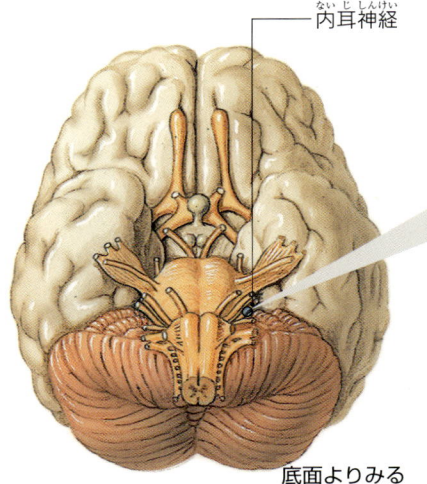

- 肺がん（33.3％）
- 白血病（15.1％）
- リンパ腫（5.6％）
- 胃がん（4.5％）
- 大腸がん（3.7％）
- 脳腫瘍の脳内転移（8.2％）

脳血管性認知症
vascular dementia

●関連のある病気
脳梗塞→12㌻　高血圧症→130㌻
動脈硬化症→132㌻　糖尿病→150㌻
高脂血症→154㌻

❶脳の構造
1. 脳の断面

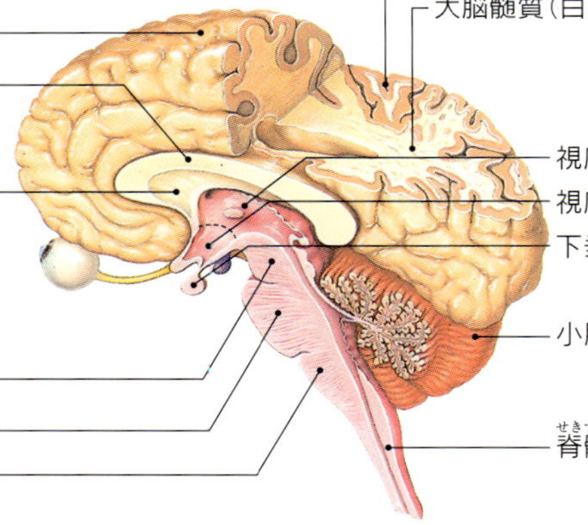

右大脳半球／脳梁／透明中隔／中脳／橋／延髄／大脳皮質（灰白質）／大脳髄質（白質）／外套／視床／視床下部／間脳／下垂体／小脳／脊髄

脳を左右に縦断した図．一部分，水平に切ってある．

2. 内部を透視した脳

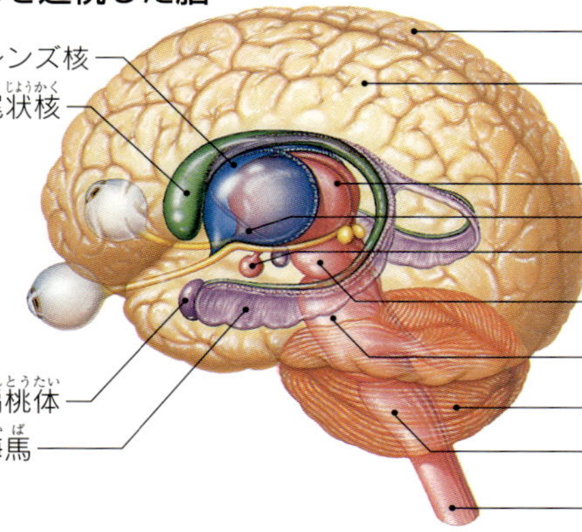

レンズ核／尾状核／大脳核（大脳基底核）／扁桃体／海馬／右大脳半球／左大脳半球／視床／視床下部／間脳／下垂体／中脳／橋／小脳／延髄／脊髄

脳の内部を透視した図．生命に直結する脳幹（間脳，中脳，橋，延髄）などがみえている．

❷脳血管性認知症の脳
1. 左大脳半球の外側面

脳血管性認知症では，大小・新旧の梗塞巣が脳の各所に複数にみられることが多い．

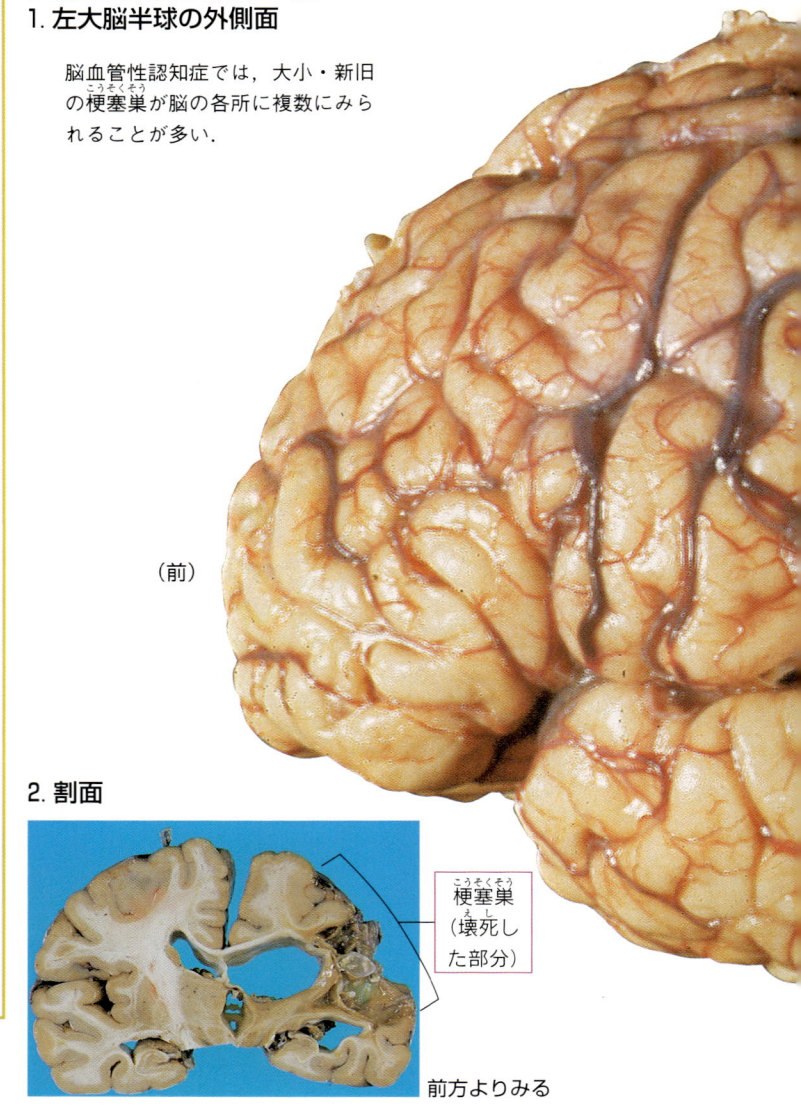

（前）

2. 割面

梗塞巣（壊死した部分）

前方よりみる

❸脳血管性認知症の病変のタイプ

1. ビンスワンガー型の病変

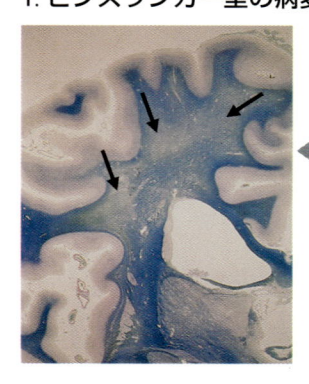

大脳の白質に広く現れる髄鞘の変化をビンスワンガー型病変という．小動脈の動脈硬化症にともなっておこる．矢印は病変部分．

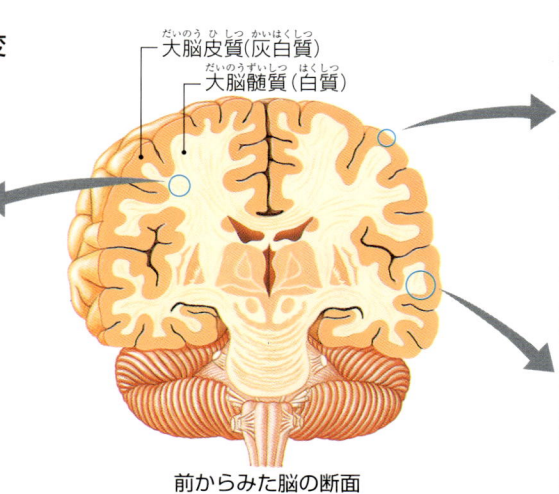

大脳皮質（灰白質）／大脳髄質（白質）

前からみた脳の断面

2. 皮質型の病変

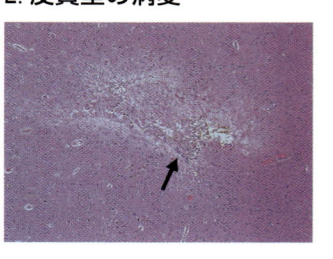

ほぼ大脳皮質にかぎって小さな梗塞巣が多発する．脳塞栓によることが多い．矢印は病変部分．

3. 皮質・白質型の病変

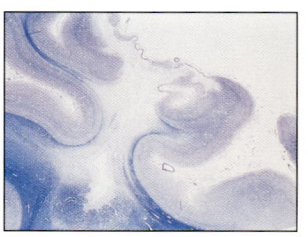

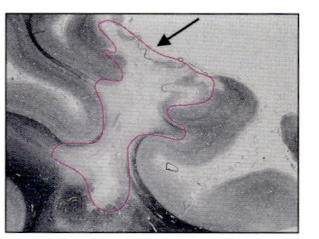

大脳皮質と白質にまたがって比較的大きい梗塞巣が散在する．脳血栓によることが多い．矢印は病変部分．

梗塞巣
(壊死した部分)

❹認知症の検査法(ミニ・メンタル・ステート法)

	質問内容	回答	配点
1	今年は平成何年ですか 今の季節はなんですか 今日は何曜日ですか 今日は何月何日ですか	年 曜日 月 日	5点
2	ここは,なに県ですか ここは,なに市ですか ここは,なに病院ですか ここは,何階ですか ここは,なに地方ですか(例:関東地方)	県 市 病院 階 	5点
3	検者は物品3個(相互に無関係)の名前を1秒間に1個ずついう その後,被検者に繰り返させる 3個すべていうまで繰り返す(6回まで) 何回繰り返したかを記せ____回		3点
4	100から順に7を引く(5回まで).あるいは〈フジノヤマ〉を逆唱させる		5点
5	質問3で提示した物品名を再度復唱させる		3点
6	(時計をみせながら)これはなんですか (鉛筆をみせながら)これはなんですか		2点
7	つぎの文章を繰り返す 〈みんなで 力を合わせて 綱を 引きます〉		1点
8	3段の命令 〈右手にこの紙をもってください〉 〈それを半分に折りたたんでください〉 〈机の上に置いてください〉		3点
9	つぎの文章を読んで,その指示に従ってください 〈目を閉じなさい〉		1点
10	なにか文章を書いてください		1点
11	つぎの図形を書いてください		1点

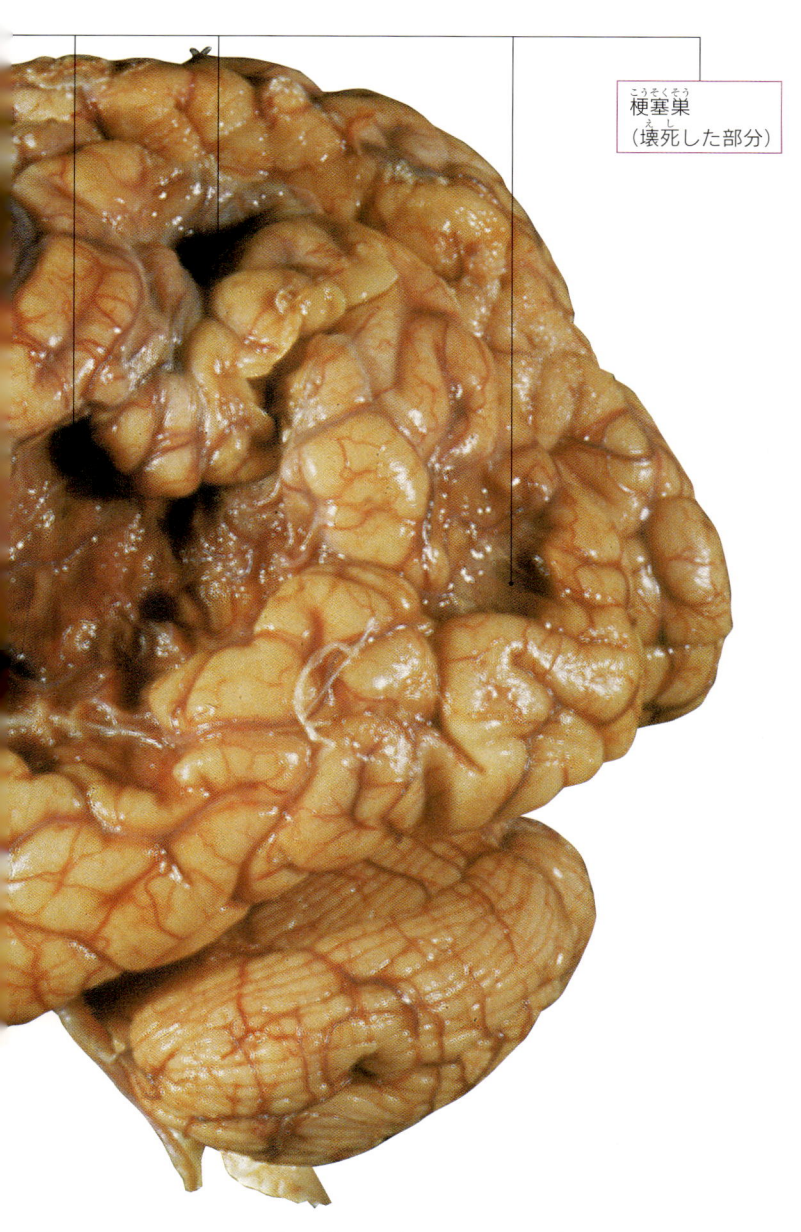

満点=30点
20点以下で認知症の可能性が高い

この検査法は,アメリカのF.M.フォルスタインらが開発したものを,日本向きに改変したもので,現在,日本で広く用いられている.

▶認知症は,記憶障害が基本にあって,それに加えて理解力,判断力,思考能力,感情,言語,行為,認識,人格,性格などに障害が現れ,そのために日常の生活や人間関係が損なわれる状態で,その代表例に脳血管性認知症やアルツハイマー型認知症(18㌻参照)がある.そのうちの脳血管性認知症は,脳の血管の病気によって脳に壊死部分(梗塞巣)が生じ,それによっておこる認知症である.このばあい,大小の梗塞巣が脳のあちこちに多発しているほうが認知症になりやすい.しかし梗塞巣のできる位置が脳の重要な部分であるばあいは,1つでも認知症を生じさせることがある.また記憶,認識,言語をはじめとする脳のさまざまな精神機能や神経機能は,それぞれ脳の特定の部位に別個に存在しているため,梗塞巣のできる位置によって異なった認知症の症状が現れる.

〔原因〕 脳梗塞の項(12㌻)でも述べたことだが,脳の梗塞巣は,直接的には脳血管の病変が原因となって生じる.しかしその背景には,血管に病変をもたらす動脈硬化症,高血圧症,糖尿病,心臓病,高脂血症などの全身病があるのがふつうである.

〔種類〕 脳血管性認知症は,梗塞巣のできる部位によって,4つのタイプに分けられる.脳の皮質といわれる部分に梗塞巣ができる皮質型,皮質と白質にできる皮質・白質型,白質のみの白質型,白質に広範囲に髄鞘(神経線維をおおう鞘)の変化が現れるビンスワンガー型である(図❸).ビンスワンガー型は,高血圧や血圧の急激な下降と関連が深いといわれている.またビンスワンガー型と白質型では,他の型より認知症が高度になりやすい.

〔治療〕 治療としては,背景にある動脈硬化症や高血圧症などの治療,運動障害や言語障害などの神経症状に対するリハビリテーション,脳血管の血液循環改善剤や,神経細胞を活発にする薬剤などによる薬物療法が行われている.なお,認知症かどうかは,日常の生活状況をみればある程度の予測はできるが,正確には,いろいろな知能検査法を用いて判定する.最近は,ミニ・メンタル・ステート法(図❹)がよく用いられている. (松下 正明)

アルツハイマー型認知症
senile dementia of Alzheimer type

▶脳のなかの記憶，理解，判断などの精神機能をになう部位（図2）が病気におかされ，それによって認知症になるのが，アルツハイマー型認知症である．人によってちがいはあるが，十数年の経過を経てしだいに悪化し，ついには死にいたる．その典型的な症状や経過については図3に示した．

[種類と原因] 初老期に発症するアルツハイマー病と，高齢になって発症するアルツハイマー型老年認知症がある．

病気の原因はまだ不明であるが，アミロイド・タンパク（Aβタンパクともいう）がまず脳の灰白質（皮質）に貯留し，それをきっかけに，老人斑や神経原線維変化（後述）が生じてくると考えられている．

[病気の状態] 精神機能をつかさどる神経細胞は，脳の皮質と呼ばれる部分に分布しているが，アルツハイマー型認知症ではこの部分に病的変化が現れる（図4）．

顕微鏡で調べると，神経細胞のなかに，神経原線維変化と呼ばれる物質が形成され，神経細胞外の空間には，Aβタンパクと呼ばれる物質が沈着し，その物質と，病気で変化した神経細胞や軸索や樹状突起の残骸，およびミクログリア，アストログリア（いずれも脳の細胞の一種）からなる老人斑が形成される．この神経原線維変化や老人斑などによって神経細胞が障害を受ける．その結果，脳は萎縮し，正常では1400g前後ある脳の重さも，発病後10年ぐらい経過した脳では900〜800g以下に減ってしまう．

異常は神経細胞の形に現れるばかりではない．神経細胞のなかでつくられ，神経細胞間の情報伝達に役立つさまざまな神経伝達物質と，その関連物質にも異常が現れる．とくにアセチルコリン，セロトニン，ソマトスタチンといわれる物質の働きが低下することが最近わかってきた．

[治療] 病気の原因が不明で，効果のある治療法はまだみつかっていない．最近，アセチルコリン分解酵素阻害薬（アセチルコリンを増加させる作用）が発売され，効果が期待されている．薬物治療のほか回想法，レクリエーション法などさまざまな試みがなされている．

（松下 正明）

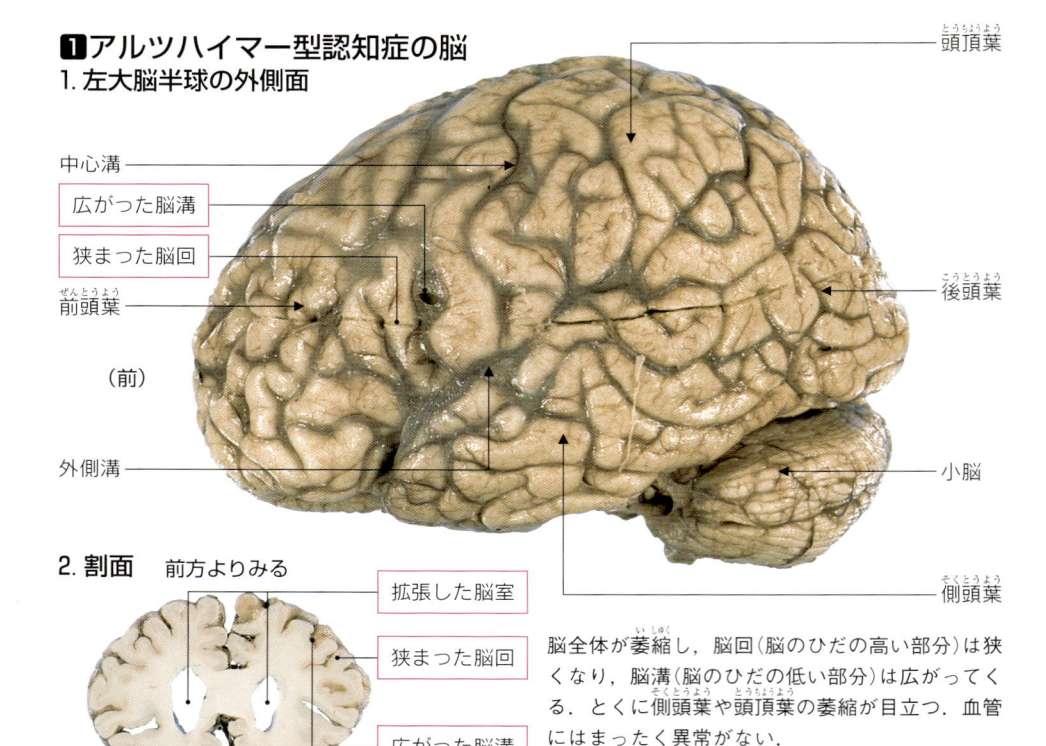

1 アルツハイマー型認知症の脳
1. 左大脳半球の外側面

頭頂葉／中心溝／広がった脳溝／狭まった脳回／前頭葉／（前）／外側溝／後頭葉／小脳／側頭葉

2. 割面　前方よりみる

拡張した脳室／狭まった脳回／広がった脳溝

脳全体が萎縮し，脳回（脳のひだの高い部分）は狭くなり，脳溝（脳のひだの低い部分）は広がってくる．とくに側頭葉や頭頂葉の萎縮が目立つ．血管にはまったく異常がない．

4 アルツハイマー型認知症の代表的な病変
1. 病気で変化した脳組織の模式図

アルツハイマー型認知症の代表的な病変は，神経原線維変化と老人斑である．神経原線維変化は神経細胞のなかにでき，顕微鏡でみると，曲がりくねった針金のようにみえる．
老人斑は神経細胞と神経細胞のあいだの空間にできる．老人斑は，タンパク質の一種のアミロイド（Aβタンパクという）が沈着し，その周囲に変性した神経細胞やアストログリアやミクログリアが集積したものである．

アミロイド／神経細胞消滅後に残った神経原線維変化

2. 顕微鏡でみた病気で変化した脳組織

神経原線維変化と老人斑が混在している．

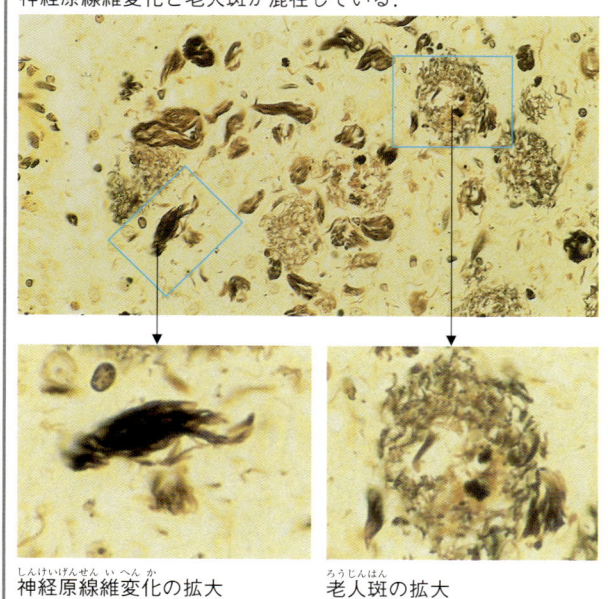

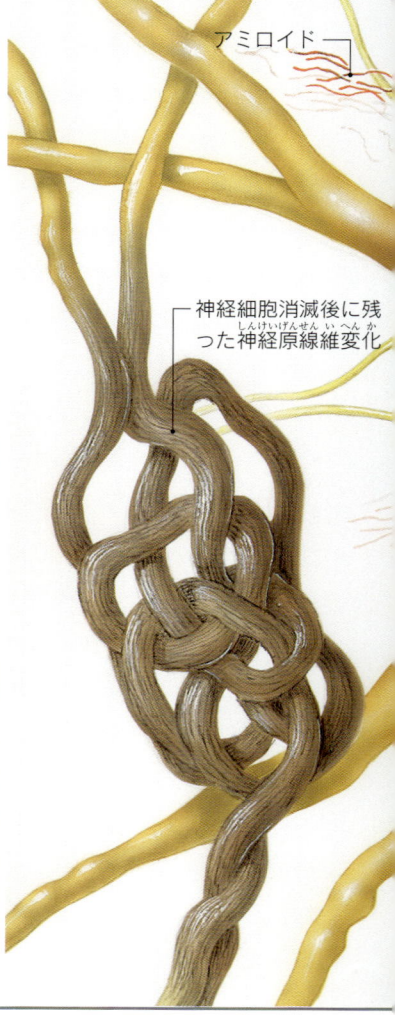

神経原線維変化の拡大　　老人斑の拡大

❷病変のおこりやすい部位と大脳機能との関係

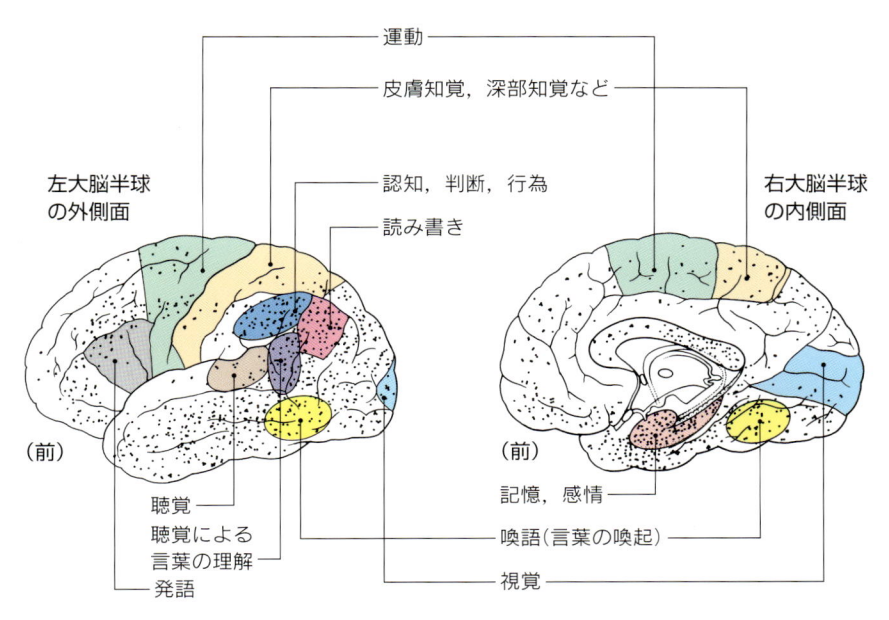

左大脳半球の外側面 / 右大脳半球の内側面

- 運動
- 皮膚知覚，深部知覚など
- 認知，判断，行為
- 読み書き
- 聴覚
- 聴覚による言葉の理解
- 発語
- 記憶，感情
- 喚語(言葉の喚起)
- 視覚

黒点は病変を示す．黒点の密度が濃いほど，その部位の脳の機能が障害されることになる．

❸アルツハイマー型認知症の進行と症状

期間	症状
第1期 (1～3年)	健忘(最近のことを忘れる，ものをおぼえられない) 失見当識(日時，場所，人の顔などがわからない) 無気力 うつ状態
第2期 (2～10年)	記憶，記銘(新しいことをおぼえる力)の著明な障害 言葉が出てこない，言葉の理解ができない，会話が成立しない 着衣失行(ひとりで服を着られない)，観念運動失行(動作ができない)，観念失行(複雑な動作のやり方がわからない) 場所の見当識障害(自分のいる場所がわからない) 人物誤認(人の顔がわからない)，失計算 無関心，無気力，理由もなくいつも上機嫌 落ち着きがない，徘徊 けいれん
第3期 (8～12年)	無言，無動 寝たきり，四肢硬直

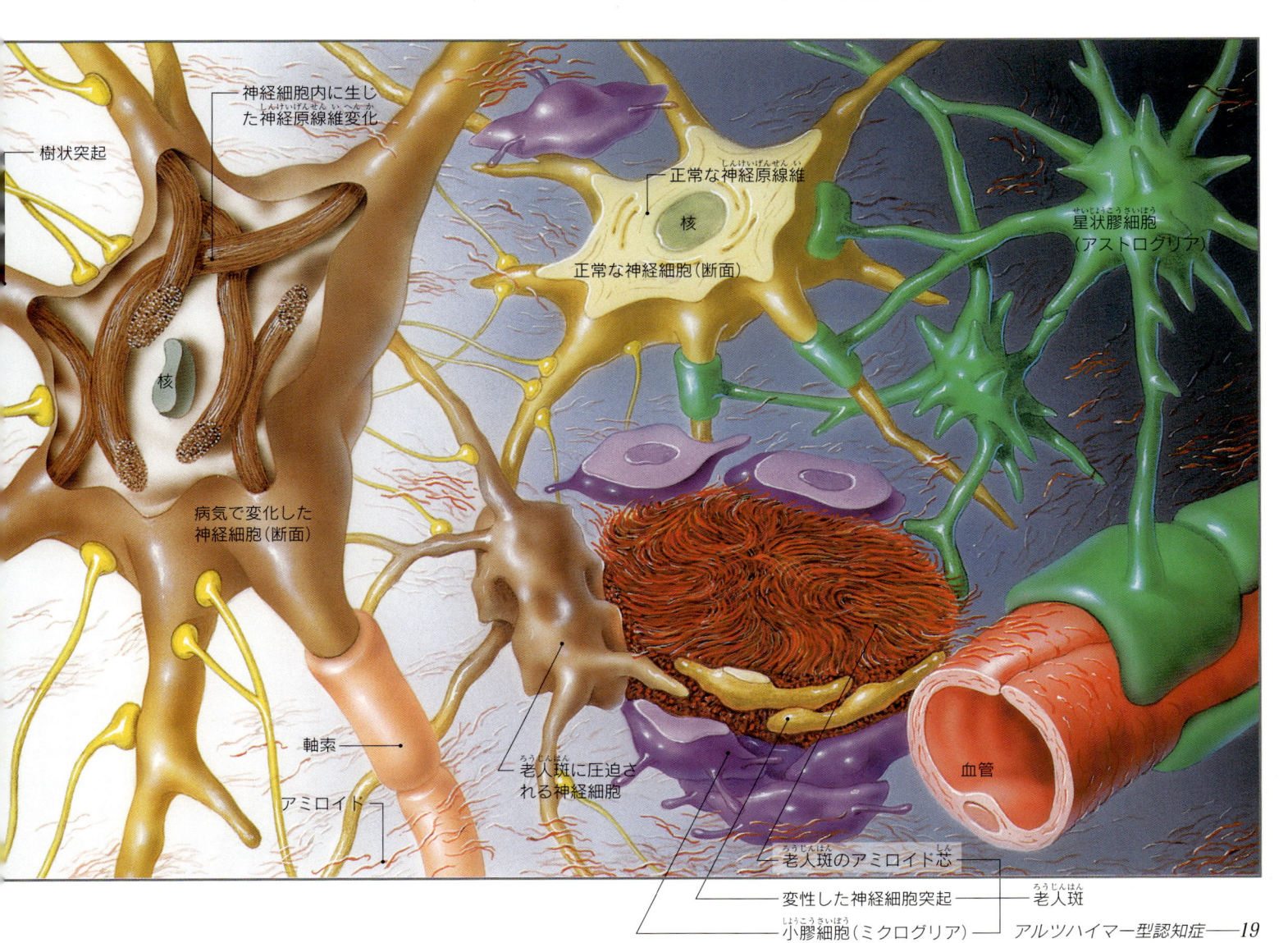

ラベル：樹状突起／神経細胞内に生じた神経原線維変化／正常な神経原線維／核／正常な神経細胞(断面)／星状膠細胞(アストログリア)／病気で変化した神経細胞(断面)／軸索／アミロイド／老人斑に圧迫される神経細胞／老人斑のアミロイド芯／変性した神経細胞突起／老人斑／小膠細胞(ミクログリア)／血管

アルツハイマー型認知症

mental disease
心の病—統合失調症, うつ病, 神経症, 心身症
schizophrenia, depression, neurosis, psychosomatic disorder

● 関連のある病気
小児自閉症→44ページ　　気管支喘息→46ページ
胃潰瘍, 十二指腸潰瘍→68ページ
高血圧症→130ページ　　湿疹→142ページ

心の病には, 統合失調症(分裂病), うつ病, 神経症, 心身症, アルコール中毒に代表される嗜癖・中毒, 小児自閉症など多くの種類がある.

●統合失調症

10～20歳代の人にみられる病気. だれもいないのに人声が聞こえる幻覚, ありもしないことを信じて疑わなくなる妄想, やる気がなくなる意欲減退, 喜怒哀楽の感情が乏しくなる感情鈍麻, 人嫌いになって家にひきこもる自閉的状態などの症状が現れ, その結果, 社会生活ができなくなる.

病気にはいくつかのタイプがあり, 興奮のはげしい緊張型, 幻覚や妄想の目立つ妄想型, 感情鈍麻や意欲減退, 自閉の目立つ破瓜型などに分けられる. また, 興奮, 幻覚, 妄想を主症状とする陽性型と, 感情鈍麻, 意欲減退, 自閉を主とする陰性型にも分けられる. 病気の原因は不明である.

原因として, 脳のなかでつくられるドパミンという物質の過剰をあげる説がある(図❷-2). ドパミンは, 脳内の神経細胞と神経細胞のあいだの情報伝達に役立つ神経伝達物質の1つである. このドパミンの過剰をおさえる薬の使用で, 陽性型の症状は容易に改善されるようになった.

●うつ病

思春期と初老期に多く, 抑うつ気分, 悲哀・寂寥感, 罪業・自責感, 自殺願望, 不眠, 食欲減退, 体重減少などが現れる. からだや脳の病気, またはストレスや葛藤でおこることもあるが, 多くは原因不明で, 神経伝達物質のノルアドレナリンやセロトニンの不足によるとする説が有力である(図❷-3). これらの物質に働きかける抗うつ病薬が効果があり, 最近, 選択的セロトニン再吸収阻害薬(SSRI)が使われるようになり, 注目されている.

●神経症と心身症

もともとの性格に加えて強烈なストレスや葛藤があり精神的に不安定な状態になるのが神経症, ストレスや葛藤のためにからだの病気になるのが心身症である. 代表的な心身症に胃・十二指腸潰瘍, 気管支喘息, 高血圧症, 湿疹などがある.　　(松下 正明)

❷統合失調症の種類

1. ポジトロンカメラで写した正常な脳

赤・黄色は脳の働きの活発な部分.
(写真提供：岸本英爾)

2. ポジトロンカメラで写した陰性型の脳

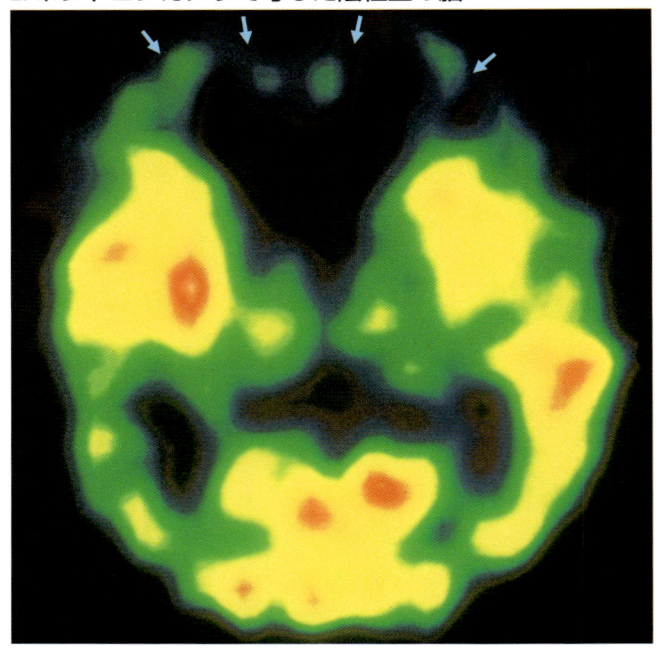

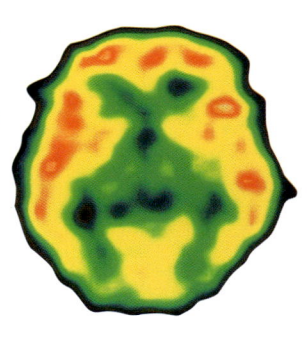

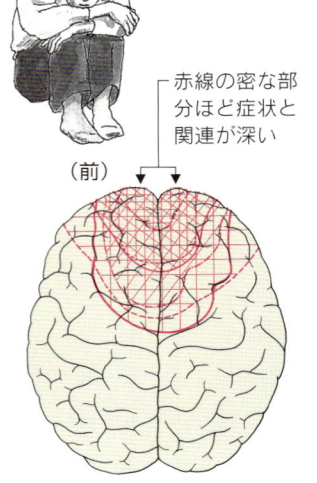

感情鈍麻, 意欲減退, 自閉などを主症状とする統合失調症を陰性型という. 陰性型の脳をポジトロンカメラで上から断層撮影すると, 両側の前頭葉(矢印)が黒く写り, この部分の脳が働いていないことがわかる.　(写真・図版提供：岸本英爾)

赤線の密な部分ほど症状と関連が深い
(前)

3. ポジトロンカメラで写した陽性型の脳

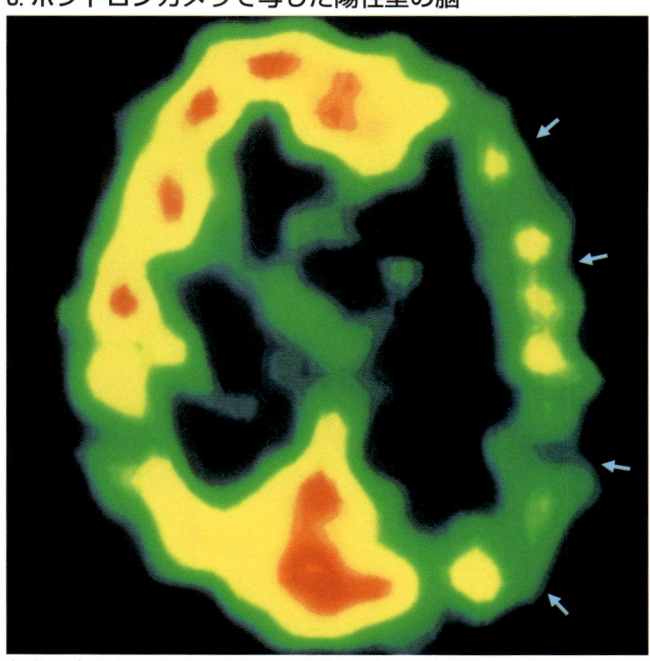

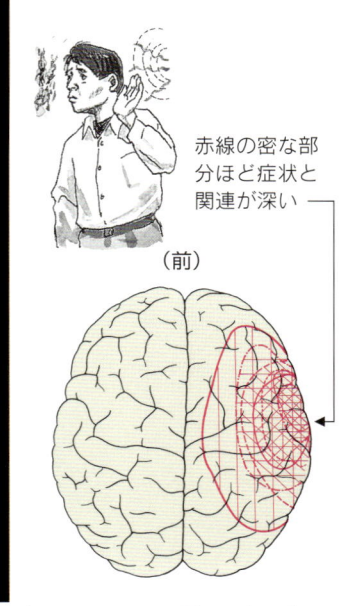

幻覚や妄想など活発な異常精神機能を示す陽性型統合失調症の脳をポジトロンカメラで調べると, 右側頭頂葉(矢印)がうまく働いていないことがわかる. このことから, 陰性型と陽性型では病変をおこす部位がちがっているものと予測される.　(写真・図版提供：岸本英爾)

赤線の密な部分ほど症状と関連が深い
(前)

❷神経伝達物質と統合失調症，うつ病との関係

1. 神経伝達物質の働き

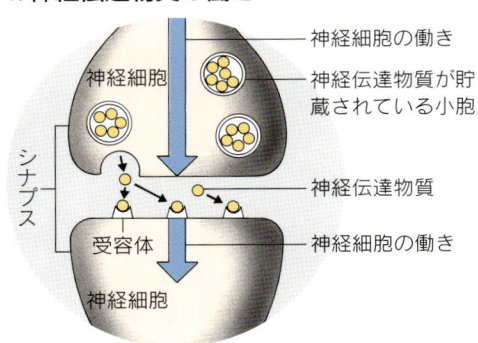

- 神経細胞の働き
- 神経細胞
- 神経伝達物質が貯蔵されている小胞
- シナプス
- 神経伝達物質
- 受容体
- 神経細胞の働き
- 神経細胞

シナプス（神経細胞と神経細胞の接合部）のすきまに神経伝達物質が放出され，それがつぎの神経細胞に取り込まれると，前の神経細胞の働きがつぎの神経細胞に伝わる．

2. 統合失調症のドパミン仮説

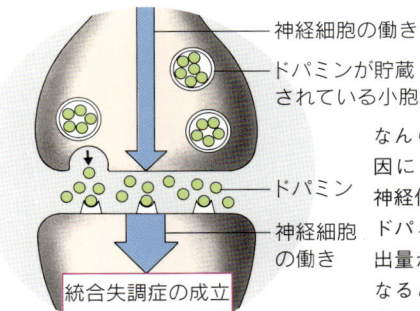

- 神経細胞の働き
- ドパミンが貯蔵されている小胞
- ドパミン
- 神経細胞の働き
- 統合失調症の成立

なんらかの原因によって，神経伝達物質ドパミンの放出量が過剰になると，統合失調症がおこる．

3. うつ病のセロトニン仮説

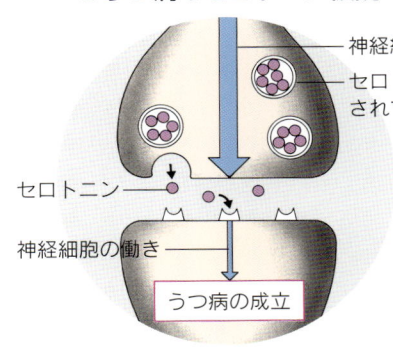

- 神経細胞の働き
- セロトニンが貯蔵されている小胞
- セロトニン
- 神経細胞の働き
- うつ病の成立

セロトニンの放出量が不足すると，うつ病がおこる．

❸ドパミン，セロトニン，ノルアドレナリンの分布

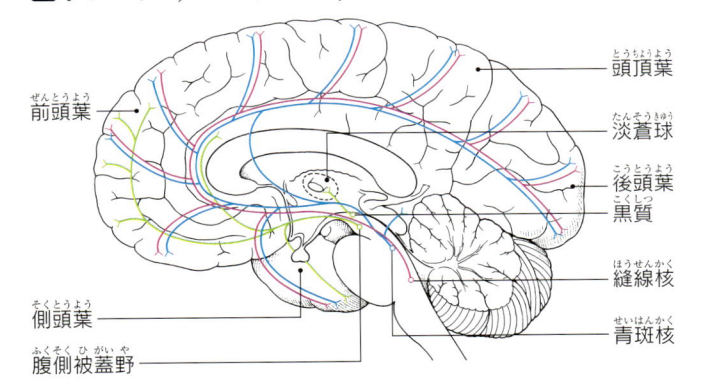

- 前頭葉（ぜんとうよう）
- 頭頂葉（とうちょうよう）
- 淡蒼球（たんそうきゅう）
- 後頭葉（こうとうよう）
- 黒質（こくしつ）
- 縫線核（ほうせんかく）
- 青斑核（せいはんかく）
- 側頭葉（そくとうよう）
- 腹側被蓋野（ふくそくひがいや）

―― ドパミン
―― セロトニン
―― ノルアドレナリン

ドパミンとセロトニンとノルアドレナリンの脳内での分布域を示した．ドパミンの分布域は，陰性型統合失調症の際の病変部位とほぼ一致する．図の脳は右大脳半球の内側面である．

❹うつ病の分類（キールホルツによる）

うつ病は，からだや脳の器質的病気の影響が強い身体因性うつ病，ストレスや葛藤による心因性うつ病，脳の機能障害によると思われるが原因がまだわからない内因性うつ病，の3つに分けられる．しかし現実には，脳やからだの病気，性格，体質，心理的・社会的・環境的要素などが重なってうつ病がおこる．この図は3種類のうつ病の原因の大まかな傾向を示したものである．

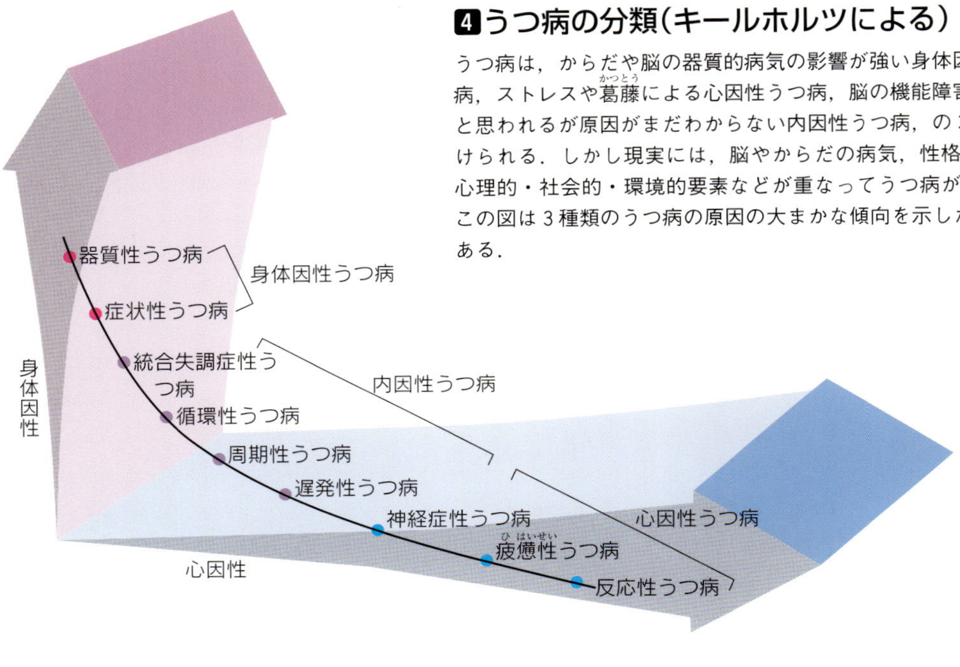

- 器質性うつ病 ― 身体因性うつ病
- 症状性うつ病
- 統合失調症性うつ病
- 循環性うつ病 ― 内因性うつ病
- 周期性うつ病
- 遅発性うつ病
- 神経症性うつ病
- 疲憊性うつ病（ひはいせい）
- 反応性うつ病 ― 心因性うつ病

身体因性 ―― 心因性

❺代表的な心身症

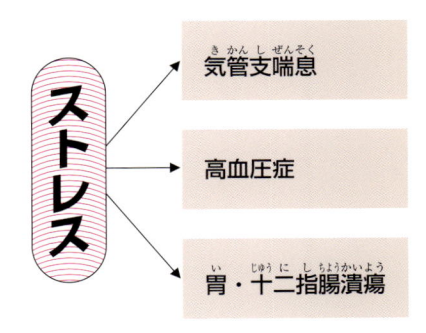

ストレス →
- 気管支喘息（きかんしぜんそく）
- 高血圧症
- 胃・十二指腸潰瘍（いじゅうにしちょうかいよう）

❻神経症のおもな種類

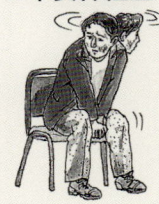

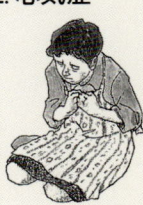

1. 不安神経症
理由もなく漠然とした不安に襲われたり，人前でしゃべることが不安でどきどきして落ち着かない，など．

2. 心気症
実際にはわるくないのに，胃，腸，心臓，頭などに病気があるのではないかと，たえず心配する．

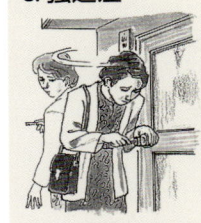

3. 強迫症
ガス栓や水道栓の閉め忘れや，戸締まり，消灯などを気にして，何度もしつこく確認する．

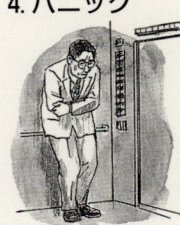

4. パニック
恐怖の発作に見舞われ，めまい，動悸，窒息感などが現れる．エレベーターのなかなど狭い空間でおこる．

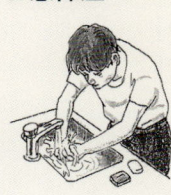

5. 恐怖症
手の汚れを気にして何度も手を洗う，顔が赤くなるのではないかと気にして，人前に出られない，など．

顔面神経麻痺
facial palsy

● 関連のある病気
中耳炎→30ページ　耳下腺腫瘍→44ページ
帯状疱疹→146ページ

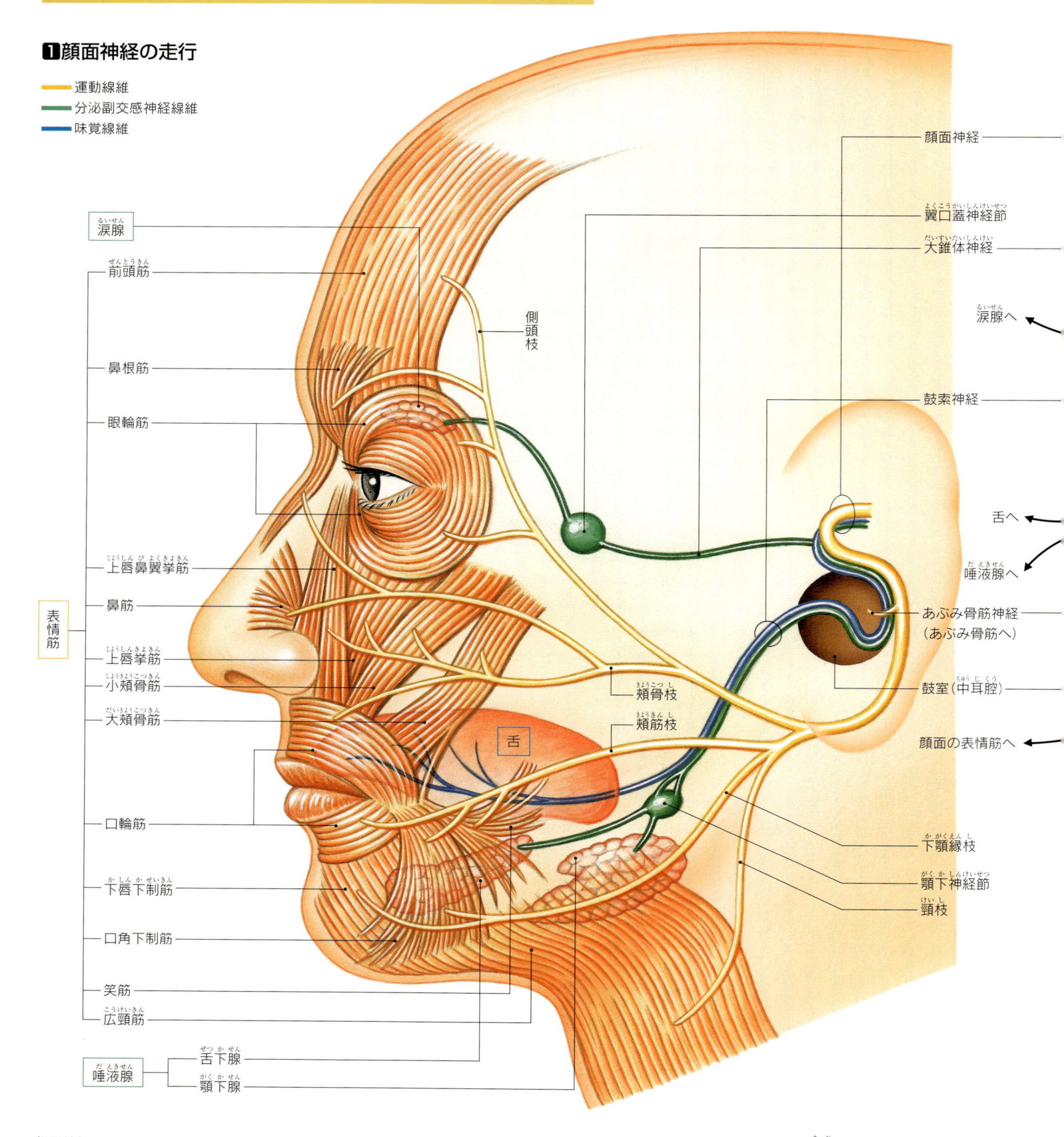

❶顔面神経の走行

- 運動線維
- 分泌副交感神経線維
- 味覚線維

表情筋
- 前頭筋
- 鼻根筋
- 眼輪筋
- 上唇鼻翼挙筋
- 鼻筋
- 上唇挙筋
- 小頬骨筋
- 大頬骨筋
- 口輪筋
- 下唇下制筋
- 口角下制筋
- 笑筋
- 広頸筋

唾液腺
- 舌下腺
- 顎下腺

涙腺
側頭枝
頬骨枝
頬筋枝
舌

顔面神経
翼口蓋神経節
大錐体神経
涙腺へ
鼓索神経
舌へ
唾液腺へ
あぶみ骨筋神経（あぶみ骨筋へ）
鼓室（中耳腔）
顔面の表情筋へ
下顎縁枝
顎下神経節
頸枝

顔面神経には3種類の神経線維が含まれる．表情筋と耳のあぶみ骨筋へ行く運動線維，涙腺と唾液腺へ行く分泌副交感神経線維，舌の前3分の2へ行く味覚線維である．このうち，分泌副交感神経線維と感覚を伝える味覚線維は合併して，中間神経を形づくる．

顔面神経のこれら3種類の線維は，さまざまなレベルで枝分かれして，各自の支配域へ向かう．したがって，表情筋の麻痺，聴覚過敏，涙や唾液の分泌障害，味覚の低下などの諸症状の組み合わせから，顔面神経のどのレベルに障害が発生したかを知ることができる．

この図では，顔面神経の3種類の神経線維の走行と行き先を示した．

❷末梢性顔面神経麻痺の障害部位，症状と原因

中脳
孤束核
顔面神経核
橋
小脳
内耳孔（内耳道の入り口）
上唾液核
中間神経
延髄
茎乳突孔

❸末梢性顔面神経麻痺の外観

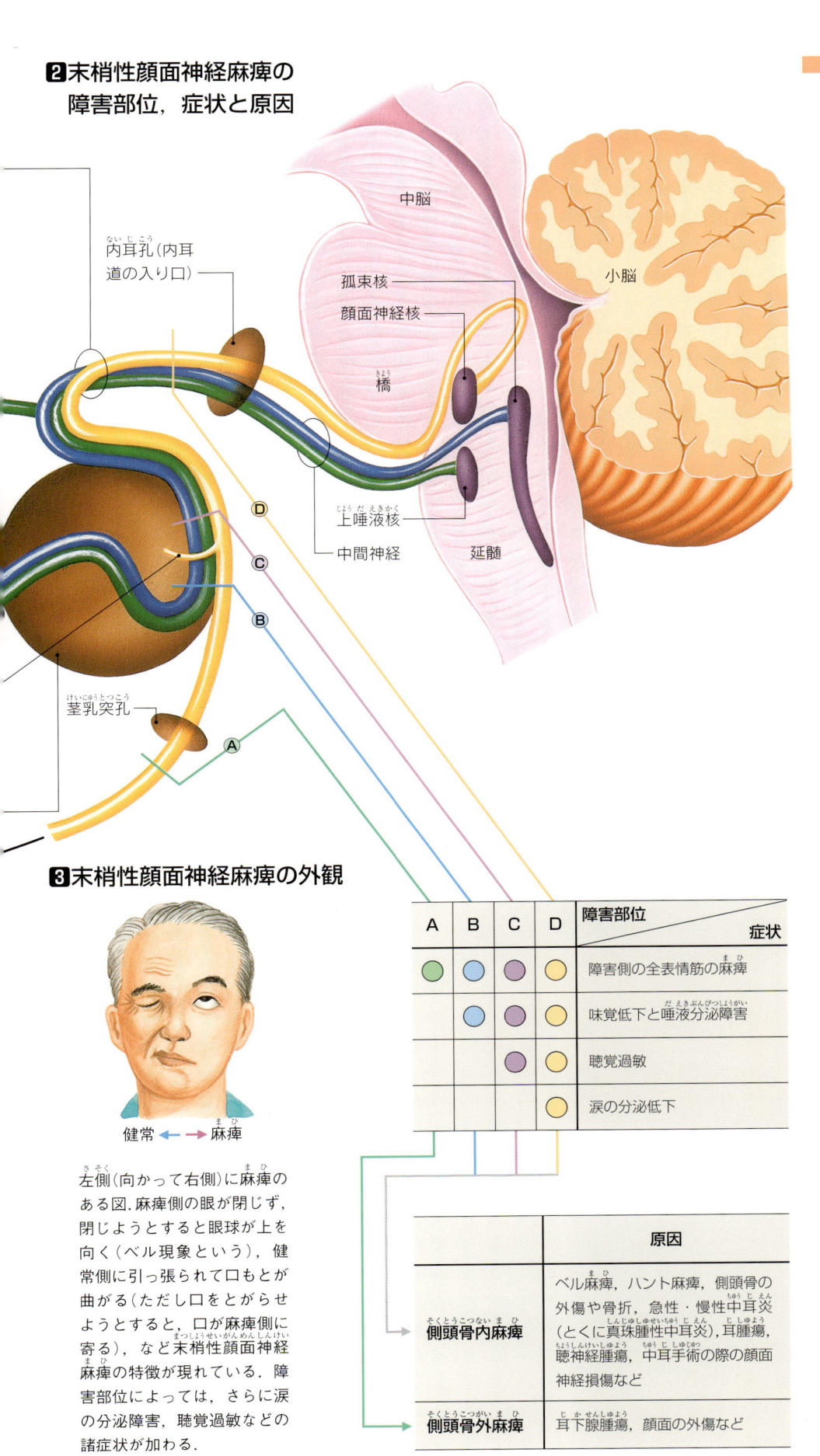

健常 ← → 麻痺

左側（向かって右側）に麻痺のある図．麻痺側の眼が閉じず，閉じようとすると眼球が上を向く（ベル現象という），健常側に引っ張られて口もとが曲がる（ただし口をとがらせようとすると，口が麻痺側に寄る），など末梢性顔面神経麻痺の特徴が現れている．障害部位によっては，さらに涙の分泌障害，聴覚過敏などの諸症状が加わる．

A	B	C	D	障害部位＼症状
緑	青	紫	黄	障害側の全表情筋の麻痺
	青	紫	黄	味覚低下と唾液分泌障害
		紫	黄	聴覚過敏
			黄	涙の分泌低下

	原因
側頭骨内麻痺	ベル麻痺，ハント麻痺，側頭骨の外傷や骨折，急性・慢性中耳炎（とくに真珠腫性中耳炎），耳腫瘍，聴神経腫瘍，中耳手術の際の顔面神経損傷など
側頭骨外麻痺	耳下腺腫瘍，顔面の外傷など

▶ 顔面神経麻痺は顔の表情が出せなくなる病気である．眼や口を動かす筋肉に行く神経が麻痺して働かなくなるためで，病気になった側の筋肉が収縮せずゆるんでしまう．

【種類と原因】 大きく末梢性麻痺と中枢性麻痺に分けられる．前者は顔面神経が通っている内耳道よりも末梢の神経の障害によっておこる．後者は脳の中枢神経の障害によるが，ごくまれである．

末梢性麻痺のうちもっとも多いのはベル麻痺で，約60％を占める．原因はウイルス説が有力だが，まだよくわからない．ついで約20％が帯状疱疹ウイルスによるハント麻痺，15％が交通事故などによる外傷性麻痺．その他，先天性の奇形による先天性麻痺，耳腫瘍や聴神経腫瘍などによる腫瘍性麻痺，中耳炎性麻痺などがある．

【特徴】 ベル麻痺は，男女差はなく，男性は30歳代，女性は20歳代と50歳代によく発生する．季節には関係がない．症状が出てから3～12ヵ月以内に，80％は麻痺が軽くなるか治癒する．

ハント麻痺は中高年者に多く，治癒率は50～60％とベル麻痺よりも低い．このウイルスに有効な抗ウイルス薬で治療する．

外傷性麻痺は，受傷直後におこるものは障害が大きく，神経が切れたり潰れたりしているので早めに治療しないと治癒率が低い．数日後に徐々におこるものは神経がはれてむくむためなので，治療で治りやすい．

急性中耳炎による麻痺は小児に多く，中耳炎を治療すればよく治る．慢性中耳炎による麻痺は，ほとんどが真珠腫性中耳炎が原因で，手術が必要である．

【症状】 ベル麻痺（図❸）では，突然にあるいは朝おきてみると顔が曲がっていたり，眼がふさがらない，口の端から食物がこぼれるなどの症状が現れ，気づくことが多い．耳の後ろが痛んだり，味覚低下，一方の耳の聴覚過敏が現れることもある．ハント麻痺では，麻痺の前に頭痛や耳痛があり，麻痺に前後して耳介や外耳道に水疱が発生する．

【注意】 ベル麻痺とハント麻痺では治療方針が異なるので，なるべく早く専門医を訪れる．

（飯沼 壽孝）

白内障，緑内障
cataract, glaucoma

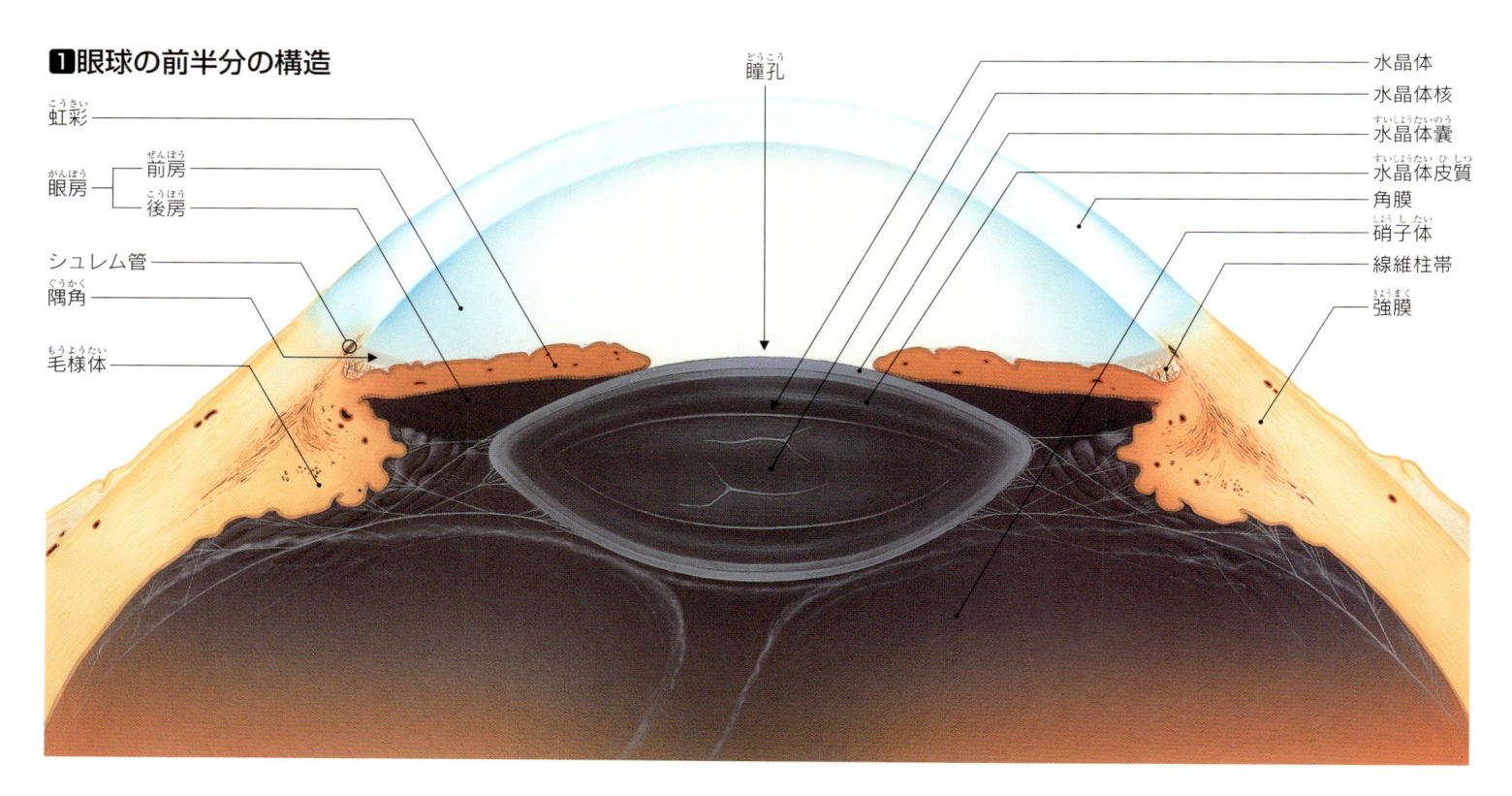

❶眼球の前半分の構造

- 虹彩
- 眼房
  - 前房
  - 後房
- シュレム管
- 隅角
- 毛様体
- 瞳孔
- 水晶体
- 水晶体核
- 水晶体嚢
- 水晶体皮質
- 角膜
- 硝子体
- 線維柱帯
- 強膜

❷老人性白内障の進行経過

1. 初発白内障
白内障のはじまり．水晶体のどこに濁りがあるかによって，下図のようにいくつかのタイプに分けられる．

水晶体

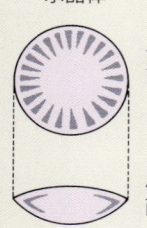

皮質白内障
水晶体の周辺部が放射状に濁る．いちばん多いタイプ．視力低下はない．

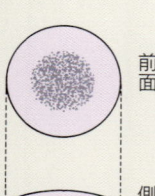

嚢下白内障
水晶体を包む膜（水晶体嚢）のうち水晶体の後面の膜に濁りが出る．視力低下を自覚する．

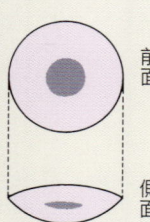

核白内障
水晶体核に濁りがある．視力低下を自覚する．

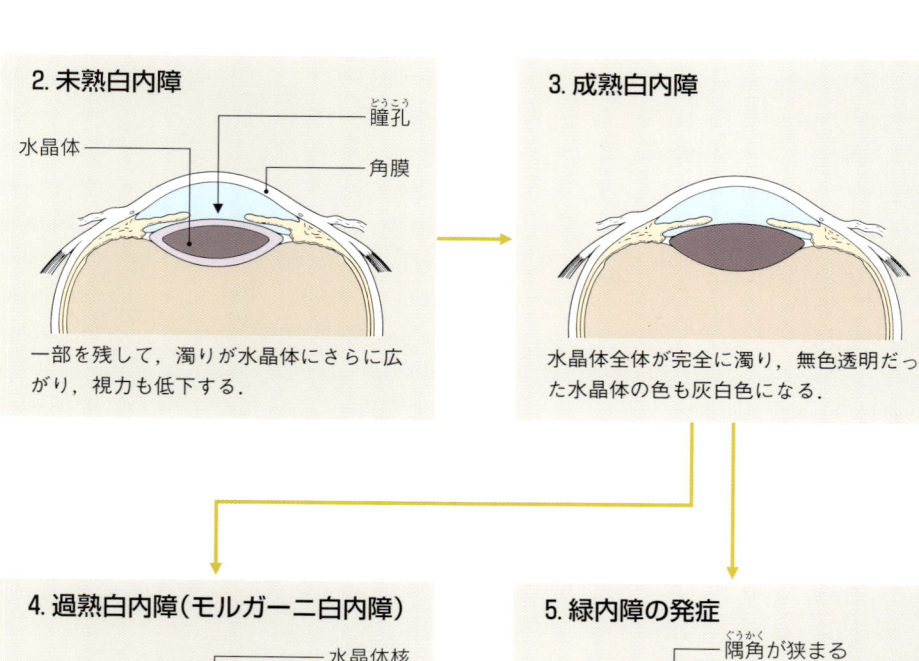

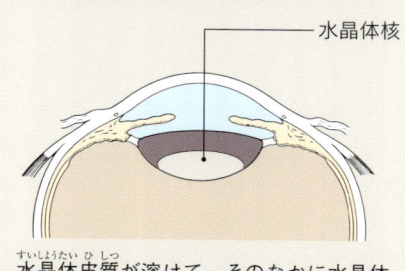

2. 未熟白内障
瞳孔／水晶体／角膜

一部を残して，濁りが水晶体にさらに広がり，視力も低下する．

3. 成熟白内障
水晶体全体が完全に濁り，無色透明だった水晶体の色も灰白色になる．

4. 過熟白内障（モルガーニ白内障）
水晶体核

水晶体皮質が溶けて，そのなかに水晶体核が浮遊する．

5. 緑内障の発症
- 隅角が狭まる
- 虹彩が押し上げられる
- 水晶体の膨張

水晶体が膨張すると，虹彩が押し上げられ，隅角が狭まり，房水が眼外に流出できなくなって視神経を圧迫し，緑内障がおこる．

3 房水の流れ方と緑内障の種類

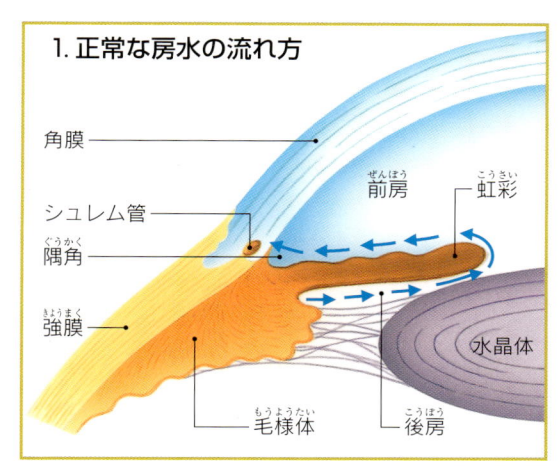

1. 正常な房水の流れ方

角膜
シュレム管
隅角
強膜
前房
虹彩
毛様体
後房
水晶体

房水は眼の前・後房をみたす液体で，水晶体に栄養を与えるとともに，眼圧を維持する働きをしており，毛様体でつくられる．正常では，毛様体から出た房水は矢印のように後房，前房を経て隅角のシュレム管から眼外に流出するので，眼内の房水の量はつねに一定しており，眼圧も一定範囲に保たれている．

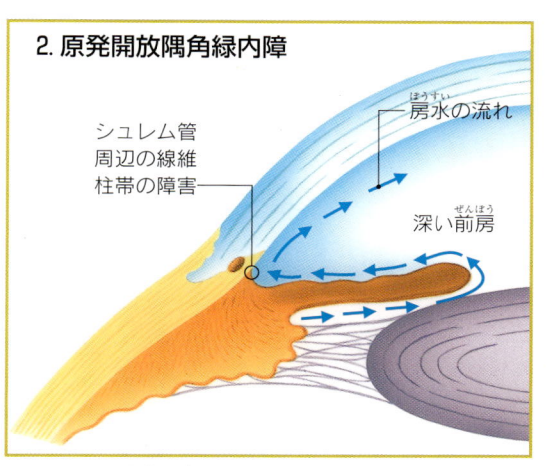

2. 原発開放隅角緑内障

シュレム管周辺の線維柱帯の障害
房水の流れ
深い前房

このタイプの緑内障では，前房は深く，隅角にも異常はないが，シュレム管周辺の線維柱帯に異常があって房水が眼外に流出できず，眼内にたまって視神経を圧迫する．

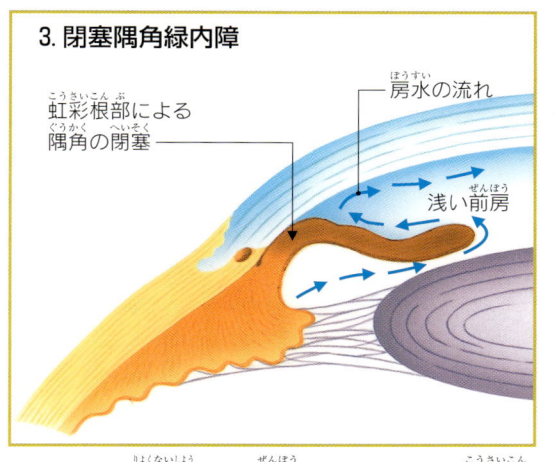

3. 閉塞隅角緑内障

虹彩根部による隅角の閉塞
房水の流れ
浅い前房

このタイプの緑内障では，前房が浅く，そのため虹彩根部の異常などによって隅角の閉塞がおこり，房水が眼外に流出できず，眼内にたまって視神経を圧迫する．

4. 緑内障による失明のおこり方

視神経
視神経乳頭の萎縮

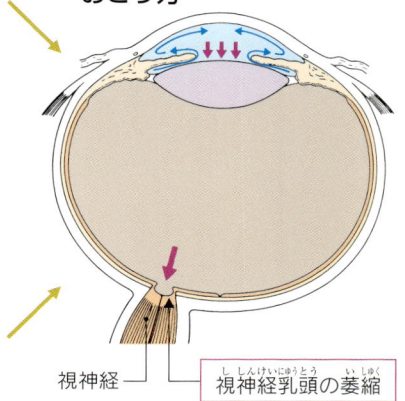

眼内にたまって逃げ場のない房水が視神経を圧迫すると，視神経乳頭に萎縮がおこり，失明につながる．図では，後房から前房に流れ込んだ房水が眼外に流出できずに前房にたまり，その圧力によって視神経乳頭が圧迫される状態を示している．

▶眼球のなかのレンズと呼ばれる水晶体が濁った状態が白内障で，〈白ぞこひ〉ともいう．おもに，眼球の眼房をみたしている房水と呼ばれる液体がふえて，眼球内部の圧力すなわち眼圧が高くなり，視神経が障害される病気が緑内障で，〈青ぞこひ〉ともいう．

●白内障

白内障は，老化にともなっておこる老人性白内障（図**2**）がもっとも多いが，先天性の障害による先天性白内障，外傷で水晶体が破損しておこる外傷性白内障，慢性の眼の病気にともなう併発白内障のほか，全身病，薬剤，放射線など多くの原因により生じる．

老人性白内障は，水晶体の周辺から放射状に濁ってきて（初発白内障），しだいに中心の瞳孔の部分まですすみ（未熟白内障），視力が低下してくる．さらにすすむと水晶体全体が濁ってきて（成熟白内障），水晶体の外層（皮質）が溶けて水晶体核が浮遊したり（過熟白内障），緑内障をおこすようになる．水晶体混濁の軽い時期には薬物療法である程度進行をおくらせることができるが，進行してくると，通常，眼内レンズ挿入の手術をおこなう．

●緑内障

原因不明の原発性と，原因となる疾患がある続発性とに分けられる．また，先天性と後天性にも分けられる．成人におこる原発性の緑内障は，隅角の状態により，開放隅角緑内障と閉塞隅角緑内障（図**3**-3）に分けられる．前者には，①主として隅角以降の房水の通り道が障害されて流れがわるくなり，眼圧がゆっくりと上昇し，その結果，視神経に圧迫萎縮がおこり，はじめは視野異常，末期には視力低下をきたす原発開放隅角緑内障（図**3**-2）と，②眼圧の上昇をともなわずに視神経萎縮がおこる正常眼圧緑内障とがある．眼圧，視神経，視野の定期的な検査が必要である．

後者の閉塞隅角緑内障では隅角が狭まり，機械的に房水の流出が障害されて眼圧が高くなる．心身疲労や強い感情の起伏などにより急性におこり，眼痛，頭痛，悪心，嘔吐をともない視力低下がおこる．自然に治ることもあるが放置すれば失明する．（沖坂 重邦）

眼底出血
fundus hemorrhage

●関連のある病気
緑内障→24ページ　網膜剥離→28ページ
高血圧症→130ページ　動脈硬化症→132ページ
白血病→136ページ　糖尿病→150ページ

❶眼底の血管分布

眼球の眼底部（右眼）

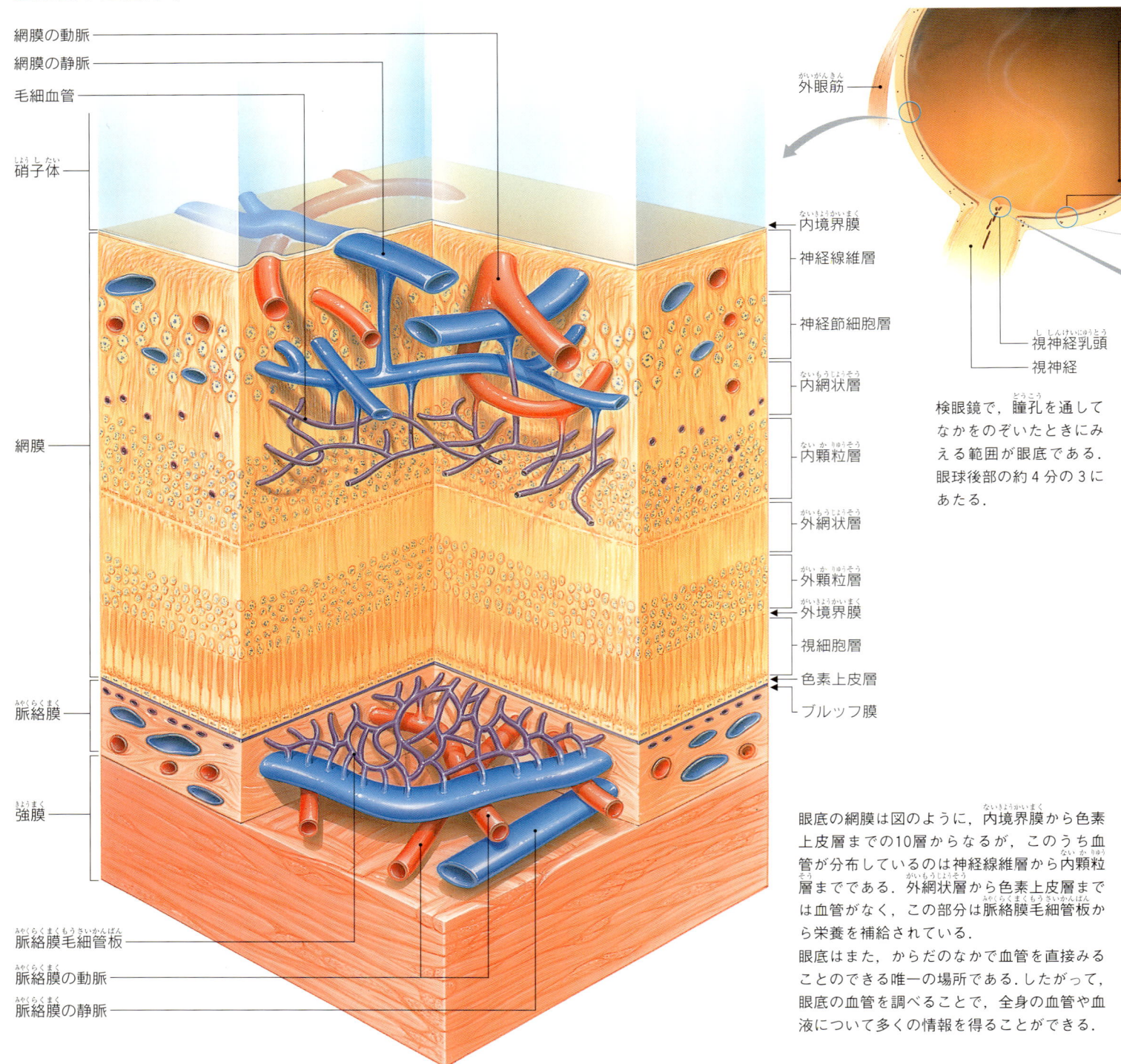

（図の部位ラベル）
- 網膜の動脈
- 網膜の静脈
- 毛細血管
- 硝子体
- 網膜
- 脈絡膜
- 強膜
- 脈絡膜毛細管板
- 脈絡膜の動脈
- 脈絡膜の静脈
- 内境界膜
- 神経線維層
- 神経節細胞層
- 内網状層
- 内顆粒層
- 外網状層
- 外顆粒層
- 外境界膜
- 視細胞層
- 色素上皮層
- ブルッフ膜
- 外眼筋
- 視神経乳頭
- 視神経

検眼鏡で，瞳孔を通してなかをのぞいたときにみえる範囲が眼底である．眼球後部の約4分の3にあたる．

眼底の網膜は図のように，内境界膜から色素上皮層までの10層からなるが，このうち血管が分布しているのは神経線維層から内顆粒層までである．外網状層から色素上皮層までは血管がなく，この部分は脈絡膜毛細管板から栄養を補給されている．

眼底はまた，からだのなかで血管を直接みることのできる唯一の場所である．したがって，眼底の血管を調べることで，全身の血管や血液について多くの情報を得ることができる．

▶眼の瞳孔を通してなかをのぞくと，水晶体，硝子体といった中間の組織が透明なため，眼の奥底がみえる．ここが〈眼底〉（図❶）で，硝子体，網膜，色素上皮，脈絡膜からなる．この眼底のどこかにおこった出血が眼底出血である．

〔原因と種類〕　眼底出血は独立した1つの病気ではなく，血管の病気や血液の病気，あるいは外傷，炎症などによって眼底に出血がおこった状態をいう．もとになる病気や原因によりそれぞれ独特の出血の場所・形・広がりが認められ，眼底検査でそれらを調べることによって，病気の状態についての主要な情報を得ることができる．また，そのおこる場所によって，硝子体出血，網膜前出血，網膜表層出血，網膜深層出血，網膜下出血，色素上皮下出血，脈絡膜出血に分けられる．

眼底出血をもたらす血管の病気の代表は，網膜静脈閉塞症（図❷-1），糖尿病網膜症（図❷-2）などで，網膜の毛細血管や硝子体に伸びた新生血管が破れたり，硝子体から網膜がはがれるなどして出血がおこる．同じく眼底出血のもとになる血液の病気の代表

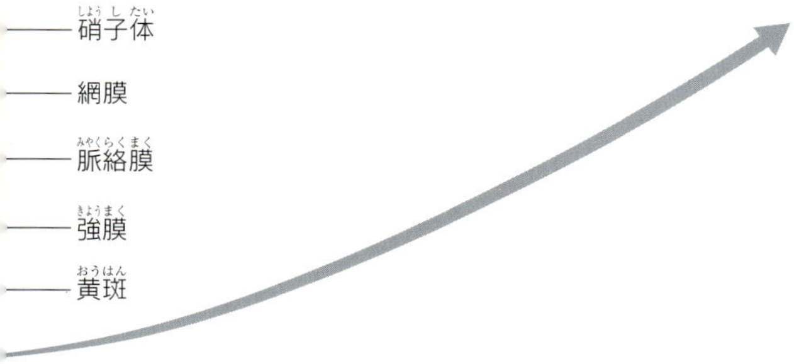

- 硝子体
- 網膜
- 脈絡膜
- 強膜
- 黄斑

❷ 眼底出血をおこすおもな病気

1. 網膜静脈閉塞症

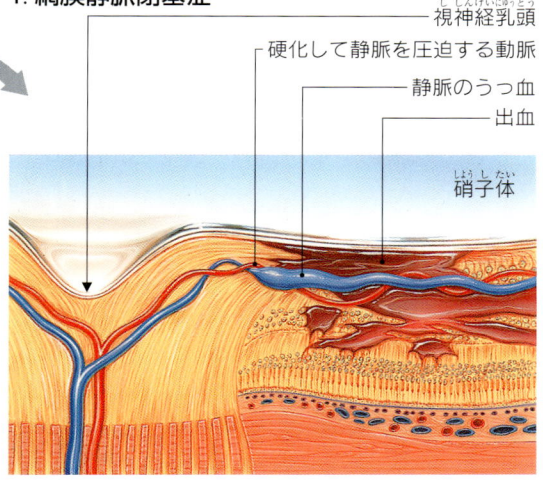

- 視神経乳頭
- 硬化して静脈を圧迫する動脈
- 静脈のうっ血
- 出血
- 硝子体

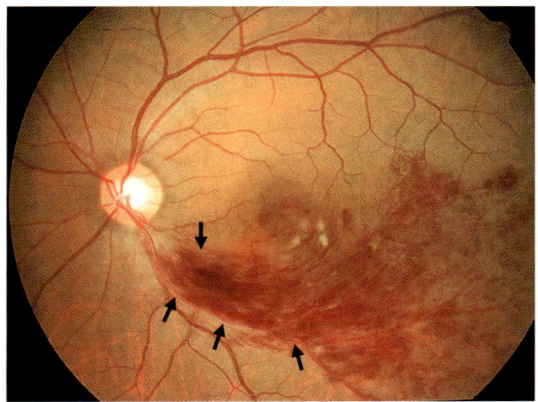

網膜の動・静脈は隣接して走っているので，動脈硬化症で動脈が硬化すると，静脈は圧迫されて血流がとまり，血管壁から滲出して出血する（矢印）．

2. 糖尿病網膜症の進展

①非増殖網膜症

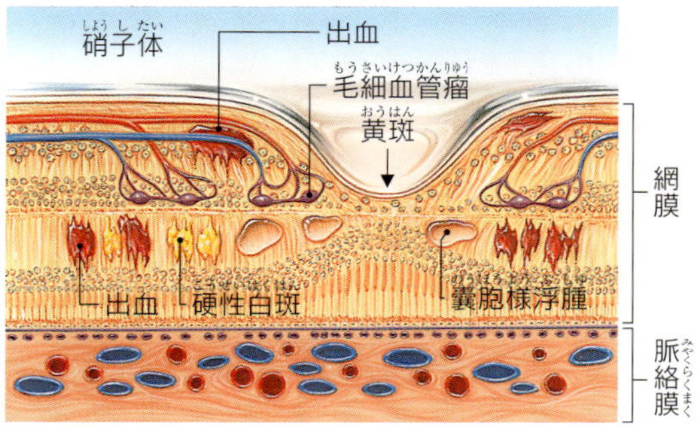

- 硝子体
- 出血
- 毛細血管瘤
- 黄斑
- 網膜
- 出血 ─ 硬性白斑 ─ 嚢胞様浮腫
- 脈絡膜

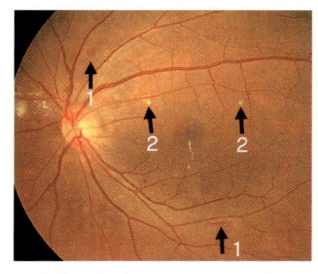

眼底像．矢印1は出血，矢印2は硬性白斑

糖尿病による血管の病変が眼底の血管におよんだものが糖尿病網膜症である．初期の非増殖網膜症では，毛細血管壁の変化による毛細血管瘤や血液のもれなどが発生する．

②前増殖網膜症

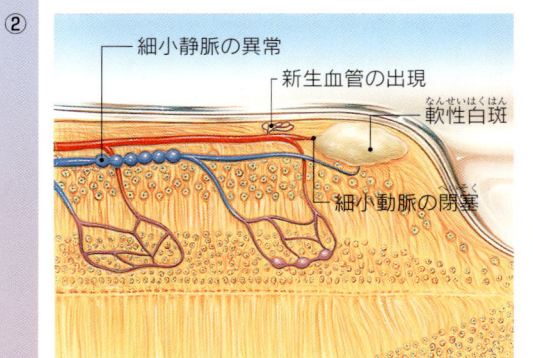

- 細小静脈の異常
- 新生血管の出現
- 軟性白斑
- 細小動脈の閉塞

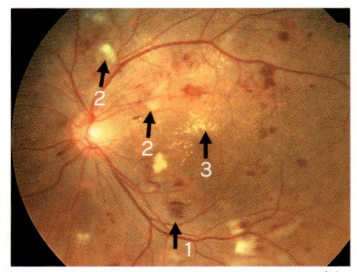

眼底像．矢印1は出血，矢印2は軟性白斑，矢印3は硬性白斑

この段階では，網膜内の細小動脈の閉塞によって血行がとだえ，周囲の神経線維が壊死に陥り軟性白斑となる．新しい血管（新生血管）もできはじめる．

③増殖網膜症

- 硝子体中に伸びた新生血管
- 細小静脈の異常
- 閉塞した索状の毛細血管

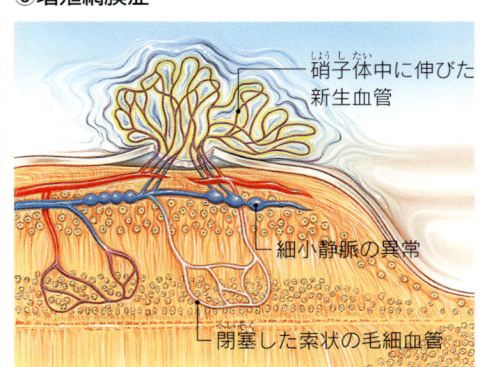

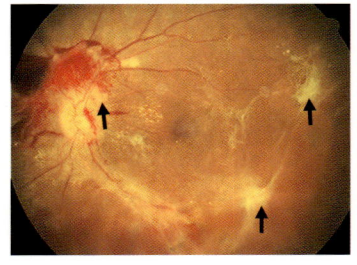

眼底像．矢印は新生血管

新生血管はさらにふえて硝子体中に伸び出す．新生血管は硝子体と網膜を癒着させ，加齢によって硝子体が液化，収縮する際，網膜を引っ張り網膜剥離をおこす．

には，貧血や白血病などがある．

〔症状〕 小さな出血では自覚症状はないが，出血の大きさにより，視野に黒い暗点が現れたり，小さな虫が飛んでいるように感じられる飛蚊症が現れたりする．網膜の中心部（黄斑）に出血があったり，他の場所でも出血が大きいと視力が落ち，失明にいたることがある．

〔予防上の注意〕 眼底出血をもたらす病気のうち，網膜静脈閉塞症は高血圧症，動脈硬化症でしばしばみられる．網膜剥離や緑内障をおこして失明することがある．高血圧症，高脂血症の治療と管理がたいせつである．

糖尿病網膜症は，はじめのうちは病変が網膜内にとどまる非増殖網膜症であるが，しだいに病変が硝子体に波及し，前増殖網膜症から増殖網膜症へとすすむ．増殖網膜症では，硝子体内に増殖した組織に引っ張られて，牽引性網膜剥離をおこしたり，虹彩やその根元の隅角に新生血管が生じて緑内障をおこし，失明することもある．早期からの糖尿病の管理が重要である． （沖坂 重邦）

網膜剝離
retinal detachment

●関連のある病気
光視症→44ｼﾞ 原田病→44ｼﾞ
飛蚊症→44ｼﾞ 網膜芽細胞腫→44ｼﾞ
悪性黒色腫→170ｼﾞ

1 網膜の構造と網膜剝離のおこる部位

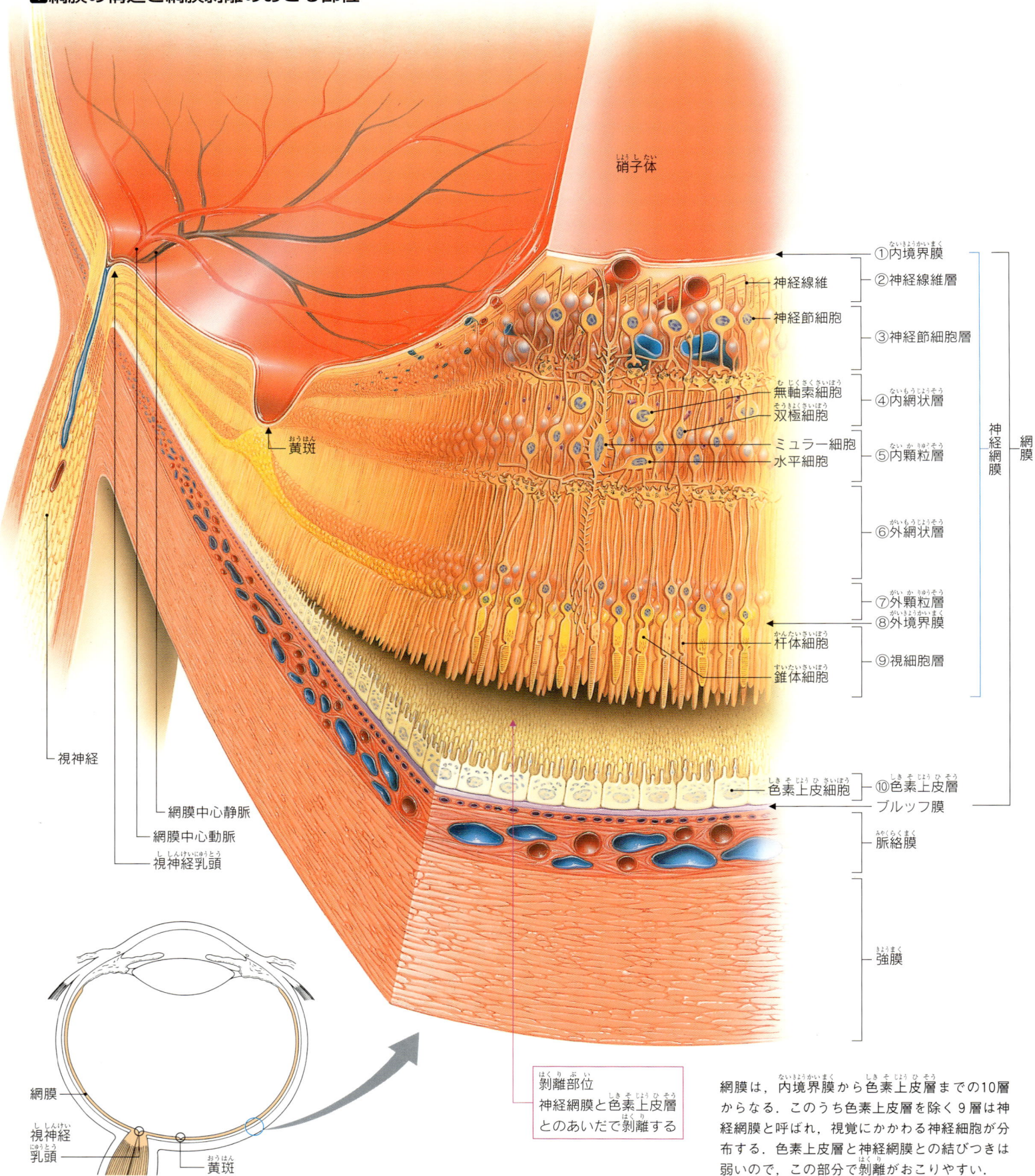

硝子体

①内境界膜
神経線維 — ②神経線維層
神経節細胞 — ③神経節細胞層
無軸索細胞
双極細胞 — ④内網状層
ミュラー細胞
水平細胞 — ⑤内顆粒層
⑥外網状層
⑦外顆粒層
⑧外境界膜
杆体細胞 — ⑨視細胞層
錐体細胞

神経網膜
網膜

色素上皮細胞 — ⑩色素上皮層
ブルッフ膜
脈絡膜
強膜

黄斑
視神経
網膜中心静脈
網膜中心動脈
視神経乳頭

網膜
視神経乳頭
黄斑

剝離部位
神経網膜と色素上皮層とのあいだで剝離する

網膜は，内境界膜から色素上皮層までの10層からなる．このうち色素上皮層を除く9層は神経網膜と呼ばれ，視覚にかかわる神経細胞が分布する．色素上皮層と神経網膜との結びつきは弱いので，この部分で剝離がおこりやすい．

❷ 裂孔原性網膜剥離の経過と自覚症状

① 角膜／水晶体／硝子体／脈絡膜／硝子体に引っ張られた網膜／後部硝子体剥離／視神経乳頭／黄斑／光視症の発生

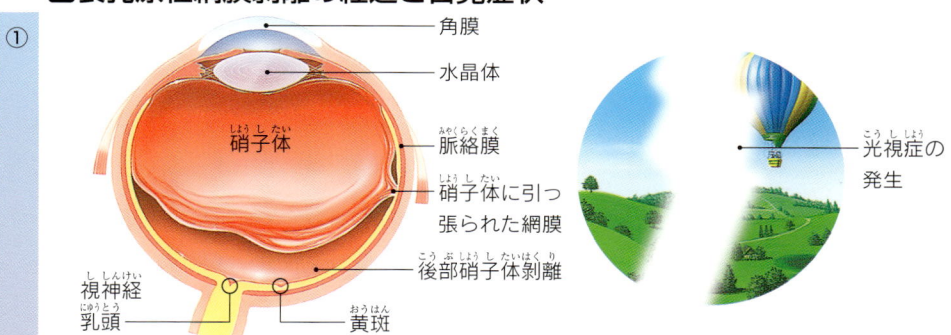

硝子体はゼリー状をしているが，年をとると自然に液化，収縮して網膜から離れていく．その際，網膜とのあいだに癒着があるとうまく離れずに網膜を引っ張る．その刺激によって光視症が現れる．

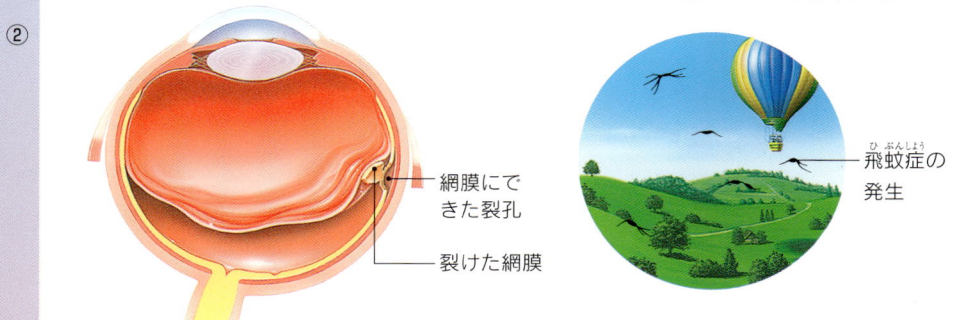

② 網膜にできた裂孔／裂けた網膜／飛蚊症の発生

硝子体に強く引っ張られると，網膜に裂け目（裂孔）ができたり，一部分ちぎれて孔があいたりする．このときにおこる出血などによって，眼前に小さな虫が飛んでいるような飛蚊症が現れる．

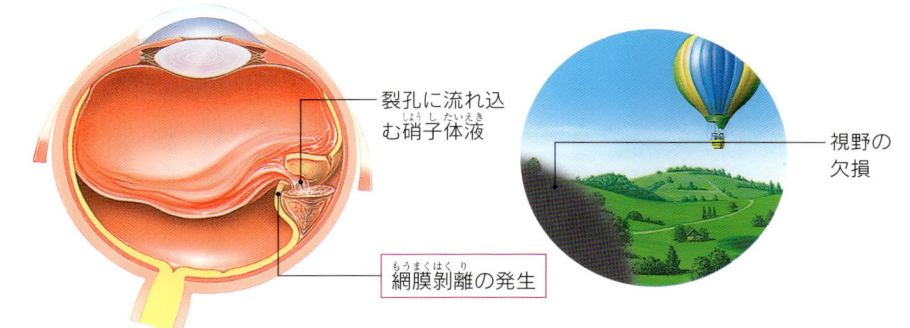

③ 裂孔に流れ込む硝子体液／視野の欠損／網膜剥離の発生

網膜に裂け目や孔ができると，そこから硝子体液（液化した硝子体）が網膜の下に流れ込み，その結果，神経網膜が色素上皮層からはがれて浮き上がる．それにつれて剥離した部分の視野が欠損する．

❸ 非裂孔原性網膜剥離の種類

1. 牽引性網膜剥離
角膜／水晶体／硝子体／新生血管／網膜／脈絡膜／網膜剥離の発生

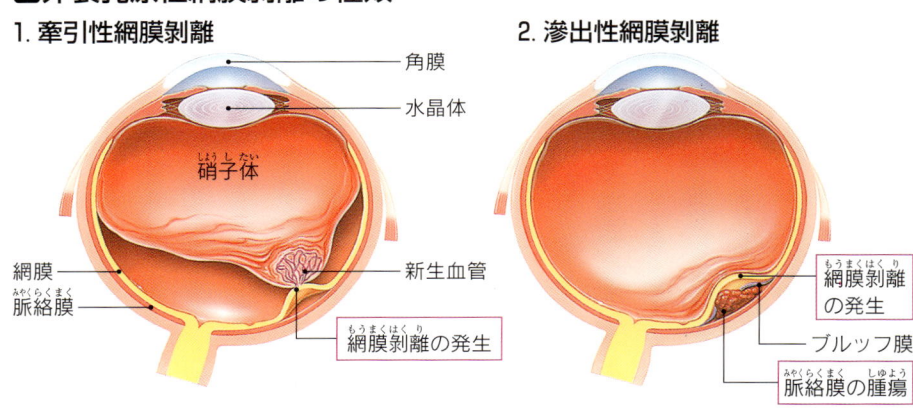

網膜の血管が硝子体中に伸びて硝子体と網膜を癒着させ，硝子体の液化，収縮の際に網膜を引っ張り剥離させる．糖尿病網膜症に多い．

2. 滲出性網膜剥離
網膜剥離の発生／ブルッフ膜／脈絡膜の腫瘍

脈絡膜に腫瘍や炎症があると，それからの滲出液が神経網膜と色素上皮層のあいだにたまり，網膜剥離をおこす．

9層からなる神経網膜と，その後方にある色素上皮層・脈絡膜との接着は，それほど強いものではない．なんらかの原因で，神経網膜が色素上皮層・脈絡膜からはがれて，網膜の前方の硝子体中に浮き上がってきたものを網膜剥離という（図❶）．

〔原因と種類〕 原因はいろいろあるが，大きく分けるとつぎの3つになる．①裂孔原性網膜剥離：網膜の一部に裂け目（裂孔，円孔）ができ，そこから液化した硝子体が網膜の下に流れ込み，神経網膜が色素上皮層・脈絡膜からはがれる（図❷）．②牽引性網膜剥離：糖尿病網膜症や網膜静脈閉塞症などで硝子体中にできた増殖組織が収縮して，網膜を剥離させる（図❸-1）．③滲出性網膜剥離：原田病など脈絡膜の炎症，悪性黒色腫，血管腫など脈絡膜の腫瘍，網膜芽細胞腫や血管腫など網膜の腫瘍により，滲出液が神経網膜と色素上皮層・脈絡膜のあいだにたまり，網膜を押し上げて剥離させる（図❸-2）．

〔症状〕 網膜はゼリー状の硝子体で前方から押しつけられている．近視の強い人や高齢者の硝子体は，一部が水のようになり，全体として収縮してくる．一方，網膜にも薄い部分ができて，裂け目ができやすくなってくる．網膜に裂孔ができると，硝子体に濁りが生じて，蚊や煤煙のようなものが眼の前にみえる飛蚊症（図❷-②）が現れたり，網膜が刺激されて，眼の前に光が飛んでいるような光視症（図❷-①）がおこったりする．剥離した部分は視覚が低下するため，カーテンでかくされたように，みえない部分が広がっていく．

裂孔が上方の網膜にできると剥離が速く進行する．やがて，黄斑（眼底の中心部にあり，感度がもっともよいところ）に達すると，視力が低下する．黄斑に円孔ができたばあいは最初から視力低下がおこる．網膜剥離が眼底全体におよぶと，網膜は視神経乳頭を中心にアサガオの花のようにはがれて失明する．

〔治療〕 網膜剥離の程度が軽く黄斑に剥離がおよんでいなければ，裂孔閉鎖手術で視力回復は可能である．剥離して日数を経たものでは，網膜をもとの位置にもどしても，視野欠損や視力低下が残りやすい．黄斑円孔では視力回復は可能であるがむずかしい．（沖坂 重邦）

中耳炎
otitis media

●関連のある病気
顔面神経麻痺→22㌻　アデノイド→40㌻
急性上気道炎→44㌻　髄膜炎→44㌻
内耳炎→44㌻

1 耳の構造

1. 前方からみた右耳の断面

- 耳小骨
  - あぶみ骨
  - きぬた骨
  - つち骨
- 頭蓋腔
- 鼓膜
- 外耳道
- 耳介
- 耳垂（みみたぶ）
- 耳下腺
- 半規管
- 前庭窓
- 顔面神経
- 前庭神経
- 蝸牛
- 蝸牛神経
- 前庭
- 内耳道
- 蝸牛窓（第2鼓膜）
- 鼓室
- 耳管
- 内頸静脈
- 耳管咽頭口

2. 外耳道からみた右側鼓膜（正常）

- 弛緩部
- つち骨隆起
- つち骨柄
- 鼓膜臍
- 光錐
- 緊張部

実際の鼓膜

⑴和氣健二郎：《人体器官の構造と機能》，講談社，1984

3. 右側面からみた中耳腔

- 乳突蜂巣
- 外耳道
- 鼓膜
- 鼓室
- 耳管
- 内耳
- 内耳道
- 耳管咽頭口
- 耳介
- 外耳道
- 鼓膜
- 中耳腔
  - 乳突蜂巣
  - 顔面神経
  - 鼓室
  - 耳管
- 右耳管咽頭口
- 左耳管咽頭口
- 上咽頭

中耳腔は耳管，鼓室，乳突蜂巣からなるひとつながりの空洞である．このうち，鼓室の奥にある蜂の巣のような乳突蜂巣は生後に発育するが，発育の程度には個人差がある．発育不良だと，慢性中耳炎になりやすい．

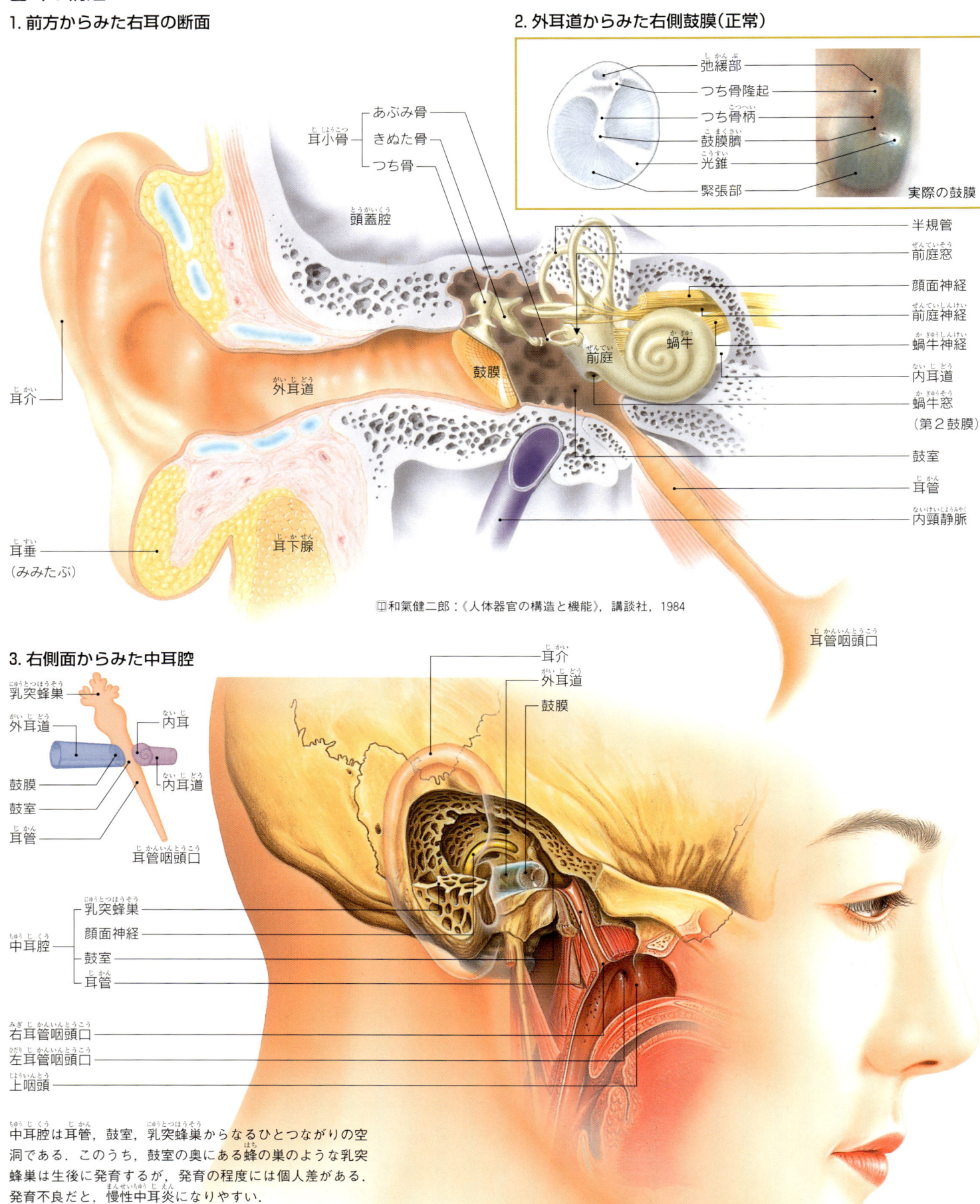

❷中耳炎の種類，経過と鼓膜の状態（外耳道からみたもの）

原因
細菌（肺炎球菌，インフルエンザ菌，ブドウ球菌など）が主として耳管から入る

↓

急性中耳炎
鼓膜は赤くはれ，血管も拡張する．膿汁（膿）の圧力で鼓膜が外耳道側にふくらむ

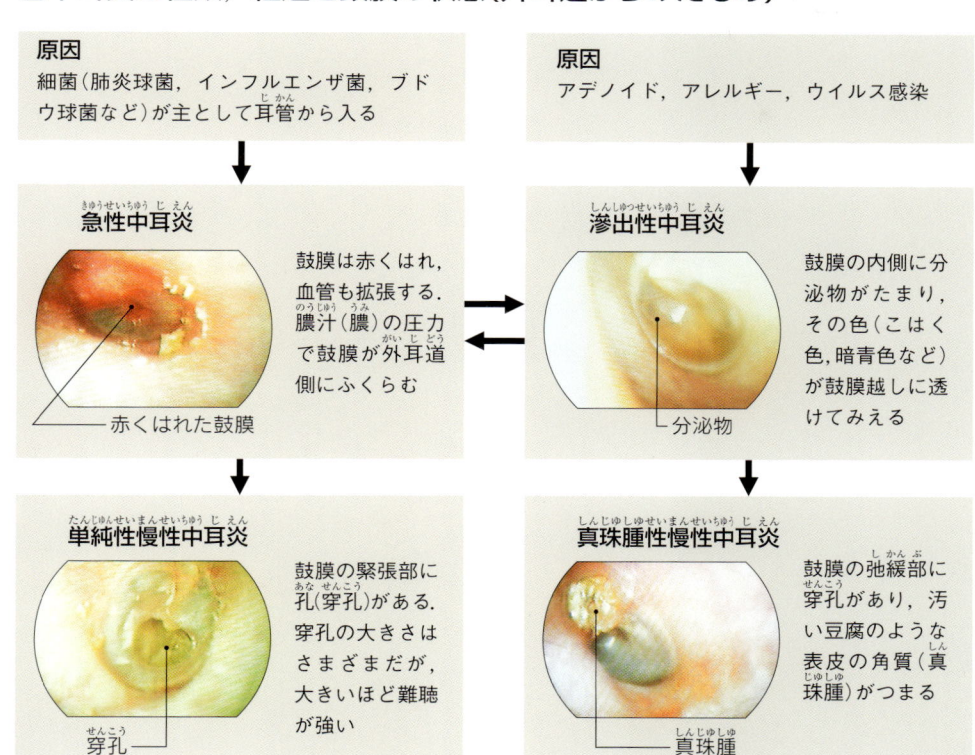

― 赤くはれた鼓膜

↕

原因
アデノイド，アレルギー，ウイルス感染

↓

滲出性中耳炎
鼓膜の内側に分泌物がたまり，その色（こはく色，暗青色など）が鼓膜越しに透けてみえる

― 分泌物

↓

単純性慢性中耳炎
鼓膜の緊張部に孔（穿孔）がある．穿孔の大きさはさまざまだが，大きいほど難聴が強い

― 穿孔

↓

真珠腫性慢性中耳炎
鼓膜の弛緩部に穿孔があり，汚い豆腐のような表皮の角質（真珠腫）がつまる

― 真珠腫

❸中耳の役割と難聴のおこり方

1. 中耳の役割

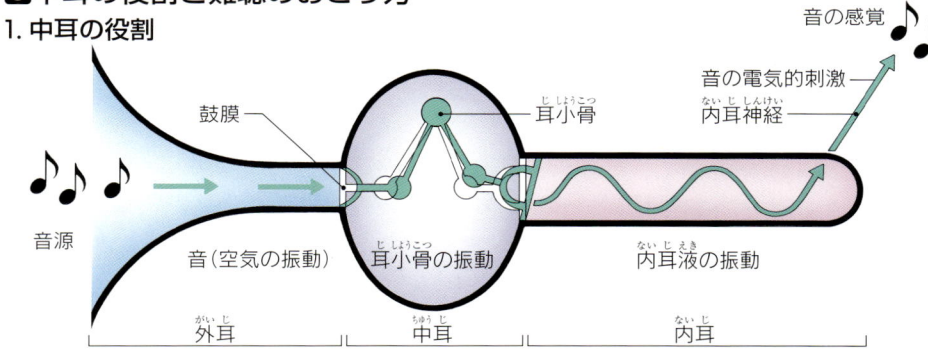

音源 → 音（空気の振動） → 鼓膜 → 耳小骨の振動 → 内耳液の振動 → 内耳神経 → 音の電気的刺激 → 音の感覚

外耳／中耳／内耳

中耳の鼓膜と耳小骨は，空気の振動を効率よく内耳液に伝える．内耳液の機械的振動が，内耳神経で音の電気的刺激に変わって，音を感じる．

2. 鼓膜穿孔による難聴

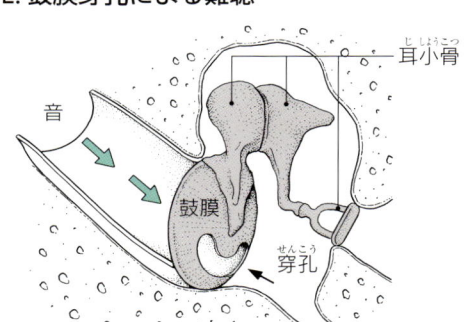

耳小骨／鼓膜／穿孔

鼓膜は音の振動を集め，音の強さを17倍に増強する．したがって鼓膜に穿孔があると難聴がおこる．穿孔が大きくなるにつれ，難聴も強まる．

3. 耳小骨損傷による難聴

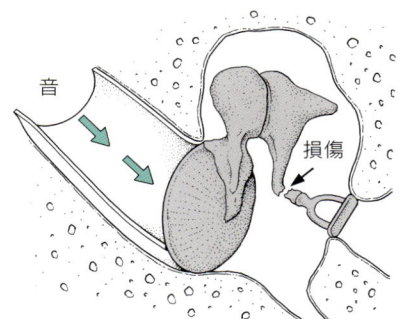

損傷

耳小骨は鼓膜で集めた音を内耳に伝えるが，その際，〈てこ〉のような作用で音を1.3倍に強める．耳小骨の連鎖が切れると，強い難聴になる．

▶ 中耳炎は，鼓膜の内側にある粘膜におおわれた中耳腔に生じた炎症である．

【種類】子供のかぜなどに合併する急性中耳炎，痛みはないが，粘液がたまり，聞こえがわるくなる滲出性中耳炎，鼓膜の真ん中に孔が開いて閉じない単純性慢性中耳炎，鼓膜の縁に孔が開き，骨を壊す真珠腫性慢性中耳炎がある（以上，図❷）．

【原因】広い意味での中耳腔は，耳と咽頭との連絡路である耳管，鼓室，それに耳の後ろの乳様突起と呼ぶ骨のなかの蜂の巣のような空気を含んだ腔である乳突蜂巣をさす（図❶-3）．これらはすべて連絡しており，空気は行き交っている．中耳腔は，鼻腔や上咽頭と同じ空気の通り道すなわち気道の一部である．

細菌やウイルスなどによる鼻炎や咽頭炎などの急性上気道炎，つまりかぜをひいたとき，上気道の炎症が耳管を伝って中耳腔におよぶと急性中耳炎をおこす．

慢性中耳炎では，鼓膜に孔（鼓膜穿孔）が開いているので，この孔からも細菌などの感染がおこりやすい．

【症状】急性中耳炎は耳のつまった感じではじまり，しだいに痛みがひどくなる．耳鳴，難聴，発熱があり，鼓膜に穿孔が生じると膿や粘液からなる耳漏（耳だれ）が出る．

慢性中耳炎では，ふつうは難聴のみだが，かぜなどをひいて急に悪化すると耳漏が出る．滲出性中耳炎の症状はおもに難聴で，自分の声が耳に響く自家強声がみられる．真珠腫では，腐敗したような悪臭がある．

【合併症】中耳炎が周囲に波及すると内耳炎や顔面神経麻痺，髄膜炎などをおこすことがある．内耳炎では難聴，耳鳴，めまい，吐きけなどが認められる．顔面神経麻痺は真珠腫にともなうことが多い．髄膜炎は，化学療法の発達した現在ではまれである．

【予防上の注意】滲出性中耳炎は，子供の難聴のもっとも多い原因である．子供がテレビの音を大きくするときは気をつける．

成人で，耳がつまる，聞こえない，といった症状が急におこったときは，滲出性中耳炎のほかに突発性難聴（内耳の病気）も考える．

（飯沼 壽孝）

花粉症
pollinosis

●関連のある病気
免疫・アレルギーの病気→162ページ

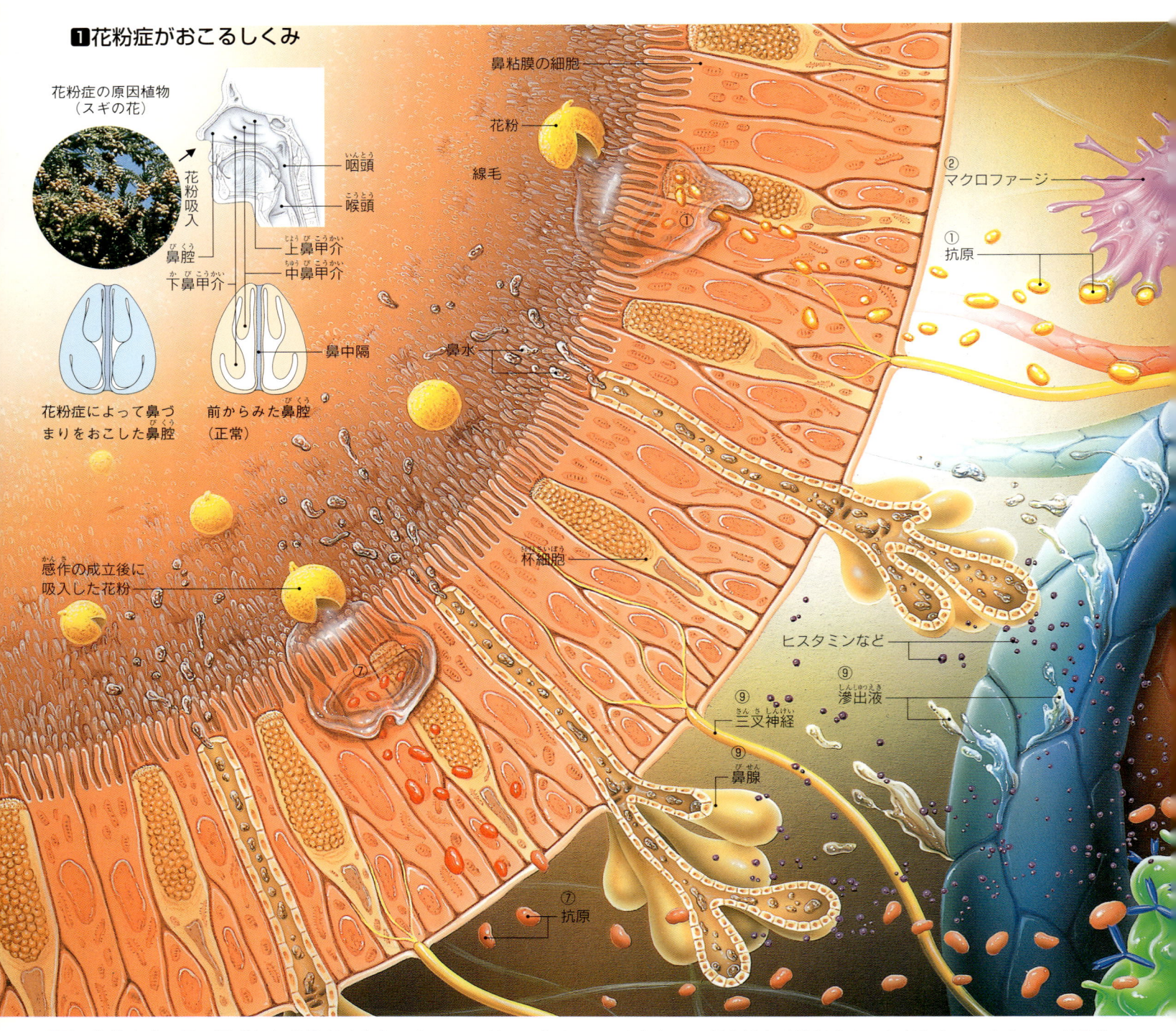

❶花粉症がおこるしくみ

花粉症の原因植物（スギの花）

花粉吸入
咽頭
喉頭
鼻腔
上鼻甲介
中鼻甲介
下鼻甲介
鼻中隔

花粉症によって鼻づまりをおこした鼻腔
前からみた鼻腔（正常）

感作の成立後に吸入した花粉

鼻粘膜の細胞
花粉
線毛
①抗原
②マクロファージ
鼻水
杯細胞
ヒスタミンなど
⑨渗出液
⑨三叉神経
鼻腺
⑦抗原

花粉症は，風で運ばれた花粉がひきおこすアレルギーである．くしゃみ，鼻水，鼻づまりが，問題となる花粉の時期に突然におこる．春には樹木（スギ），夏にはイネ科植物（カモガヤ），秋には雑草（ブタクサ）が有名である．ハウスダストとちがって花粉の直径は大きく，ほとんどが鼻や眼の粘膜でとらえられるのでこれらの粘膜の症状がおもになり，気管支で喘息はおこさない．

〔原因と症状〕　花粉はどこにでもあって，だれもが吸入している．それなのに花粉症にかかる人とかからない人がある．これは〈アレルギー体質〉の人だけが花粉症にかかるからである．人口の10～20％に発病するスギ花粉症について，かかりやすい家系の研究から，スギ花粉症は遺伝することがわかってきた．スギ花粉症の人ではアレルギーを抑制する遺伝子に欠陥があってアレルギーにかかりやすくなり，免疫グロブリンE（IgE）抗体をつくりやすい体質になる．しかし，スギ花粉の少ない都市部に地方よりはスギ花粉症の発病が多い．これはアレルギー体質が基盤となって，それに都市部の大気汚染（おもにディーゼル排出微粒子）が花粉症を促進する環境因子としてかかわるからである．

花粉症の発病のしくみ（図❶）は通年性のアレルギー性鼻炎と同じであるが，花粉症ではある時期に集中して発病し，しかも，くしゃみ，鼻水，鼻づまりなど鼻の症状のほか結膜炎，のどのかゆ

図は花粉症がおこるしくみを示したもので，花粉を吸入すると，つぎのような過程を経て花粉症が発症する．
① 花粉が鼻粘膜に付着すると抗原が溶け出し，粘膜内に侵入する．
② マクロファージが抗原をとりこんで処理し，抗原についての情報をヘルパーTリンパ球に伝える．
③ ヘルパーTリンパ球は，マクロファージから受けた情報を情報伝達物質のリンフォカインを介してBリンパ球に伝える．
④ 情報を受けたBリンパ球は活性化し，増殖を繰り返して，抗体（免疫グロブリン）をつくる形質細胞に変身する．
⑤ 形質細胞は花粉に対するIgE（免疫グロブリンE）抗体をつくって放出する．
⑥ IgE抗体は血管などを通じて全身に運ばれ，全身の肥満細胞の表面に付着する．この状態を感作の成立という．
⑦ 感作の成立後，再び同種の花粉を吸入すると，その抗原が肥満細胞表面のIgE抗体と結合する．
⑧ 肥満細胞から化学伝達物質（ヒスタミンなど）が放出され，三叉神経，鼻腺，血管に作用して花粉症が発症する．
⑨ 三叉神経が刺激されてくしゃみがおこり，鼻腺からは鼻水の分泌が増加し，血管壁の透過性が高まって血管から滲出液がもれ，そのため鼻粘膜がむくんで鼻づまりがおこる．

2 花粉症の原因となるおもな植物の平均的花期

植物	花期（月）											
	1	2	3	4	5	6	7	8	9	10	11	12
スギ		━	━									
コナラ					━							
ハンノキ		━	━									
シラカンバ					━							
カモガヤ					━	━						
ナガハグサ					━	━						
ネズミムギ						━	━					
オオアワガエリ						━	━					
ブタクサ								━	━			
クワモドキ								━	━			
オトコヨモギ								━	━	━		
ヨモギ								━	━	━		

3 スギ花粉前線

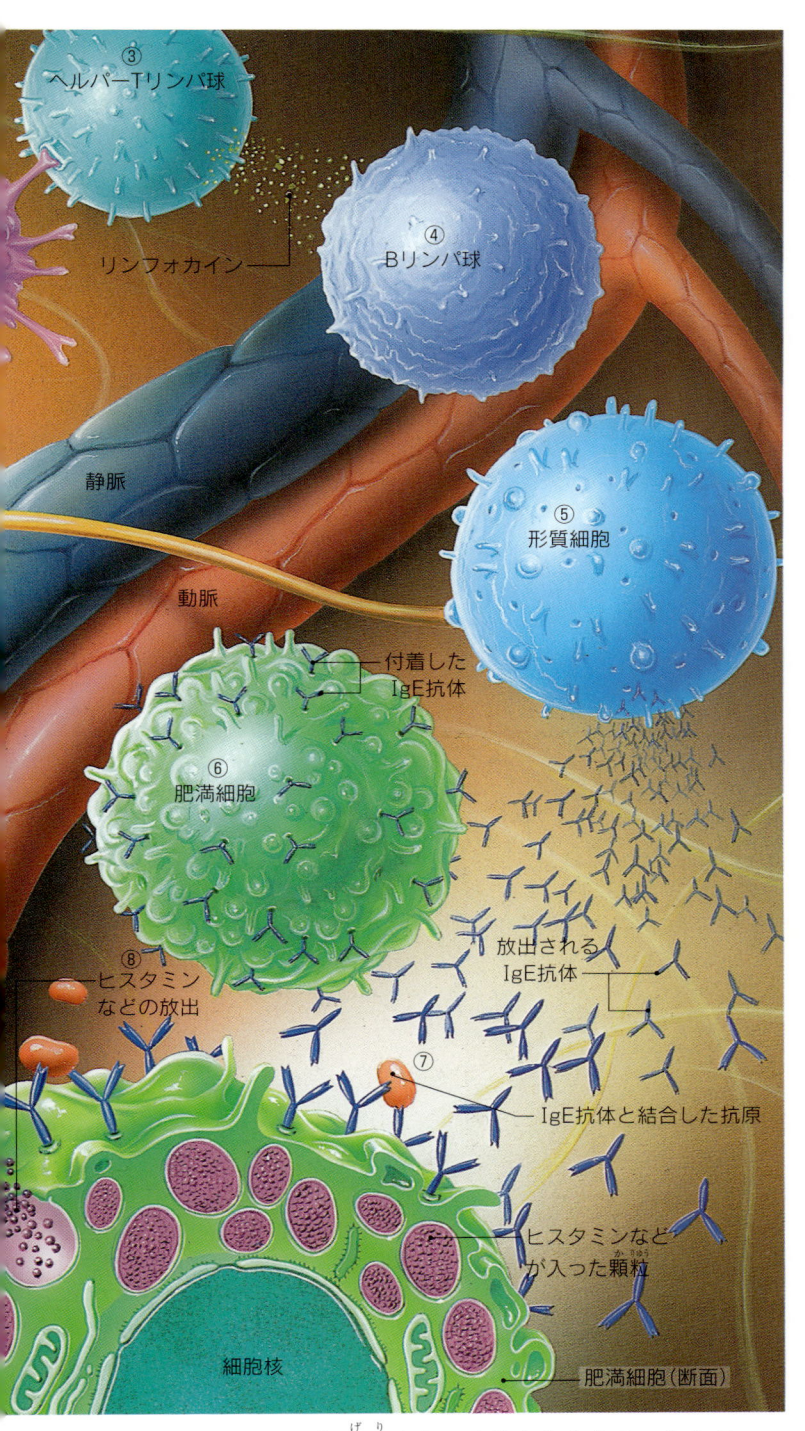

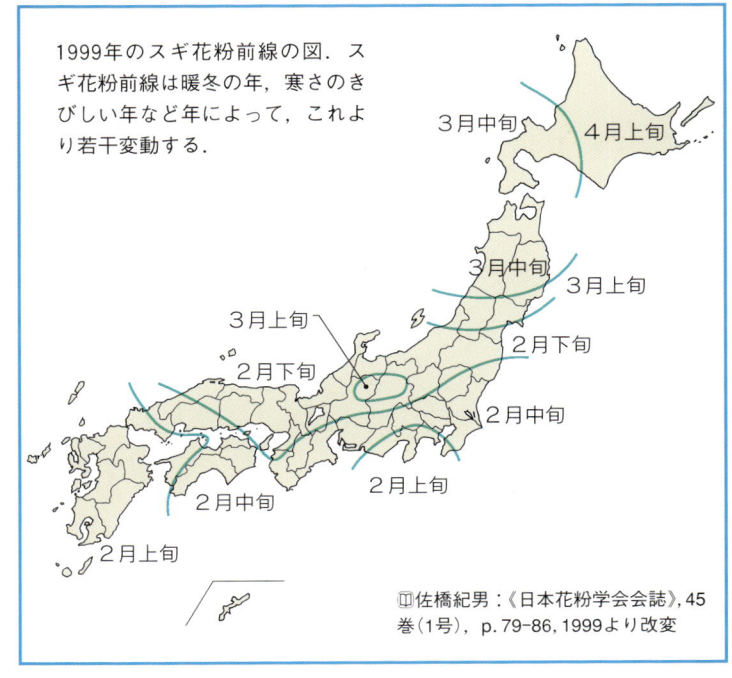

1999年のスギ花粉前線の図．スギ花粉前線は暖冬の年，寒さのきびしい年など年によって，これより若干変動する．

□佐橋紀男：《日本花粉学会会誌》，45巻（1号），p.79-86，1999より改変

み，からだのだるさ,頭痛,下痢などの症状をともなうことも多い．

〔スギ花粉症〕　スギ花粉症は昭和40年以降に激増した．第2次世界大戦中に植林を奨励したためいまになってスギ花粉が大量に発生したことと大気汚染がすすんだことが大きな原因である．スギ花粉発生量は前年の夏の気候（暑さ）や花粉が飛ぶころの天候から予測ができるので，花粉情報が発表される．予防には，たくさん飛ぶ日には外出を控え，花粉用マスクをして，室内では空気清浄機を使う．治療では花粉発生直前から抗アレルギー剤を内服し，全身には影響がない点鼻用ステロイド剤を使用する．最近では鼻粘膜をレーザーで処理する方法もある．
（飯沼　壽孝）

副鼻腔炎
sinusitis

●関連のある病気
　髄膜炎→44㌻　鼻茸→44㌻
　副鼻腔気管支症候群→64㌻

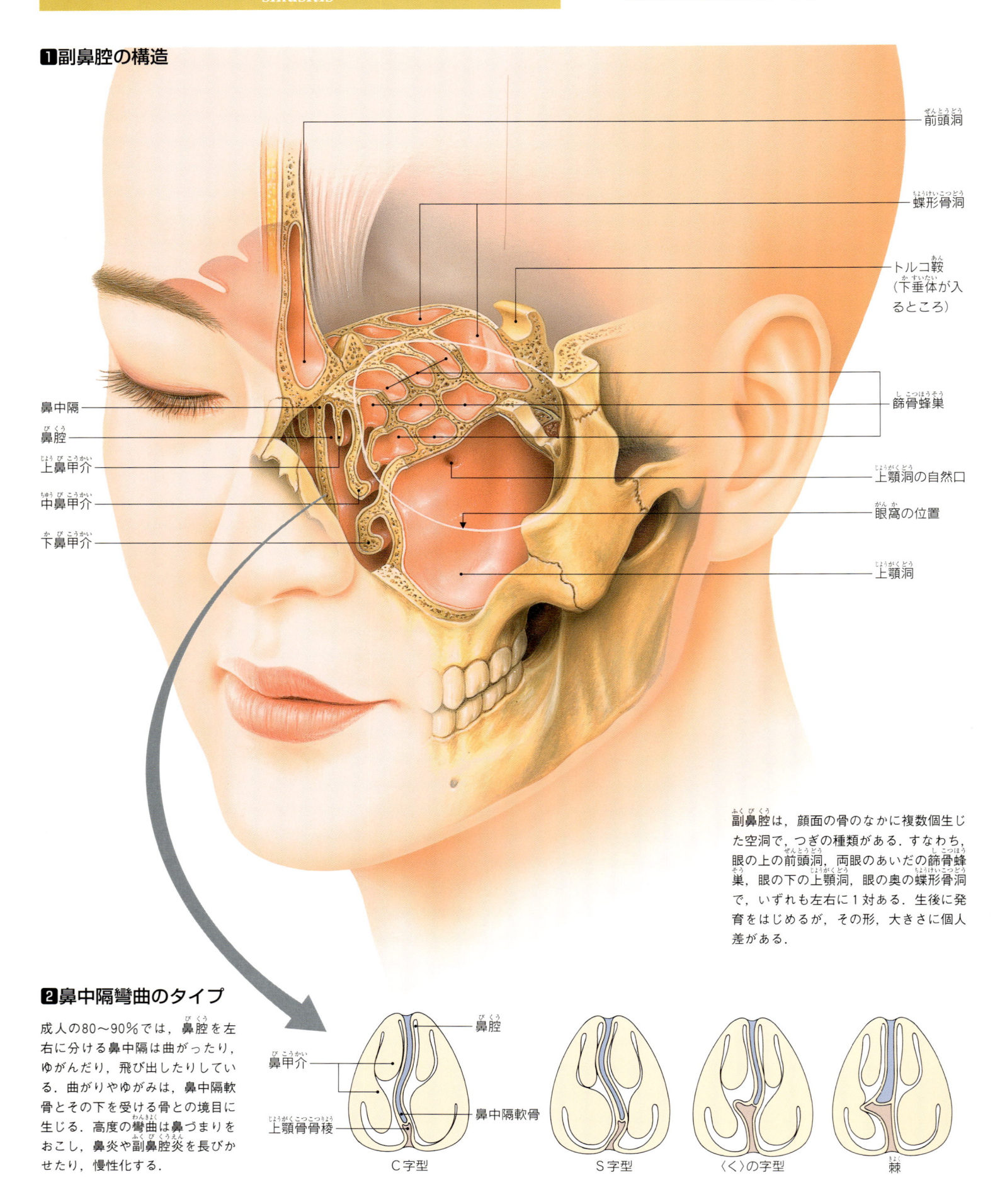

❶副鼻腔の構造

- 前頭洞
- 蝶形骨洞
- トルコ鞍（下垂体が入るところ）
- 篩骨蜂巣
- 上顎洞の自然口
- 眼窩の位置
- 上顎洞
- 鼻中隔
- 鼻腔
- 上鼻甲介
- 中鼻甲介
- 下鼻甲介

副鼻腔は，顔面の骨のなかに複数個生じた空洞で，つぎの種類がある．すなわち，眼の上の前頭洞，両眼のあいだの篩骨蜂巣，眼の下の上顎洞，眼の奥の蝶形骨洞で，いずれも左右に1対ある．生後に発育をはじめるが，その形，大きさに個人差がある．

❷鼻中隔彎曲のタイプ

成人の80〜90％では，鼻腔を左右に分ける鼻中隔は曲がったり，ゆがんだり，飛び出したりしている．曲がりやゆがみは，鼻中隔軟骨とその下を受ける骨との境目に生じる．高度の彎曲は鼻づまりをおこし，鼻炎や副鼻腔炎を長びかせたり，慢性化する．

- 鼻腔
- 鼻甲介
- 鼻中隔軟骨
- 上顎骨骨稜

C字型　　S字型　　〈く〉の字型　　棘

❸副鼻腔炎の経過

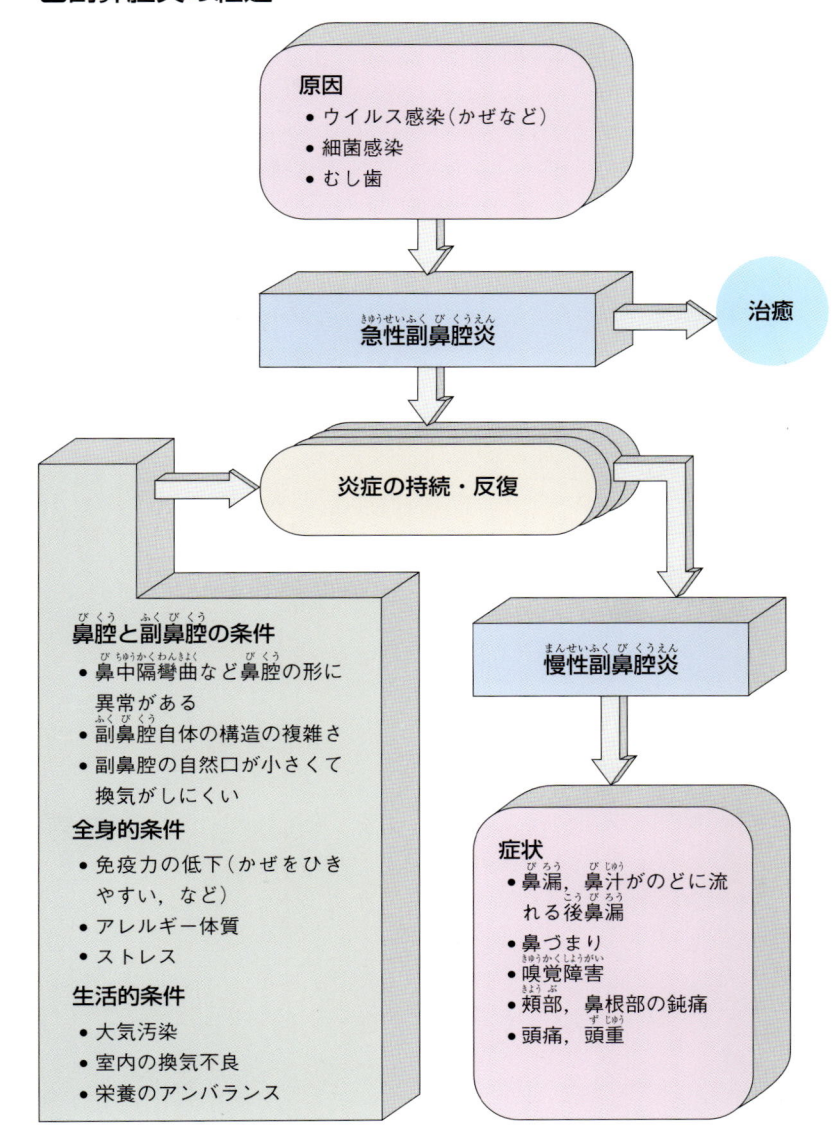

```
原因
• ウイルス感染（かぜなど）
• 細菌感染
• むし歯
   ↓
急性副鼻腔炎 → 治癒
   ↓
炎症の持続・反復
   ↓
慢性副鼻腔炎
   ↓
症状
• 鼻漏，鼻汁がのどに流れる後鼻漏
• 鼻づまり
• 嗅覚障害
• 頬部，鼻根部の鈍痛
• 頭痛，頭重
```

鼻腔と副鼻腔の条件
- 鼻中隔彎曲など鼻腔の形に異常がある
- 副鼻腔自体の構造の複雑さ
- 副鼻腔の自然口が小さくて換気がしにくい

全身的条件
- 免疫力の低下（かぜをひきやすい，など）
- アレルギー体質
- ストレス

生活的条件
- 大気汚染
- 室内の換気不良
- 栄養のアンバランス

❹副鼻腔炎の合併症と影響

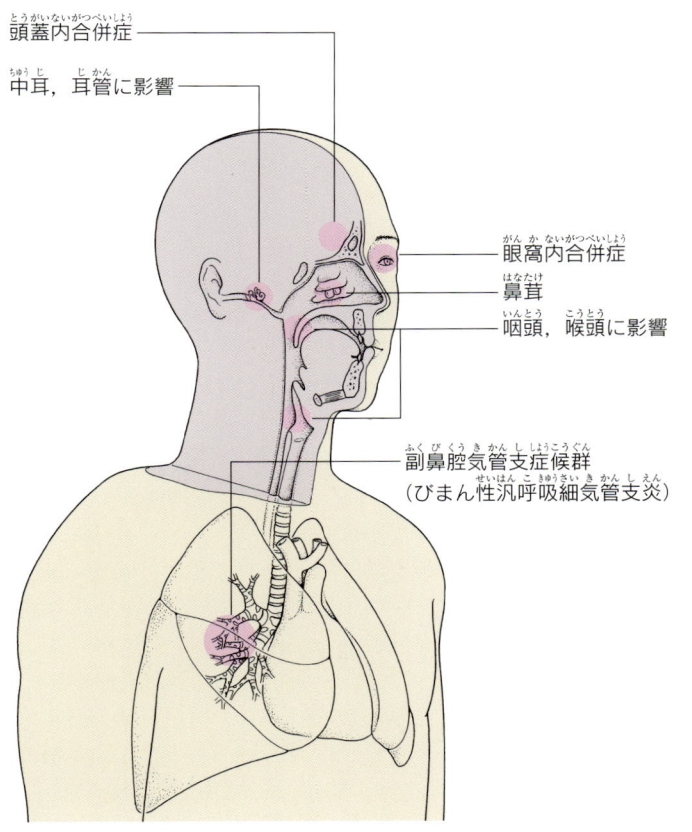

- 頭蓋内合併症
- 中耳，耳管に影響
- 眼窩内合併症
- 鼻茸
- 咽頭，喉頭に影響
- 副鼻腔気管支症候群（びまん性汎呼吸細気管支炎）

副鼻腔とそのまわりの器官（眼，脳など）とは薄い骨の壁で仕切られているので，副鼻腔炎の炎症がそれらに波及すると，合併症が生じる．眼のなかに炎症がおこり，眼球が突き出し，眼が開かない，みえないなどの症状が出る眼窩内合併症，はげしい頭痛，嘔吐，発熱が生じる髄膜炎などの頭蓋内合併症がおもである．多くは年少者に発生するが，抗生物質の出現で，近年まれになった．

▶副鼻腔は鼻（鼻腔）のまわりの骨のなかにある空洞で（図❶），薄い紙のような粘膜がおおい，なかに空気がある．副鼻腔は自然口と呼ばれる孔で鼻腔に通じ，粘膜は鼻の粘膜につづいている．副鼻腔粘膜の炎症が副鼻腔炎である．以前は蓄膿症などと呼んだ．

〔原因〕　細菌感染などで鼻腔粘膜に炎症がおこり，その炎症が副鼻腔に広がると，副鼻腔粘膜から分泌された粘液や膿汁がたまる．鼻腔と連絡する自然口は狭いので，すこし粘膜がはれてもつまりやすい．自然口がつまると副鼻腔の換気が悪化し，分泌物がたまってしまう．すると自然口はますますつまり，一種の悪循環となる．分泌物のなかには白血球がいて，組織を壊す物質（組織障害因子）を出す．こうして分泌物自体も悪循環に加わることになる．

鼻アレルギーも副鼻腔炎の原因となる．アレルギーで鼻腔の粘膜がはれると，やはり副鼻腔の換気や排泄が悪化して副鼻腔炎が生じる．鼻茸（図❹）は副鼻腔炎や鼻アレルギーが原因で副鼻腔の自然口付近の粘膜がはれて鼻腔に飛び出したものである．鼻茸は鼻道を狭くするので鼻づまりが強くなり，嗅覚もわるくなる．

副鼻腔のうちの上顎洞（図❶）の底には歯の根（歯根）があって，むし歯の細菌が上顎洞炎をおこすことがある．これを歯性上顎洞炎という．歯性ではくさったような悪臭が強い．

〔症状〕　鼻づまり（鼻閉）と鼻汁（鼻漏）が2大症状である．鼻漏は鼻の孔から出るばあいとのどにまわる後鼻漏があり，後鼻漏はせきやせき払いの原因になる．鼻漏には粘液性，膿性，それらの混合した粘膿性があるが，血が混じることはまれである．

急性副鼻腔炎では，初期は〈みずっぱな〉がおもで，ついで粘液性，膿性となる．慢性副鼻腔炎では通常は粘液性で，かぜをひいて急に悪化すると膿性になる．最近は膿性タイプが減り，粘液性タイプがふえてきた．これはアレルギーの関与が増加したためである．

鼻以外の症状としては，頭重，頭痛，眼の奥が痛い，などがある．副鼻腔炎になると頭の働きや注意力が鈍るといわれるが，実際にはほとんど関係がない．

（飯沼　壽孝）

むし歯，歯肉炎，歯槽膿漏症
dental caries, gingivitis, periodontitis

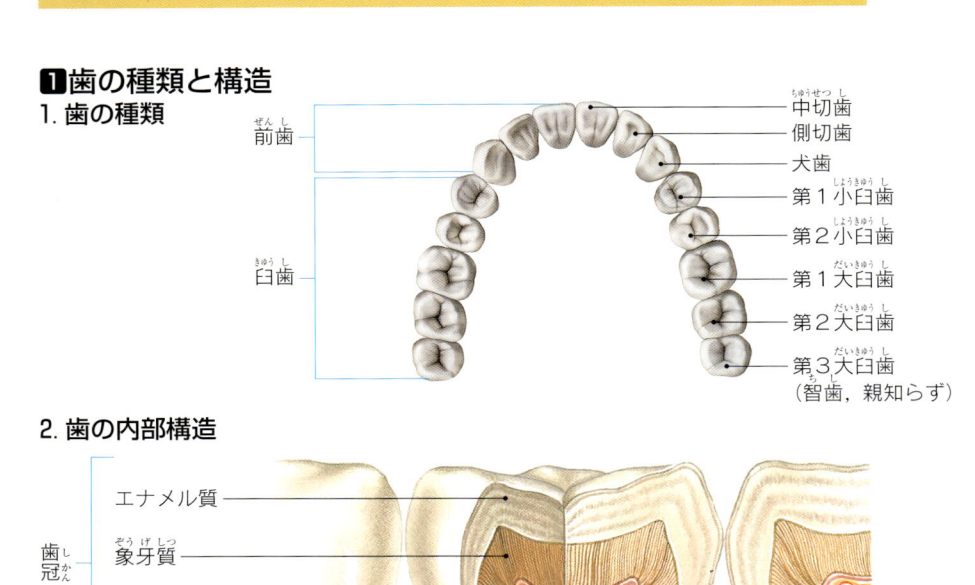

❶歯の種類と構造
1. 歯の種類

前歯：中切歯／側切歯／犬歯
臼歯：第1小臼歯／第2小臼歯／第1大臼歯／第2大臼歯／第3大臼歯（智歯，親知らず）

2. 歯の内部構造

歯冠：エナメル質／象牙質／歯髄／象牙細管
歯根：歯肉／セメント質／歯根膜／歯槽骨（歯の支持組織〈歯周組織〉）
動脈／静脈／神経

❷むし歯，歯肉炎，歯槽膿漏症をおこす4つの原因

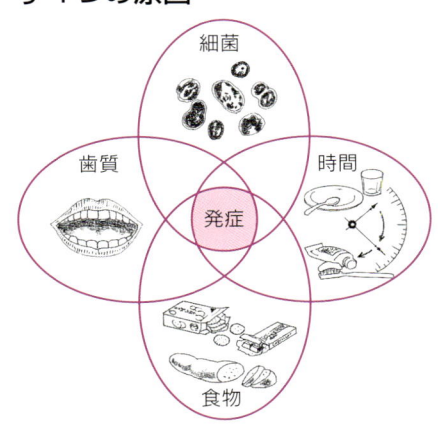

細菌／歯質／時間／食物 → 発症

①口腔の細菌，②食物中の糖分，③細菌や糖分の口のなかでの停滞時間，④細菌が糖分を発酵してつくる酸や細菌の毒素に対する，歯や歯周組織の抵抗力の弱さ，この4つが重なると発症しやすい．

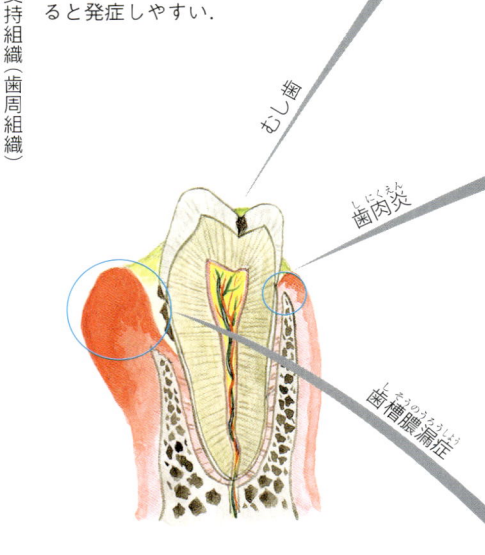

食後しばらくすると歯の表面に現れる黄白色の粘着物は，口腔に常在する細菌が沈着増殖したもので，歯垢（プラーク）と呼ばれる．むし歯は，プラーク中の細菌が食物中の糖分を発酵してつくりだした酸によって，歯が溶かされて崩壊していく病気である（図❸）．一方，歯槽膿漏症（慢性辺縁性歯周炎）は，プラーク中の細菌の毒素でひきおこされる歯肉（歯ぐき）の炎症（歯肉炎）が，歯を支えている歯周組織に波及し，歯根膜が破壊され，歯槽骨が溶けていく病気である（図❺）．いずれも自然治癒は望めない．

●むし歯
〔特徴〕　乳歯では上下の臼歯と上の切歯がむし歯になりやすい．下の前歯がむし歯になるのは，口腔の衛生状態がよほどわるいばあいである．永久歯では，いちばん最初に出てくる上下の第1大臼歯がもっともむし歯になりやすく，ついで第2大臼歯，上の切歯，上下の小臼歯の順である．いずれも咬合面のくぼみ（小窩裂溝），隣接面，歯頸部の3大不潔域が好発部位である．歯の神経（歯髄）に炎症が波及すると，歯がしみたり痛んだりする（歯髄炎）．

〔予防〕　予防の基本は，ブラッシングによるプラークの除去，糖分の摂取法や食習慣の改善，およびフッ素入りの飲料水や歯みがき剤によって酸に対する歯の抵抗力を強めることである．

●歯肉炎
歯肉の縁が赤くはれ（図❹），歯みがきやリンゴをかじると出血しやすい状態となる．痛みなどの自覚症状はほとんどない．

●歯槽膿漏症
〔症状と経過〕　歯肉炎の症状が悪化するのに加えて，歯肉と歯のあいだに深い歯周ポケットができ，そこから膿が出，口臭がある．歯肉は徐々に縮んで歯根は露出し，〈歯が伸びた〉という印象をもつ．歯はぐらつくようになり，そしゃく障害をおこす．

〔予防と治療〕　歯肉炎と歯槽膿漏症の予防と治療の第1は，歯垢とこれが石灰化した歯石の除去である．必要に応じてポケット掻爬や歯肉切除などの外科的療法も行われる．

（茅野　照雄）

3 むし歯の進行経過と治療

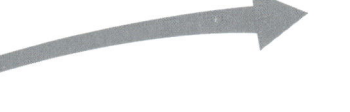

1度 → **2度** → **3度** → **4度**

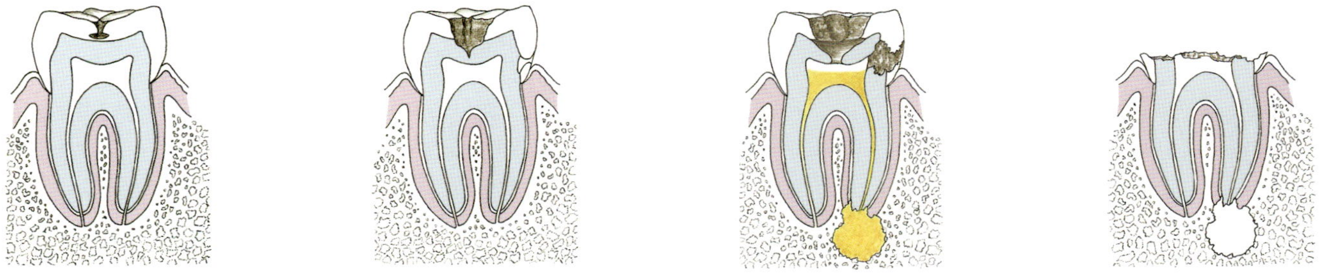

1度: エナメル質のみおかされる。自覚症状はない。●治療 病巣を削り取ったあとの穴にアマルガム合金、インレー（各種充填物）、レジン（合成樹脂）などをつめる。

2度: 象牙質までおかされる。象牙質には、神経のある歯髄に直結する象牙細管が無数にある。このため、冷水や冷気が歯にしみる。●治療 1度のばあいと同じ。

3度: むし歯が歯髄に達して歯髄炎をおこす。痛みがあり、冷温刺激で増強する。●治療 神経を抜いて（抜髄）、歯髄腔を清掃（根管治療）し、つめものやかぶせものを施す。

4度: 残根状態。歯髄は死んで痛まないこともある。●治療 3度と同じ。また、根尖病巣（化膿性肉芽組織や嚢胞）ができることがあり、そのときは病巣の切除か抜歯をする。

4 歯肉炎

歯肉炎は歯肉のみの炎症で、歯根膜や歯槽骨は健全。成人の大部分は、つねに軽い慢性歯肉炎の状態にあるといえる。ブラッシングによるプラークコントロール（歯垢除去）が有効である。

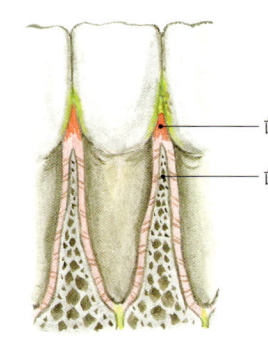

- 歯肉の赤いはれ（ポケット未形成）
- 歯槽骨は健全

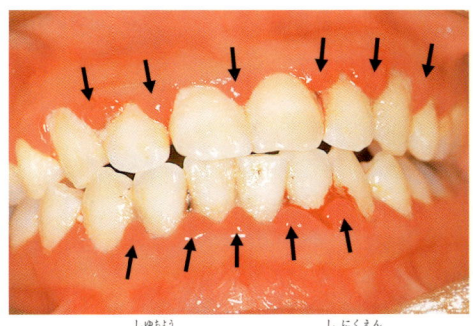

光沢を帯び、腫脹している部分が歯肉炎（矢印）。

5 歯槽膿漏症の進行経過と治療

軽症	中等度	重症	末期
治療 スケーリング（歯石除去）とプラークコントロール（歯垢除去）の励行	治療 歯石除去、歯垢除去の励行。必要に応じて、病巣を外科的に切除する	治療 歯石除去、歯垢除去の励行とともに歯の固定やかみあわせの調整を行う	治療 病巣の切除、歯の固定、かみあわせの調整などを試みる

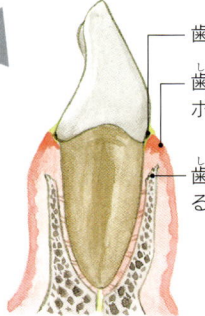

軽症: 歯石と歯垢／歯肉の赤いはれとポケットの形成／歯槽骨がやや溶ける

歯根膜の破壊と歯槽骨の溶解で、歯と歯肉のあいだがはがれてできるポケットから、血や膿が出る。

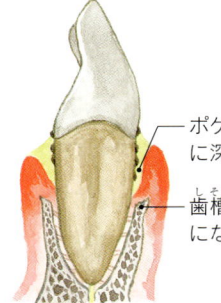

中等度: ポケットがさらに深くなる／歯槽骨が2/3以下になる

歯槽骨の溶解とポケットの深化がすすみ、歯がぐらつく。全体に歯肉が下がるので、歯が伸びてみえる。

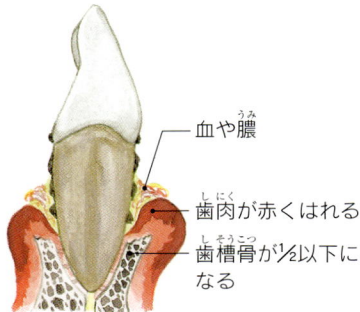

重症: 血や膿／歯肉が赤くはれる／歯槽骨が1/2以下になる

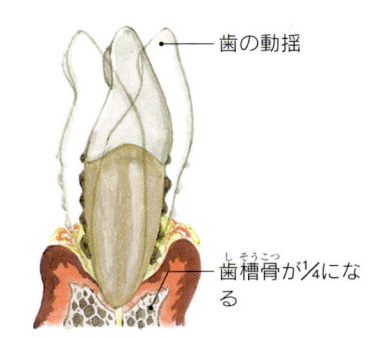

歯根が露出し、歯の動揺も増し、歯が移動をはじめる。露出した歯根面で冷水などがしみるようになる。

末期: 歯の動揺／歯槽骨が1/4になる

歯の弛緩動揺、移動が著しく、自然に抜け落ちることもある。

口内炎, 舌がん
stomatitis, tongue cancer

●関連のある病気
白血病→136ページ　単純疱疹→146ページ

❷口内炎のおもな種類と症状

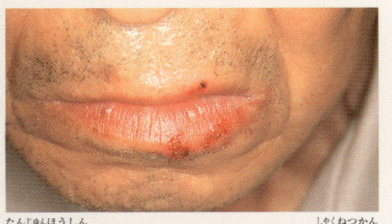

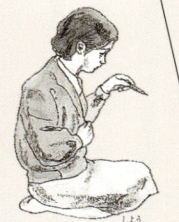

口唇ヘルペス
単純疱疹ウイルス感染症．口唇に灼熱感や痛みについで小水疱ができ，破れてかさぶたとなり，約1週間で治る．再発しやすい．発熱をともなう病気，日光の刺激，月経，精神的緊張などをきっかけに発症する．
（写真提供：天笠光雄）

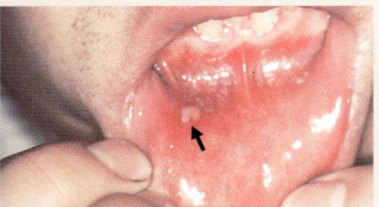

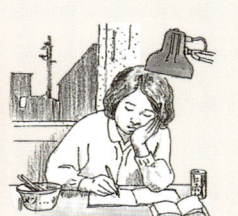

再発性アフタ性口内炎
口腔粘膜に赤い斑点ができ，やがて周囲に赤い縁取りが生じ痛みのあるアフタ（潰瘍）になる（矢印）．約2週間で瘢痕を残さず治るが，1～3ヵ月間隔で再発を繰り返す．精神的ストレス，環境の変化などでおこりやすい．

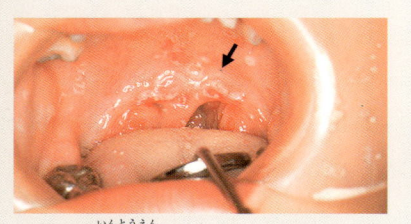

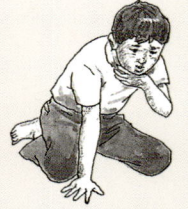

ヘルパンギナ
アフタ性咽頭炎ともいい，幼小児に多い病気．突然の高熱とともに咽頭の粘膜が赤くはれ，小水疱ができ，破れて潰瘍（矢印）になる．最盛期には咽頭痛，嚥下痛が強い．治りは速く，以後，免疫が持続する．
（写真提供：天笠光雄）

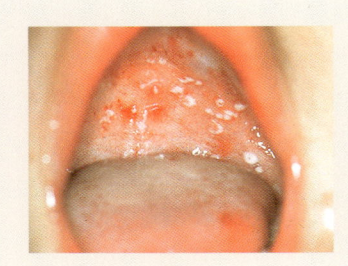

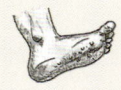

手足口病

発熱とともに手足の皮膚や口腔粘膜に小紅斑や水疱ができる幼小児の病気．口腔の水疱は潰瘍となって痛むが，約1週間で治る．原因はコクサッキーウイルスで，夏にプールなどで感染する．
（写真提供：西脇宗一）

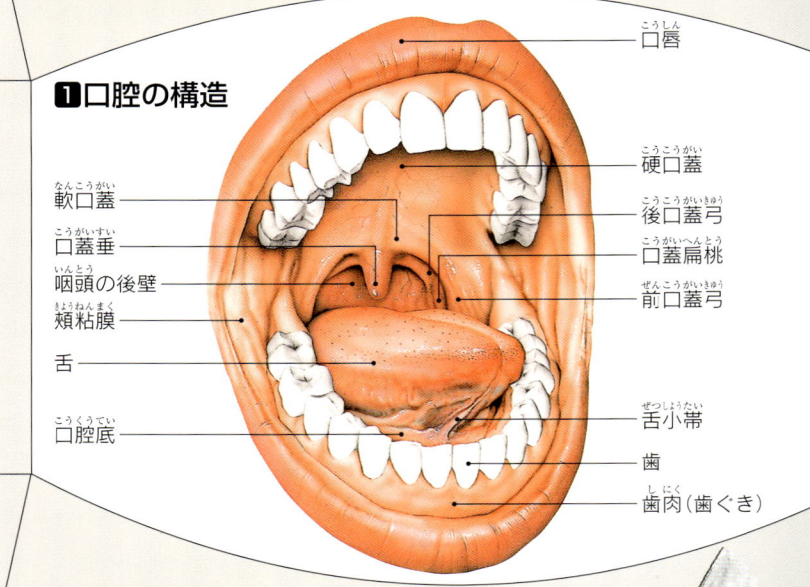

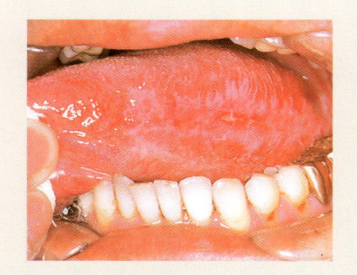

❶口腔の構造

口唇
硬口蓋
軟口蓋
後口蓋弓
口蓋垂
口蓋扁桃
咽頭の後壁
前口蓋弓
頬粘膜
舌
舌小帯
口腔底
歯
歯肉（歯ぐき）

扁平苔癬

口腔に，幅1～2mmの線形の白苔が，環状，網状，板状に広がり，ただれて痛む．治りにくいが，がん化のおそれはない．ときに皮膚にも発生する．精神的ストレスとの関連が重視されている．
（写真提供：長谷川和樹）

口腔粘膜の比較的広範囲におよぶ炎症状態を口内炎と呼ぶ．舌や口腔粘膜におこるがんを口腔粘膜がんと呼び，舌がんはその1つである．

●口内炎

口腔は細菌の宝庫で，つねに多くの細菌が存在する．口内炎はこれら口腔の常在菌が，局所または全身の抵抗力が弱まったとき繁殖し，炎症をおこしたものである．したがって，口内炎の背後には種々の全身的な病気がひそんでいて，口内炎自体はそれらの前駆症状，あるいは一部分症状として現れるばあいが多い．

その意味で，口内炎には多くの種類があるが，歯や食物の機械的刺激の影響もあって，病状はほぼ同様であるばあいが多い．また，口唇ヘルペス，ヘルパンギナ，手足口病などのウイルス感染は，乳幼児期に初感染する．口内炎のおもな種類については，図❷に示した．

●舌がん

〔原因〕　原因は不明であるが，口腔の衛生状態，とくに不適合な入れ歯などの不良補綴物やむし歯による慢性的機械的刺激が問題とされている．舌がんの前がん状態として注目されているものに，白板症（図❸）がある．白板症は舌に板状ないし塊状の白斑ができるもので，白斑は口腔カンジダ症のばあいとちがって，ぬぐって

妊娠性歯肉炎

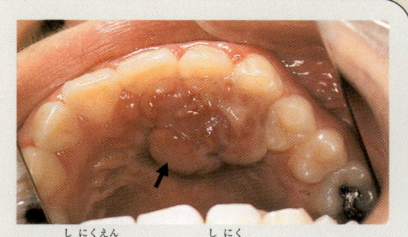

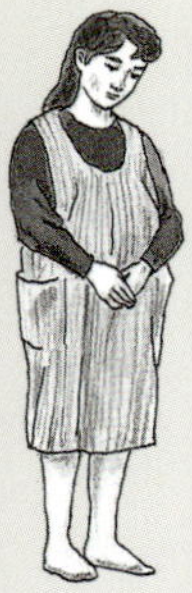

妊娠期には，既存の歯肉炎の悪化，歯肉がはれる妊娠性エプーリスの発生など歯肉のトラブルが多い．矢印は妊娠性エプーリス．妊婦の歯肉にでき，妊娠3ヵ月ごろから大きくなり，分娩後，発育停止または縮小する．
（写真提供：長谷川和樹）

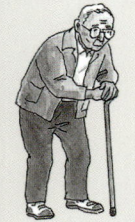

口腔カンジダ症

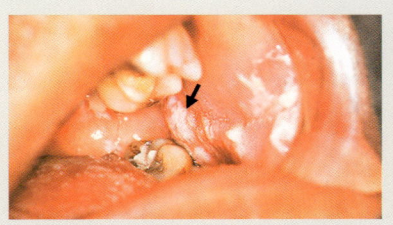

口腔粘膜に白苔（カンジダ菌の菌塊）（矢印）が付着し，広がる病気．白苔はぬぐうととれる．カンジダ菌は口腔につねに存在するが，他の病気などでからだが弱ると繁殖する．繁殖をひきおこした元の病気に注意する．

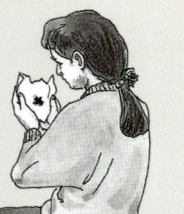

白血病性口内炎

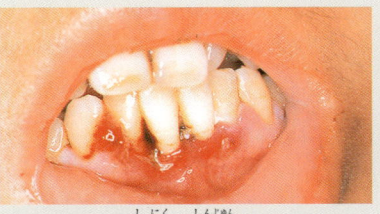

白血病をおこす白血病細胞が歯肉に浸潤増殖し，はれ，出血，壊死をおこしたもの．白血病の早期に現れ，全身が衰弱すると2次感染をきたし壊疽性歯肉炎になる．症状からときに歯槽膿漏症とまちがわれる．
（写真提供：長谷川和樹）

❸ 舌がん

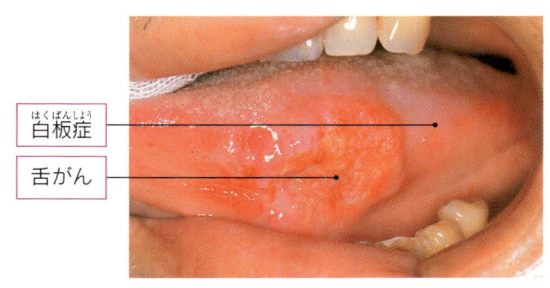

舌の側縁に発生したがん．周囲に白板症もみられる．このことからわかるように，白板症はがんにすすむことがある．
（写真提供：長谷川和樹）

白板症
舌がん

❹ 舌がんの進行経過（国際対がん連合の分類による）

0期　がんが上皮層内にとどまるもの．

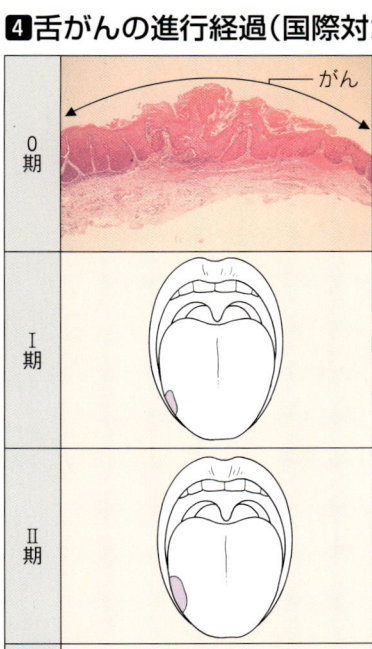

Ⅰ期　がんが上皮層を越えて広がり，その最大径が2cm以下で，かつ転移のないもの．

Ⅱ期　がんの最大径が2〜4cmで，かつ転移のないもの．

Ⅲ期　がんの最大径が4cmを越え，かつ転移のないもの．あるいは，がんの大きさに関係なく，患側（がんのある側）のリンパ節に最大径3cm以下の転移がんが単発するもの（多発しているものはⅣ期）．

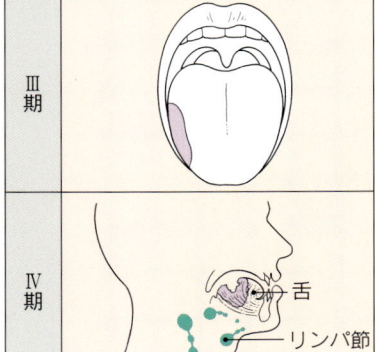

Ⅳ期　がんが周辺組織（筋肉，骨，上顎洞など）に広がるもの．または，がんの大きさに関係なく，患側リンパ節に最大径3cm以上の転移がんがあるか，両側リンパ節に転移がんがあるもの．遠隔転移もⅣ期．

❺ 口腔がんの種類と発生頻度（国立がんセンター病院例）

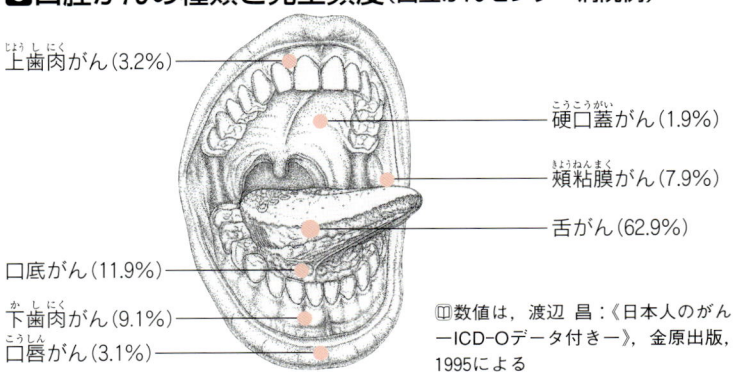

上歯肉がん（3.2%）
硬口蓋がん（1.9%）
頬粘膜がん（7.9%）
舌がん（62.9%）
口底がん（11.9%）
下歯肉がん（9.1%）
口唇がん（3.1%）

数値は，渡辺　昌：《日本人のがん—ICD-Oデータ付き—》，金原出版，1995による

も除去できない．悪性化の頻度は5〜10%と，がん化する傾向がある．白斑に拡大，乳頭状の隆起，亀裂，びらんなどが出現したら，注意が必要である．

［特徴と症状］　大多数が中高年以降に生じ，男性に多い．舌がんの多くは潰瘍や腫瘤の状態を呈する．初期にはほとんど痛みがないので気づくのがおくれ，病変部分が周囲に硬結をともなって増大し，そしゃくや発音に障害をきたしてはじめて気づかれる．

がんと潰瘍との区別には，まず病変部位に接触していると思われる歯や入れ歯などを除き，潰瘍が治るかどうかをみる．良性の潰瘍であれば治る．

（茅野　照雄）

扁桃炎, アデノイド
tonsillitis, adenoid

●関連のある病気
中耳炎→30ページ　扁桃周囲膿瘍→44ページ　IgA腎症→108ページ　関節リウマチ→124ページ　胸肋鎖骨過形成症→170ページ　掌蹠膿疱症→171ページ

1 扁桃の種類と位置

1. のどの縦断面からみた扁桃

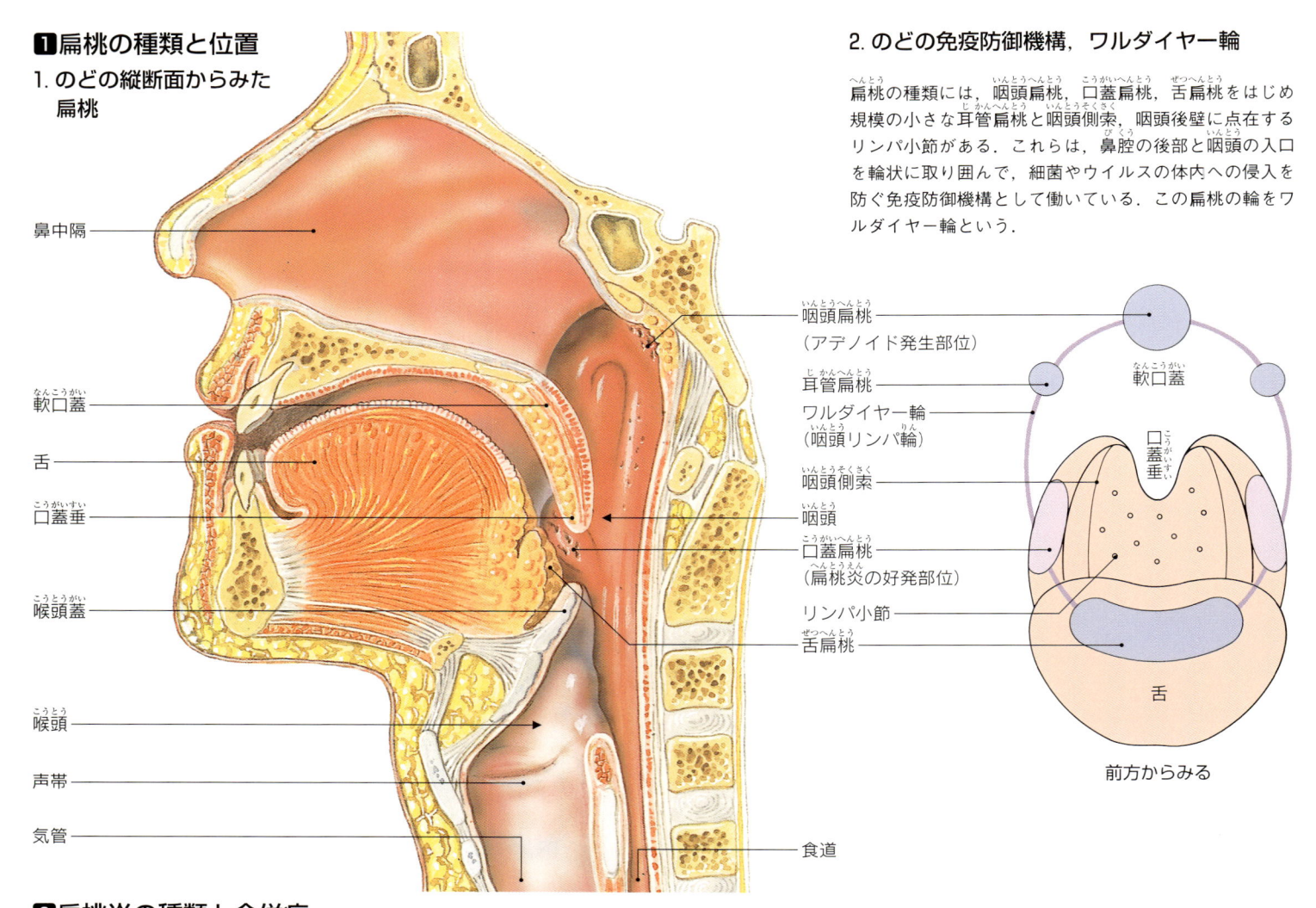

鼻中隔／軟口蓋／舌／口蓋垂／喉頭蓋／喉頭／声帯／気管／咽頭扁桃（アデノイド発生部位）／耳管扁桃／咽頭側索／咽頭／口蓋扁桃（扁桃炎の好発部位）／リンパ小節／舌扁桃／食道

2. のどの免疫防御機構, ワルダイヤー輪

扁桃の種類には，咽頭扁桃，口蓋扁桃，舌扁桃をはじめ規模の小さな耳管扁桃と咽頭側索，咽頭後壁に点在するリンパ小節がある．これらは，鼻腔の後部と咽頭の入口を輪状に取り囲んで，細菌やウイルスの体内への侵入を防ぐ免疫防御機構として働いている．この扁桃の輪をワルダイヤー輪という．

ワルダイヤー輪（咽頭リンパ輪）／軟口蓋／口蓋垂／舌

前方からみる

2 扁桃炎の種類と合併症

原因
溶血レンサ球菌，黄色ブドウ球菌，肺炎球菌，インフルエンザ菌などによる感染

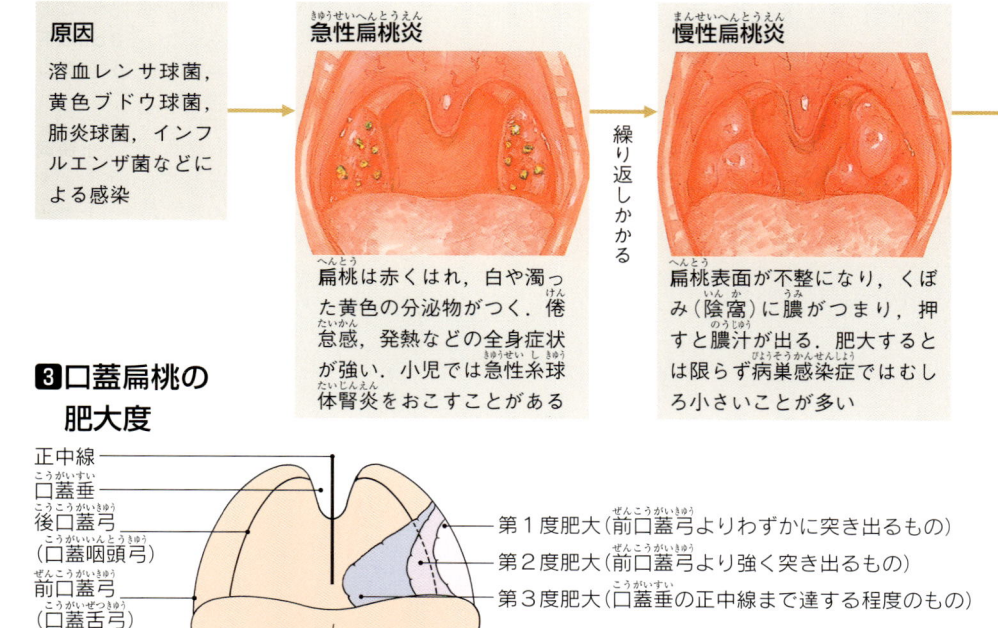

急性扁桃炎
扁桃は赤くはれ，白や濁った黄色の分泌物がつく．倦怠感，発熱などの全身症状が強い．小児では急性糸球体腎炎をおこすことがある

→繰り返しかかる→

慢性扁桃炎
扁桃表面が不整になり，くぼみ（陰窩）に膿がつまり，押すと膿汁が出る．肥大するとは限らず病巣感染症ではむしろ小さいことが多い

扁桃病巣感染症 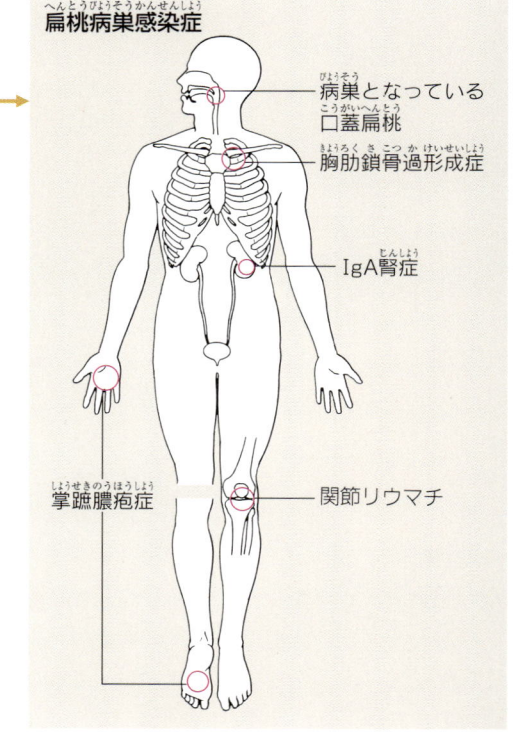
病巣となっている口蓋扁桃／胸肋鎖骨過形成症／IgA腎症／掌蹠膿疱症／関節リウマチ

3 口蓋扁桃の肥大度

正中線／口蓋垂／後口蓋弓（口蓋咽頭弓）／前口蓋弓（口蓋舌弓）／舌

- 第1度肥大（前口蓋弓よりわずかに突き出るもの）
- 第2度肥大（前口蓋弓より強く突き出るもの）
- 第3度肥大（口蓋垂の正中線まで達する程度のもの）

4 アデノイドとその症状

咽頭扁桃の肥大がアデノイドであるが，単なる肥大は病気ではない．図のように種々の症状が現れてはじめて，治療の対象になる．

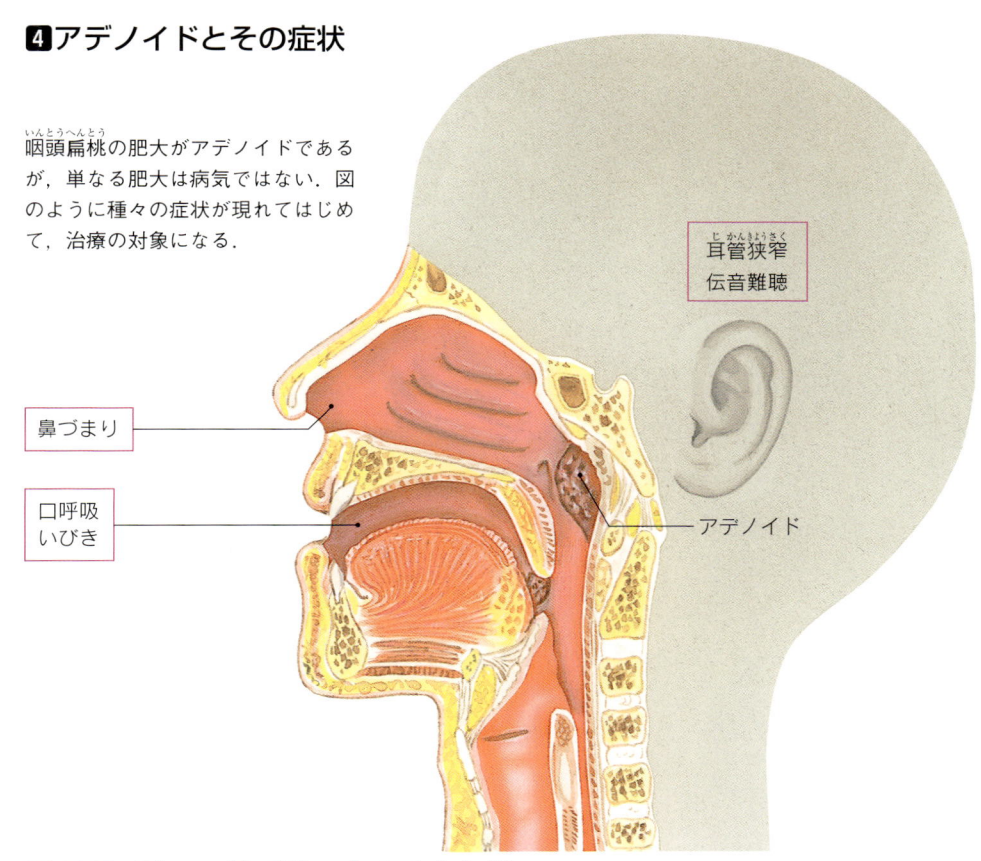

耳管狭窄
伝音難聴

鼻づまり

口呼吸
いびき

アデノイド

5 咽頭扁桃，口蓋扁桃の大きさと年齢

咽頭扁桃と口蓋扁桃は，病気でなくても年齢とともに肥大し，咽頭扁桃は3〜4歳ごろ，口蓋扁桃は6〜7歳ごろ最大となる．肥大はその後，どちらもしだいに小さくなり，思春期にはほぼ消失する．

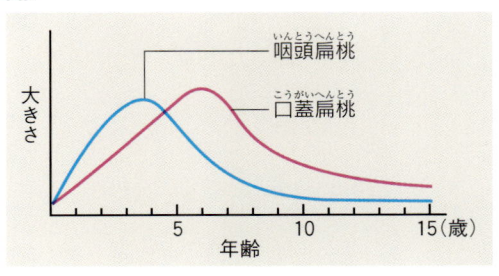

咽頭扁桃
口蓋扁桃
大きさ
5 10 15(歳)
年齢

6 口蓋扁桃の肥大とアデノイドでおこる睡眠時無呼吸症候群

正常な睡眠状態

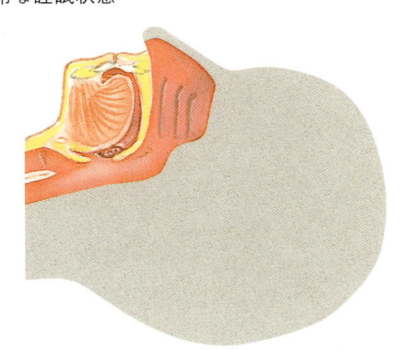

睡眠時無呼吸の状態

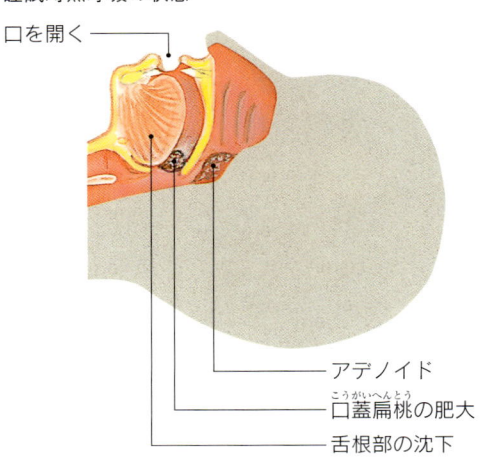

口を開く

アデノイド
口蓋扁桃の肥大
舌根部の沈下

7時間の夜間睡眠時に，10秒以上の無呼吸状態が30回以上おこるばあいを睡眠時無呼吸症候群という．小児では，口蓋扁桃の肥大とアデノイドがあり，さらに肥満があると，上気道（空気の通り道）が狭くなっておこる．睡眠時に舌根が沈下することも関係する．

▶ 口蓋扁桃，咽頭扁桃などの咽頭部のリンパ組織を総称して扁桃という．咽頭の入口を取り囲んでいることから，咽頭リンパ輪またはワルダイヤー輪とも呼ばれる（図1-2）．扁桃とはアーモンドのことで，口蓋扁桃の形が似ているのでそう呼んだ．主として口蓋扁桃に生じた炎症が扁桃炎で，咽頭扁桃の肥大がアデノイド（図4）である．

●扁桃炎

〔原因〕 かぜをひくと急性扁桃炎（図2）がおこる．口蓋扁桃には，多くのくぼみがあって，扁桃内に袋小路のように広がっている．このため口蓋扁桃の表面積は大きくなり，外界からの細菌やウイルスなどに接触しやすい．したがって，急性扁桃炎を繰り返していると，慢性扁桃炎（図2）に移行していく．いずれも若年者におこりやすい．

〔症状〕 扁桃炎では，咽頭痛，嚥下痛，頸部リンパ節腫脹などのほか，倦怠感，発熱などの全身症状もみられる．扁桃周囲に膿がたまり，痛みがはげしく，ものが飲み込めないばあいは扁桃周囲膿瘍である．

慢性口蓋扁桃炎をきっかけとして，扁桃以外の場所に2次的に疾患が発生するばあいを扁桃病巣感染症という（図2）．皮膚病の一種の掌蹠膿疱症や，胸肋鎖骨過形成症，IgA腎症などがその代表である．

●アデノイド

〔原因〕 アデノイドは，正確にはアデノイド増殖症という．3〜5歳で生理的な肥大があり，思春期以降は自然に小さくなる（図5）．咽頭扁桃は鼻腔の奥にあって，大気中のほこりや微生物にさらされやすい．炎症を繰り返すと肥大して，鼻や中耳に悪影響をもたらすようになる．

〔症状〕 鼻閉，アデノイド顔貌と呼ばれる特徴的な口呼吸が認められる．中耳のほうに波及すると，耳管狭窄症や滲出性中耳炎をひきおこし，難聴となることが多い．

睡眠中いびきをかくが，高度になると就寝中に一時呼吸が止まり，1晩に何回も繰り返すようになる．これを睡眠時無呼吸症候群という（図6）．睡眠不足から日中も眠けがひどく，注意力が散漫になったりする．

（飯沼　壽孝）

バセドウ病
Basedow's disease

● 関連のある病気
内分泌腺の病気→160ページ
免疫・アレルギーの病気→162ページ

▶バセドウ病は甲状腺の自己免疫疾患であり，甲状腺ホルモン過剰症ともいう．若い女性に多くみられる病気であるが中高年で発病することもあり，男性にもおこる．

【発病のしくみ】　甲状腺は前頸部の皮膚の下，気管の前方にある臓器（内分泌腺）で，全身の新陳代謝を調節するホルモン（甲状腺ホルモン）をつくっている．甲状腺ホルモンの産生・分泌は，脳の下垂体（前葉）から分泌される甲状腺刺激ホルモン（TSH）がふえたり減ったりすることにより，うまく調節されている（図2）．

バセドウ病では，TSHとよく似た働きをもち自分の甲状腺に作用する抗体（自己抗体）が，体内にできる．自己抗体は，ちょうどTSHの働く部位（TSH受容体）に作用し，あたかもTSHがふえたときと同じように甲状腺を刺激する．このTSH受容体刺激抗体と呼ばれる自己抗体がからだから消えないかぎり，甲状腺ホルモンはつくりつづけられる．そして血液中に過剰に分泌され，全身の細胞で甲状腺ホルモンの過剰症（甲状腺中毒症）を引き起こす．自己抗体ができる原因は不明であるが，遺伝が関係していると考えられている．

【症状】　バセドウ病になると多くは甲状腺がはれ，3人に1人くらいでは眼球の突出がみられる．そのほか，図1に示すようなさまざまな中毒症状が現れてくる．

【類似の病気と対応】　血液中の甲状腺ホルモン量は，バセドウ病以外の原因で異常に多くなることもある．炎症で甲状腺（甲状腺濾胞，図3）が破壊され，蓄えられていた甲状腺ホルモンがいっきに血液中に漏れ出すばあいがある．このばあいにはホルモン過剰状態は一時的であるので，抗甲状腺薬を服用すべきではない．頸部の強い痛みが目立つ亜急性甲状腺炎では副腎皮質ホルモンがよく効き，2～3ヵ月で完治することが多い．しかし甲状腺にかたいしこりがみられるため，甲状腺がんではないかと疑われることもある．妊娠をきっかけにバセドウ病が発病することもあるが，分娩後の一時的な甲状腺機能異常も多いので，診断には注意を要する．

（戸塚　康男）

1 バセドウ病のおもな症状

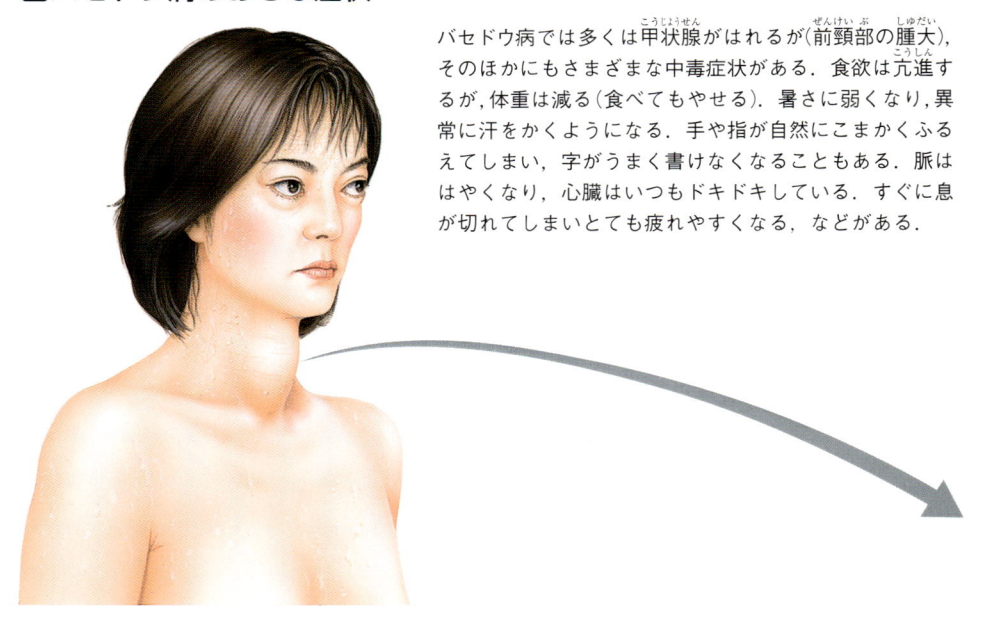

バセドウ病では多くは甲状腺がはれるが（前頸部の腫大），そのほかにもさまざまな中毒症状がある．食欲は亢進するが，体重は減る（食べてもやせる）．暑さに弱くなり，異常に汗をかくようになる．手や指が自然にこまかくふるえてしまい，字がうまく書けなくなることもある．脈ははやくなり，心臓はいつもドキドキしている．すぐに息が切れてしまいとても疲れやすくなる，などがある．

2 バセドウ病のおこるしくみ

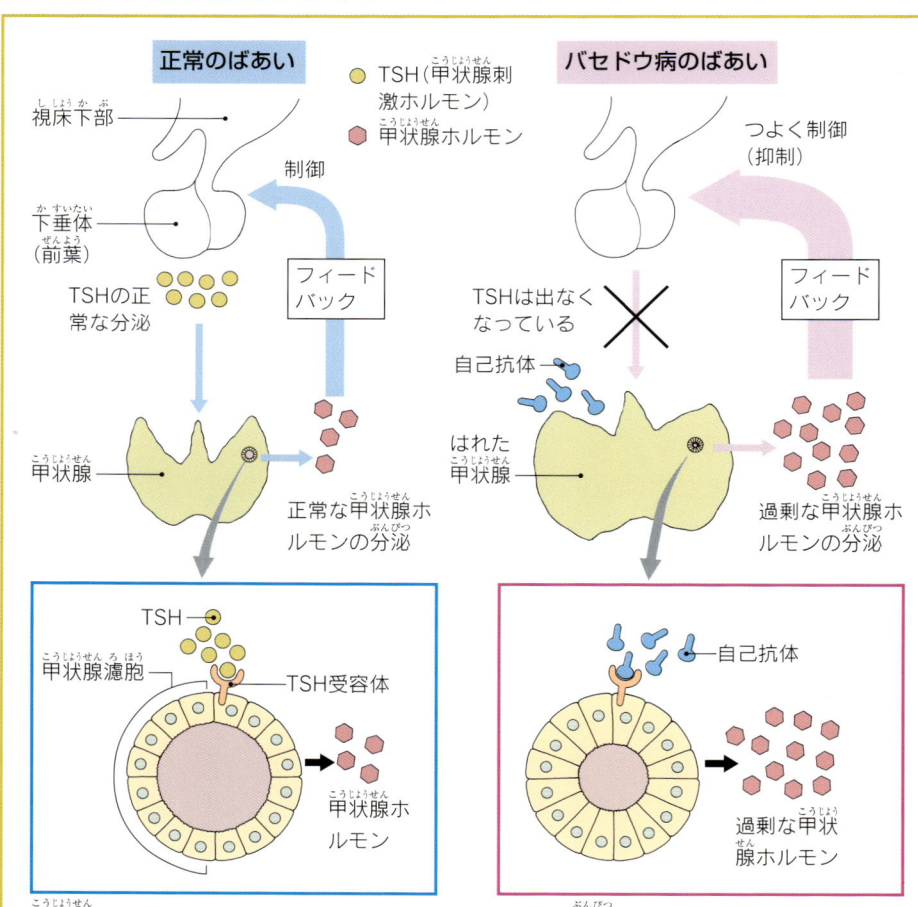

甲状腺ホルモンが不足すると甲状腺刺激ホルモン（TSH）の分泌がふえ，甲状腺ホルモンの分泌を増加させる．逆に多くなりすぎるとTSHの分泌はとまり，甲状腺ホルモンの分泌は抑制される．このような恒常性をたもつしくみをネガティブフィードバック調節という．バセドウ病では自己抗体の刺激によって甲状腺ホルモンが分泌され，フィードバックが働いてTSHの分泌はとまるが，自己抗体の刺激は維持されるため，甲状腺ホルモンの分泌はとまらない．

❸バセドウ病の病態

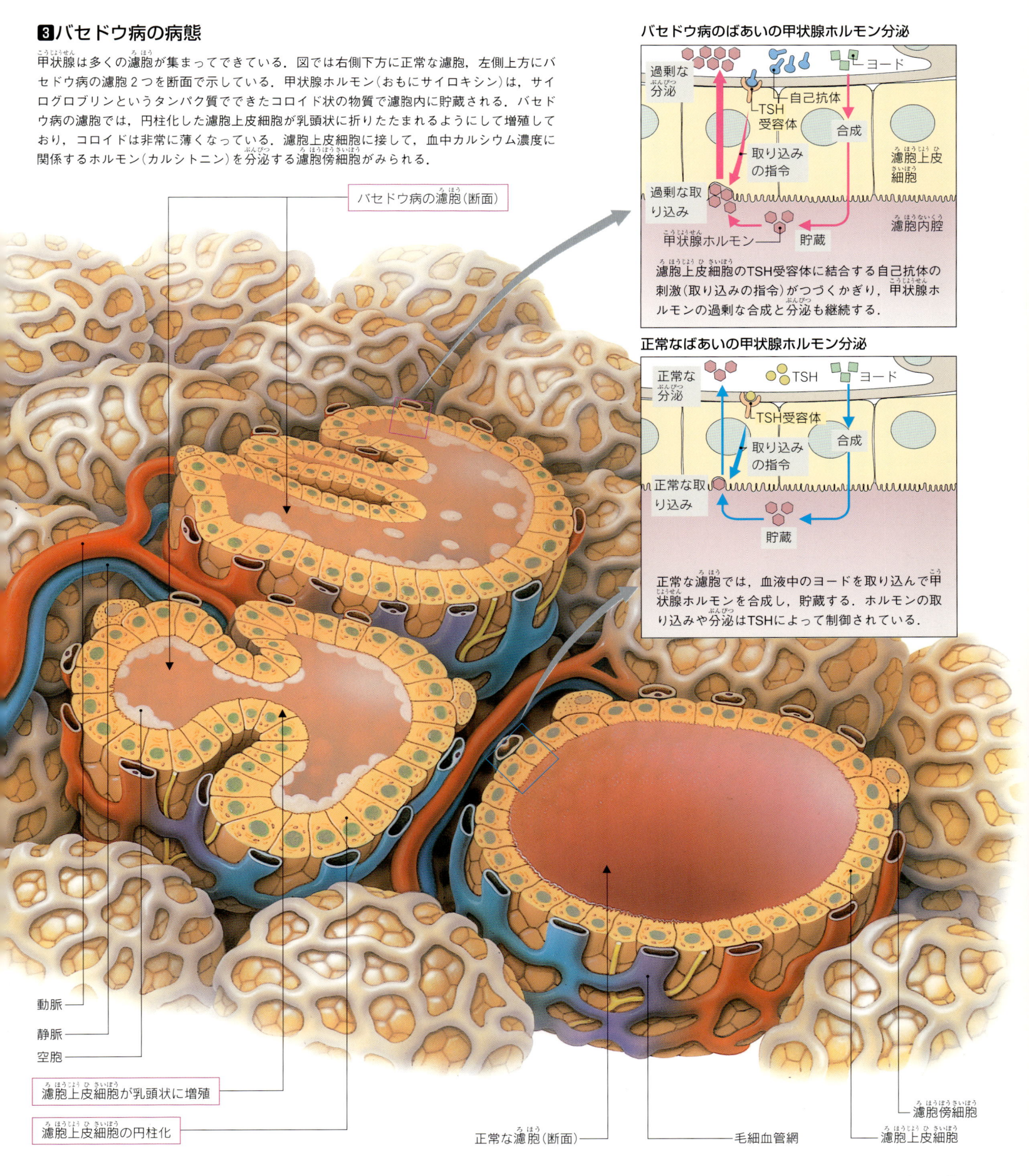

甲状腺は多くの濾胞が集まってできている．図では右側下方に正常な濾胞，左側上方にバセドウ病の濾胞2つを断面で示している．甲状腺ホルモン（おもにサイロキシン）は，サイログロブリンというタンパク質でできたコロイド状の物質で濾胞内に貯蔵される．バセドウ病の濾胞では，円柱化した濾胞上皮細胞が乳頭状に折りたたまれるようにして増殖しており，コロイドは非常に薄くなっている．濾胞上皮細胞に接して，血中カルシウム濃度に関係するホルモン（カルシトニン）を分泌する濾胞傍細胞がみられる．

バセドウ病のばあいの甲状腺ホルモン分泌

濾胞上皮細胞のTSH受容体に結合する自己抗体の刺激（取り込みの指令）がつづくかぎり，甲状腺ホルモンの過剰な合成と分泌も継続する．

正常なばあいの甲状腺ホルモン分泌

正常な濾胞では，血液中のヨードを取り込んで甲状腺ホルモンを合成し，貯蔵する．ホルモンの取り込みや分泌はTSHによって制御されている．

ラベル：
- バセドウ病の濾胞（断面）
- 動脈
- 静脈
- 空胞
- 濾胞上皮細胞が乳頭状に増殖
- 濾胞上皮細胞の円柱化
- 正常な濾胞（断面）
- 毛細血管網
- 濾胞傍細胞
- 濾胞上皮細胞

図内ラベル（バセドウ病）：過剰な分泌，自己抗体，TSH受容体，合成，取り込みの指令，過剰な取り込み，甲状腺ホルモン，貯蔵，濾胞上皮細胞，濾胞内腔

図内ラベル（正常）：正常な分泌，TSH，ヨード，TSH受容体，合成，取り込みの指令，正常な取り込み，貯蔵

バセドウ病

頭と首のその他の病気

●一過性脳虚血発作

脳の一時的な軽い血液循環障害によって，運動麻痺，知覚麻痺，言語障害などの神経症状が現れるというもの．神経症状は短くて数分以内，長くても24時間以内に完全に回復する．原因としては，頭部などの血管にできた小さな血栓がはがれ，流れてきて，脳の細い血管につまり，一時的に血液の流れをとめるためにおこるといわれる．脳梗塞の前兆として重視されている．　　　　　　→脳梗塞

●急性上気道炎

急性上気道炎とは，上気道（鼻からのどまで）に急性におこる炎症で，いわゆる〈かぜ〉のことである．原因はウイルス感染がほとんどで，ほかに寒さ，細菌感染などさまざまであるが，症状はいずれもよく似ていて，くしゃみ，鼻水，鼻づまり，のどの痛み，せき，たん，頭痛，発熱，ばあいによっては腹痛や下痢などが現れる．ほぼ1週間で治るが，ときに中耳炎，副鼻腔炎，肺炎などの合併症をおこすことがある．　　　　　→中耳炎

●光視症

実際に光をみているわけでもないのに，視野に光や閃光を感じる状態．暗い所でも，眼を閉じていても開いていても感じる．眼のけが（打撲傷）や，網膜や脈絡膜の病気などで，網膜の視細胞に刺激が加わるとおこる．とくに，網膜剥離の前段階として，網膜が硝子体に引っ張られるときにおこりやすい．そのため光視症は，網膜剥離の重要な前兆の1つとされている．　　　　　　　　→網膜剥離

●硬膜外出血

脳を包む硬膜，クモ膜，軟膜の3層の膜のうち，いちばん外側の膜である硬膜の外面を走る血管が切れ，硬膜と頭蓋骨とのあいだに出血した状態．交通事故，転倒，転落，打撲などによって頭部にけがを負ったときにおこる．硬膜外出血では，けがの規模にもよるが，多くのばあい受傷直後には意識がなくならず（意識清明期），出血した血液がかたまって血腫となり，それがある程度の大きさに達し，脳を圧迫するようになってはじめて意識障害が現れるという特徴がある．　→頭蓋内出血

●耳下腺腫瘍

耳下腺は，舌下腺，顎下腺とともに唾液を分泌する器官（唾液腺）の1つで，頬から耳の下にかけて存在する．この耳下腺の組織にできる腫瘍が耳下腺腫瘍．良性腫瘍と悪性腫瘍（がん）があるが，良性腫瘍のほうが多い．良性腫瘍はさわるとよく動き，押してもまず痛みはない．悪性腫瘍では痛みがあり，さわっても動きにくく，また，顔面神経麻痺をともなうことが多い．　　　　→顔面神経麻痺

●失語症

脳出血，脳梗塞などおもに脳血管の病気が原因となって言葉が不自由になる状態で，聴覚器や発声器官の障害によるものは含まれない．大脳の言語中枢は，話す，聞く，読み書きするなど各働きごとに分かれて存在する．そのため，脳血管の病気のおこる位置や範囲によって失語症の症状も異なり，たとえば，音声は聞こえるが言葉として理解できない，言葉は理解できるがうまく話せない，などさまざまな現れ方をする．　→頭蓋内出血

●小児自閉症

子供がかかる心の病の一種で，1万人に1人の割で発生する．おもに言葉，動作，感情表現などの点に障害をきたし，しゃべらない，人の言葉を理解できず，話しかけられるとそのままオウム返しに返事をする（反響言語），同じ動作をいつまでも繰り返す，親や周囲の人との感情交流ができずに孤立する，などの症状が2歳半までに現れる．知能程度はおおむねふつう．ときに，ある限られた面にふつう以上の知能を示すこともある．　→心の病

●髄膜炎

脳と脊髄は髄膜という膜に包まれており，この髄膜は硬膜，クモ膜，軟膜の3層構造になっている．このうちのクモ膜と軟膜におこる炎症が髄膜炎で，感染によらないものもあるが，多くは細菌，ウイルスなどの感染によっておこる．よくみられるのは，中耳炎，副鼻腔炎，結核などにかかり，その病原菌がクモ膜や軟膜に達しておこるケースである．症状としては，はげしい頭痛，発熱，悪心，嘔吐などがある．　　　→中耳炎，副鼻腔炎

●内耳炎

内耳は中耳の奥にあり，そこには聴覚をつかさどる蝸牛や，からだの平衡感覚をつかさどる半規管と耳石器がある．この内耳におこる炎症が内耳炎．おもに中耳炎や髄膜炎などの炎症が波及しておこる．症状としては，発熱とともにはげしい耳鳴，難聴，めまいなどが現れる．炎症がおさまっても，難聴は回復しないことが多い．　　　　　　→中耳炎

●脳動静脈奇形

本来，正常な状態では，動脈と静脈とは毛細血管を介してつながっている．ところが，血管のできる胎児の時期に，なにかの理由で，脳のどこかの動脈と静脈とのあいだの毛細血管がたまたま発達し損ね，動脈と静脈が直接つながってしまうことがある．これが脳動静脈奇形で，直接につながった動脈と静脈のつなぎ目付近は，年を追ってしだいに拡張する．そして，やがて破裂して，脳出血やクモ膜下出血をひきおこす．　　　　　→頭蓋内出血

●脳浮腫

脳を構成している細胞のなか，または細胞と細胞のすきまである組織間隙に水分がたまり，脳が全体に膨張した状態を総称していう．脳出血など脳血管の病気，脳腫瘍，頭部のけがなどにともなって発生する．脳は，頭蓋骨といういわばかたい骨の容器のなかにおさまっているので，膨張しても逃げ場がない．そのため変形して小脳や脳幹を圧迫したりする（脳ヘルニア）．圧迫が脳幹の呼吸中枢におよぶと危険な状態になる．　→頭蓋内出血

●鼻茸

鼻の粘膜がはれてできるキノコ状のポリープ．副鼻腔炎や鼻アレルギーによる分泌物の刺激によってできる．鼻づまり，嗅覚障害，頭重感，鼻声などの症状がある．ポリープが小さく，数も1つぐらいのときは薬物療法で治るが，大きくなったり，たくさんできているときは手術で切除する．　　　→副鼻腔炎

●原田病

眼の虹彩と毛様体（24㌻の図①参照）と脈絡膜（26㌻の図①参照）を一括してブドウ膜と呼ぶが，原田病はこのブドウ膜に急性炎症がおこり，また全身の色素細胞もおかされる病気．有色人種，とくに日本人がかかりやすい．両眼ともおかされ，髄膜炎，毛髪・まつげ・皮膚の白変，内耳の障害（難聴，めまいなど）などをともなうのが特徴．病気がすすみ，炎症部分からの滲出液が脈絡膜と網膜のあいだにたまると網膜剥離をおこす．　　→網膜剥離

●飛蚊症

視野のなかに，蚊などの小さな虫や糸くず状のものが飛んでいるように感じる状態．硝子体に濁りがあるばあいにおこる内現象である．病的なものと病的でないものとがあるが，病的なものでは，ブドウ膜（虹彩，毛様体，脈絡膜よりなる）の炎症や網膜剥離などがあって，そこからの滲出液や出血などが硝子体に侵入しておこることが多い．老人やひどい近視の人にとつぜん飛蚊症が現れたばあいは，網膜剥離や眼底出血をおこしていることがあり，注意が必要．　→網膜剥離

●扁桃周囲膿瘍

急性扁桃炎の炎症が扁桃の周囲の組織に広がり，周囲の組織が化膿するというもの．40℃近い高熱，頭痛，頸部リンパ節のはれ，のどの痛みなどがあり，痛みは耳にまで広がる．また，物を飲み込むときの痛みもはげしく，水も飲めないぐらいになる．治療としては，患部を切開して膿を出す．　　　→扁桃炎

●網膜芽細胞腫

生後半年から3歳ぐらいまでの小児の眼の網膜に発生する先天性の悪性腫瘍で半数は遺伝病．瞳孔が白く光ってみえる〈白色瞳孔〉という症状が現れ，気づかれることが多い．進行すると眼球が突出したり，腫瘍が頭蓋内へ転移する．治療としては，初期には放射線療法や特殊な光線で患部を焼く光凝固法が，すすむと眼球の摘出が必要となる．　→網膜剥離

2 胸部の病気

CHEST

気管支喘息, 気管支炎
bronchial asthma, bronchitis

●関連のある病気
花粉症→32ページ
びまん性汎呼吸細気管支炎→64ページ
免疫・アレルギーの病気→162ページ

❶気管支喘息のおこり方

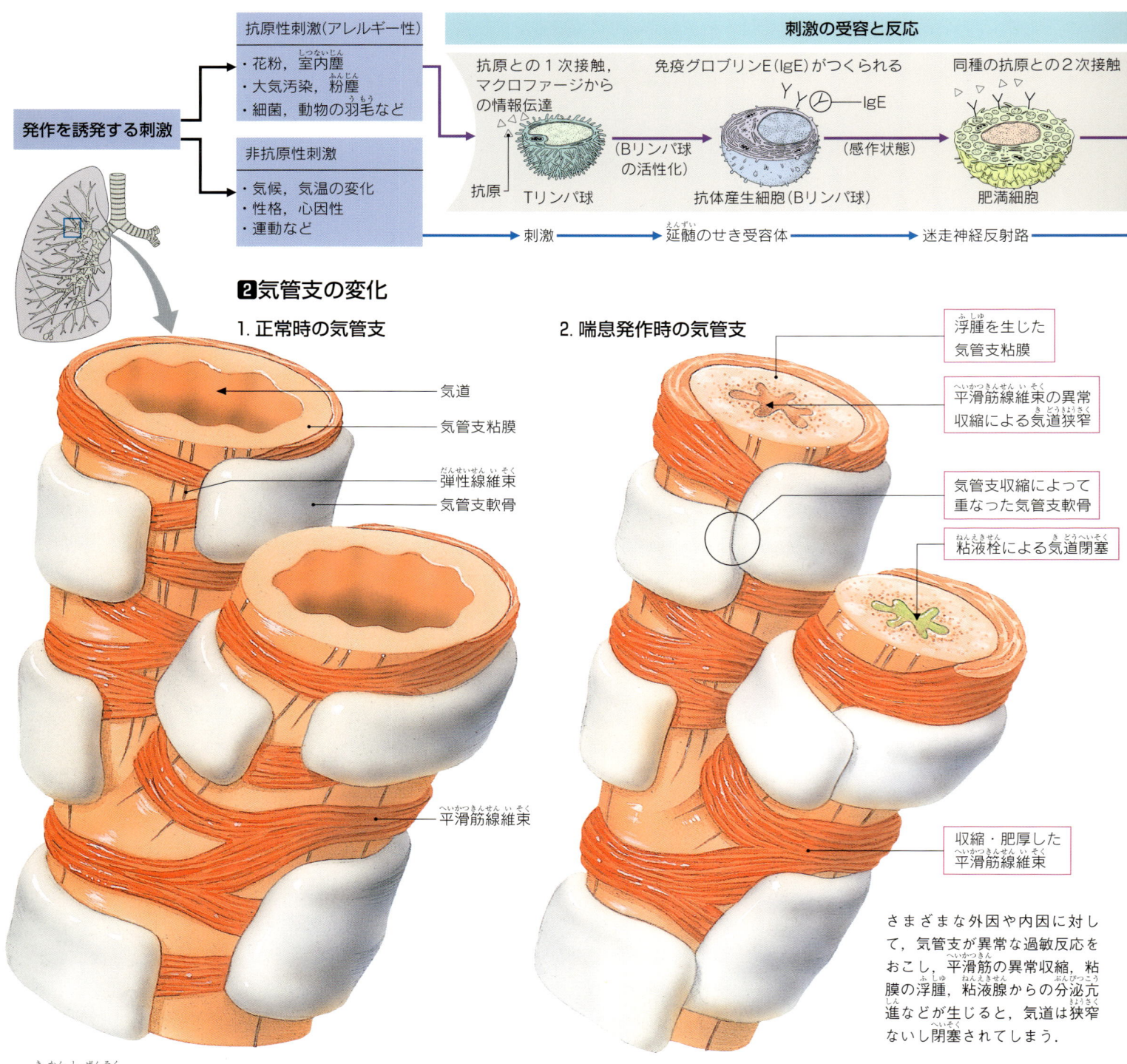

発作を誘発する刺激
- 抗原性刺激(アレルギー性)
  - 花粉, 室内塵
  - 大気汚染, 粉塵
  - 細菌, 動物の羽毛など
- 非抗原性刺激
  - 気候, 気温の変化
  - 性格, 心因性
  - 運動など

刺激の受容と反応

抗原との1次接触, マクロファージからの情報伝達 → Tリンパ球(抗原) → (Bリンパ球の活性化) → 免疫グロブリンE(IgE)がつくられる → 抗体産生細胞(Bリンパ球) → (感作状態) → 同種の抗原との2次接触 → 肥満細胞

刺激 → 延髄のせき受容体 → 迷走神経反射路

❷気管支の変化

1. 正常時の気管支
- 気道
- 気管支粘膜
- 弾性線維束
- 気管支軟骨
- 平滑筋線維束

2. 喘息発作時の気管支
- 浮腫を生じた気管支粘膜
- 平滑筋線維束の異常収縮による気道狭窄
- 気管支収縮によって重なった気管支軟骨
- 粘液栓による気道閉塞
- 収縮・肥厚した平滑筋線維束

さまざまな外因や内因に対して, 気管支が異常な過敏反応をおこし, 平滑筋の異常収縮, 粘膜の浮腫, 粘液腺からの分泌亢進などが生じると, 気道は狭窄ないし閉塞されてしまう.

　気管支喘息は, 気道(気管や気管支など, 空気の通り道)がいろいろな外因・内因によって異常な過敏反応をおこし, 比較的太い気管支のレベルで, 気管支を輪状に取り巻いている平滑筋の異常収縮や粘膜の浮腫による気道の狭窄, 多量の粘液分泌による気道の閉塞のため, 吸い込んだ空気を吐き出せなくなってしまった状態をいう. 発作性の呼吸困難, 喘鳴, せき, たんを主症状とする.

　一方, 気管支炎は, 細菌や大気汚染, 喫煙などによって気管支の粘膜に炎症が生じたものをいい, 急性と慢性とがある.

●気管支喘息

〔原因〕 日本では, 人口の約3％にみられ, 年々増加している. 成人患者の3分の1は10歳以下で発症する. 小児喘息は, 思春期になると70～80％は自然に治るが, その半数は成人になると再発する. 喘息患者の大半は, なんらかのアレルギーがあり, ダニ, カビ, 動物の羽毛, 花粉, 木材粉塵などがアレルゲン(抗原)となっている. また, 遺伝的素因が関与しており, 小児期に発症するアトピー型が患者の60～80％を占める. そのほか, 冷気,

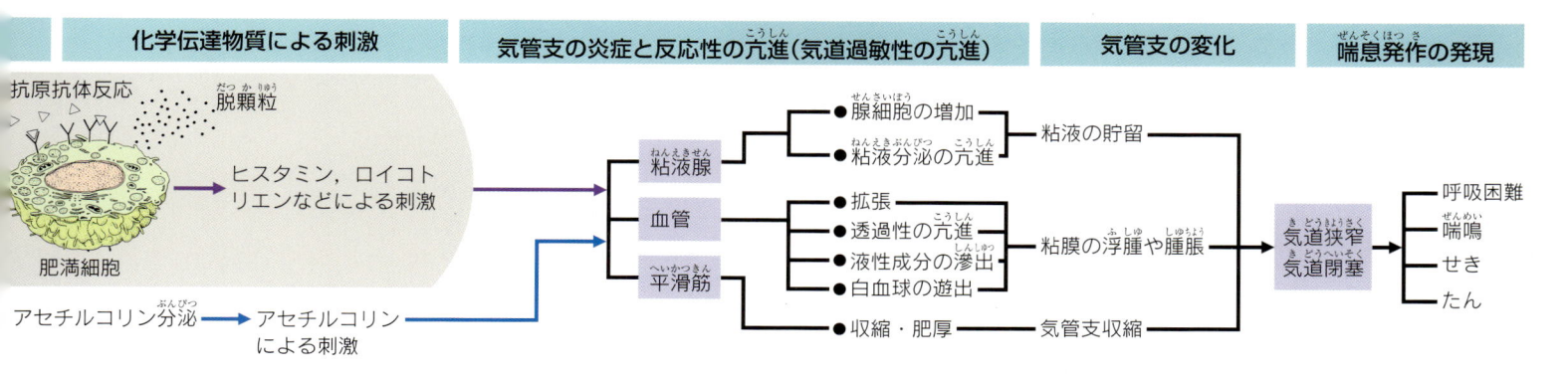

| 化学伝達物質による刺激 | 気管支の炎症と反応性の亢進（気道過敏性の亢進） | 気管支の変化 | 喘息発作の発現 |

抗原抗体反応 脱顆粒
ヒスタミン，ロイコトリエンなどによる刺激
肥満細胞
アセチルコリン分泌 → アセチルコリンによる刺激

粘液腺 ─ ●腺細胞の増加／●粘液分泌の亢進 ── 粘液の貯留
血管 ─ ●拡張／●透過性の亢進／●液性成分の滲出／●白血球の遊出 ── 粘膜の浮腫や腫脹
平滑筋 ─ ●収縮・肥厚 ── 気管支収縮

→ 気道狭窄 気道閉塞 → 呼吸困難／喘鳴／せき／たん

❸急性気管支炎における気管支の障害

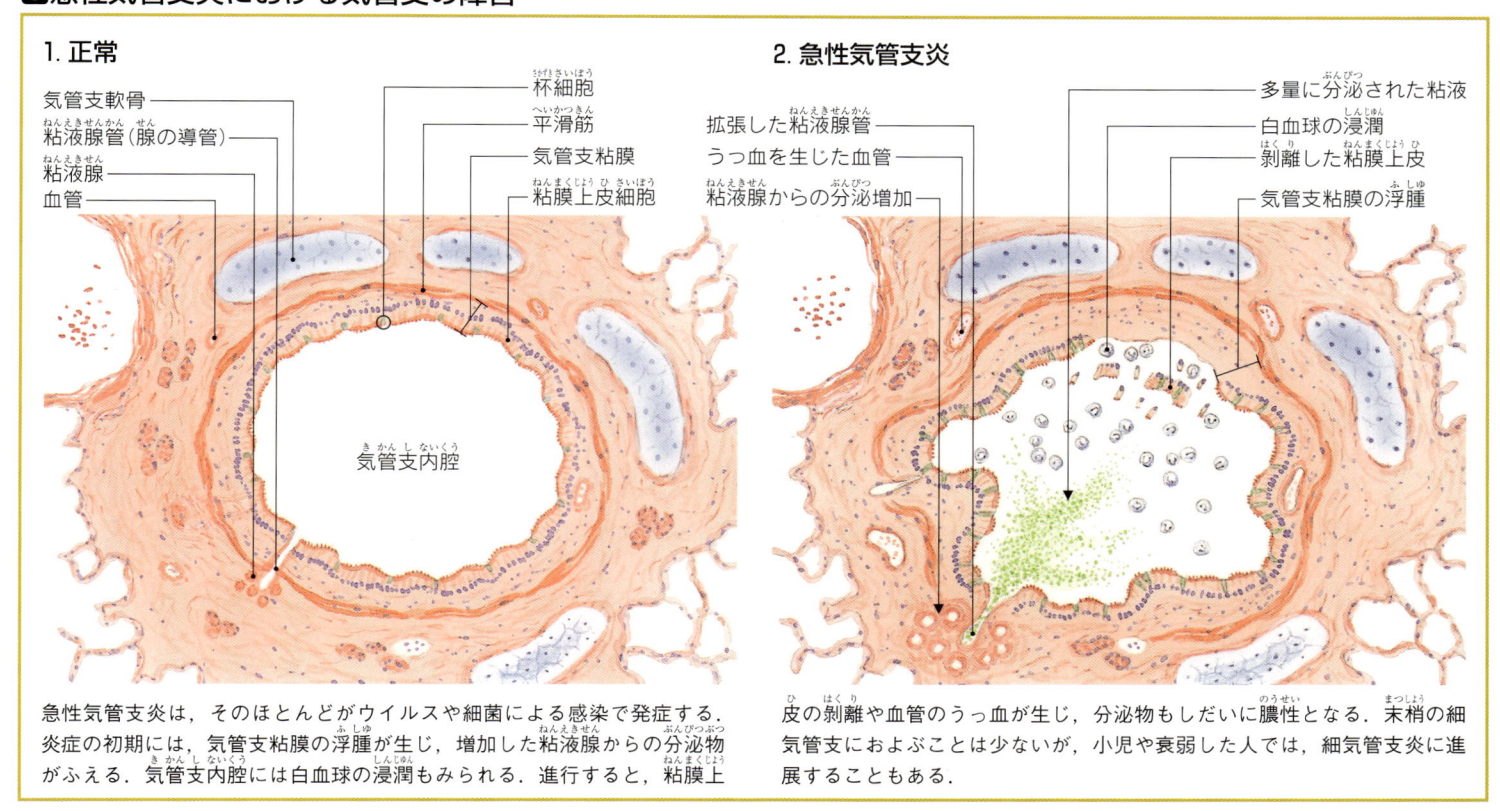

1. 正常
気管支軟骨／粘液腺管（腺の導管）／粘液腺／血管／杯細胞／平滑筋／気管支粘膜／粘膜上皮細胞／気管支内腔

2. 急性気管支炎
拡張した粘液腺管／うっ血を生じた血管／粘液腺からの分泌増加／多量に分泌された粘液／白血球の浸潤／剥離した粘膜上皮／気管支粘膜の浮腫

急性気管支炎は，そのほとんどがウイルスや細菌による感染で発症する．炎症の初期には，気管支粘膜の浮腫が生じ，増加した粘液腺からの分泌物がふえる．気管支内腔には白血球の浸潤もみられる．進行すると，粘膜上皮の剥離や血管のうっ血が生じ，分泌物もしだいに膿性となる．末梢の細気管支におよぶことは少ないが，小児や衰弱した人では，細気管支炎に進展することもある．

刺激性ガス，はげしい運動（ただし，水泳ではおきにくい），精神的ストレスなどでも誘発される（図❶）．中年以降，気道感染につづいて発症する予後のわるい型もある．

[病気の特徴] 気管支喘息は，たとえばアレルギー反応がおきたからといって必ず発症するわけではない．アレルギー反応によって気管支の炎症性変化がおこり，気管支の反応が異常に過敏となり，気管支平滑筋の収縮と肥厚，気管支粘膜の浮腫，粘膜上皮の損傷，気管支粘液腺の増加・肥大と分泌亢進，リンパ球や好酸球の浸潤などの変化がおきてはじめて発症する（図❶）．吸い込んだ空気を吐き出せなくなるのは，多量の分泌物や平滑筋の収縮で狭くなった気管支（図❷-2）が，呼気時の高い胸腔内圧でつぶされてしまうためで，あたかも気道は空気が入るのを許しながら，出るのを阻止する弁のように働き，吸い込んだ空気が肺の中にたまる一方に

なってしまうわけである．これは一時的な変化で，分泌物が排出され，気管支平滑筋の収縮が解ければもとの正常な呼吸にもどる．

●気管支炎

[急性気管支炎] ウイルスによるかぜ，麻疹などの上気道感染に合併する細菌感染によるものが多い（図❸）．熱風，刺激性ガスによる気道炎もある．せき，たん，胸部痛，呼吸困難などの症状は，肺がん，肺結核でもおきるので，これらとの鑑別が必要である．

[慢性気管支炎] 気管支粘液腺や気道上皮粘液細胞の増大，分泌亢進があり，これらによる，せき，たんが2冬以上，1年に3ヵ月以上毎日のようにつづくものとされている．大気汚染などの環境因子，喫煙が成因として重要である．慢性気管支炎の一種であるびまん性汎呼吸細気管支炎では，気管支末端の呼吸細気管支レベルで気道狭窄がおき，気管支喘息のような症状が出る． （山口 和克）

肺炎
pneumonia

●関連のある病気
夏型過敏性肺炎→64ページ
農夫肺→64ページ
肺高血圧症→64ページ

❶気管支肺炎の病態

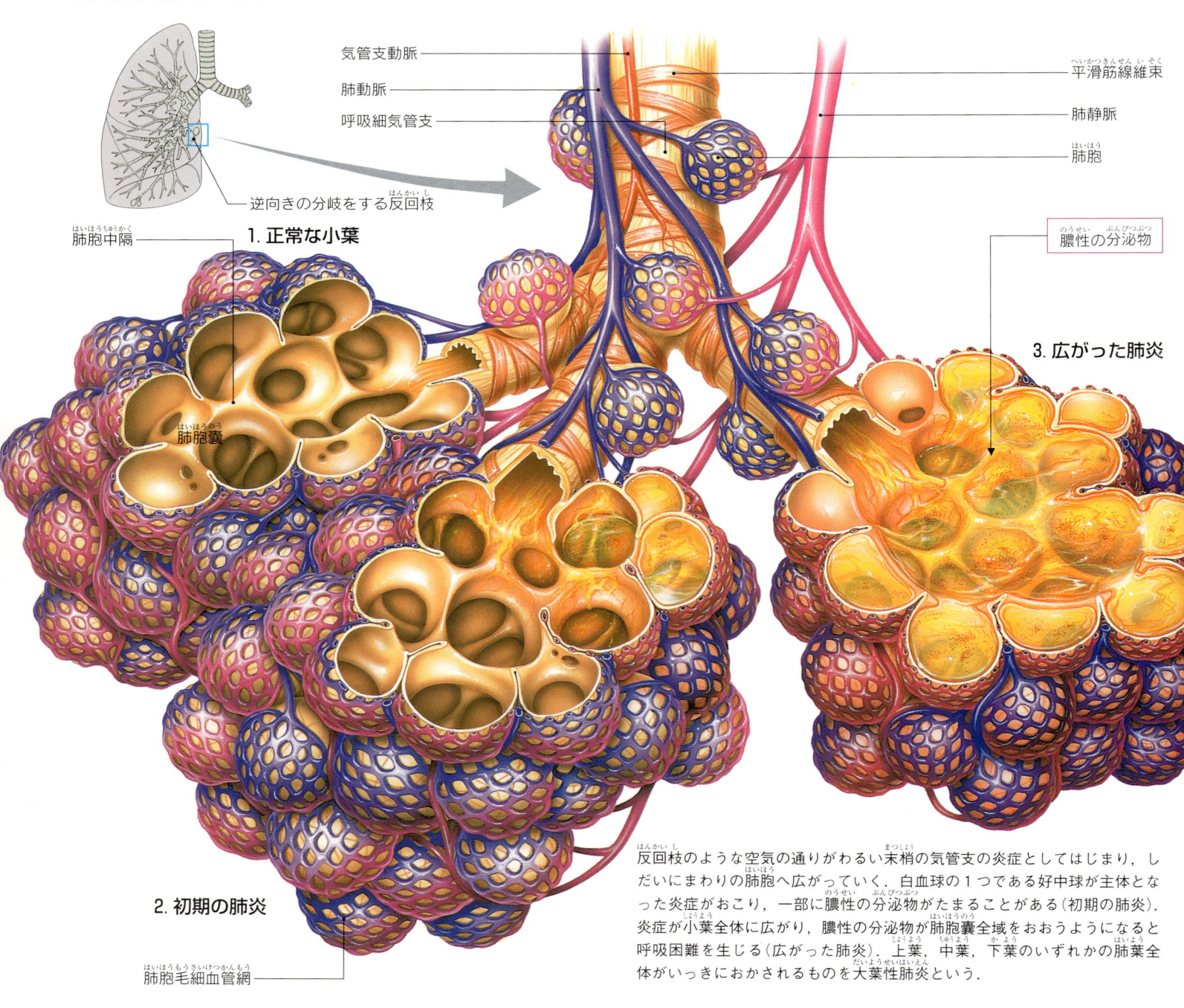

気管支動脈
肺動脈
呼吸細気管支
逆向きの分岐をする反回枝

平滑筋線維束
肺静脈
肺胞

肺胞中隔
1. 正常な小葉
肺胞嚢

膿性の分泌物

3. 広がった肺炎

2. 初期の肺炎
肺胞毛細血管網

反回枝のような空気の通りがわるい末梢の気管支の炎症としてはじまり，しだいにまわりの肺胞へ広がっていく．白血球の1つである好中球が主体となった炎症がおこり，一部に膿性の分泌物がたまることがある（初期の肺炎）．炎症が小葉全体に広がり，膿性の分泌物が肺胞嚢全域をおおうようになると呼吸困難を生じる（広がった肺炎）．上葉，中葉，下葉のいずれかの肺葉全体がいっきにおかされるものを大葉性肺炎という．

▶肺は，空気の通り道である気道を介して外界とじかに接しており，さまざまな病原菌や塵芥にさらされやすい．肺炎は，このような有害因子によって引き起こされる肺胞の炎症である．

〔治りやすい肺炎〕〔細菌性肺炎〕　病気のタイプは，原因となる細菌の種類によって異なる．ブドウ球菌が原因のばあいは，病巣が小さい気管支肺炎の形をとるが（図❶），肺炎球菌が原因のばあいは，1つの肺葉全体をおかす大葉性肺炎となり，通常，気管支肺炎よりも重症である．これらの細菌性肺炎の多くは，抗生物質などでよく治り，がんの末期など，重大な病気に合併するばあいを除き直接の死因となることは少なくなった．

〔過敏性肺炎〕　外因性アレルギー肺炎ともいう．肺胞内に侵入した塵芥やカビなどのアレルギー源に対して，マクロファージなどの生体を防御する細胞の働きが活発になった結果，肉芽腫をつくるタイプの肺炎である．この種の肺炎は，原因となるアレルギー源を遠ざけるだけで治る．東北地方の農夫肺や西日本の夏型過敏性肺炎がその代表である．

〔治りにくい肺炎〕〔間質性肺炎〕　肺胞のなかが炎症の場となる気管支肺炎と異なり，肺胞上皮（肺胞内腔の表面）や肺胞間の隔壁（肺胞中隔）に損傷がおこり，肺胞がつぶれるものをいう．多くは原因が不明で，特発性間質性肺炎と呼ばれる．肺を包む胸膜

❷間質性肺炎の発症と肺線維症への進展

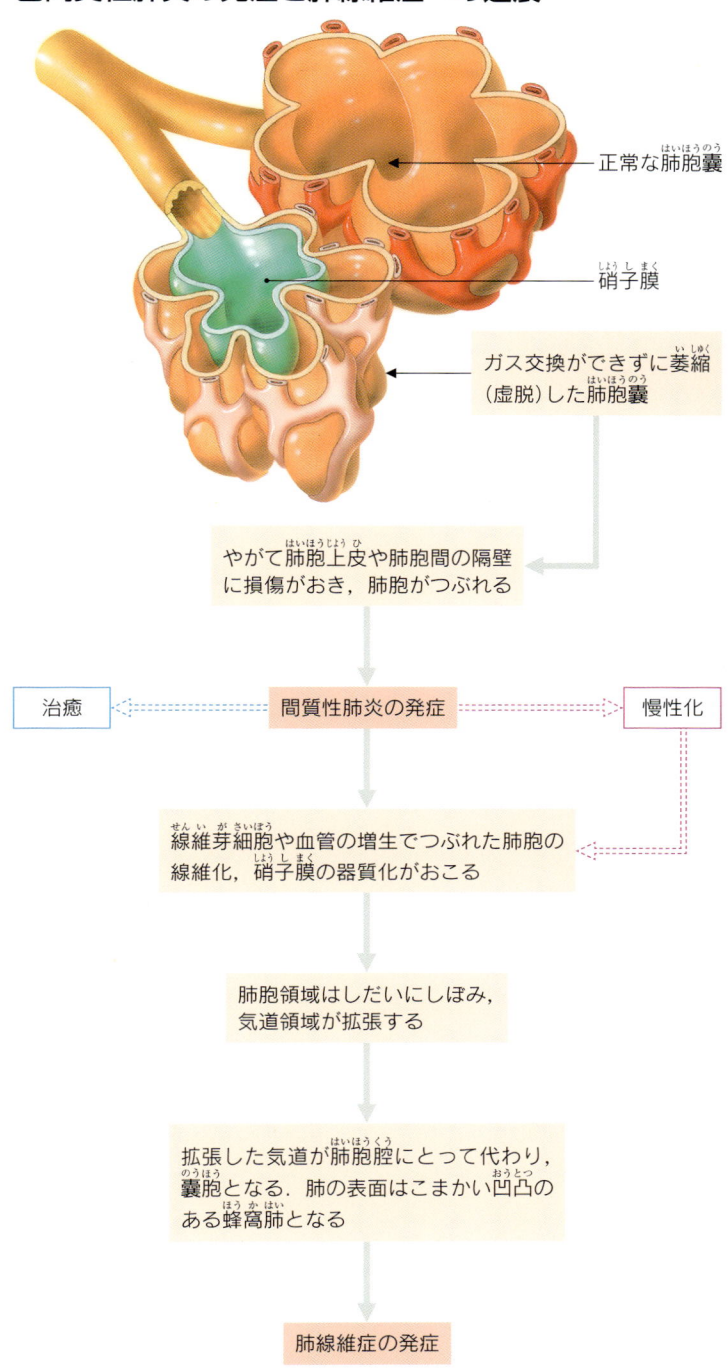

- 正常な肺胞嚢
- 硝子膜
- ガス交換ができずに萎縮(虚脱)した肺胞嚢

↓

やがて肺胞上皮や肺胞間の隔壁に損傷がおき、肺胞がつぶれる

治癒 ← 間質性肺炎の発症 → 慢性化

↓

線維芽細胞や血管の増生でつぶれた肺胞の線維化、硝子膜の器質化がおこる

↓

肺胞領域はしだいにしぼみ、気道領域が拡張する

↓

拡張した気道が肺胞腔にとって代わり、嚢胞となる。肺の表面はこまかい凹凸のある蜂窩肺となる

↓

肺線維症の発症

肺線維症の外観(右肺)

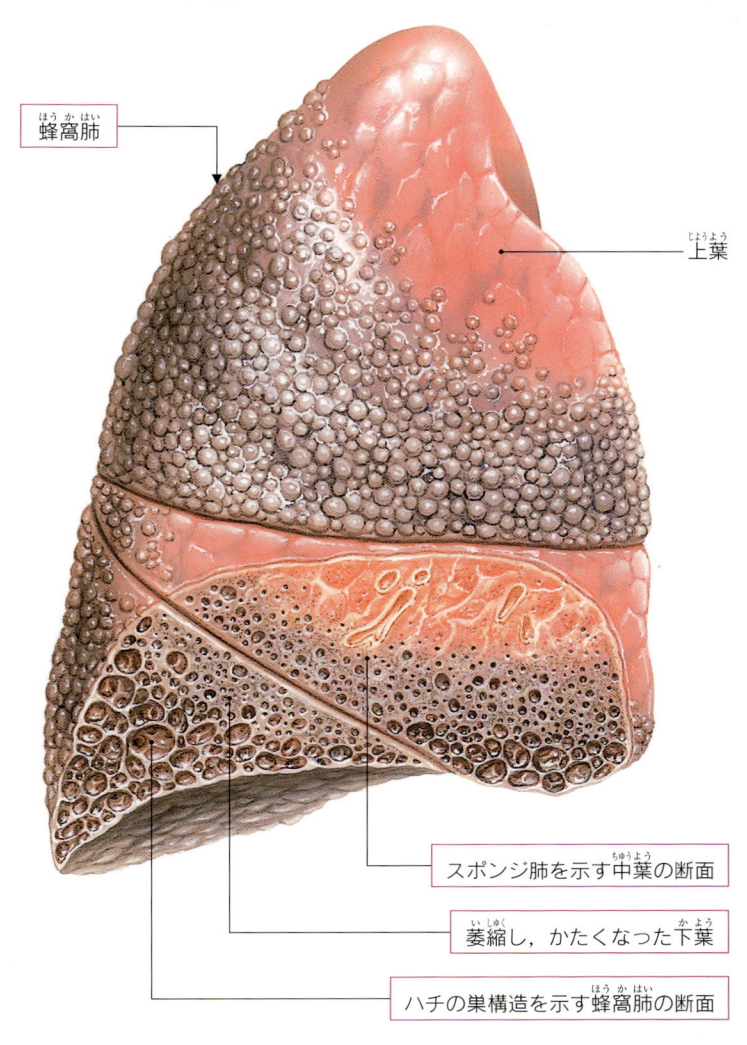

- 蜂窩肺
- 上葉
- スポンジ肺を示す中葉の断面
- 萎縮し、かたくなった下葉
- ハチの巣構造を示す蜂窩肺の断面

肺胞壁に張り付いた硝子膜によってガス交換が阻害されると、肺胞は萎縮し、肺胞上皮や肺胞間の隔壁(肺胞中隔)に損傷がおこり、ついにはつぶれてしまう。こうしておこるのが間質性肺炎である。つぶれた肺胞は、経過とともに線維化し、もともとあった肺胞腔はなくなってしまい、気道の拡張がおこる。肺線維症における肺表面の凹凸は、肺胞腔がなくなり、拡張した気道が嚢胞となった部分で、断面でみるとハチの巣状になっている。この病変は下葉に多くみられ、肺葉は萎縮し、かたくなる。また、直径1mm以下の小さな孔のあいたスポンジ様の肺実質(スポンジ肺)がみられることもある。

に近い箇所からはじまって肺門部(気管支の肺への入口)のほうに徐々に広がっていく。また、肺胞のつぶれが肺全体におよぶものは急性間質性肺炎と呼ばれ、危険である。肺胞は、その上皮から分泌されるサーファクタントという表面活性物質によってふくらんだ状態を保っているが、間質性肺炎では、上皮が障害されてこのサーファクタントが失われ、滲出物が空気に触れて硝子膜ができ、上皮がふさがれてしまう(図❷)。ウイルス性肺炎の多くも上皮が障害されるためこの形の病態をとる。

〔症状〕 発熱、せき、たん、呼吸困難、チアノーゼなどが主症状である。老人性の肺炎では発熱もなく、症状も不安定で、これといった症状がみられないことも多いので、注意が必要である。

〔肺炎から肺線維症へ〕 間質性肺炎などで、つぶれた肺胞が滲出物のなかに埋まったままでいると、そこに線維芽細胞や血管の増生がおこり、しだいに肉芽組織となっていく。そのため、その部分はやがて線維化した組織となり、その結果、もとの肺胞腔はなくなってしまい、空気の通り道である気道だけが残り、ガス交換ができなくなってしまう。これが肺線維症である(図❷)。広い範囲にわたっておかされるばあいは、肺全体がかたくなって伸び縮みしなくなり、空気が入りにくくなるので肺活量も減る。肺血管の抵抗もふえるため、肺高血圧症にもなる。

(山口 和克)

肺気腫
pulmonary emphysema

ガス交換の場となる呼吸細気管支や肺胞および肺胞嚢など，肺実質と呼ばれる組織に破壊をともなった異常な拡大が生じた状態を肺気腫という．人口の約1％にみられ，男女比は10：1と男性に多い．障害された肺実質は二度ともとにはもどらない．

〔種類〕　気管支の末端に位置する呼吸細気管支とその周囲に肺胞の破壊がおきて，その部分の腔が拡大して生じる小葉中心型肺気腫（図❶-2），呼吸細気管支よりさらに末端の肺胞道や肺胞嚢に，びまん性の破壊がおきる汎小葉型肺気腫（図❶-3），それに瘢痕，たとえばかたくなった結核病巣のまわりにできる巣状型肺気腫とがある．

〔原因〕　長年の喫煙や，大気汚染，寒冷，高湿度といった外的要因に，体質や年齢などの内的要因がからんでおきると考えられている．小葉中心型肺気腫のばあいは，炎症の際に白血球から出るタンパク分解酵素によって，呼吸細気管支や肺胞壁がこわされること，汎小葉型肺気腫のばあいは，タンパク分解酵素の働きをおさえる α_1-アンチトリプシンという物質が生まれつきないことにより，呼吸細気管支や肺胞壁が破壊されることが原因とみなされている．

〔症状〕　症状は，ふつう自覚症状のないままに進行するが，換気障害のために，やがて運動時の息切れ，せき，たんなどが現れる．肺気腫になると肺の有効面積が減り，血管床（肺胞の表面を縦横に走る毛細血管網）も減ってしまうので，肺全体の換気能力は低下する．それに加えて，肺の弾力性も低下するため，気道を広げていることができず，直径2mmほどの気管支が変形しやすい状態になっている．そのため，呼気のときに肺が縮むと，この気管支は空気に満たされたまわりの肺胞に押しつぶされて狭くなり，空気が出にくくなる．

吸い込まれた空気がうまく吐き出されないと，肺内にたまった空気によって胸郭は押し広げられて樽状にふくらみ，横隔膜も下がってくる．肺気腫患者では，この空気を吐き出すためにくちびるをすぼめて呼気を行うことがあり，これを〈口すぼめ呼吸〉という（図❷）．

（山口 和克）

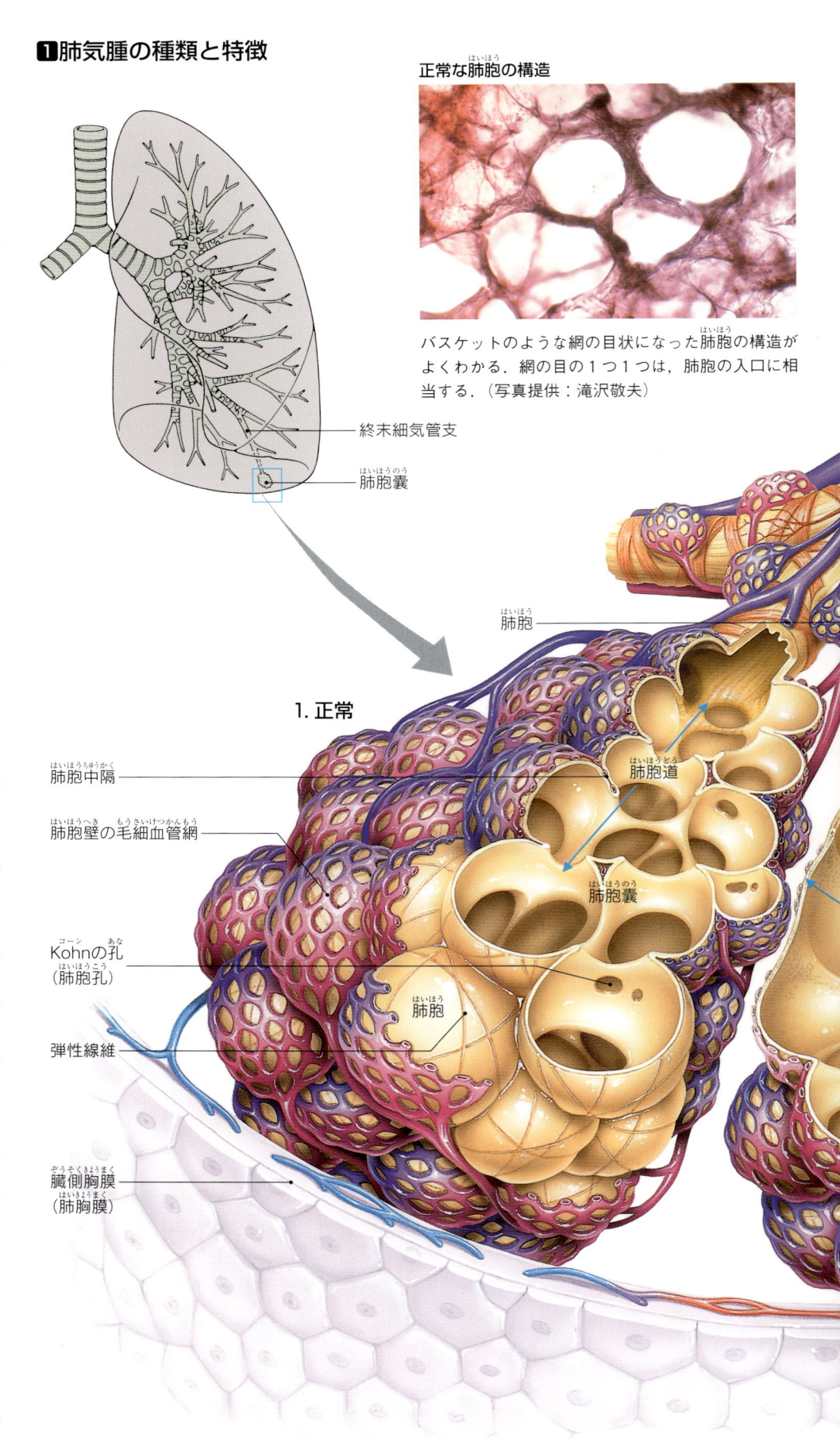

❶肺気腫の種類と特徴

正常な肺胞の構造

バスケットのような網の目状になった肺胞の構造がよくわかる．網の目の1つ1つは，肺胞の入口に相当する．（写真提供：滝沢敬夫）

― 終末細気管支
― 肺胞嚢

1. 正常

― 肺胞
― 肺胞中隔
― 肺胞壁の毛細血管網
― 肺胞道
― 肺胞嚢
― Kohnの孔（肺胞孔）
― 肺胞
― 弾性線維
― 臓側胸膜（肺胸膜）

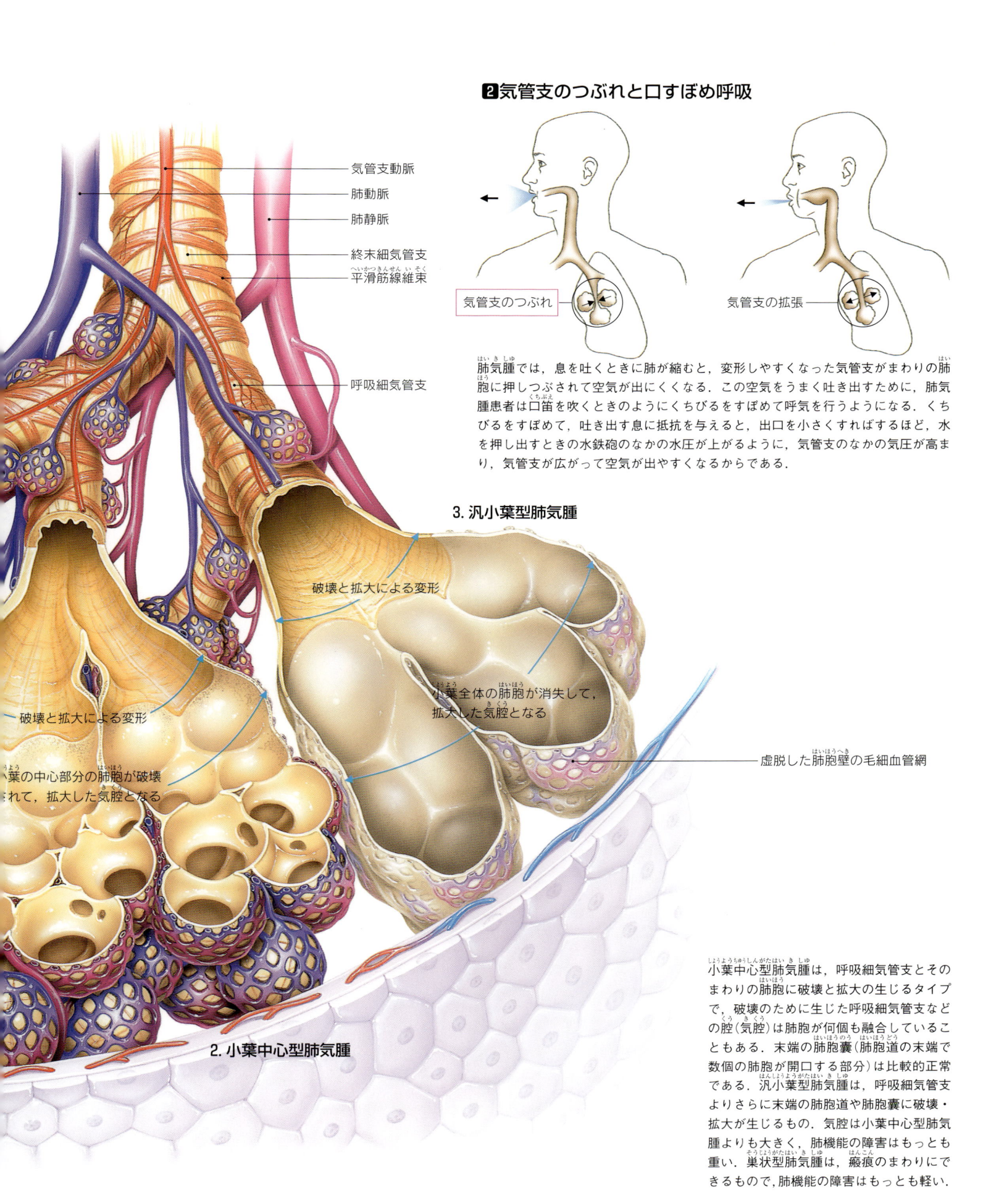

気管支動脈
肺動脈
肺静脈
終末細気管支
平滑筋線維束

呼吸細気管支

❷気管支のつぶれと口すぼめ呼吸

気管支のつぶれ　　　気管支の拡張

肺気腫では，息を吐くときに肺が縮むと，変形しやすくなった気管支がまわりの肺胞に押しつぶされて空気が出にくくなる．この空気をうまく吐き出すために，肺気腫患者は口笛を吹くときのようにくちびるをすぼめて呼気を行うようになる．くちびるをすぼめて，吐き出す息に抵抗を与えると，出口を小さくすればするほど，水を押し出すときの水鉄砲のなかの水圧が上がるように，気管支のなかの気圧が高まり，気管支が広がって空気が出やすくなるからである．

3. 汎小葉型肺気腫

破壊と拡大による変形

小葉全体の肺胞が消失して，拡大した気腔となる

虚脱した肺胞壁の毛細血管網

破壊と拡大による変形

小葉の中心部分の肺胞が破壊されて，拡大した気腔となる

2. 小葉中心型肺気腫

小葉中心型肺気腫は，呼吸細気管支とそのまわりの肺胞に破壊と拡大の生じるタイプで，破壊のために生じた呼吸細気管支などの腔（気腔）は肺胞が何個も融合していることもある．末端の肺胞嚢（肺胞道の末端で数個の肺胞が開口する部分）は比較的正常である．汎小葉型肺気腫は，呼吸細気管支よりさらに末端の肺胞道や肺胞嚢に破壊・拡大が生じるもの．気腔は小葉中心型肺気腫よりも大きく，肺機能の障害はもっとも重い．巣状型肺気腫は，瘢痕のまわりにできるもので，肺機能の障害はもっとも軽い．

肺がん
lung cancer

● 関連のある病気
がんの発生と転移のしくみ→166ページ　クッシング症候群→170ページ　高カルシウム血症→170ページ　低ナトリウム血症→171ページ

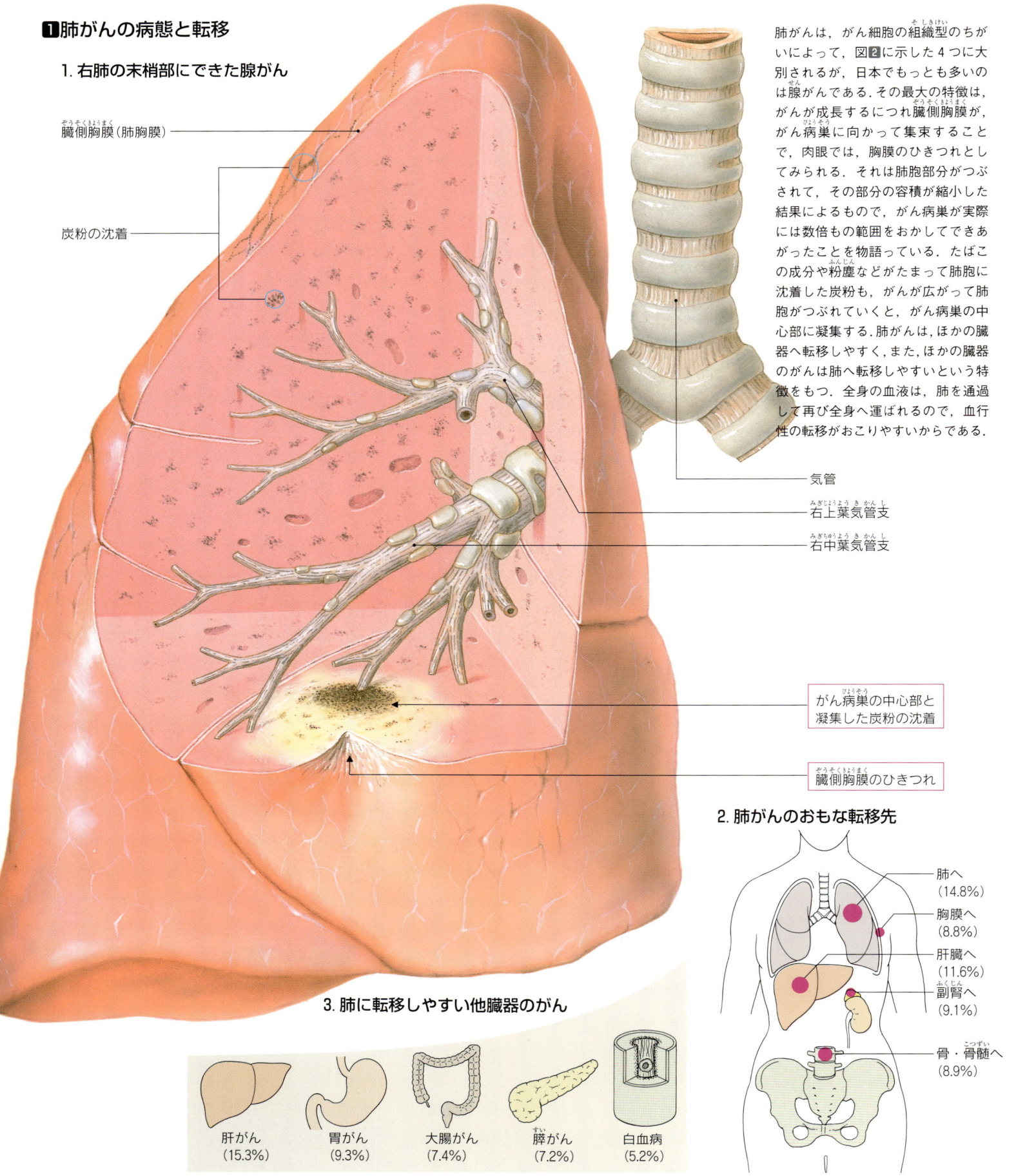

❶肺がんの病態と転移

1. 右肺の末梢部にできた腺がん

- 臓側胸膜（肺胸膜）
- 炭粉の沈着
- 気管
- 右上葉気管支
- 右中葉気管支
- がん病巣の中心部と凝集した炭粉の沈着
- 臓側胸膜のひきつれ

肺がんは，がん細胞の組織型のちがいによって，図❷に示した4つに大別されるが，日本でもっとも多いのは腺がんである．その最大の特徴は，がんが成長するにつれ臓側胸膜が，がん病巣に向かって集束することで，肉眼では，胸膜のひきつれとしてみられる．それは肺胞部分がつぶされて，その部分の容積が縮小した結果によるもので，がん病巣が実際には数倍もの範囲をおかしてできあがったことを物語っている．たばこの成分や粉塵などがたまって肺胞に沈着した炭粉も，がんが広がって肺胞がつぶれていくと，がん病巣の中心部に凝集する．肺がんは，ほかの臓器へ転移しやすく，また，ほかの臓器のがんは肺へ転移しやすいという特徴をもつ．全身の血液は，肺を通過して再び全身へ運ばれるので，血行性の転移がおこりやすいからである．

2. 肺がんのおもな転移先

- 肺へ（14.8%）
- 胸膜へ（8.8%）
- 肝臓へ（11.6%）
- 副腎へ（9.1%）
- 骨・骨髄へ（8.9%）

3. 肺に転移しやすい他臓器のがん

- 肝がん（15.3%）
- 胃がん（9.3%）
- 大腸がん（7.4%）
- 膵がん（7.2%）
- 白血病（5.2%）

肺がんが肺内へ転移する率は，肺に転移するすべてのがんのなかの20.6%を占める．

▶肺にできる悪性の腫瘍で，年々増加の傾向にあり，患者の数は胃がんについで多い．死亡率では総死亡数のおよそ4.5％を占めており，1993年，日本人男性の肺がん死亡数は胃がんを超えた．

[分類と特徴] がんのできる部位から分類すると，気管支の付け根（気管支の肺への入口で肺門という）に近い部分に発生する中枢型と，肺の末梢（末端）部に発生する末梢型（図❶）に大別される．いずれも肺胞と接する細気管支の末梢部が発生の場所となる．

また，肺がんは，がん細胞の組織型のちがいにより，扁平上皮がん，腺がん，大細胞がん，小細胞がんに大別される（図❷）．扁平上皮がんと小細胞がんは喫煙などの環境因子と深く関連するといわれている．両者とも肺門部に発生する中枢型が比較的多い．腺がんは肺がん中もっとも多い型で，しかも女性の腺がん患者の約80％が非喫煙者である．大細胞がんと同様に末梢型が多い．

[早期発見と治療のむずかしさ] 肺がんは，治癒率を向上させることがもっともむずかしいがんの1つであるが，それは，真の意味での早期発見が不可能に近いからである．その理由は，空気を満たしてふくらんでいる肺は，容易に形を変えることと，がんの広がり方がほかの臓器のばあいとは異なることによる．すなわち，細気管支の末梢部にできたがんが，気管支や肺胞の正常な組織をがん細胞に置き換えながら増殖・進展し，その細気管支の末梢にある肺胞道の入口をふさいでしまうと，空気の入らなくなった肺胞部分はたちまちつぶれて縮小してしまう．このような広がり方を繰り返して，胸部のレントゲン写真に写るようになったたとえば5mm大のがんは，もともと3cm大ほどもあった広い範囲の肺胞をつぶしてできあがったという背景をもっているのである．あえて比べると，直径1cm大の肺がんは10cm大の胃粘膜がんに匹敵するといえよう．ほかの臓器のがんなら早期がんといえる大きさであっても，肺がんではずっと進行したがんなのである．この事実が肺がんの治療を困難にしている根本的な事情である．

[症状] 初期および小さな肺がんではまったく無症状である．胸部のレントゲン撮影で偶然にみつかった5～10mm大の肺がんでも，症状は出ないことが多い．血たん，呼吸困難などの症状が出るのは，ある程度進行し，比較的太い気管支がおかされてからである．

[予後] 治療法の進歩により，よくなってきているが，症状が出てから発見されるものは予後もわるいので，検診などで早期発見に努めることがたいせつである． （山口 和克）

❷肺がんの種類と特徴

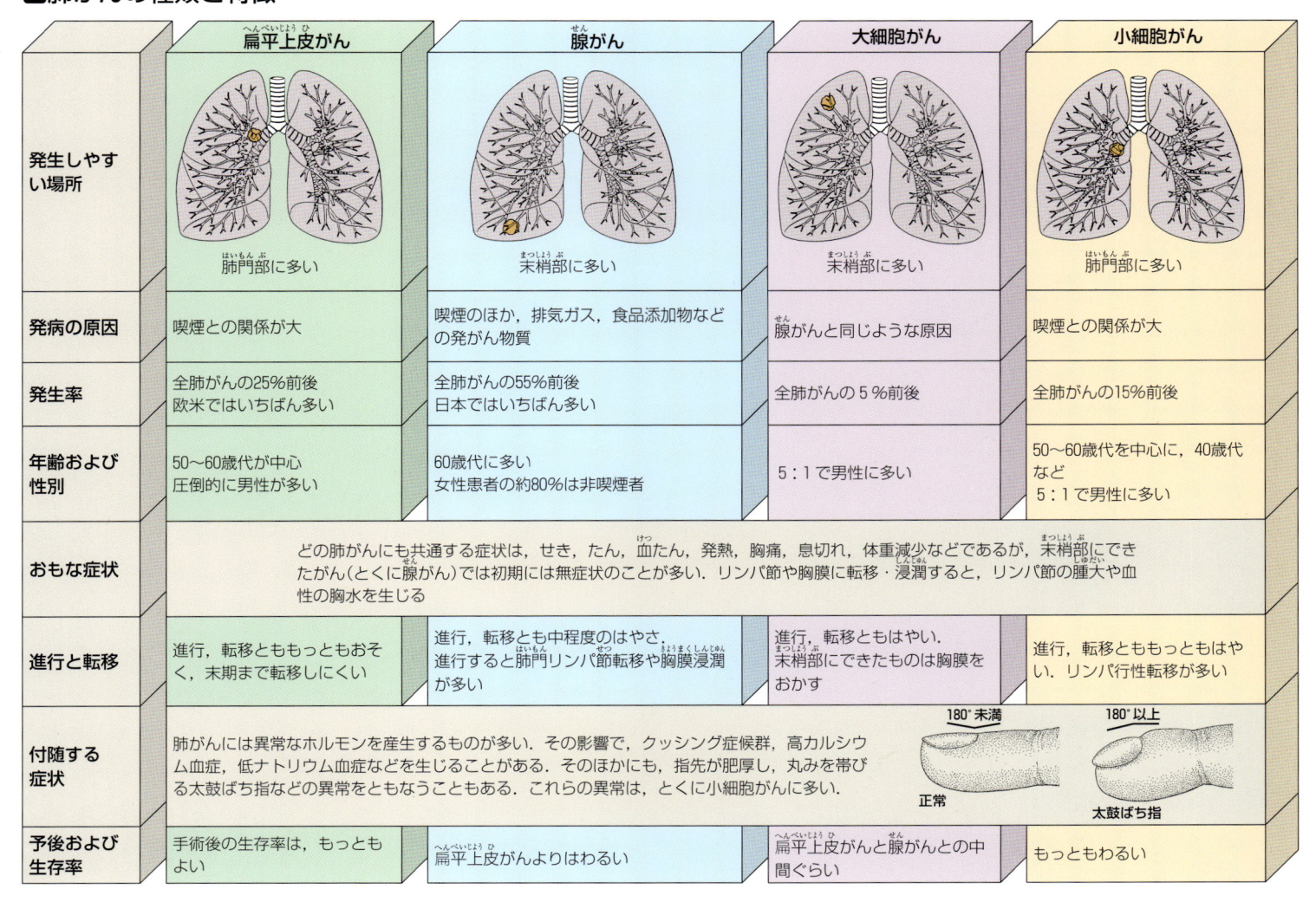

	扁平上皮がん	腺がん	大細胞がん	小細胞がん
発生しやすい場所	肺門部に多い	末梢部に多い	末梢部に多い	肺門部に多い
発病の原因	喫煙との関係が大	喫煙のほか，排気ガス，食品添加物などの発がん物質	腺がんと同じような原因	喫煙との関係が大
発生率	全肺がんの25％前後 欧米ではいちばん多い	全肺がんの55％前後 日本ではいちばん多い	全肺がんの5％前後	全肺がんの15％前後
年齢および性別	50～60歳代が中心 圧倒的に男性が多い	60歳代に多い 女性患者の約80％は非喫煙者	5：1で男性に多い	50～60歳代を中心に，40歳代など 5：1で男性に多い
おもな症状	どの肺がんにも共通する症状は，せき，たん，血たん，発熱，胸痛，息切れ，体重減少などであるが，末梢部にできたがん（とくに腺がん）では初期には無症状のことが多い．リンパ節や胸膜に転移・浸潤すると，リンパ節の腫大や血性の胸水を生じる			
進行と転移	進行，転移とももっともおそく，末期まで転移しにくい	進行，転移とも中程度のはやさ．進行すると肺門リンパ節転移や胸膜浸潤が多い	進行，転移ともはやい．末梢部にできたものは胸膜をおかす	進行，転移ともももっともはやい．リンパ行性転移が多い
付随する症状	肺がんには異常なホルモンを産生するものが多い．その影響で，クッシング症候群，高カルシウム血症，低ナトリウム血症などを生じることがある．そのほかにも，指先が肥厚し，丸みを帯びる太鼓ばち指などの異常をともなうこともある．これらの異常は，とくに小細胞がんに多い．			
予後および生存率	手術後の生存率は，もっともよい	扁平上皮がんよりはわるい	扁平上皮がんと腺がんとの中間ぐらい	もっともわるい

狭心症, 心筋梗塞
angina pectoris, myocardial infarction

●関連のある病気
心不全→58ページ　心タンポナーデ→64ページ
不整脈→64ページ　高血圧症→130ページ
動脈硬化症→132ページ　高脂血症→154ページ

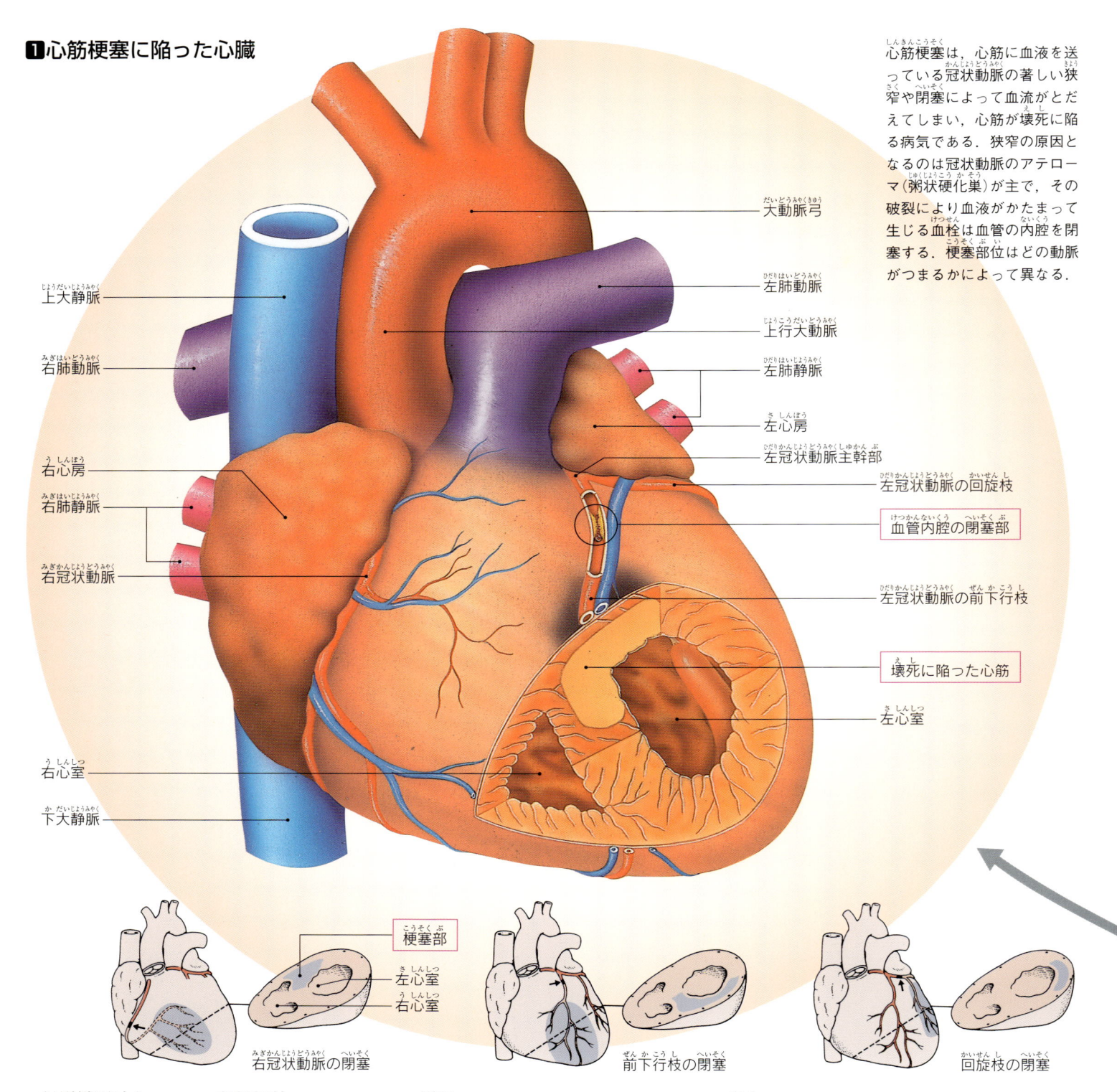

❶心筋梗塞に陥った心臓

心筋梗塞は，心筋に血液を送っている冠状動脈の著しい狭窄や閉塞によって血流がとだえてしまい，心筋が壊死に陥る病気である．狭窄の原因となるのは冠状動脈のアテローマ（粥状硬化巣）が主で，その破裂により血液がかたまって生じる血栓は血管の内腔を閉塞する．梗塞部位はどの動脈がつまるかによって異なる．

（図中ラベル）
大動脈弓／左肺動脈／上行大動脈／左肺静脈／左心房／左冠状動脈主幹部／左冠状動脈の回旋枝／血管内腔の閉塞部／左冠状動脈の前下行枝／壊死に陥った心筋／左心室／上大静脈／右肺動脈／右心房／右肺静脈／右冠状動脈／右心室／下大静脈

梗塞部／左心室／右心室／右冠状動脈の閉塞／前下行枝の閉塞／回旋枝の閉塞

▶冠状動脈硬化によって血管内腔が狭くなったり（狭窄），狭窄がなくても，血管が収縮することによって冠状動脈に血行障害がおこると，その動脈から血液をもらっている心筋は虚血状態となり，心筋へのエネルギーの需給バランスがくずれてしまう．このようにしておこった心筋の障害を虚血性心疾患と総称する．そのうち，虚血が一過性で心筋の障害が一時的なばあいを狭心症といい，虚血が持続するために心筋が壊死に陥るものを心筋梗塞という．

[心臓の特性] たえず収縮と弛緩を繰り返して全身に血液を送り出している心臓は，莫大なエネルギーを消費しながら，その機能と構造を正常に保持している．心臓は3本の大きな動脈（右冠状動脈，左冠状動脈の前下行枝と回旋枝）から血液の灌流を受けているが，これらの冠状動脈に血行障害が生じて豊富な血液の灌流が阻害されると，心臓は十分な酸素の供給を受けることができず，効率のよいエネルギーの産生が損なわれ，その需給のバランスがくずれてしまうので，もはや機能と構造を正常に保ちえなくなる．たえず莫大なエネルギーを消費している心筋は，このような虚血

❷狭心症がおきたときの冠状動脈の状態

- 外膜
- 中膜
- 内皮細胞
- 内弾性板
- 内膜
- 中膜より侵入した平滑筋細胞
- アテローマ（粥状硬化巣）
- 浸潤したマクロファージの泡沫細胞化
- 血管内腔の狭窄部
- 攣縮部
- 血管内腔の狭窄
- 虚血部

アテローマ（粥状硬化巣）によって，冠状動脈の内腔は著しく狭窄されるが，心筋梗塞とちがって血流がとだえることはなく，心筋の障害も一時的である．アテローマのような物理的な狭窄病変がなくても，冠状動脈のはげしい収縮（攣縮）によっておこることもある．

❸心筋梗塞がおきたときの冠状動脈の状態

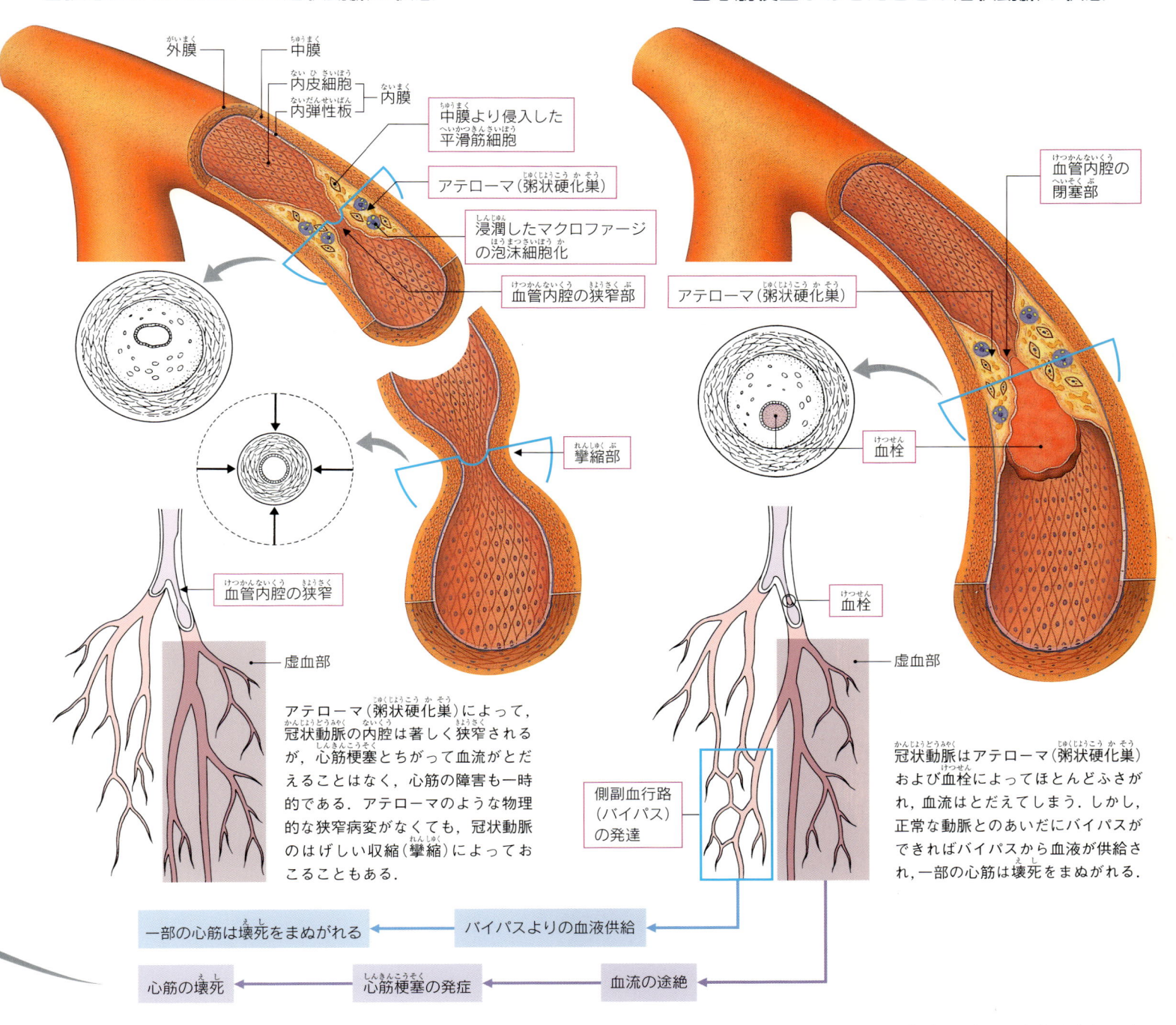

- 血管内腔の閉塞部
- アテローマ（粥状硬化巣）
- 血栓
- 血栓
- 虚血部
- 側副血行路（バイパス）の発達

冠状動脈はアテローマ（粥状硬化巣）および血栓によってほとんどふさがれ，血流はとだえてしまう．しかし，正常な動脈とのあいだにバイパスができればバイパスから血液が供給され，一部の心筋は壊死をまぬがれる．

一部の心筋は壊死をまぬがれる ← バイパスよりの血液供給

心筋の壊死 ← 心筋梗塞の発症 ← 血流の途絶

の影響をもっとも受けやすい臓器であるといえる．

〔虚血の原因〕　冠状動脈の血行障害は，動脈硬化性の病変，とくにコレステロールの沈着により形成されるアテローマ（粥状硬化巣）によって血管の内腔が狭窄されて生じる．アテローマに出血や潰瘍が出現し，その結果として形成された血栓により冠状動脈の血流がとだえると心筋梗塞が発症する．狭窄病変がなくても，冠状動脈がはげしい収縮（攣縮）をおこして血行障害を生じることがある．このような攣縮は狭心症の原因となり，そのばあいの狭心症発作は，夜間ないし早朝などの安静時に出現することが多い．

〔病気の特徴〕〔狭心症〕　冠状動脈の虚血が一過性であれば，心筋の障害も一時的であり，血流が回復すればその障害はもとにもどる（図❷）．このような病態は，多くは胸痛ないしは胸部の圧迫感をともなうことから狭心症という．症状をともなわないばあいもあり，これを無症候性心筋虚血といい，狭心症と同様に治療の対象となる．

〔心筋梗塞〕　虚血が持続し，心筋の代謝障害がもとにもどらなくなって壊死に陥ると心筋梗塞の発症となる（図❶，図❸）．梗塞となった心筋は，しばしば生命を直接おびやかす重大な不整脈を生じ，また収縮の働きを失ってしまうことにより，心臓の機能は著しく障害され，予後は不良となる（発症時に約25％は死亡する）．

4 狭心症の種類と特徴

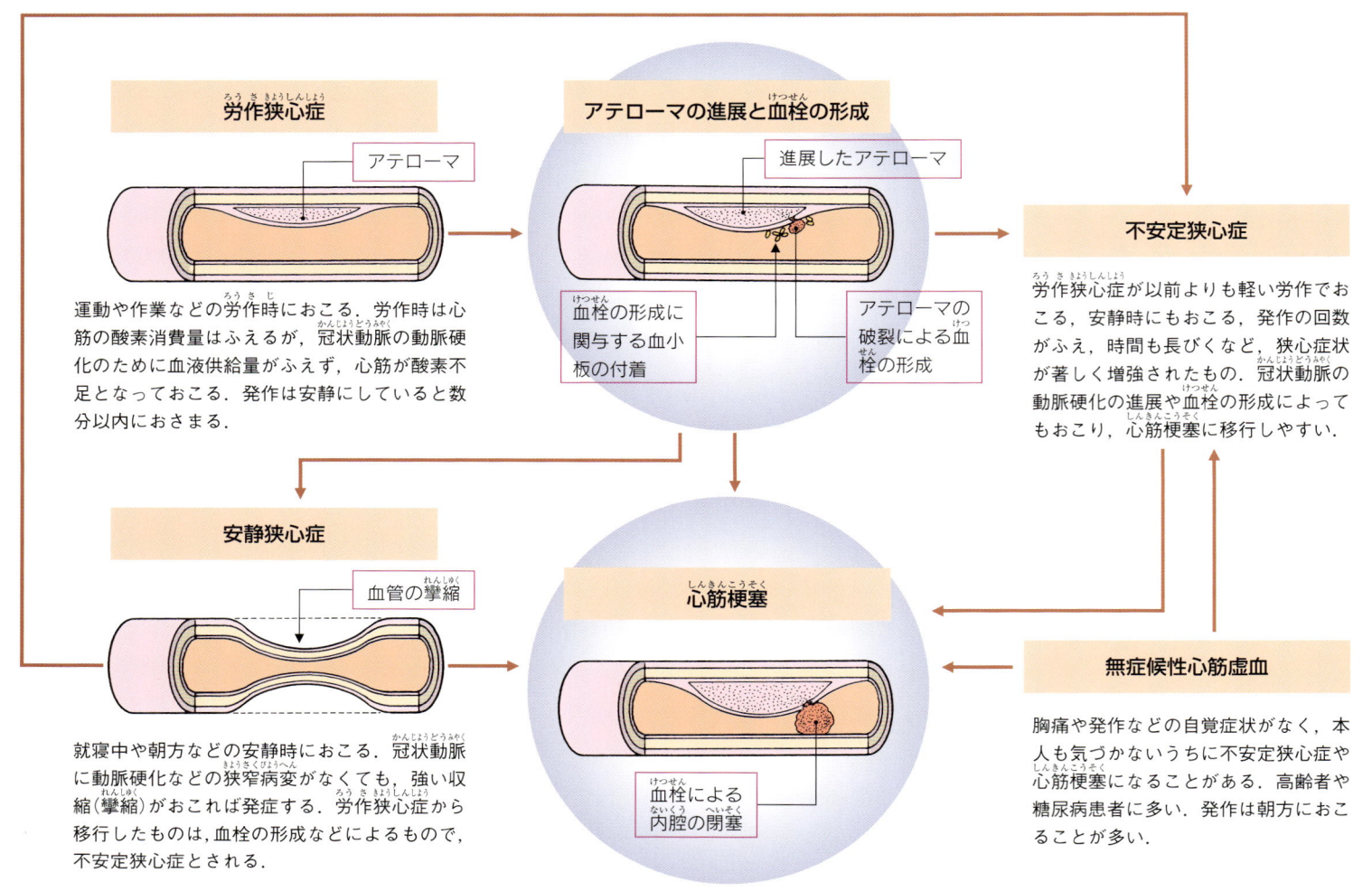

労作狭心症
アテローマ

運動や作業などの労作時におこる．労作時は心筋の酸素消費量はふえるが，冠状動脈の動脈硬化のために血液供給量がふえず，心筋が酸素不足となっておこる．発作は安静にしていると数分以内におさまる．

アテローマの進展と血栓の形成
進展したアテローマ
血栓の形成に関与する血小板の付着
アテローマの破裂による血栓の形成

不安定狭心症
労作狭心症が以前よりも軽い労作でおこる，安静時にもおこる，発作の回数がふえ，時間も長びくなど，狭心症状が著しく増強されたもの．冠状動脈の動脈硬化の進展や血栓の形成によってもおこり，心筋梗塞に移行しやすい．

安静狭心症
血管の攣縮

就寝中や朝方などの安静時におこる．冠状動脈に動脈硬化などの狭窄病変がなくても，強い収縮（攣縮）がおこれば発症する．労作狭心症から移行したものは，血栓の形成などによるもので，不安定狭心症とされる．

心筋梗塞
血栓による内腔の閉塞

無症候性心筋虚血
胸痛や発作などの自覚症状がなく，本人も気づかないうちに不安定狭心症や心筋梗塞になることがある．高齢者や糖尿病患者に多い．発作は朝方におこることが多い．

狭心症にはいくつかのタイプがある．図はその特徴と相互の関係を示したもの．

5 虚血性心疾患における胸痛の出現部位

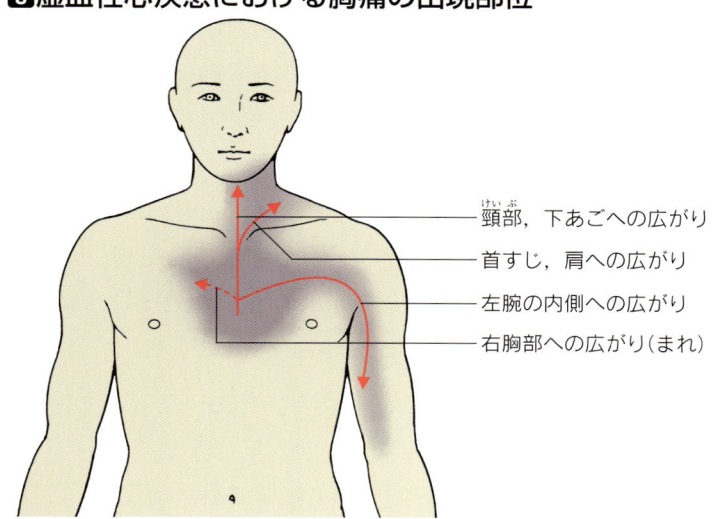

- 頸部，下あごへの広がり
- 首すじ，肩への広がり
- 左腕の内側への広がり
- 右胸部への広がり（まれ）

胸痛や胸部圧迫感は，左胸部や胸の中央部を中心に出現し，しばしば左側の首すじ，頸部，肩ないし腕の内側に広がる．下あごにおよぶこともある．時間は，狭心症のばあいは，ふつう3分以内，長くても5分程度であるが，心筋梗塞のばあいは，より強い痛みが30分以上，ばあいによっては1〜2時間つづくことがある．

［狭心症の症状と種類］　狭心症は，一過性の心筋虚血によっておこる胸痛ないし胸部圧迫感を主症状とする．左胸部や胸の中央部を中心に出現して，しばしば首すじ，頸部ないし左腕に放散する．その持続は1〜3分以内が多く，5分以上になることは少ない（図5）．心筋の障害は一時的であり，それほど重くないことから収縮機能の低下や不整脈の発症をみることは少ない．冠状動脈を含めて血管を拡張し，心筋の仕事量を少なくすることで心筋の酸素消費量を減らし，酸素の需給のバランスを改善すると元にもどる．ニトログリセリンがよく効き，その舌下錠剤は吸収がはやく，1分以内に効果が現れる．

冠状動脈に生じたアテローマによって血管内腔が狭窄し，血行障害をきたすものは，労作（運動や作業）により心臓の仕事量がふえて酸素消費量が増加した際に発症する．労作をやめることで発作が自然に消えることから，これを労作狭心症という（図4）．

冠状動脈に動脈硬化などの物理的な狭窄病変がないか，あってもごくわずかなばあいでも発症するタイプの狭心症は，冠状動脈の攣縮による機能的な狭窄による血行障害でおこる．労作によっておこることは少なく，夜間ないし早朝の安静時に多く出現する

❻心筋梗塞の合併症と発生時期

心筋梗塞発症直後から数日

不整脈：急性心筋梗塞のばあいには高率に出現する．心室の筋肉が細かい単位で不規則に収縮と弛緩を繰り返す心室細動や心室粗動に陥ると，血液を送り出すことができなくなり，急死してしまう．

心原性ショック：左心室の心筋が広範な壊死に陥ることによって生じる急性の循環不全．血圧低下，顔面蒼白，虚脱，呼吸不全，四肢の冷感，皮膚が冷たく，しかも湿った感じになる，などの症状が出る．生命を直接おびやかす重大な病態である．

血栓性の病変：血栓は，梗塞部に生じやすい．血栓が左心室より末梢へ運ばれると，脳や腎臓，下肢などに血栓性の塞栓症を引き起こし，危険である．

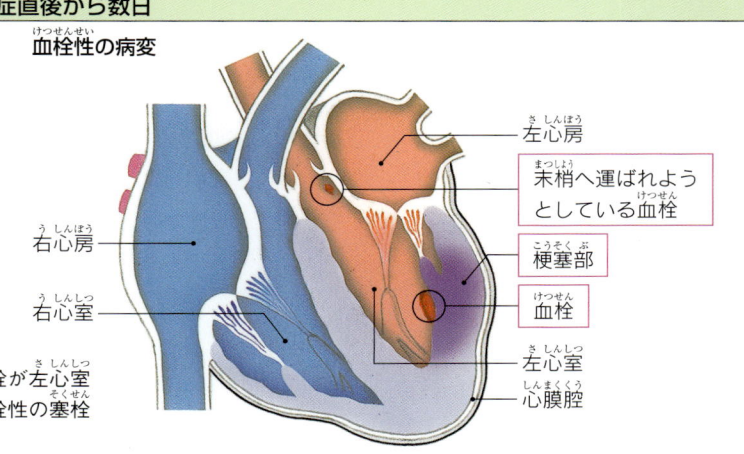

血栓性の病変

- 左心房
- 末梢へ運ばれようとしている血栓
- 右心房
- 梗塞部
- 右心室
- 血栓
- 左心室
- 心膜腔

発症後数日から2週間

心室壁の断裂

- 心室壁の穿孔
- 心膜腔にたまった血液

心室中隔の断裂

- 心室中隔の断裂と動・静脈血の混合

発症後数週から数ヵ月

心室瘤

- 血栓
- 線維化した組織によるこぶの形成

心室壁の断裂：高齢者，高血圧症，女性の梗塞例に多い．急性心筋梗塞のばあいは，1週間以内におこることが多い．破れた心室壁より血液が心膜腔へ流出し，心臓を圧迫する心タンポナーデへ進展する．

心室中隔の断裂：左右の心室が通じるため，動脈血と静脈血とが混合し，急速に両室心不全に陥る．

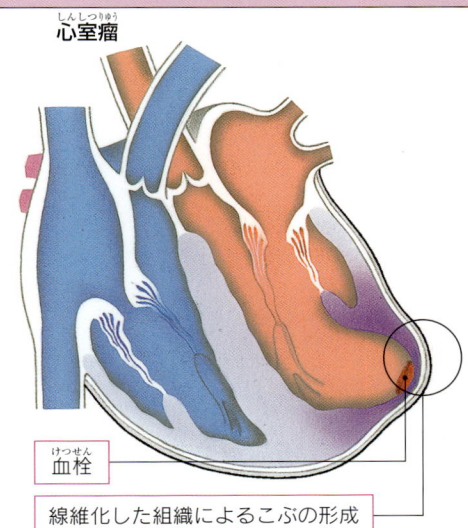

心室瘤：心筋の壊死した部分が，線維化し，左心室壁が心室の内圧によって徐々にふくらんだ状態．瘤内には血栓ができていることが多く，脳などほかの臓器へ運ばれて塞栓症の原因となる．こぶが破裂すると心室壁の断裂となり，心タンポナーデとなる．

心筋梗塞では壊死に陥った心筋の収縮力が回復せず，不整脈や心原性ショック，さらには心室壁の障害など，生命にかかわる重大な合併症がおこりうる．集中治療室（CCU）に入院できた患者は，冠状動脈の閉塞を解除したり，不整脈や心原性ショックなどの重大な合併症に対しての的確な治療が受けられるので，死亡率は10％以内となる．図は，心筋梗塞発症後のおもな合併症とその発生時期のおおよその目安を示したもの．

ことから安静狭心症と呼ばれる（図❹）．

はじめて狭心症が出現したり，労作狭心症が安静時にも出現するようになったり，または狭心症状が著しく増強したものは不安定狭心症という（図❹）．狭窄部に血栓を形成していることが多く，心筋梗塞に移行しやすいので厳重な治療と管理が必要である．

【**心筋梗塞の症状**】　心筋梗塞は，冠状動脈の血流がとだえて心筋が壊死に陥ったもので，その部位の収縮は止まったまま回復せず，心臓の機能が低下して心不全をしばしば発症する．重大な不整脈を生じて急死することがあり，急性期に30％近くが死亡する．

症状は，狭心症と比べて重く，胸部の強い狭扼感（いわゆる締めつけ感）が30分以上つづき（図❺），冷や汗，嘔吐などのショック症状をともなう．そのほか，ときに血栓性の病変や心破裂，心室瘤を合併することもある（図❻）．老年患者や糖尿病患者では，発作時には無症状で，のちに心不全が発症してはじめて気づかれることがある．なお，心筋梗塞による胸痛には，ニトログリセリンは効果がない．

（矢崎　義雄）

心不全, 心筋症
heart failure, cardiomyopathy

● 関連のある病気
心筋梗塞→54ｼﾞ　心筋炎→64ｼﾞ　心臓喘息→64ｼﾞ　心臓弁膜症→64ｼﾞ　心タンポナーデ→64ｼﾞ　肺水腫→64ｼﾞ　高血圧症→130ｼﾞ

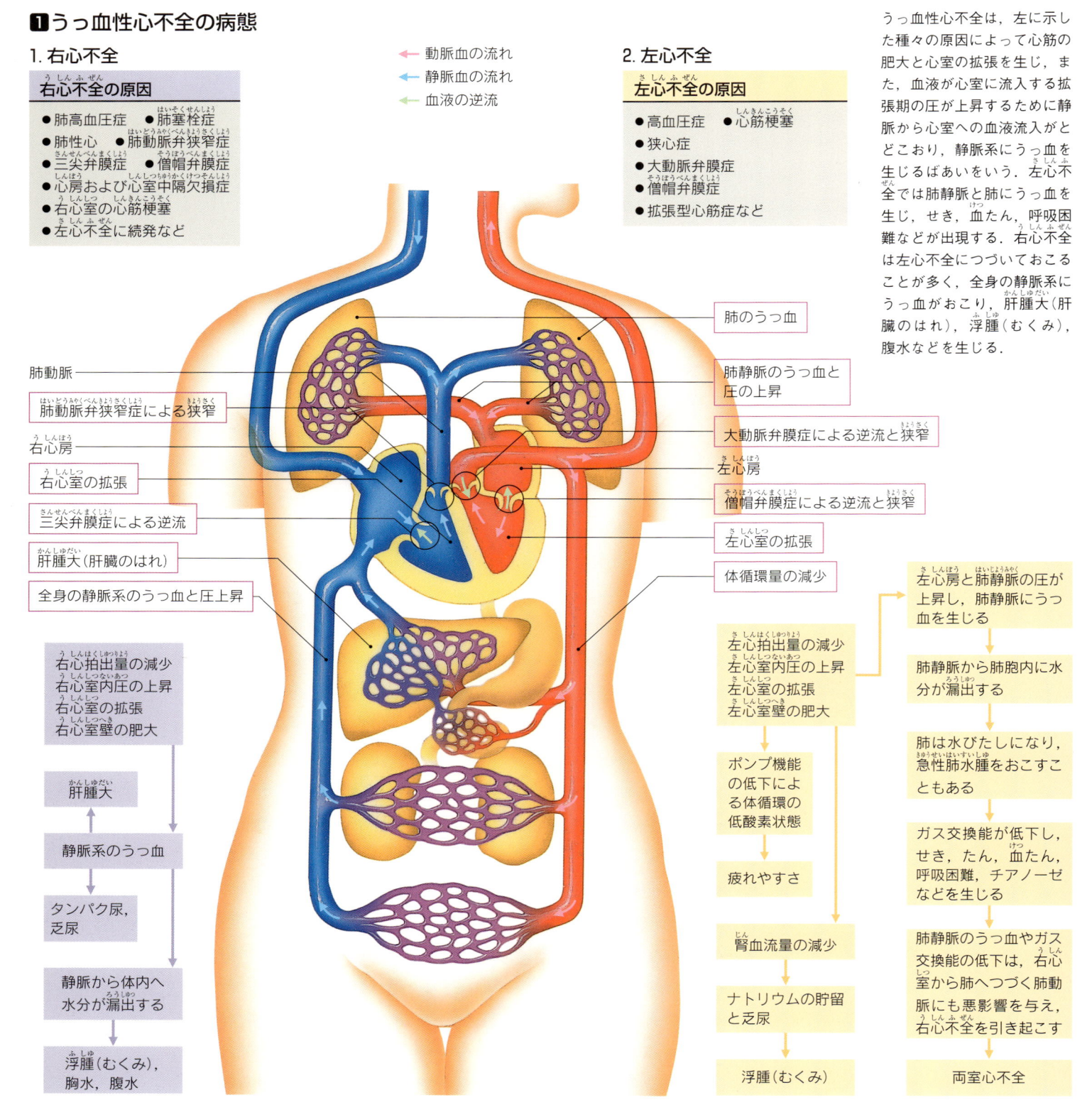

1 うっ血性心不全の病態

1. 右心不全

右心不全の原因
- 肺高血圧症　● 肺塞栓症
- 肺性心　● 肺動脈弁狭窄症
- 三尖弁膜症　● 僧帽弁膜症
- 心房および心室中隔欠損症
- 右心室の心筋梗塞
- 左心不全に続発　など

2. 左心不全

左心不全の原因
- 高血圧症　● 心筋梗塞
- 狭心症
- 大動脈弁膜症
- 僧帽弁膜症
- 拡張型心筋症　など

← 動脈血の流れ
← 静脈血の流れ
← 血液の逆流

うっ血性心不全は，左に示した種々の原因によって心筋の肥大と心室の拡張を生じ，また，血液が心室に流入する拡張期の圧が上昇するために静脈から心室への血液流入がとどこおり，静脈系にうっ血を生じるばあいをいう．左心不全では肺静脈と肺にうっ血を生じ，せき，血たん，呼吸困難などが出現する．右心不全は左心不全につづいておこることが多く，全身の静脈系にうっ血がおこり，肝腫大（肝臓のはれ），浮腫（むくみ），腹水などを生じる．

図中ラベル：
- 肺動脈
- 肺動脈弁狭窄症による狭窄
- 右心房
- 右心室の拡張
- 三尖弁膜症による逆流
- 肝腫大（肝臓のはれ）
- 全身の静脈系のうっ血と圧上昇
- 肺のうっ血
- 肺静脈のうっ血と圧の上昇
- 大動脈弁膜症による逆流と狭窄
- 左心房
- 僧帽弁膜症による逆流と狭窄
- 左心室の拡張
- 体循環量の減少

右心不全の流れ：
右心拍出量の減少／右心室内圧の上昇／右心室の拡張／右心室壁の肥大 → 肝腫大 → 静脈系のうっ血 → タンパク尿，乏尿 → 静脈から体内へ水分が漏出する → 浮腫（むくみ），胸水，腹水

左心不全の流れ：
左心拍出量の減少／左心室内圧の上昇／左心室の拡張／左心室壁の肥大 → ポンプ機能の低下による体循環の低酸素状態 → 疲れやすさ → 腎血流量の減少 → ナトリウムの貯留と乏尿 → 浮腫（むくみ）

左心房と肺静脈の圧が上昇し，肺静脈にうっ血を生じる → 肺静脈から肺胞内に水分が漏出する → 肺は水びたしになり，急性肺水腫をおこすこともある → ガス交換能が低下し，せき，たん，血たん，呼吸困難，チアノーゼなどを生じる → 肺静脈のうっ血やガス交換能の低下は，右心室から肺へつづく肺動脈にも悪影響を与え，右心不全を引き起こす → 両室心不全

心臓が全身へ送り出す血液量（心拍出量）が著しく減少して，血液を全身の組織に十分に循環させることができなくなった状態を心不全という．一方，高血圧症や心臓弁膜症などの原因がなくて，心筋の肥大をきたしたり，収縮不全により心不全をきたした病態を心筋症という．肥大型，拡張型，さらに心内膜の著しい肥厚により拡張不全となる拘束型心筋症とに分類される．

● 心不全

〔うっ血性心不全〕　高血圧症や心臓弁膜症などによって心臓に負荷が加わると，心筋は肥大して収縮力を増すことで心機能を保持するように変化する．しかしその限界をこえる過剰な負荷が持続して加わると心筋の収縮力は著しく低下し，心拍出量が減少するとともに，血液が末梢にとどこおり，心臓へもどる血液量が少なく

2 急性心不全と全身の症状

| 原因 | 外傷，大動脈瘤破裂，消化管出血，やけど，急性膵炎など |
| 原因 | 急性心筋梗塞，心筋症，重大な不整脈，心タンポナーデなど |

→ 血液の喪失／心筋収縮力の低下 → 心拍出量の減少　頻脈（心拍数の増加）

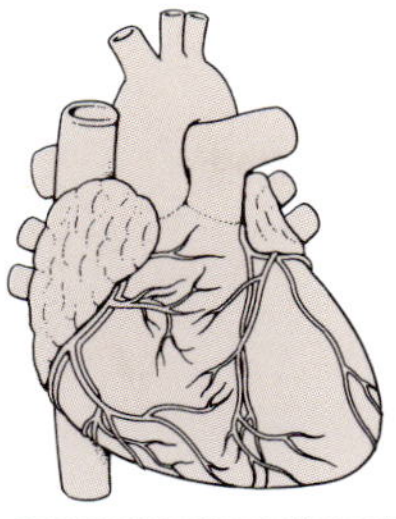

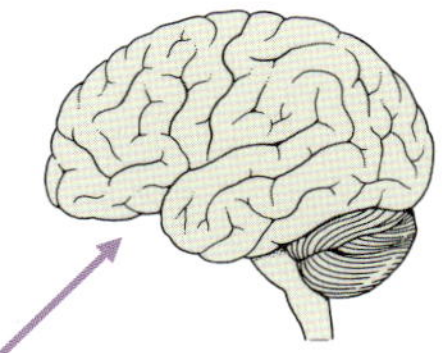

低酸素状態に陥り，傾眠や意識障害が生じる．

全身の症状：極端な血圧低下／冷や汗／吐きけ／皮膚の冷感／顔面蒼白／チアノーゼ／脈拍が弱まるなど

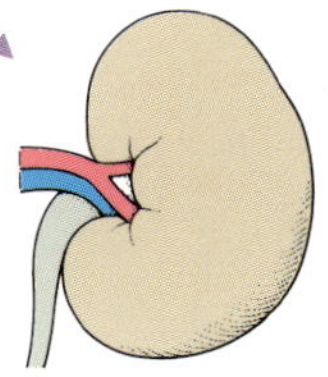

腎臓への血液供給量が減少するので，尿をつくることができず，乏尿となる．

急性心不全は，心拍出量の極端な減少により，全身の組織が急激に低酸素状態や代謝異常に陥ったショック状態をいう．急性心筋梗塞などで，心筋収縮力が低下したばあいや，外傷などによる大量出血のため，心臓にもどる血液量が著しく減ったばあいは，心臓は全身の組織に十分な血液を送り出せなくなり，急性心不全を引き起こすことになる．

3 心筋症の病態

1. 肥大型心筋症

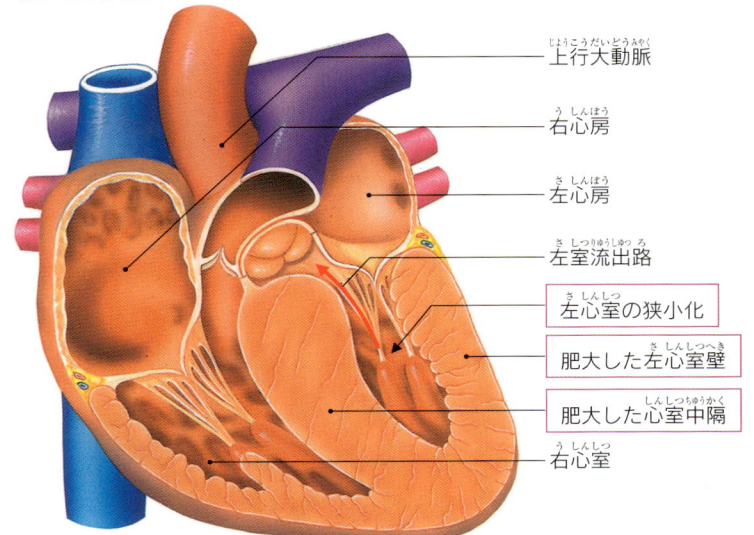

ラベル：上行大動脈／右心房／左心房／左室流出路／左心室の狭小化／肥大した左心室壁／肥大した心室中隔／右心室

左心室壁の肥大と左心室の狭小化，心筋細胞の乱れが特徴．心筋の収縮力は良好で予後もよい．しかし，左心室壁や心室中隔などに極端な肥大化がおこったばあいは，左室流出路が狭窄され閉塞性肥大型心筋症となる．全身への血液駆出が阻害されるので，治療が必要となる．

2. 拡張型心筋症

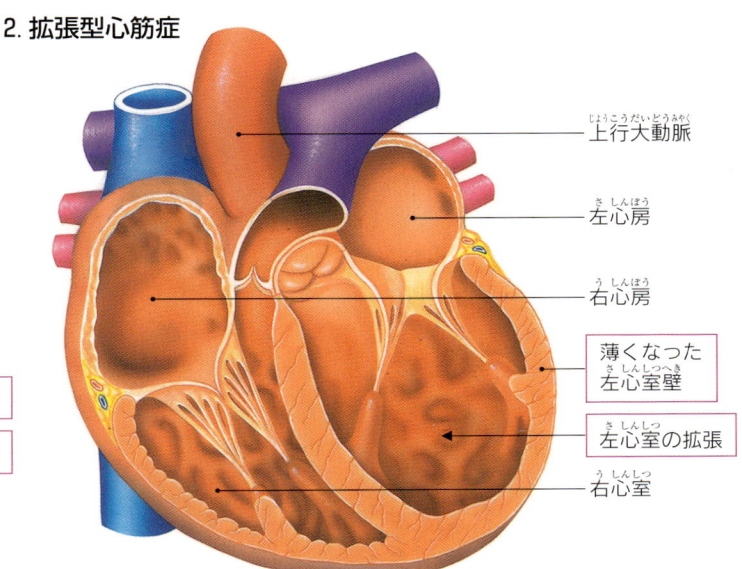

ラベル：上行大動脈／左心房／右心房／薄くなった左心室壁／左心室の拡張／右心室

左心室壁は一般に薄くなり，内腔が拡張する．心筋の著しい収縮不全により，うっ血性心不全となり，息切れ，動悸，肝腫大（肝臓のはれ）などの症状が出現する．

なる（うっ血）．この病態をうっ血性心不全という．心室は拡張し，心筋の収縮運動の著しい低下がおこる．心筋梗塞などにより，心筋が壊死に陥り，収縮しなくなっても同様の心不全が生じる．静脈が拡張して，下肢などに浮腫（むくみ）を生じ，また肝臓が大きくはれる（肝腫大）．労作（運動や作業）時の息切れや動悸，疲れやすさを訴える（図❶）．急激に左心不全をおこし，肺にうっ血が生じると肺水腫となり，著しい呼吸困難が生じ，心臓喘息の状態となる．

〔急性心不全〕　大量出血などによる循環血液量の減少や，末梢血管の拡張によって心臓へもどる血液量が減少するなどの原因で，急激に心拍出量が減少して血圧の著しい下降をみるのが急性心不全，すなわちショックである．症状としては，顔面蒼白，冷や汗，頻脈（心拍数がふえること）が出現し，意識消失をともなうこともある（図❷）．輸液や血圧を上げる薬などによって的確な治療を行わないと，直接生命をおびやかす重大な病態である．

●心筋症

〔肥大型心筋症〕　心筋をつくっている1つ1つの細胞の著しい肥大，細胞の配列の乱れ，という特有な変化が生じるタイプ．心筋の収縮力はよく保たれており，自覚症状に乏しく，一般に予後はよい．しかし，肥大によって左心室から血液を送るルート（左室流出路）に狭窄が生じると，血液の駆出が障害され，左心室の内圧が上昇する．このような症例では，労作時の息切れ，失神などを生じ，また重大な不整脈をおこして突然死にいたることがある（図❸-1）．

〔拡張型心筋症〕　心筋の収縮力が著しく低下し，左心室は拡張してうっ血性心不全となる．息切れ，動悸などの症状とともに，心拡大，肝腫大，浮腫などの心不全と同じような症状を生じる（図❸-2）．予後は不良で，心不全ないし不整脈により死亡する．病因は不明であるが，心筋の変化が著しい症例では，心筋炎の後に生じる心筋障害が関与していると考えられている．

（矢崎　義雄）

乳腺炎, 乳腺症
mastitis, mastopathy

● 関連のある病気
乳がん→62ページ　乳腺線維腺腫→64ページ

❶乳房の構造

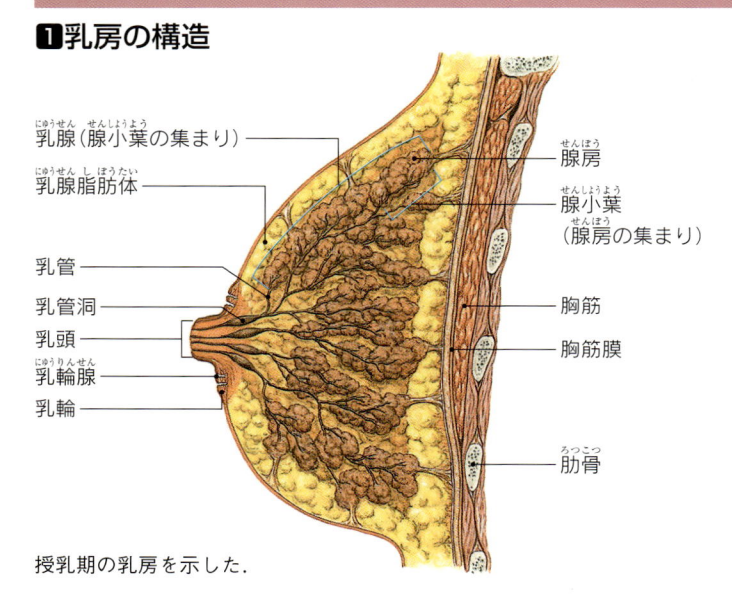

授乳期の乳房を示した.

▶乳腺炎と乳腺症は，いずれも乳腺にしこりをつくる病気であるが，炎症によるものが乳腺炎で，炎症や腫瘍によらないものが乳腺症(図❸)である．乳腺線維腺腫(64ページ参照)などとともに，いずれも乳房におこる良性の病気である．

●乳腺炎
〔原因と種類〕　急性乳腺炎と慢性乳腺炎がある．急性乳腺炎(図❷)は，初産婦の授乳期初期の乳腺に発生しやすく，通常は片側の乳腺のみがおかされる．乳頭部の外傷やブドウ球菌，レンサ球菌の感染による炎症が，2次的に乳腺におよんでおこることが多い．ほとんどはふつうの単純な炎症で，結核菌などによる特異な炎症はまれである．

慢性乳腺炎は，主として乳腺の分泌物に対する生体の反応によってひきおこされる．

〔症状〕　急性乳腺炎では，乳房は赤く(発赤)はれあがり，痛みを感じる．悪寒，発熱などの全身症状をともなうこともある．治癒後にひきつれをつくることもある．

〔治療〕　急性乳腺炎には抗生物質がよく効く．切開して膿を出すこともある．

●乳腺症
〔原因〕　乳腺に作用するホルモンのアンバランスや，ホルモンに対する乳腺の異常反応によって生じると考えられている(図❸-1)．乳管や乳腺の腺房の1つ1つが大きくなり，部分的に囊胞(袋)を形成する．また，乳腺と乳腺のあいだを埋める間質組織(結合組織)の線維成分もふえる(図❸-2)．このため，かたいしこりとなる．思春期から閉経期にいたるまで，各年齢層に発生するが，とくに30～45歳に多い．

〔症状〕　かたいしこりがあって，乳房緊満感，痛み，圧痛があるので，しばしば患者はがんではないかと疑う．しかし，乳腺症は良性で，がん化しやすい病気とは考えられていない．

〔治療〕　症状が強いばあいには，しこりの部分を手術で切除することもある．

(坂本 穆彦)

❷急性乳腺炎の症状，経過と膿瘍のできる部位

原因
● 細菌感染(ブドウ球菌，レンサ球菌など)
● 乳汁うっ滞

→急性乳腺炎→症状
● 乳房…発赤，熱感，痛み，はれ
● 全身…悪寒，発熱

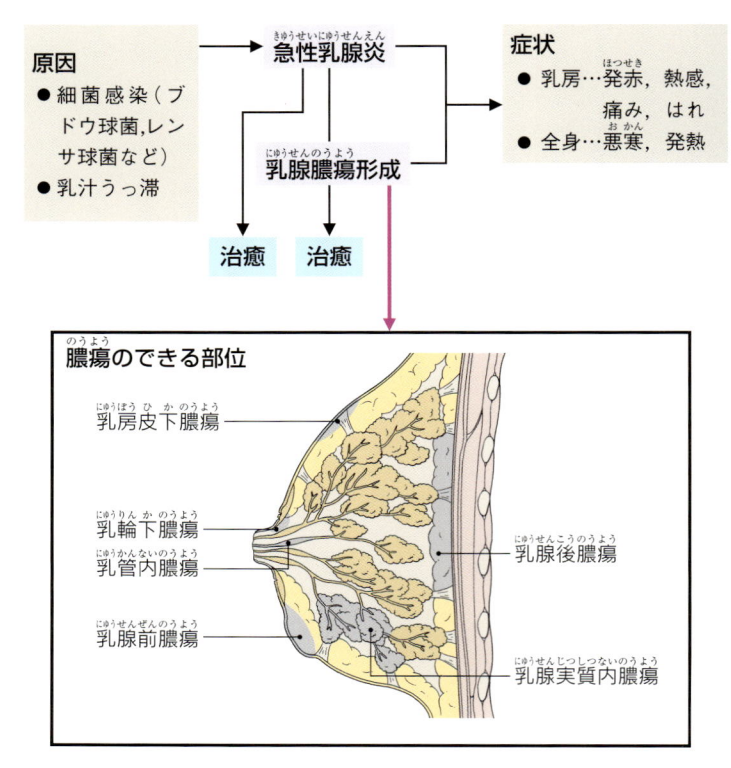

乳腺膿瘍形成

治癒　治癒

膿瘍のできる部位
- 乳房皮下膿瘍
- 乳輪下膿瘍
- 乳管内膿瘍
- 乳腺前膿瘍
- 乳腺後膿瘍
- 乳腺実質内膿瘍

❸乳腺症の成り立ちと病気の状態

1. 乳腺症の成り立ち

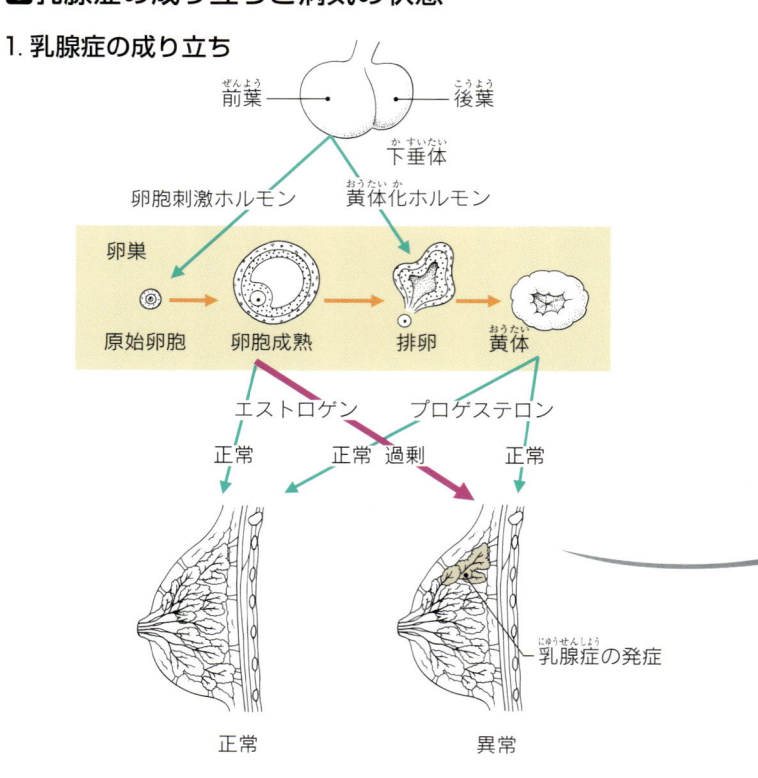

前葉　後葉
下垂体
卵胞刺激ホルモン　黄体化ホルモン

卵巣
原始卵胞　卵胞成熟　排卵　黄体

エストロゲン　プロゲステロン
正常　正常　過剰　正常

正常　異常
乳腺症の発症

乳房の乳腺組織の発達や乳腺の細胞の働きにかかわる女性ホルモンのエストロゲン(卵胞ホルモン)とプロゲステロン(黄体ホルモン)は，脳の下垂体の前葉から出る卵胞刺激ホルモンと黄体化ホルモンの調節によって分泌のバランスを保っている．このバランスが崩れてエストロゲンの分泌が過剰になるとともに，エストロゲンに対する乳腺の反応に異常が生じたとき，乳腺症がおこると考えられている．図では，各ホルモンと乳房との関係を大まかに示した．

2. 病気の状態

乳管

腺小葉

正常な腺房

正常な腺房（断面）

結合組織

線維成分

動脈

静脈

乳頭腫の形成
上皮細胞がふえ，腺房内に全体として乳頭状の突起のある細胞集塊をつくる．

嚢胞の形成
腺房が大きくなって嚢胞となる．なかに液がたまることがある．

アポクリン化生
上皮細胞が分泌力のおうせいな細胞の性質をもつようになる．

分泌物

上皮細胞

筋上皮細胞

腺房の増生
1つの腺房が多数の腺房に分岐する．

結合組織の線維化
腺房と腺房のあいだの結合組織が線維化してかたくなる．

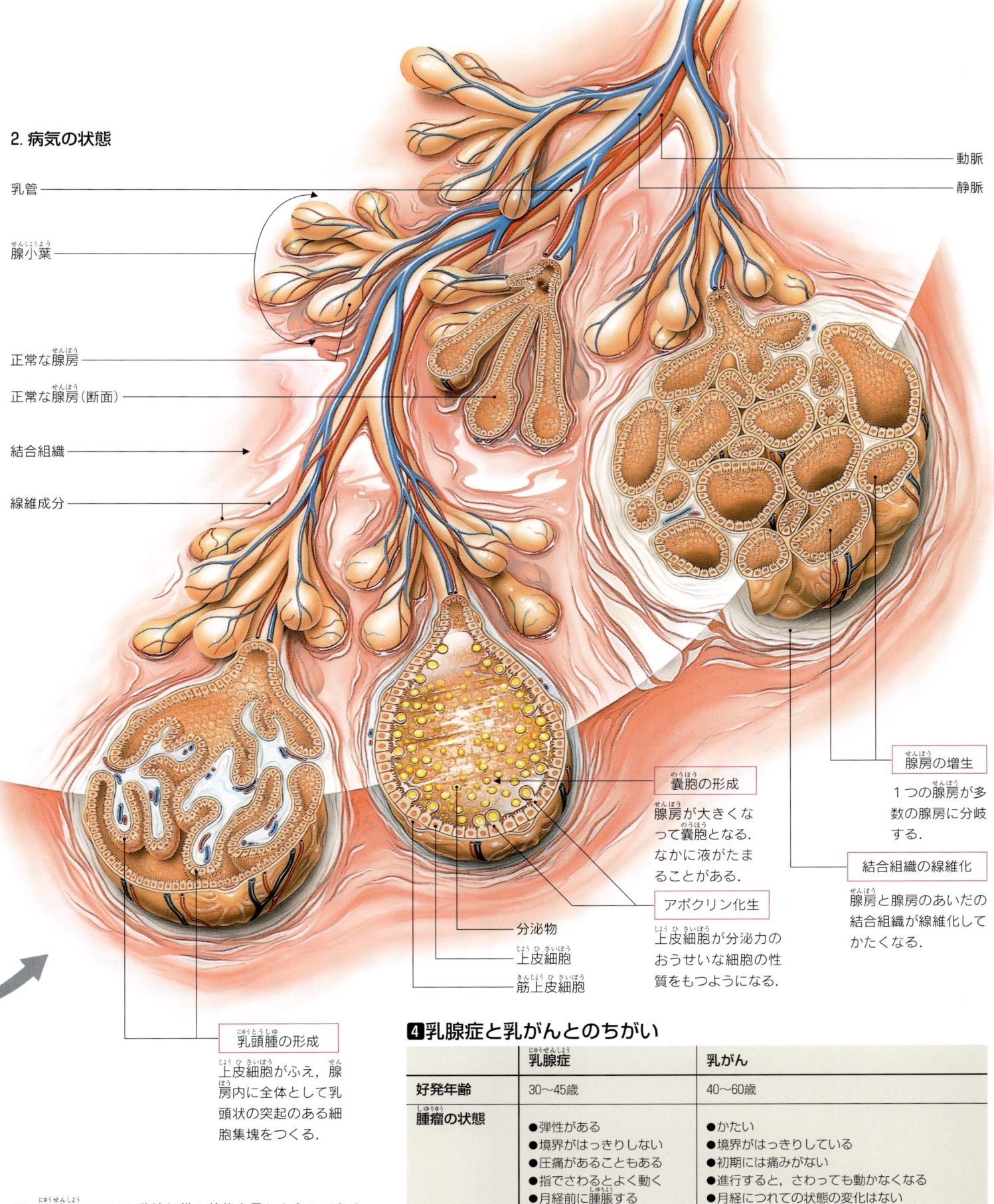

図は乳腺症における乳腺組織の状態を示したものである．図にみられるように，乳腺症では乳腺組織の病的変化は一様ではなく，腺房の増生，嚢胞の形成，アポクリン化生，乳頭腫の形成，結合組織の線維化など多彩な変化が混在する．とくに，結合組織が線維化するとかたいしこりとなり，しばしばがんとまちがえられることがある．

4 乳腺症と乳がんとのちがい

	乳腺症	乳がん
好発年齢	30〜45歳	40〜60歳
腫瘤の状態	●弾性がある ●境界がはっきりしない ●圧痛があることもある ●指でさわるとよく動く ●月経前に腫脹する	●かたい ●境界がはっきりしている ●初期には痛みがない ●進行すると，さわっても動かなくなる ●月経につれての状態の変化はない
乳頭部の異常	乳汁様の分泌物がみられることがある	血液の混じった分泌物がみられることがある
乳房の皮膚の異常	とくにない	進行すると，陥凹などの異常や発赤が生じる

乳がん
breast cancer

● 関連のある病気
　がんの発生と転移のしくみ→166ページ

❶乳がんの状態と腋窩周辺のおもなリンパ節

鎖骨
鎖骨上リンパ節
鎖骨下リンパ節
胸肩峰動・静脈
乳がん（硬がん）
えくぼ状のくぼみ（乳がんの外見症状の一種）

腋窩動・静脈
上腕リンパ節
胸筋下リンパ節
中心リンパ節
腋窩リンパ節
肩甲下リンパ節
肩甲下動・静脈
胸筋リンパ節
胸筋間リンパ節
外側胸動・静脈

胸筋膜
大胸筋
小胸筋

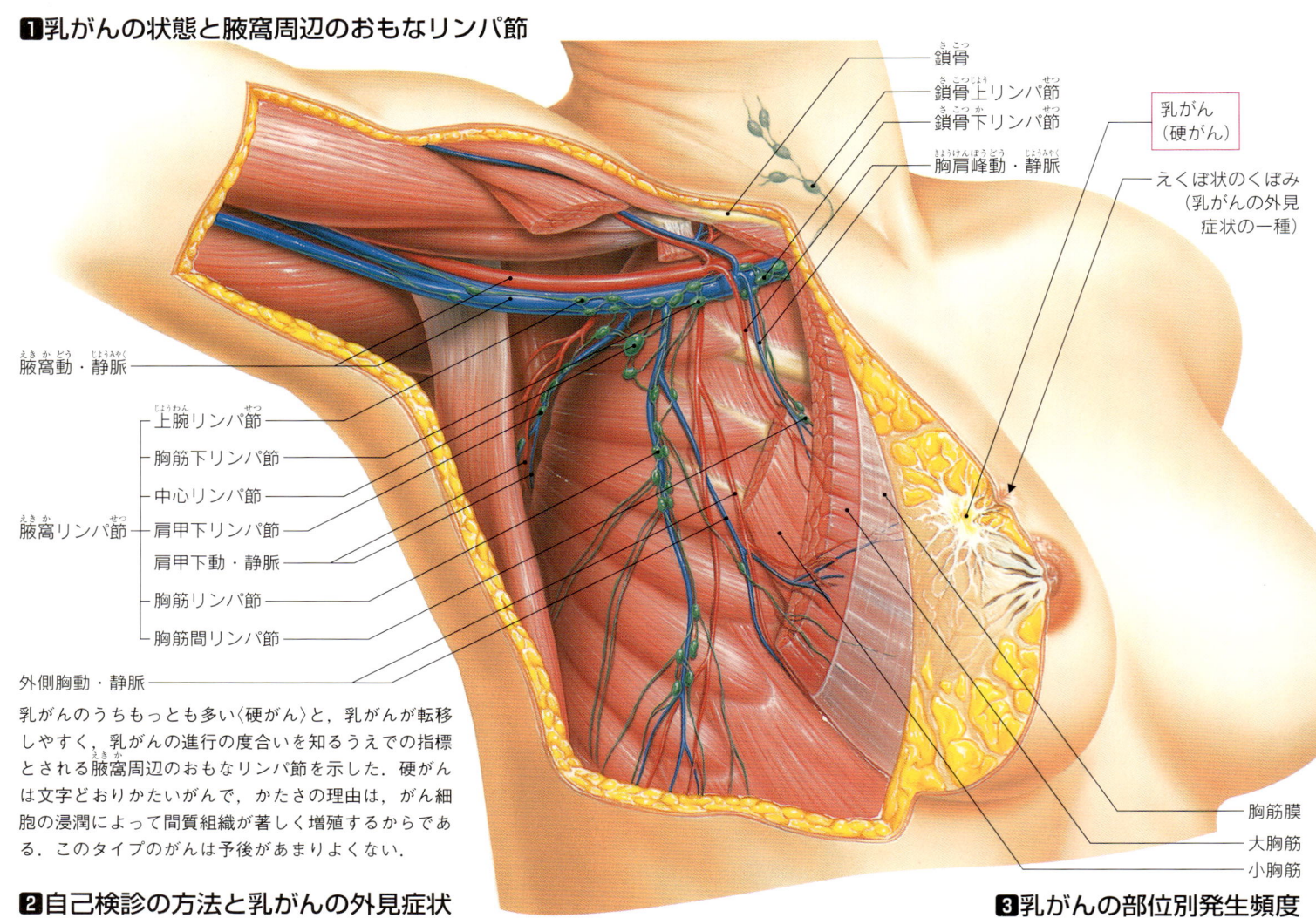

乳がんのうちもっとも多い〈硬がん〉と，乳がんが転移しやすく，乳がんの進行の度合いを知るうえでの指標とされる腋窩周辺のおもなリンパ節を示した．硬がんは文字どおりかたいがんで，かたさの理由は，がん細胞の浸潤によって間質組織が著しく増殖するからである．このタイプのがんは予後があまりよくない．

❷自己検診の方法と乳がんの外見症状

1. 自己検診の方法

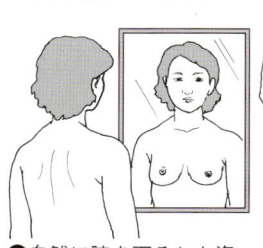

❶自然に腕を下ろした姿勢で鏡の前に立ち，左右の乳房の形，大きさ，乳頭の向きを比較してみる．

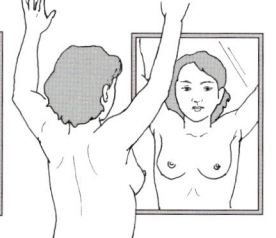

❷つぎに両手を上げ，乳房にえくぼのようなくぼみが出ないか，湿疹や発赤がないか，などを観察する．

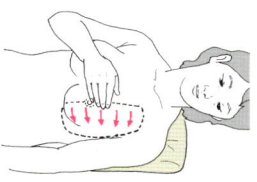

❸あおむけに寝て腕を下げ，図のように乳房の中心部から外側へ向けて押し，しこりや乳頭から異常分泌物がないかを調べる．

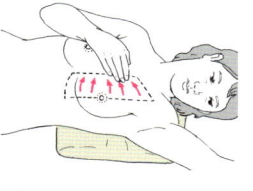

❹つぎに腕を上げ，乳房の中心部から内側へ向けて押し，同じく，しこりや異常分泌物の有無を調べる．

❸乳がんの部位別発生頻度

部位別に，大まかな発生頻度を示した．

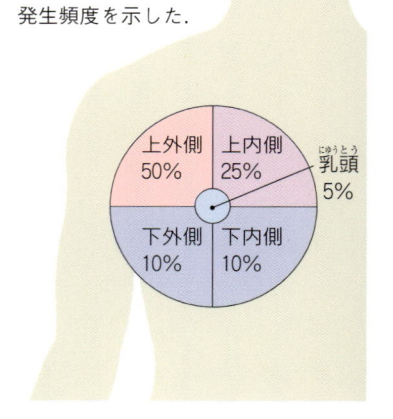

| 上外側 50% | 上内側 25% |
| 下外側 10% | 下内側 10% |

乳頭 5%

2. 乳がんの外見症状

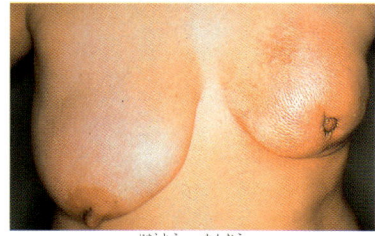

乳房の変形と乳頭の陥凹（向かって右の乳房）

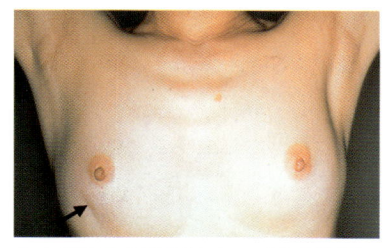

えくぼ状のくぼみ（向かって左の乳房）

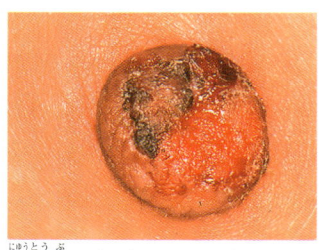

乳頭部のただれ

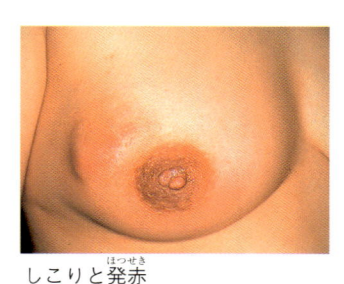

しこりと発赤

（写真提供：いずれも小池道子）

❹乳がんの進行経過（国際対がん連合による）

乳がんの進行期についてはなん通りかの考え方があり，これはその一例である．

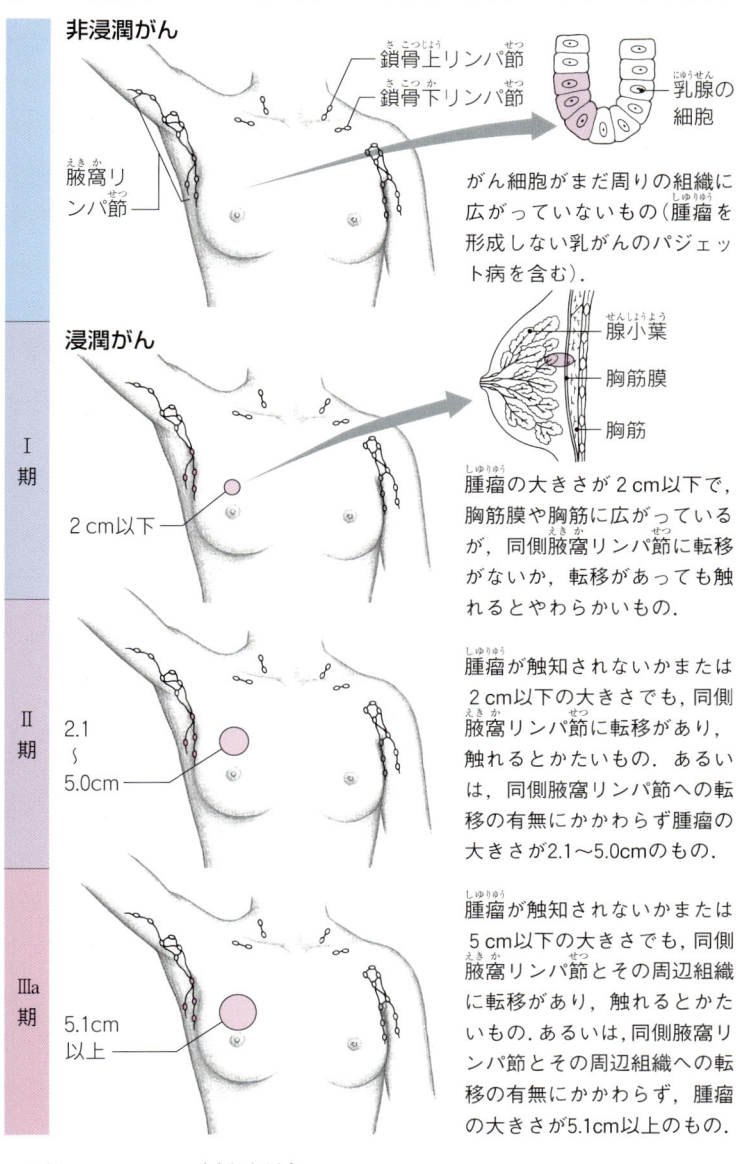

非浸潤がん
- 鎖骨上リンパ節
- 鎖骨下リンパ節
- 腋窩リンパ節
- 乳腺の細胞

がん細胞がまだ周りの組織に広がっていないもの（腫瘍を形成しない乳がんのパジェット病を含む）．

浸潤がん
- 腺小葉
- 胸筋膜
- 胸筋

Ⅰ期 2cm以下
腫瘍の大きさが2cm以下で，胸筋膜や胸筋に広がっているが，同側腋窩リンパ節に転移がないか，転移があっても触れるとやわらかいもの．

Ⅱ期 2.1〜5.0cm
腫瘍が触知されないかまたは2cm以下の大きさでも，同側腋窩リンパ節に転移があり，触れるとかたいもの．あるいは，同側腋窩リンパ節への転移の有無にかかわらず腫瘍の大きさが2.1〜5.0cmのもの．

Ⅲa期 5.1cm以上
腫瘍が触知されないかまたは5cm以下の大きさでも，同側腋窩リンパ節とその周辺組織に転移があり，触れるとかたいもの．あるいは，同側腋窩リンパ節とその周辺組織への転移の有無にかかわらず，腫瘍の大きさが5.1cm以上のもの．

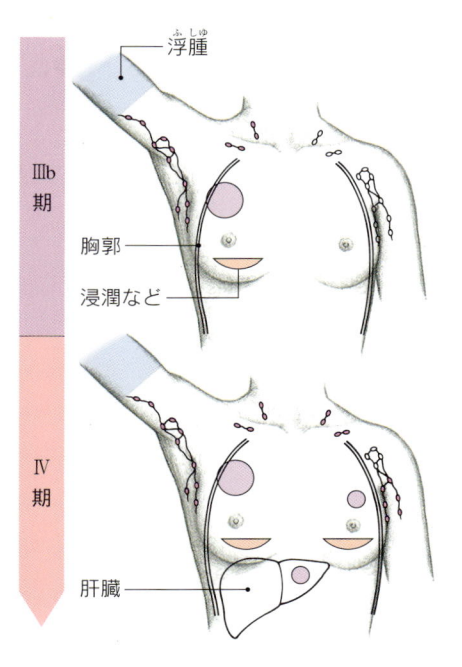

Ⅲb期
- 浮腫
- 胸郭
- 浸潤など

腫瘍の触知の有無や腫瘍の大小にかかわらず，同側鎖骨下または鎖骨上リンパ節への転移や上腕部に浮腫があるもの．あるいは，腫瘍の大小，同側腋窩・鎖骨下・鎖骨上リンパ節への転移や上腕浮腫の有無にかかわらず，腫瘍が胸郭に達するか，または同側乳房の皮膚に浮腫，浸潤，潰瘍，結節などの病変がみられるもの．

Ⅳ期
- 肝臓

乳房の範囲外の皮膚への浸潤や遠隔転移（反対側の乳房やリンパ節，肺，胸膜，骨，肝臓などへの転移）があるもの．

❺乳がんのおもな転移先

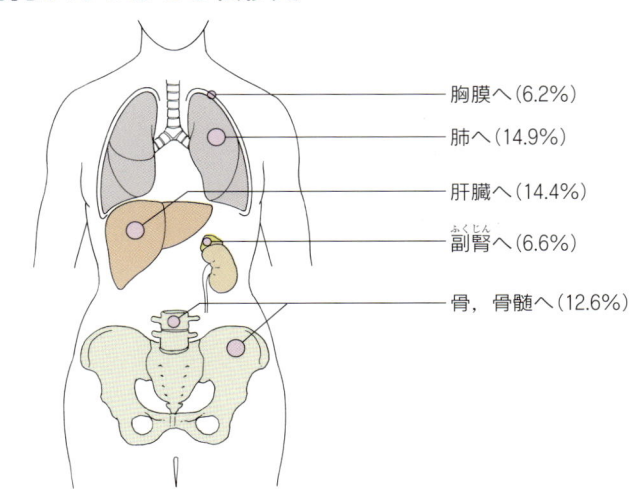

- 胸膜へ（6.2%）
- 肺へ（14.9%）
- 肝臓へ（14.4%）
- 副腎へ（6.6%）
- 骨，骨髄へ（12.6%）

▶乳腺に発生する悪性腫瘍が乳がんである．わが国では近年，増加の傾向にあり，女性のかかる率は，胃がんについで第2位である．そのわりに死亡率はそれほど高くはない．

〔原因〕 動物実験ではウイルスが発がんに関係していることが証明されているが，人間のばあいは，現在のところ不明である．

〔種類〕 大部分は乳腺の腺小葉（図❹）に発生し，やがて周囲の間質組織（乳腺と乳腺のあいだの組織）に広がるが，この間質組織に浸潤を開始しているか否かによって，非浸潤がんと浸潤がんに分けられる．浸潤がんのなかでは，間質組織のなかにがん細胞が浸潤し，組織が著しく増殖する硬がんと呼ばれるタイプ（図❶）が多く，乳がんの約半数を占める．

〔特徴〕 乳がんの発生は成人女性に多く，50歳前後にそのピークがある．調査によると，初潮がはやい，閉経がおそい，高年初産，未婚，肥満，放射線被曝などが乳がんの発生に関係があるとされている．エストロゲンやプロゲステロンといった女性ホルモンのアンバランスも，がんの発生，進展に関係しているのではないかと考えられている．

〔症状と経過〕 最初は痛みのないしこりとして気づかれる．片側の乳房のみのばあいが多い．さらに大きくなると，乳房が変形してくる．腋の下（腋窩）のリンパ節（図❶）には転移をおこしやすい．また，血流にのって，肺や骨などにも遠隔転移する．

手術後の経過は，10年間の観察が必要とされている．胃がんや子宮がんなどは術後5年生存をもって治癒とみなされるが，乳がんでは術後5〜10年のあいだに再発がおこりやすいからである．

〔予防上の注意〕 がんによる死亡を防ぐ対策としては，〈早期発見，早期治療〉をおいてほかにないのが現状である．乳がんはからだの表面に近いところにでき，自分自身で触れることができるので，自己検診の方法（図❷-1）をマスターすることが望ましい．月に1回，月経の終わったときに行って，早期発見を心掛けることがたいせつである．

（坂本 穆彦）

胸部のその他の病気

●心筋炎
リウマチ熱，ウイルスや細菌による感染症，薬物過敏症などが原因となっておこる心筋の炎症をいう．原因となる病気の主症状に隠れて見逃されることもしばしばである．心筋炎自体の症状は，発熱，動悸，胸痛，呼吸困難，むくみなど．急性心不全や拡張型心筋症へとすすむこともあり，ショック，失神などの重大な症状が出現する．　　　　→心筋症

●心室細動
不整脈の一種で，突然死の最大の原因となっている．血液は，心室全体が同時に収縮・拡張することで心臓から正常に送り出されるが，心室細動では，心室の各部分の筋肉が小さな単位でばらばらに収縮・弛緩して協調運動をしないため，ポンプとしての心臓の働きが停止状態となり，血液の拍出が絶たれてしまう．十数秒後には意識消失，呼吸停止が出現するので，3～4分以内に細動を取り除かないと死亡するか，植物人間になってしまう．心室筋の障害が高度におこる心筋梗塞や心筋症などが原因となる．　　　→心筋梗塞

●心臓喘息
心臓の病気，とくに左心不全によって生じた肺うっ血が，気管支のうっ血や収縮，気管支粘膜のはれなどをもたらし，気道が閉塞されることで生じる喘息をいう．夜間の睡眠時におこることが多く，横になった状態では呼吸が困難なため，床から起き上がり座って呼吸をするようになる(起坐呼吸)．おもな症状は，喘息にともなう呼吸困難，冷や汗，蒼白，チアノーゼなど．　　　　　　　→心不全

●心臓弁膜症
先天的に，あるいは感染症やリウマチ熱などによって，血液を一定の方向に送り出すための4つの心臓弁膜に，形や動きの異常が生じ，弁の開閉運動に支障がおこるもの．弁の開きが不十分な狭窄症と，閉じが不十分な閉鎖不全症とがある．心臓が心室や心房を拡張し，弁膜症により生じた送血機能の支障を代償しているあいだは，特別な症状は出ない．しかし，代償作用が限界を超えるとうっ血性心不全へとすすむので，下肢のむくみ，肝臓のはれ，呼吸困難，チアノーゼ，不整脈などの症状が出るようになる．　　→心不全

●心タンポナーデ
心臓の外側を取り囲む2層の心膜のすきま(心膜腔)に滲出液や血液などの液体がたまり，心臓，とくに右心系を圧迫する結果，静脈圧が上昇して心臓のポンプ機能に著しい障害がおこるもの．心膜炎，心筋梗塞後の心破裂などが原因となる．液体の貯留が多量あるいは急速のばあいは，心臓は圧迫のため全身に十分な血液を供給できなくなり，諸臓器の低酸素状態を引き起こし，チアノーゼ，肝臓のはれ，意識障害など，全身にさまざまな症状が出現する．急死することもある．　→心不全

●心内膜炎
心臓を内張りしている心内膜におこる炎症で，とくに細菌感染によるものが重要である．発熱，発汗異常，体重減少，悪寒，貧血などの感染症状，心不全症状，心拡大，不整脈などの心臓症状が出る．また炎症により，心内膜に付着していた血栓がはがれ，腎臓や脳に運ばれて動脈につまると，腎梗塞や脳梗塞を引き起こす．　　　　　　→脳梗塞

●心房細動
心房の筋肉がばらばらに収縮・弛緩し，全体的に統一した心房の収縮運動が失われるもので，不整脈の一種．原因は，心臓弁膜症(僧帽弁膜症がとくに多い)，心筋梗塞，心筋炎，高血圧症，甲状腺機能亢進症など．体動時に頻脈(脈拍数が多くなること)となり，息ぎれ，動悸を生じる．悪化させると心不全となる．また，心房内に血栓を生じやすく，とくに僧帽弁膜症で左心房に血栓ができると脳，腎臓などの塞栓症の原因となる．　→脳梗塞

●夏型過敏性肺炎
有機粉塵，真菌などを含む抗原を吸い込むことでおこるびまん性の肺疾患を，過敏性肺炎またはアレルギー性肺炎というが，夏型過敏性肺炎もその1つで，日本特有の病気である．西日本に多発する傾向があり，発病は6～9月の夏期に多く，11月ごろまでつづく．抗原を避けるだけで自然に治るが，同一家族に繰り返しおこることから，腐朽化した家屋の木材に潜む真菌が抗原と考えられている．おもな症状は，からぜき，発熱，呼吸困難など．家屋の改築や転居が，抗原の回避，再発防止の決め手になることも多い．　→肺炎

●乳腺線維腺腫
乳腺内にできる良性の腫瘍で，20～30歳代の若年者に多い．痛みや乳頭からの分泌物など，これといった症状がなく，乳房にかたいしこりをふれて気づくことが多い．しこりは球形ないし卵形で，かたいが弾力性に富み，よく動く．大きさはさまざまであるが，一般には2cm以下のものが多い．　→乳腺炎，乳腺症

●農夫肺
穀物や枯れ草など，農産物から出る粉塵(抗原)を吸い込むことでおこる肺炎で，過敏性肺炎(アレルギー性肺炎)の一種．日本ではとくに東北地方に多かった．抗原を吸引すると数時間後に発病し，悪寒，発熱，発汗，全身倦怠感，食欲不振，吐きけ，頭重，作業時の息ぎれなどの症状が出る．抗原から遠ざかれば十数時間後には改善するが，慢性化したばあいは肺線維症へすすむこともある．　→肺炎

●肺高血圧症
肺血流量の増加や，肺血管の収縮性を増大させる多様な原因によって，肺動脈圧が病的に上昇した状態をいう．肺動脈が血栓などでつまるばあいや，肺全体がかたくなって伸び縮みしなくなる肺線維症などでは，肺動脈の抵抗性が増し，肺高血圧症になりやすい．症状は原因や経過によりさまざまであるが，呼吸困難，血たんなどが一般的である．　→肺炎

●肺水腫
肺の毛細血管圧や肺静脈圧が上昇してうっ血することにより，そこから水分が肺胞内や肺胞間の組織に漏れ出し，呼吸困難，喘鳴，チアノーゼ，頸静脈の怒張，たんなどの症状を引き起こすものをいう．とくに，たんはピンク色をした泡状のもので，診断のポイントとなる．左心不全のように，肺や肺静脈のうっ血をもたらす病気が原因となる．→心不全

●肺塞栓症
他の場所でできた血栓や脂肪のかたまり，あるいは外傷の際，破れた血管から入った空気などの塞栓物が肺に運ばれて肺動脈につまる肺の血流障害の結果，ガス交換障害をおこすものをいう．下肢静脈瘤，下肢の骨折などによってできた血栓が元でおこることが多い．太い肺動脈におこると呼吸困難，呼吸数の著しい増加，胸痛，喀血，意識消失などの症状が出現する．　　　→静脈瘤

●びまん性汎呼吸細気管支炎
慢性気管支炎の一種で，炎症が気管支末端の呼吸細気管支全層に広がったもの．慢性副鼻腔炎などにつづいておこることもある．呼吸細気管支壁のむくみ，分泌物の増加により，気道がせばめられ，呼吸困難，喘鳴，せき，たんなど，気管支喘息と同様の症状が出る．慢性副鼻腔炎につづいておこるものでは，鼻づまり，頭重，いびきなども加わる．最近では，この病気を次項の〈副鼻腔気管支症候群〉と同じ病気として考える傾向にある．　→気管支炎

●副鼻腔気管支症候群
慢性副鼻腔炎にかかったとき，副鼻腔から感染の原因となる分泌物が咽頭に多量に流れ落ち，さらに気管支にまで達することなどでおこる．症状は前項の〈びまん性汎呼吸細気管支炎〉と同様である．副鼻腔気管支炎，鼻性気管支炎とも呼ばれる．　→副鼻腔炎

●不整脈
脈のリズムが異常に速い，異常に遅い，一定でないなど，心臓の収縮リズムの異常による脈の乱れをいう．治療の必要のないものからペースメーカーの植え込みを要するものまで多くの種類があり，その原因も，心因性，過労，不眠，喫煙，心臓の病気など，多岐にわたる．症状は，動悸，めまい，さらにはショック，突然死にいたるものまで幅広い．無症状のものも多い．急性心筋梗塞後におこるものは急死する率も高い．　→心筋梗塞

3
腹部の病気

ABDOMEN

胃炎
gastritis

●関連のある病気
胃潰瘍→68ページ　胃がん→72ページ

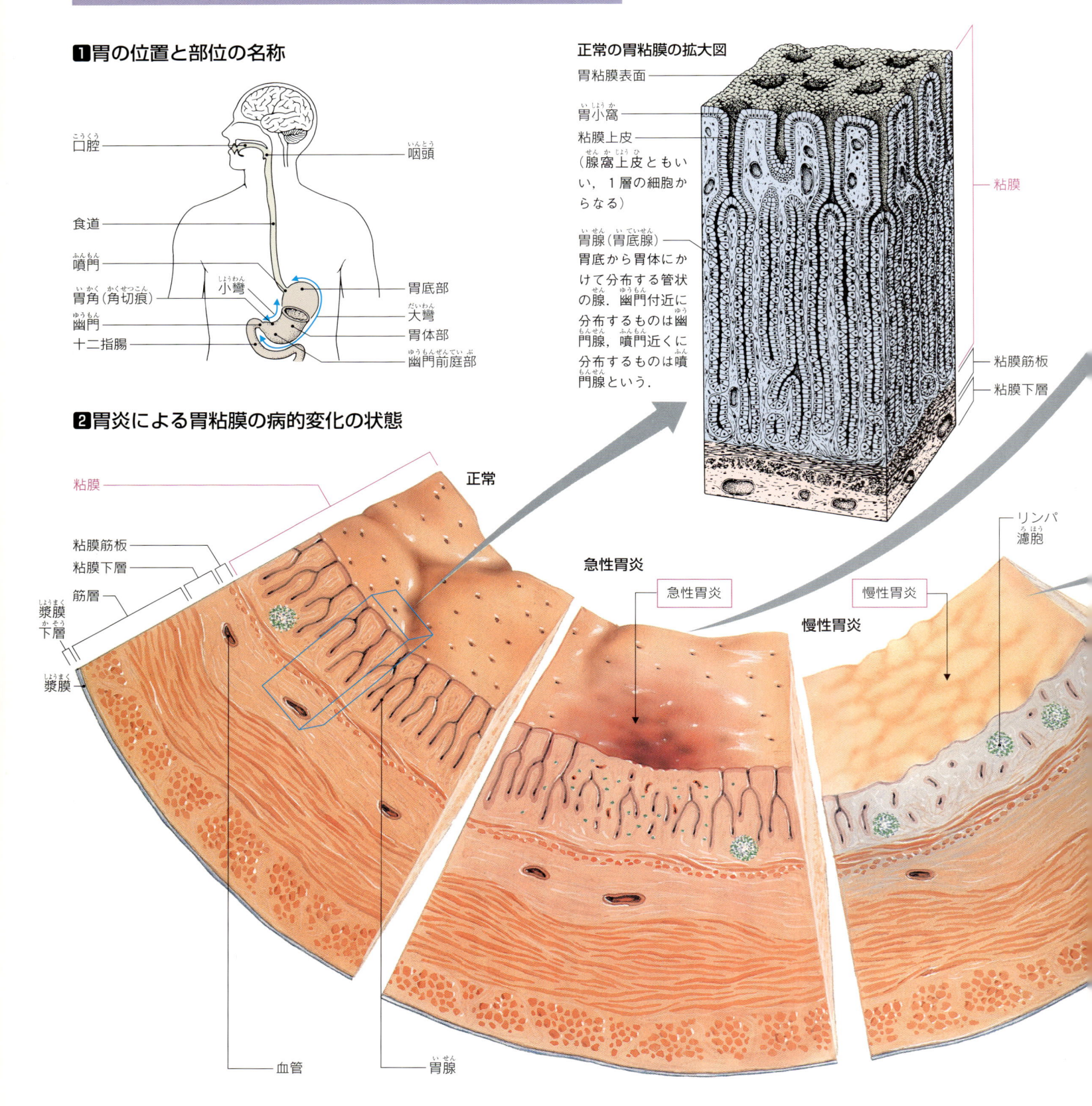

❶胃の位置と部位の名称

口腔　咽頭　食道　噴門　胃角（角切痕）　小彎　幽門　十二指腸　胃底部　大彎　胃体部　幽門前庭部

正常の胃粘膜の拡大図

胃粘膜表面　胃小窩　粘膜上皮（腺窩上皮ともいい，1層の細胞からなる）　胃腺（胃底腺）胃底から胃体にかけて分布する管状の腺．幽門付近に分布するものは幽門腺，噴門近くに分布するものは噴門腺という．　粘膜　粘膜筋板　粘膜下層

❷胃炎による胃粘膜の病的変化の状態

正常　急性胃炎　慢性胃炎

粘膜　粘膜筋板　粘膜下層　筋層　漿膜下層　漿膜　血管　胃腺　リンパ濾胞

▶なにかの原因で胃の粘膜に炎症がおき，粘膜の広い範囲にわたるびまん性のただれ（びらんと呼ばれ，ときに軽度の出血をともなう）が生じた状態．大きく急性胃炎と慢性胃炎に分けられる．

●急性胃炎

〔原因〕　①過食，アルコール，コーヒーの多飲や不節制などの機械的刺激，②アスピリンなどの薬剤による刺激，③腐食剤（強酸，強アルカリ）の誤飲による刺激，④レンサ球菌，大腸菌など細菌の感染，⑤食物に対するアレルギー反応，などによっておこり，胃粘膜に発赤（毛細血管の一時的拡張と充血），浮腫，びらんなどの炎症性病変（図❷）が急激に発生する．①②によるものは急性単純性

❸急性胃炎と慢性胃炎のタイプと特徴

- 急性胃炎
  - 急性外因性胃炎：腐食剤，アルコール，薬物などが原因となっておこるもの．
    - 急性単純性胃炎：軽い吐きけ，げっぷ(おくび)，上腹部圧迫感，ときに嘔吐がある．多くは数日で症状は軽快する．
    - 急性腐食性胃炎：のどや胸の痛み，胃が焼けるようなけいれん性の痛みがあり，吐きけ，嘔吐がはげしい．
  - 急性内因性胃炎：化膿，アレルギーなどを原因としておこるもの．
    - 急性化膿性胃炎：レンサ球菌，ブドウ球菌，大腸菌，ヘリコバクター・ピロリ菌などの感染によって，粘膜下層に化膿性炎症がおこったもの．
    - 急性感染性胃炎：猩紅熱，ジフテリア，インフルエンザ，A型肝炎，肺炎などの感染症に合併して発病するもの．
    - アレルギー性胃炎：魚介類，薬剤などに対する過敏反応などでおこるもの．
- 慢性胃炎(慢性萎縮性胃炎)：胃粘膜全層におよぶ炎症のため，胃腺が萎縮，消失し，粘膜全体が薄くなる．リンパ濾胞(リンパ小節)もふえる．
  - 表層性萎縮性胃炎：慢性萎縮性胃炎のなかで，粘膜上皮の変化(表層性変化)がおもなもの．
  - 過形成性萎縮性胃炎：慢性萎縮性胃炎のなかで，粘膜上皮が肥大化する過形成性変化をともなうもの．
  - 腸上皮化生性萎縮性胃炎：慢性萎縮性胃炎のなかで，粘膜の再生能力が低下して，小腸粘膜と同様の構造に変化する腸上皮化生性変化をともなうもの．

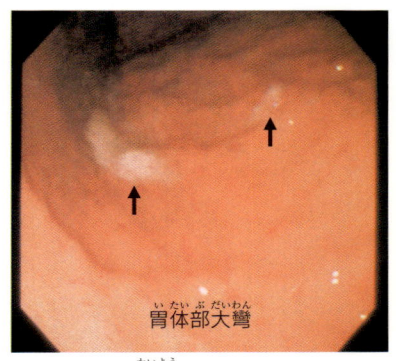

多発性の浅い潰瘍(矢印)やびらんをともなう急性胃炎．（胃体部大彎）

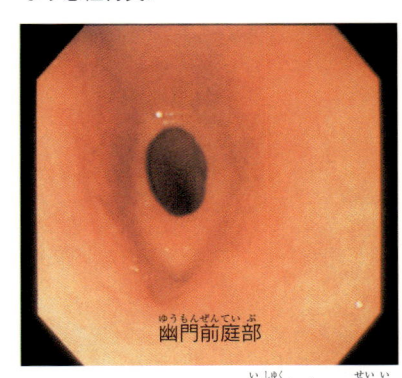

粘膜の広い範囲にわたる萎縮(びまん性萎縮)をともなう表層性萎縮性胃炎．（幽門前庭部）

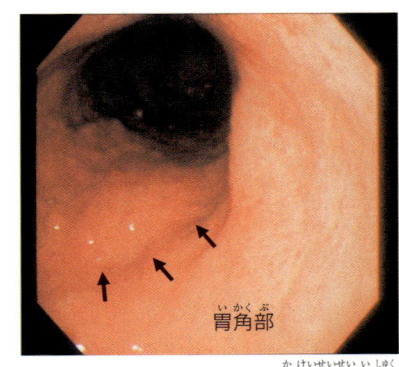

粘膜の肥厚(矢印)をともなう過形成性萎縮性胃炎．（胃角部）

胃炎，③によるものは急性腐食性胃炎，④によるものは急性化膿性胃炎，⑤によるものはアレルギー性胃炎，などと呼ばれている．

〔症状〕　胃炎(すなわち病変)の程度によって異なるが，上腹部の痛み，吐きけ，嘔吐などが主症状である．急性化膿性胃炎では，高熱を発し，腹痛もはげしい．また，急性腐食性胃炎では，強いけいれん性の痛みがあり，病変が胃壁全層におよび，胃穿孔をおこすこともある．しかし，一般に急性胃炎では，その発病原因が除かれれば，短時日のうちに症状は回復し，びらんなどの粘膜病変は修復され，元の正常な状態にもどるのがふつうである．

●慢性胃炎

長いあいだに繰り返された胃粘膜のびらんとその修復の結果として，胃粘膜や胃腺に萎縮が生じた状態．ただしくは慢性萎縮性胃炎と呼ばれ，いくつかのタイプに分けられる(図❸)．萎縮性胃炎は加齢とともに頻度が増し，粘膜の障害される範囲も拡大する．

〔原因と症状〕　慢性胃炎患者の胃粘膜よりヘリコバクター・ピロリ菌が高率に検出されることから，主要な病因因子の一つと考えられている．また，食事・薬剤，加齢，自己免疫などの諸因子が考えられているが，確証は得られていない．慢性胃炎は胃がんの発生母地として注目されているものの，その因果関係はいまだ明確ではない．胃粘膜や胃腺の萎縮の結果，長期にわたる食欲不振，吐きけ，嘔吐，上腹部不快感などの症状がつづく．進行性の病気で，完全に治すことはなかなかむずかしい．　　　（武藤 徹一郎）

胃潰瘍，十二指腸潰瘍
gastric ulcer, duodenal ulcer

● 関連のある病気
　胃がん→72ページ　幽門狭窄→108ページ

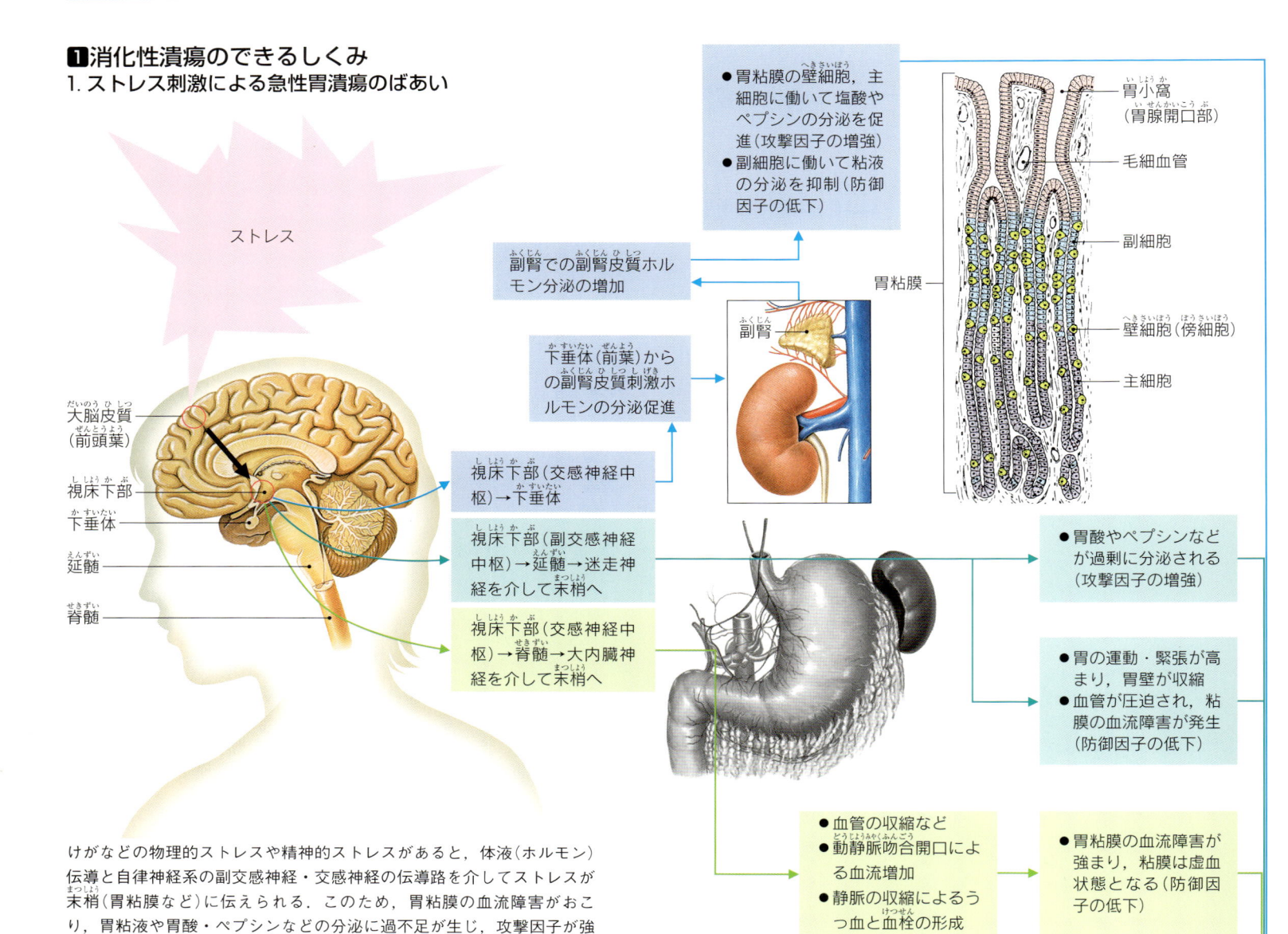

❶消化性潰瘍のできるしくみ
1. ストレス刺激による急性胃潰瘍のばあい

- ストレス
- 大脳皮質（前頭葉）
- 視床下部
- 下垂体
- 延髄
- 脊髄

- 視床下部（交感神経中枢）→下垂体
- 視床下部（副交感神経中枢）→延髄→迷走神経を介して末梢へ
- 視床下部（交感神経中枢）→脊髄→大内臓神経を介して末梢へ

- 下垂体（前葉）からの副腎皮質刺激ホルモンの分泌促進
- 副腎での副腎皮質ホルモン分泌の増加
- 胃粘膜の壁細胞，主細胞に働いて塩酸やペプシンの分泌を促進（攻撃因子の増強）
- 副細胞に働いて粘液の分泌を抑制（防御因子の低下）

- 副腎
- 胃粘膜
  - 胃小窩（胃腺開口部）
  - 毛細血管
  - 副細胞
  - 壁細胞（傍細胞）
  - 主細胞

- 胃酸やペプシンなどが過剰に分泌される（攻撃因子の増強）
- 胃の運動・緊張が高まり，胃壁が収縮
- 血管が圧迫され，粘膜の血流障害が発生（防御因子の低下）

- 血管の収縮など
- 動静脈吻合開口による血流増加
- 静脈の収縮によるうっ血と血栓の形成
- 胃粘膜の血流障害が強まり，粘膜は虚血状態となる（防御因子の低下）

けがなどの物理的ストレスや精神的ストレスがあると，体液（ホルモン）伝導と自律神経系の副交感神経・交感神経の伝導路を介してストレスが末梢（胃粘膜など）に伝えられる．このため，胃粘膜の血流障害がおこり，胃粘液や胃酸・ペプシンなどの分泌に過不足が生じ，攻撃因子が強まり防御因子が弱まって，潰瘍が発生する．

▶本来なら食物を消化する胃液の強力な消化作用によって，胃あるいは十二指腸自体がおかされるのが胃潰瘍，十二指腸潰瘍で，これらは食道や空腸の潰瘍も含めて消化性潰瘍と総称される．〈酸のないところに潰瘍はない〉といわれており，いずれも胃液に含まれる塩酸（胃酸）やタンパク分解酵素であるペプシンの存在が，潰瘍発生に重要な役割を果たしている．潰瘍は，胃壁や腸壁の組織の一部が破壊され，失われた状態をいい，その組織欠損が粘膜上皮にとどまっている浅い潰瘍はびらんと呼ばれる．びらんはあと（瘢痕）を残さずに治る．

〔原因〕　消化管粘膜の抵抗性を弱めるように働く攻撃因子と，粘膜の抵抗性を強めるように働く防御因子のあいだのバランスがくずれたときに，消化性潰瘍が発生すると考えられている（図❶）．胃粘膜は，胃酸による自己消化を免れるために表層が胃粘液によっておおわれ，粘膜には十分な血流が供給されている．これらが防御因子で，胃粘液には糖タンパクと複合糖質が含まれ，攻撃因子である胃酸，ペプシンが直接粘膜に接触するのを阻止している．

ストレス，化学的刺激，物理的刺激などなんらかの原因で，胃粘膜の血液循環が障害されると，粘膜の防御因子の力が弱まり，胃酸，ペプシンの攻撃因子により潰瘍が生じる．このばあい，防御・攻撃両因子のうちどちらか一方が正常でも，他の因子が弱まったり強くなって，相対的に攻撃因子の力がまさると潰瘍が形成される．一般的には，胃潰瘍では，防御因子の抵抗力の低下により相対的に攻撃因子が優位となって潰瘍が生じ，一方，十二指腸潰瘍では，攻撃因子である胃酸の分泌が高まって潰瘍が発生する，と想定されている．最近では，粘膜保護作用のあるプロスタグランジン（生体内で合成される生理活性物質）の減少が，胃潰瘍の発生に関与しているという考えもある．また，ヘリコバクター・ピロリ菌と胃・十二指腸潰瘍の関連が示唆されている．

ストレスやアスピリン，インドメタシンなどの薬剤は，とくに胃粘膜の血液循環を障害しやすく，ストレス潰瘍などを引き起こす．

2. 胃の外観と胃の自律神経支配

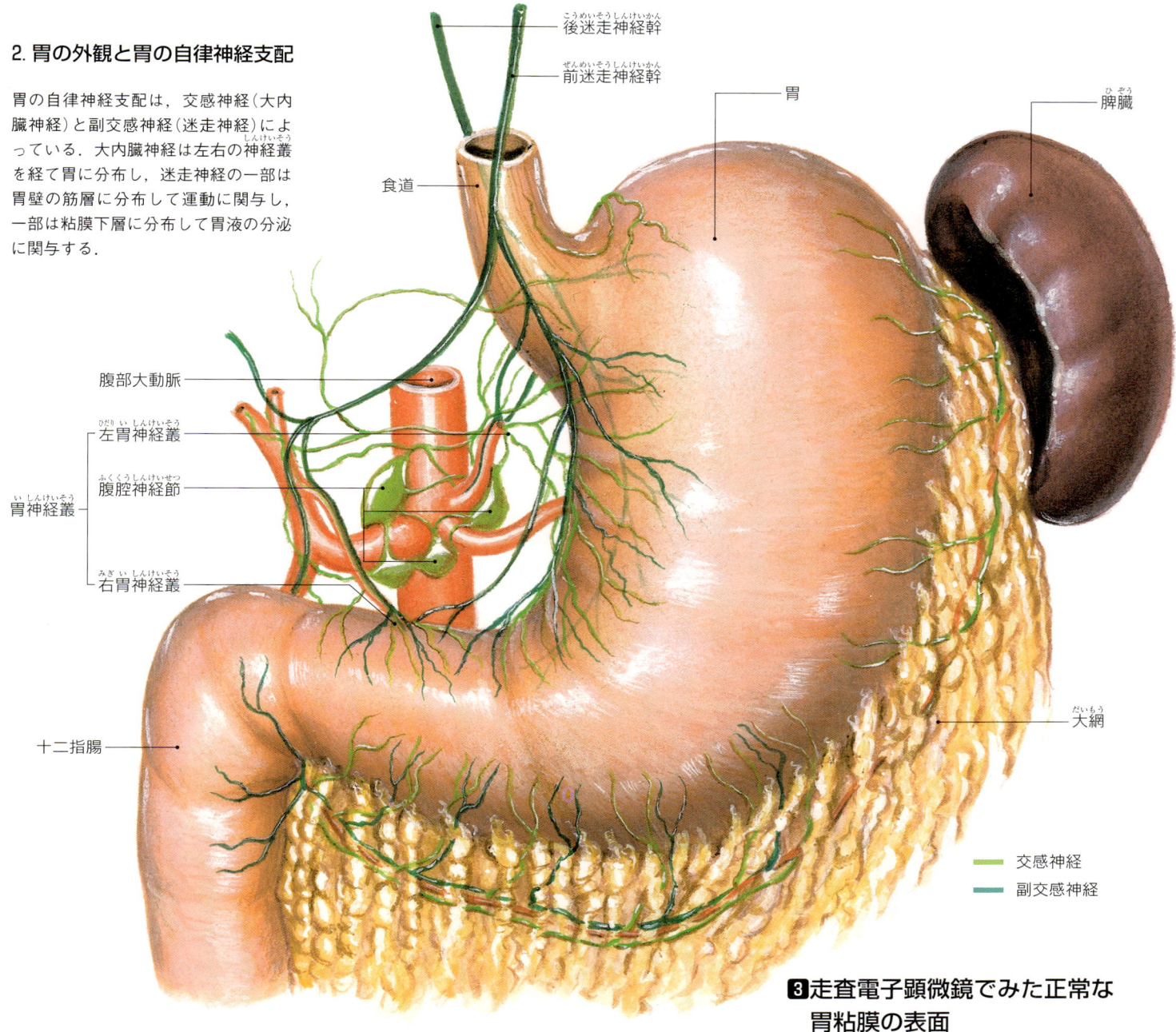

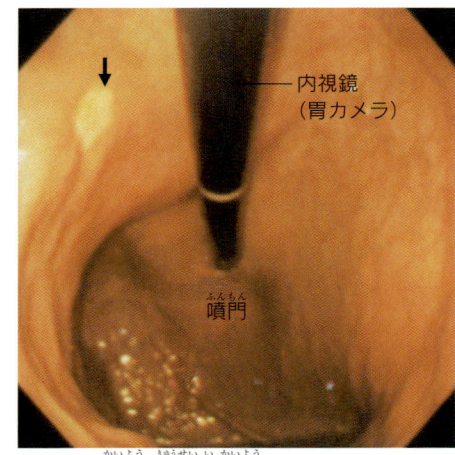

胃の自律神経支配は，交感神経（大内臓神経）と副交感神経（迷走神経）によっている．大内臓神経は左右の神経叢を経て胃に分布し，迷走神経の一部は胃壁の筋層に分布して運動に関与し，一部は粘膜下層に分布して胃液の分泌に関与する．

- 後迷走神経幹
- 前迷走神経幹
- 胃
- 脾臓
- 食道
- 腹部大動脈
- 胃神経叢
  - 左胃神経叢
  - 腹腔神経節
  - 右胃神経叢
- 十二指腸
- 大網

■ 交感神経
■ 副交感神経

❷ 潰瘍の発生

- 内視鏡（胃カメラ）
- 噴門

ストレス潰瘍（急性胃潰瘍）の単発例．58歳，男性例．

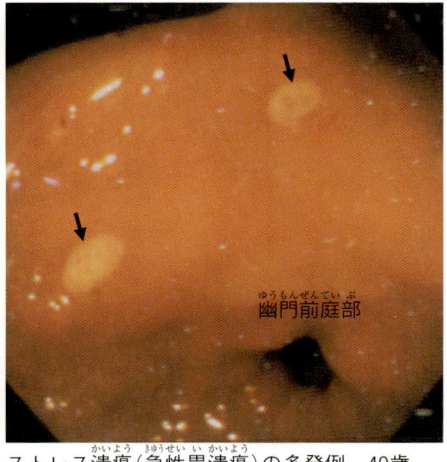

- 幽門前庭部

ストレス潰瘍（急性胃潰瘍）の多発例．49歳，男性例．

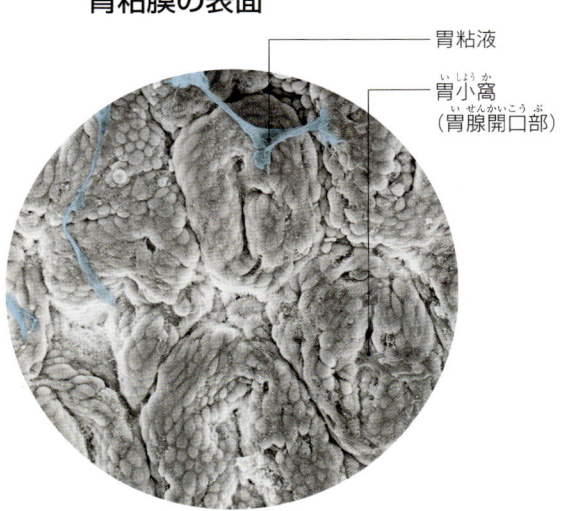

❸ 走査電子顕微鏡でみた正常な胃粘膜の表面

- 胃粘液
- 胃小窩（胃腺開口部）

胃粘液を水色に着色して示す．

4 胃壁にみる潰瘍の深さ

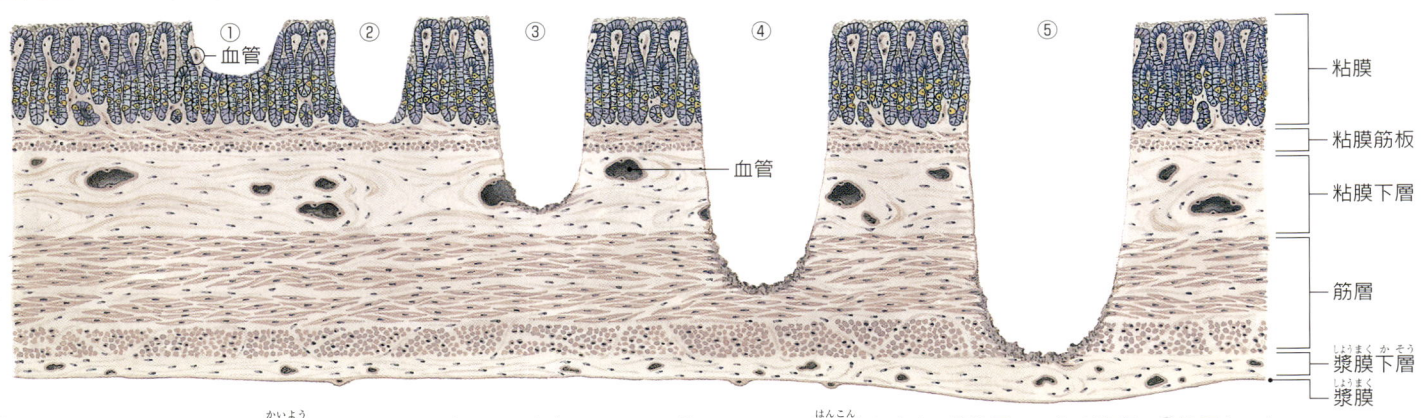

①表層びらん．粘膜内の浅い潰瘍は，ふつう，びらんと呼ばれる．②粘膜のみの潰瘍．③粘膜下層までの潰瘍．粘膜筋板を破った潰瘍は治ってもあと(瘢痕)を残す．④筋層にいたる潰瘍．⑤筋層をつらぬく潰瘍．胃壁や腸壁に孔があく危険がある．

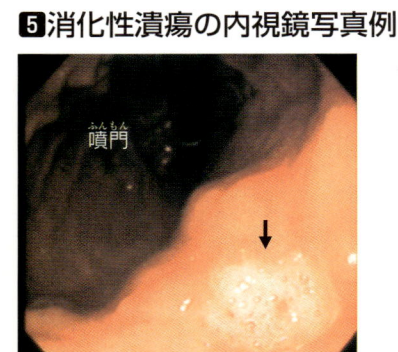

5 消化性潰瘍の内視鏡写真例

胃角部の慢性潰瘍(胃潰瘍)．51歳，男性例．

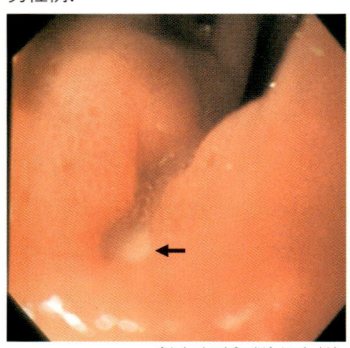

十二指腸球部の慢性潰瘍(十二指腸潰瘍)．28歳，男性例．

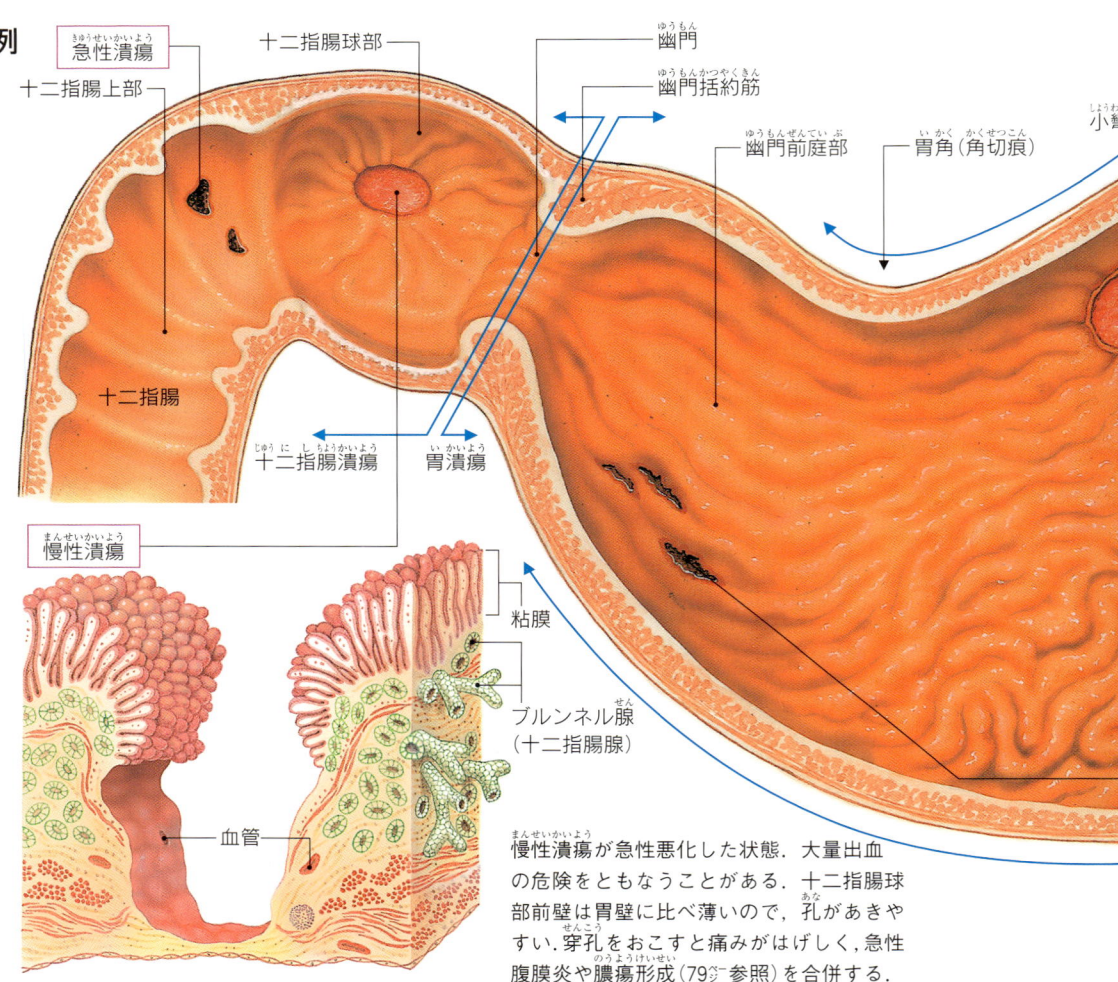

慢性潰瘍が急性悪化した状態．大量出血の危険をともなうことがある．十二指腸球部前壁は胃壁に比べ薄いので，孔があきやすい．穿孔をおこすと痛みがはげしく，急性腹膜炎や膿瘍形成(79ページ参照)を合併する．

〔**種類と特徴**〕 潰瘍のおこり方から，急性潰瘍と慢性潰瘍に分けられる．急性潰瘍から慢性潰瘍に移行することはほとんどない．ふつう，消化性潰瘍というときには慢性潰瘍をさしている．わが国では，胃潰瘍と十二指腸潰瘍の頻度はほぼ等しく，若年者，壮年者に多いが，欧米では十二指腸潰瘍が圧倒的に多い．再発率が高い(治癒後2年で65〜75%)ことも消化性潰瘍の特徴である．

潰瘍の深さにより，表層びらん，粘膜のみの潰瘍，粘膜下層までの潰瘍，筋層にいたる潰瘍，筋層をつらぬく潰瘍に分けられる(図4)．急性潰瘍は胃においては一般に，出血をともなった粘膜下層までの浅い潰瘍が多い．胃潰瘍のほぼ70%は単独の円形潰瘍であるが，十二指腸潰瘍では約半数は多発性で，十二指腸壁の抵抗性が弱いため，比較的深い潰瘍ができやすく，腸壁に孔があくこともある．胃潰瘍は胃体部小彎側に多いが，高齢者では食道に近い場所の潰瘍がみられることがある(図6)．

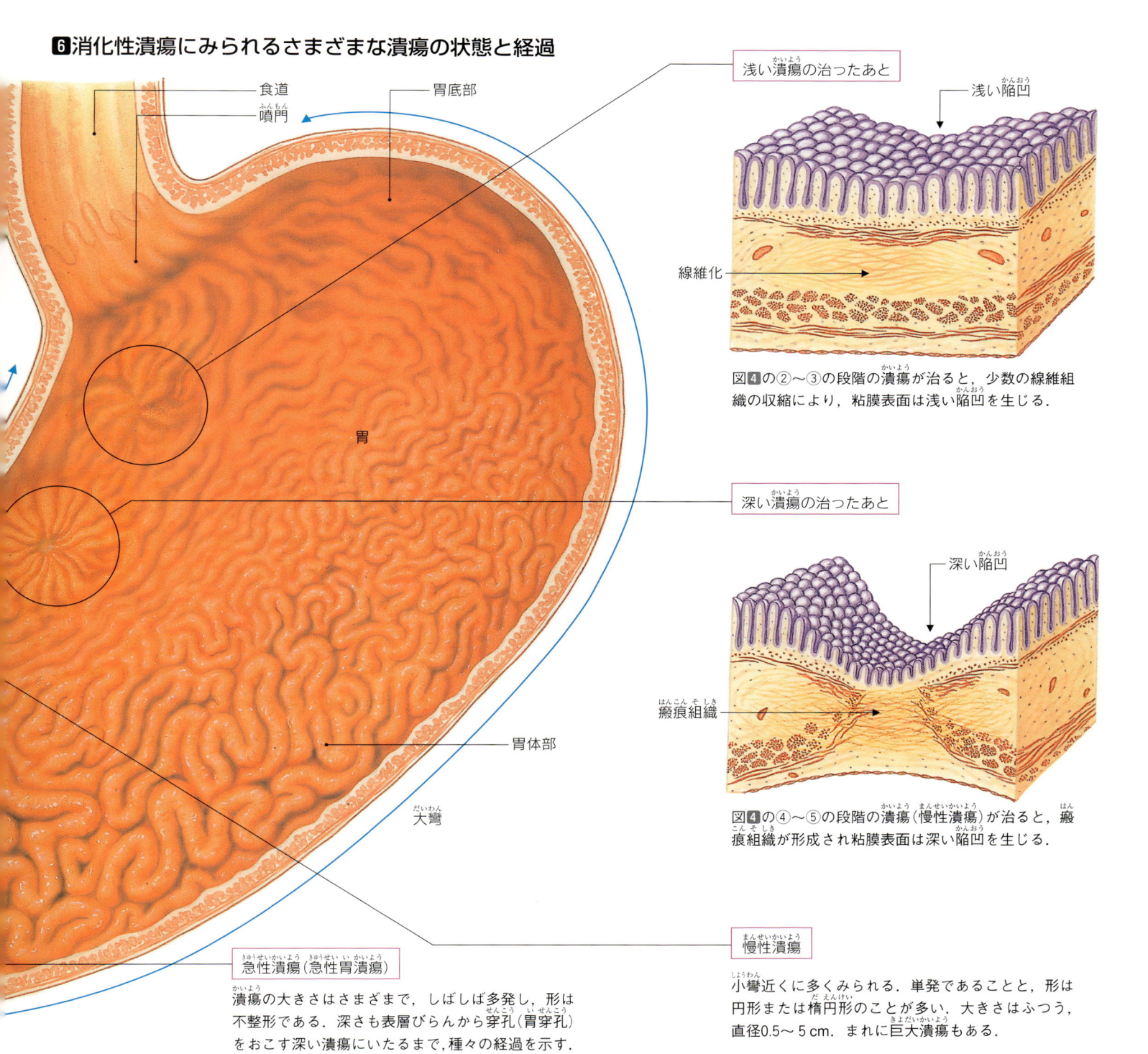

❻消化性潰瘍にみられるさまざまな潰瘍の状態と経過

食道
噴門
胃底部
胃
胃体部
大彎

浅い潰瘍の治ったあと
浅い陥凹
線維化

図❹の②〜③の段階の潰瘍が治ると，少数の線維組織の収縮により，粘膜表面は浅い陥凹を生じる．

深い潰瘍の治ったあと
深い陥凹
瘢痕組織

図❹の④〜⑤の段階の潰瘍（慢性潰瘍）が治ると，瘢痕組織が形成され粘膜表面は深い陥凹を生じる．

急性潰瘍（急性胃潰瘍）
潰瘍の大きさはさまざまで，しばしば多発し，形は不整形である．深さも表層びらんから穿孔（胃穿孔）をおこす深い潰瘍にいたるまで，種々の経過を示す．

慢性潰瘍
小彎近くに多くみられる．単発であることと，形は円形または楕円形のことが多い．大きさはふつう，直径0.5〜5 cm．まれに巨大潰瘍もある．

〔**症状と合併症**〕 上腹部痛，胸やけ，げっぷなどが典型的な症状であり，吐血，下血，穿孔などの合併症もみられる．胃潰瘍の痛みは，食後短時間で出ることが多く，十二指腸潰瘍にしばしばみられる典型的なリズムを欠く．空腹時の痛みは十二指腸潰瘍に多い．胃潰瘍はまったく無症状であることも少なくなく，とくに高齢者ほど無症状潰瘍が多い．出血の頻度や量は胃潰瘍のほうが高く，また再出血の傾向もより大きい．

長期にわたる十二指腸潰瘍，幽門部潰瘍のために幽門狭窄を生じ，食物摂取が不可能になることもあるが，このばあいには胃がんによる狭窄もあることを考慮に入れておかなければならない．穿孔は十二指腸球部前壁の潰瘍にとくに多くみられる．

〔**治療**〕 消化性潰瘍の治療は，防御因子を増強する目的での粘膜保護剤（抗ペプシン剤），組織修復促進剤の投与ならびに，攻撃因子抑制を目的とした制酸剤，胃酸分泌抑制剤が用いられる．以前は薬物療法の無効例，再発頻発例には手術的治療が行われていたが，近年では強力な胃酸分泌抑制剤（H_2ブロッカー，プロトンポンプ阻害剤など）の登場のおかげで，手術が必要となる例は合併症を併発した例以外にはほとんどなくなった．　　（武藤 徹一郎）

胃がん
gastric cancer

●関連のある病気
胃炎→66ページ　十二指腸潰瘍→68ページ

❶早期胃がんのレントゲン写真

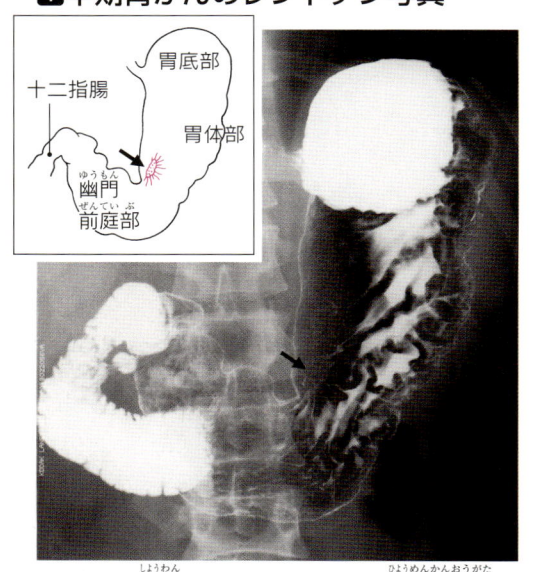

胃体部下部小彎寄りに，浅い不整形の表面陥凹型の早期胃がん（矢印）が認められる．42歳，男性例．

上の写真と同一症例の内視鏡写真．

❷早期胃がんと進行胃がん

1. 胃の各部の名称と区分
ローマ字は《胃癌取扱い規約 第13版》による胃の呼び方

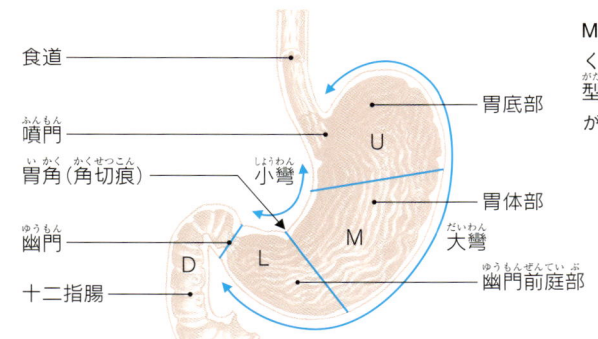

MとLの領域にできるものが多く，Mの領域では潰瘍状の陥凹型，Lの領域では隆起型の頻度が高い．

2. 早期胃がん

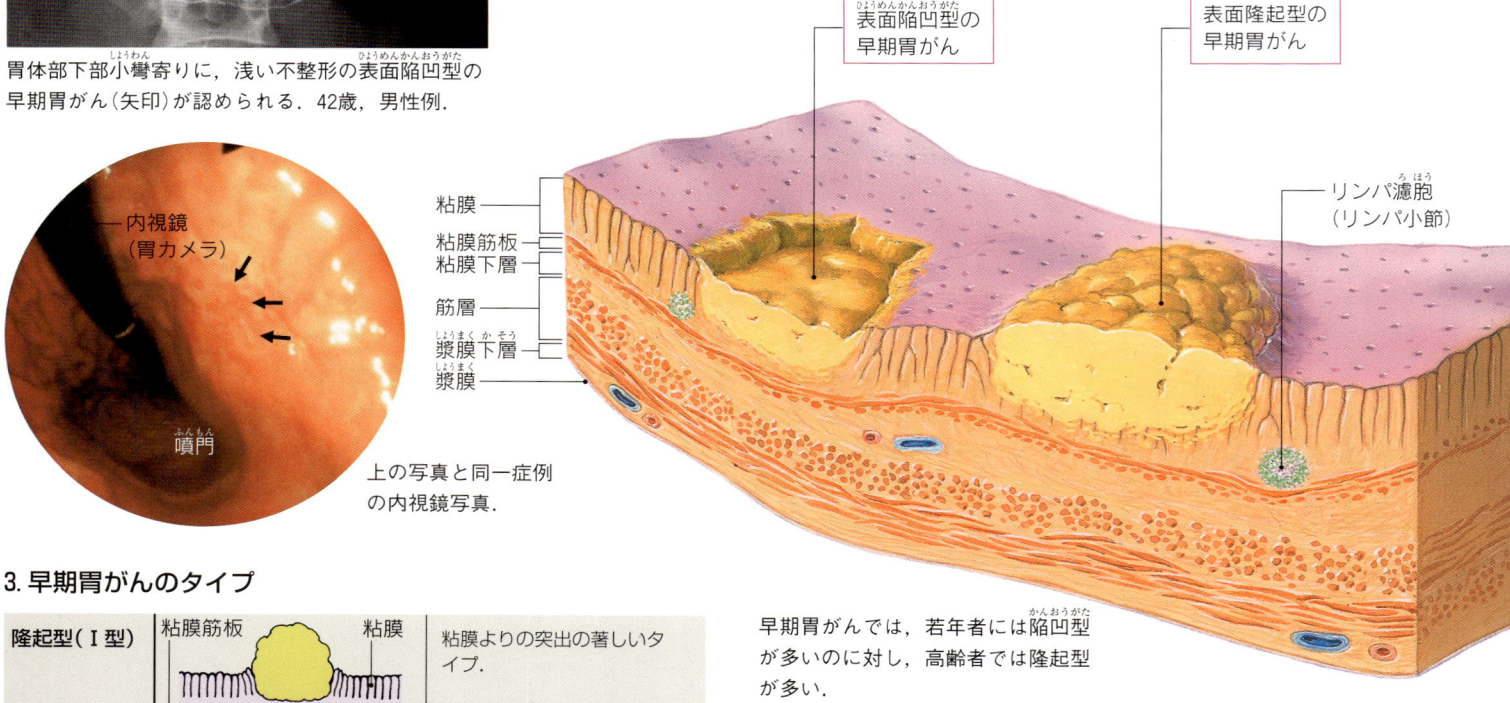

早期胃がんでは，若年者には陥凹型が多いのに対し，高齢者では隆起型が多い．

3. 早期胃がんのタイプ

型	図	説明
隆起型（Ⅰ型）		粘膜よりの突出の著しいタイプ．
表面型（Ⅱ型） 表面隆起型（Ⅱa型）		粘膜面よりわずかに隆起するタイプ．表面陥凹型についで多い．
表面平坦型（Ⅱb型）		周囲粘膜との高低差のないタイプ．
表面陥凹型（Ⅱc型）		粘膜の浅いへこみのみられるタイプ．もっとも頻度が高い．
陥凹型（Ⅲ型）		へこみが著しく，粘膜筋板の深さを越えるタイプ．

▶胃の粘膜にできた悪性腫瘍をいう．わが国におけるがんによる死亡率では，近年，男性では第1位の肺がんに比べ減少傾向にあるが，女性では依然として第1位を占める．男女比では男性のそれは女性の約2倍である．食物中の塩分が危険因子として考えられている．

［早期胃がんと進行胃がん］　がんが胃の壁をおかして広がる浸潤の深さによって，早期胃がんと進行胃がんに分けられる（図❷）．胃壁は，表層（内腔側）から粘膜，粘膜筋板，粘膜下層，筋層，漿膜下層，漿膜からなるが，がんの浸潤が粘膜内または粘膜下層にとどまるものが早期胃がんである．早期胃がんは，診断上・治療上の必要から，そのおかされている部分（病変部）の表面の形

4. 進行胃がん

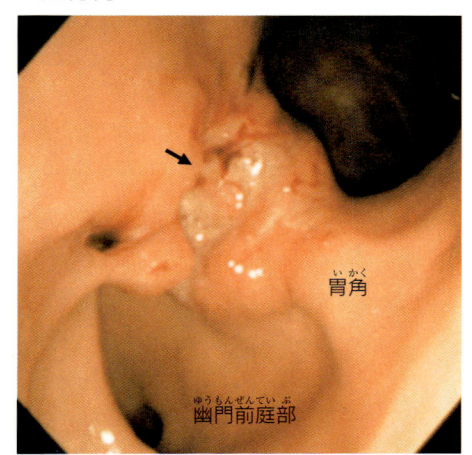

胃角に存在する潰瘍型（限局潰瘍型）の進行胃がん（矢印）．

❸おもな転移先と他臓器のがんから胃への転移

他臓器への転移
- 肺へ（11.3％）
- 肝臓へ（15.0％）
- 膵臓へ（8.6％）
- 腹膜へ（11.9％）
- 骨，骨髄へ（5.0％）

他臓器のがんから胃への転移
- 膵がんから（17.3％）
- 肺がんから（14.2％）
- リンパ腫から（10.6％）
- 白血病から（9.2％）
- 肝がんから（8.0％）
- 大腸がんから（4.8％）

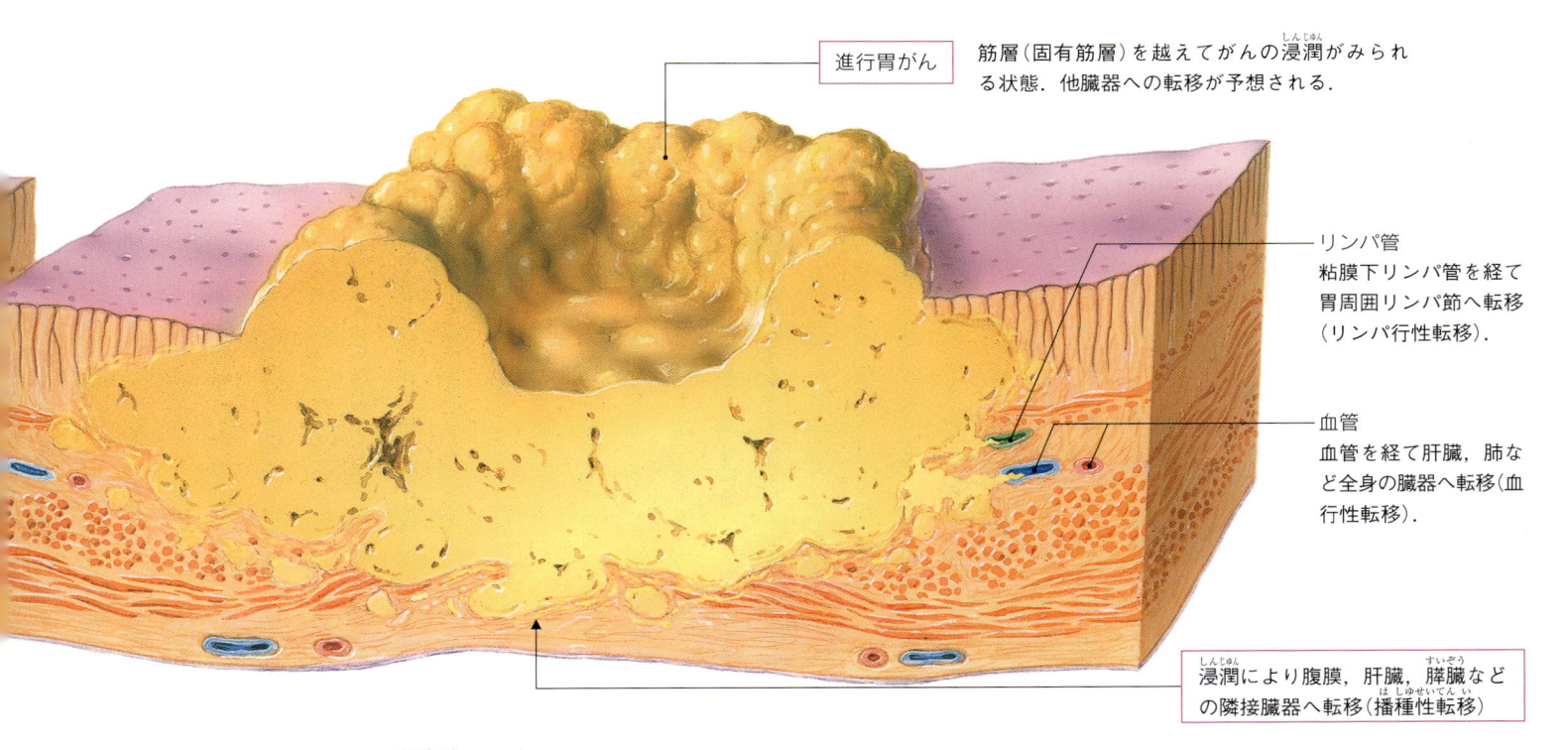

進行胃がん：筋層（固有筋層）を越えてがんの浸潤がみられる状態．他臓器への転移が予想される．

リンパ管：粘膜下リンパ管を経て胃周囲リンパ節へ転移（リンパ行性転移）．

血管：血管を経て肝臓，肺など全身の臓器へ転移（血行性転移）．

浸潤により腹膜，肝臓，膵臓などの隣接臓器へ転移（播種性転移）．

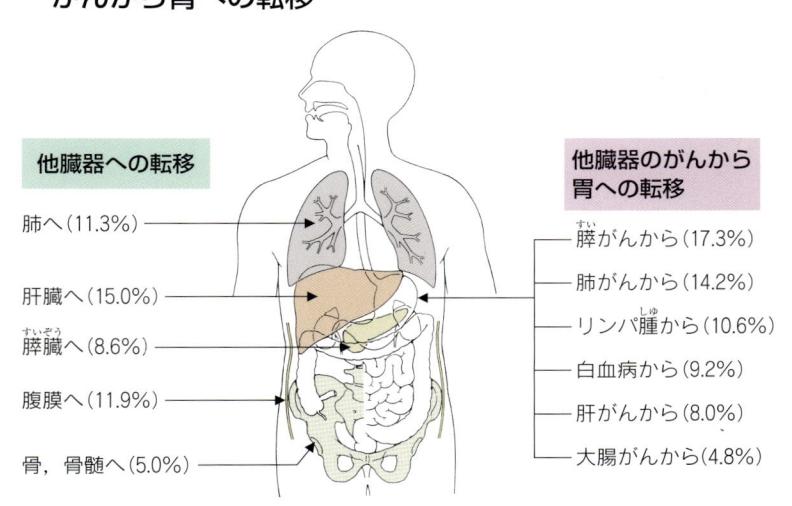

状によって，隆起型，表面型，陥凹型に分類され，表面型はさらに表面隆起型，表面平坦型，表面陥凹型に細分されている（図❷-3）．

〔症状と経過〕　早期胃がんのばあいは，がんに特徴的な症状はなく，むしろ粘膜部分の炎症に関係した胃炎類似の症状（胸やけ，げっぷ，食欲不振）が認められる程度であるが，多くのばあいは無症状である．進行胃がんでは食欲不振，体重減少，貧血，腹痛，しこり（腫瘤）を触れるなどの症状が現れるが，このような症状が認められないことも少なくない．ある種のがん（組織学的な分類では低分化腺がんと呼ばれ，若年者に多い）では，空腹時の痛みなどの十二指腸潰瘍に似た症状を示すことがある．

進行すると，肝臓に転移して肝臓がはれる（肝腫大），腹膜に転移して腹水がたまる，など身体的な症状が出現する．

〔治療成績と注意〕　胃がんの手術成績は，病気がすすむほどわるく，リンパ節に転移している頻度が低い早期胃がんではきわめてよい．早期検診がもっともたいせつであり，自覚症状の有無にかかわらず，40歳になったら，年1回はレントゲン線または内視鏡による検査を受けることが望ましい．

周囲のリンパ節を含めて胃の3分の2から4分の3を切除するのが基本的な胃切除術で，リンパ節に転移がなければ，予後はよく，再発もほとんどない．隆起型，1.5cm以下の陥凹型などの早期胃がんは手術による胃切除のほかに，内視鏡を用いて開腹しないで病変部を切除する治療法も行われている．　　（武藤　徹一郎）

大腸ポリープ
polyp of the colon

● 関連のある病気
大腸がん→76ページ
ポイツ-イェガース症候群→108ページ

大腸の粘膜から隆起した突出物（腫瘤）はすべてポリープと呼ばれる．〈ポリープ〉そのものは粘膜などの表面に生じる，一般に茎をもった良性の腫瘤で，鼻，胃，胆嚢，子宮などの臓器にも発生する．

〔種類と特徴〕　組織学的には，その一部からがんが発生する腫瘍性ポリープと，がん化することはない非腫瘍性ポリープに分けられる（図❷）．前者は腺腫（あるいは腺腫性ポリープ）とも呼ばれる．後者には若年性ポリープ，炎症性ポリープ，化生性ポリープなどが含まれる．

大腸ポリープは加齢とともに増加する．その約80％は腺腫であり，S状結腸，直腸によくできる（図❶）．男性に多く発生し，茎のあるものから扁平なものまで，さまざまな形状を呈する．腺腫の多くは1cm以下で，2cm以上のものは少ない．腺腫の一部にがんができることがあり，大腸がんの多くはこの腺腫から発生すると考えられている．

大腸粘膜の広い範囲にわたって100個以上のポリープがみられるものをポリポーシスという．家族性大腸ポリポーシスは，大腸腺腫症とも呼ばれ，大腸に無数の腺腫が発生する遺伝性の疾患である．放置すれば100％がん化するので，予防的に大腸のほとんどを切除する必要がある．

〔症状〕　多くは無症状である．ときに下血（血便）が認められる．

〔治療法〕　大きくなっていったり，がん化する腺腫は全体のごく一部であるにすぎず，大部分はそのような変化がおこることはない．しかし，どの腺腫が将来がん化するかを予知するのは不可能なので，発見されたポリープは内視鏡を応用して摘除することがすすめられている．この内視鏡的摘除術をポリペクトミーといい（図❹），この方法によって，がん化したポリープ（早期大腸がん）でもがん病巣が粘膜内にとどまっていれば，安全に治療できるようになった．

また，幼小児の直腸に多く発生し，下血の原因となる若年性ポリープもポリペクトミーで治るが，高齢者に多い化生性ポリープは治療の必要がない．この両者はがん化することはない．
　　　　　　　　　　　　（武藤　徹一郎）

❶好発部位（●）

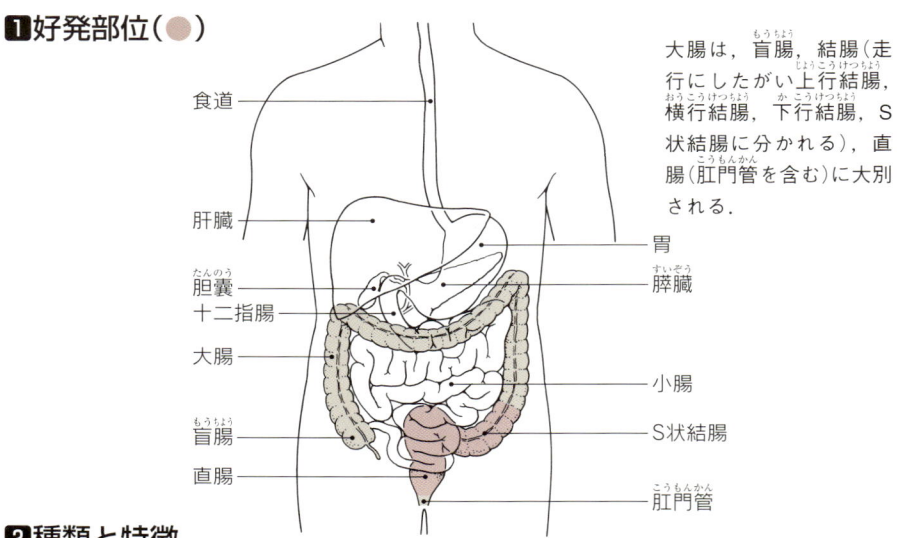

食道／肝臓／胆嚢／十二指腸／大腸／盲腸／直腸／胃／膵臓／小腸／S状結腸／肛門管

大腸は，盲腸，結腸（走行にしたがい上行結腸，横行結腸，下行結腸，S状結腸に分かれる），直腸（肛門管を含む）に大別される．

❷種類と特徴

大腸ポリープ

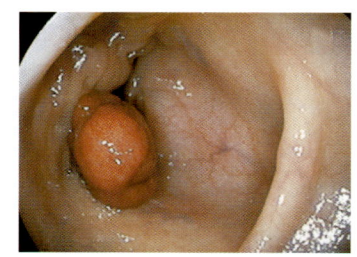

直腸にみられる典型的な大腸ポリープの内視鏡写真．

腫瘍性ポリープ
腺腫と総称される．大腸ポリープの約80％は腺腫であり，その一部（約10％）ががん化．

非腫瘍性ポリープ
成長してもがん化しない良性のポリープ．

❸成長するポリープ

腺腫（腺腫性ポリープ）は発育の仕方によって，管状腺腫，絨毛腺腫などに分けられる．腺腫の大部分は管状腺腫で，絨毛腺腫は直腸に多いが頻度は低い．

1. 管状腺腫のタイプ

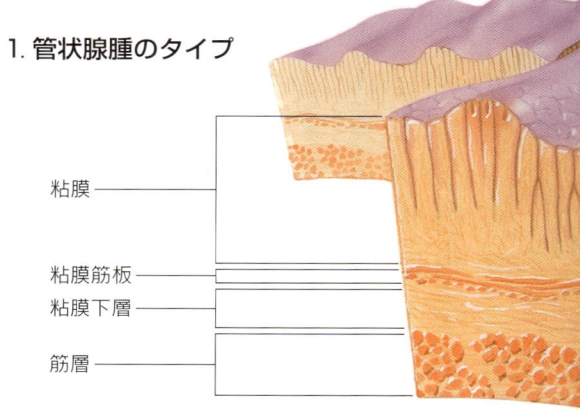

粘膜／粘膜筋板／粘膜下層／筋層

2. 絨毛腺腫のタイプ

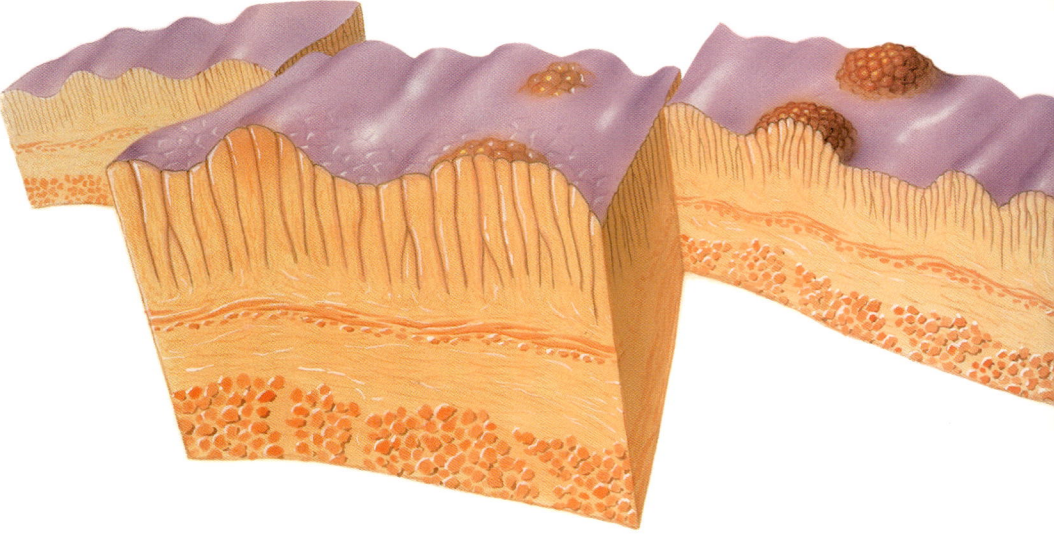

- **腺腫（腺腫性ポリープ）** 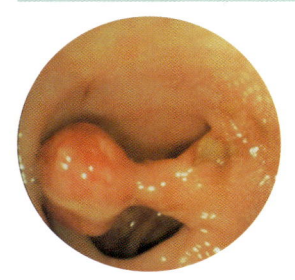
- **大腸腺腫症（家族性大腸ポリポーシス）**

無数（100個以上）の腺腫が発生し、がん化が高率にみられる遺伝性の病気．この病気に骨腫や軟部腫瘍を合併したものがガードナー症候群．

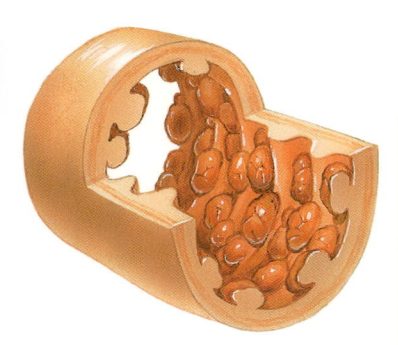

がん化はがん遺伝子やがん抑制遺伝子の異常などによっておこるが、その異常の原因は不明．

- **若年性ポリープ**
- **若年性大腸ポリポーシス** — 遺伝性で多発するタイプ．
- **ポイツ–イェガース症候群** — 皮膚、粘膜の色素沈着を特徴とする遺伝性の多発性ポリープ．

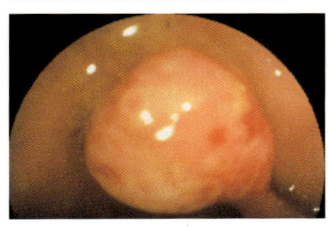

幼児，小児の直腸にできやすいポリープ．

- **炎症性ポリープ**
- **炎症性ポリポーシス** — 炎症性ポリープが多発したもの．

大腸炎が治る過程で、再生粘膜が異常隆起をおこしたもの．

- **化生性ポリープ**

高齢者の直腸によくできる比較的小さいポリープ．

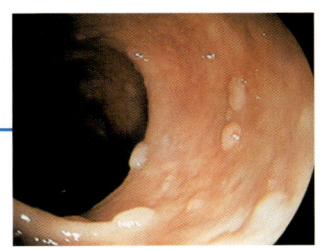

- 単発または複数
- ポリポーシス

4 内視鏡的摘除術（ポリペクトミー）の手順

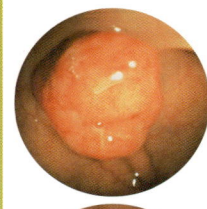

約1.5cmの有茎性ポリープ．

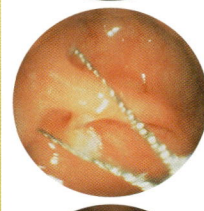

①茎部にスネアーワイヤをかけたところ．

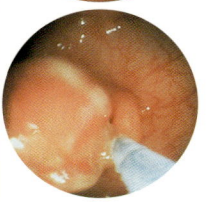

②ワイヤをしめながら高周波電流で茎部を焼却しているところ．

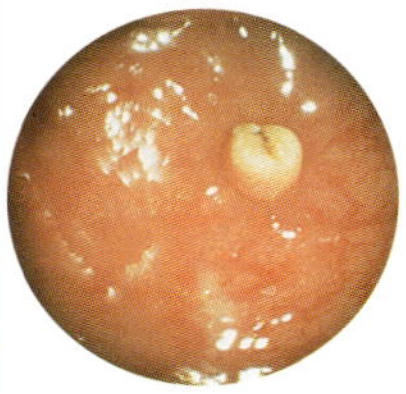

③ポリープ焼却摘除後．出血は認められない．

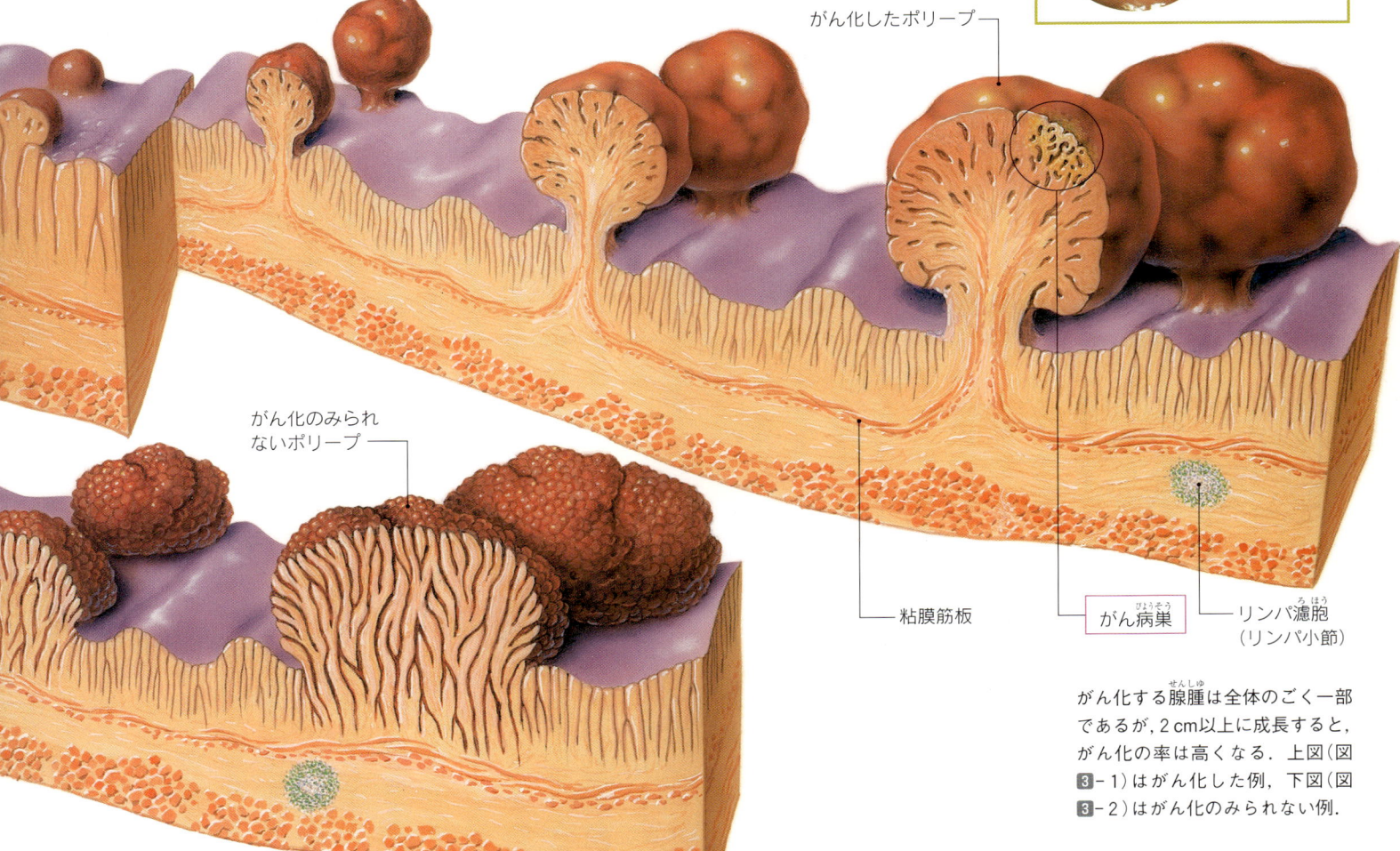

がん化したポリープ

粘膜筋板

がん病巣

リンパ濾胞（リンパ小節）

がん化のみられないポリープ

がん化する腺腫は全体のごく一部であるが、2cm以上に成長すると、がん化の率は高くなる．上図（図3–1）はがん化した例、下図（図3–2）はがん化のみられない例．

大腸がん，直腸がん
carcinoma of the colon and rectum, rectal cancer

● 関連のある病気
大腸ポリープ→74ページ　腸閉塞→108ページ

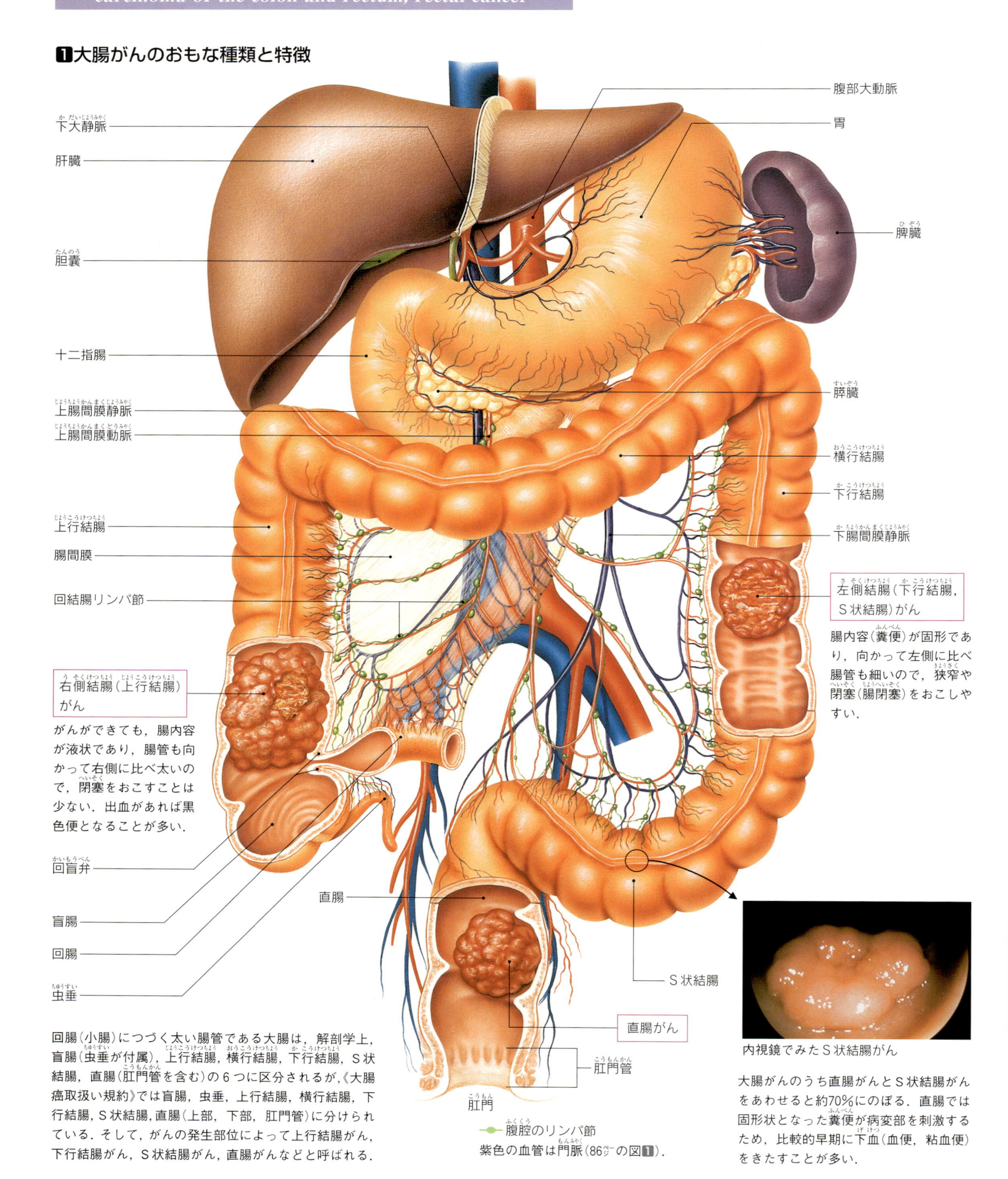

❶大腸がんのおもな種類と特徴

ラベル（図中）：
- 下大静脈
- 肝臓
- 胆嚢
- 十二指腸
- 上腸間膜静脈
- 上腸間膜動脈
- 上行結腸
- 腸間膜
- 回結腸リンパ節
- 回盲弁
- 盲腸
- 回腸
- 虫垂
- 腹部大動脈
- 胃
- 脾臓
- 膵臓
- 横行結腸
- 下行結腸
- 下腸間膜静脈
- 直腸
- S状結腸
- 肛門管
- 肛門
- 腹腔のリンパ節
- 紫色の血管は門脈（86ページの図❶）．

右側結腸（上行結腸）がん
がんができても，腸内容が液状であり，腸管も向かって右側に比べ太いので，閉塞をおこすことは少ない．出血があれば黒色便となることが多い．

左側結腸（下行結腸，S状結腸）がん
腸内容（糞便）が固形であり，向かって左側に比べ腸管も細いので，狭窄や閉塞（腸閉塞）をおこしやすい．

直腸がん

内視鏡でみたS状結腸がん

大腸がんのうち直腸がんとS状結腸がんをあわせると約70％にのぼる．直腸では固形状となった糞便が病変部を刺激するため，比較的早期に下血（血便，粘血便）をきたすことが多い．

回腸（小腸）につづく太い腸管である大腸は，解剖学上，盲腸（虫垂が付属），上行結腸，横行結腸，下行結腸，S状結腸，直腸（肛門管を含む）の6つに区分されるが，《大腸癌取扱い規約》では盲腸，虫垂，上行結腸，横行結腸，下行結腸，S状結腸，直腸（上部，下部，肛門管）に分けられている．そして，がんの発生部位によって上行結腸がん，下行結腸がん，S状結腸がん，直腸がんなどと呼ばれる．

❷経過進展と転移

1. 早期大腸がん(上図)と進行大腸がん(下図)

上図ラベル:
- がん病巣(表面陥凹型の大腸がん)
- 粘膜
- 粘膜筋板
- 粘膜下層
- 筋層
- 漿膜下層

浸潤の深さが粘膜内または粘膜下層までで,リンパ節への転移や血管への侵入がほとんどない状態が,早期大腸がんである.無症状のことが少なくないが,ときに下血をみることがある.

下図ラベル:
- リンパ濾胞(リンパ小節)
- 血管
- 漿膜

浸潤が粘膜筋板,粘膜下層を越えて筋層以下に達し,リンパ節への転移や血管への侵入が予想される状態が,進行大腸がんである.

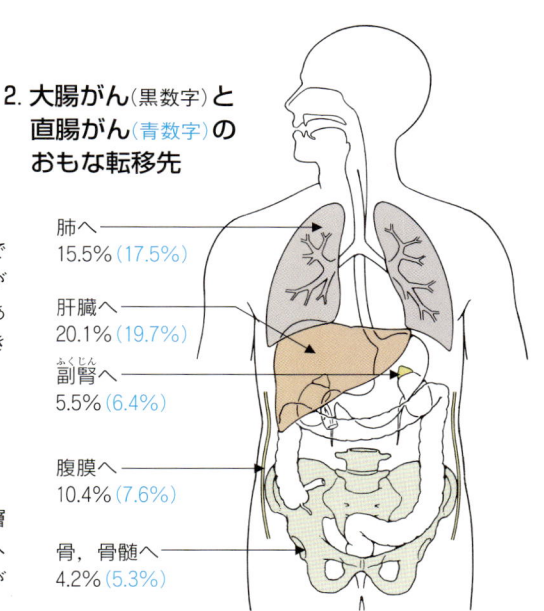

2. 大腸がん(黒数字)と直腸がん(青数字)のおもな転移先

- 肺へ 15.5%(17.5%)
- 肝臓へ 20.1%(19.7%)
- 副腎へ 5.5%(6.4%)
- 腹膜へ 10.4%(7.6%)
- 骨,骨髄へ 4.2%(5.3%)

❸ 隆起型の大腸がん(内視鏡写真)

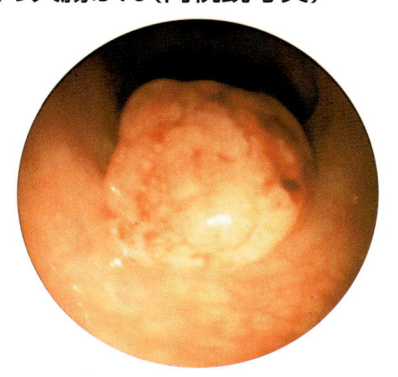

早期大腸がんの多くは隆起型のタイプで,大腸ポリープからのがん化が大部分を占める.2cm以内で茎の根元(断端)にがん病巣や浸潤がなければポリペクトミー(75ページ)で治療できる.

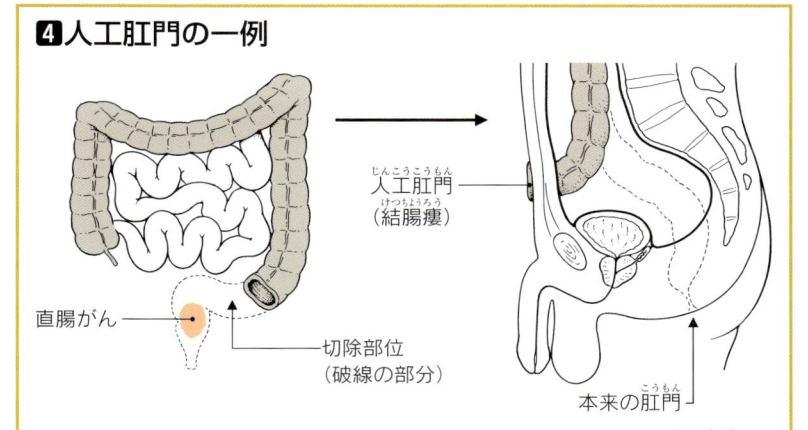

❹ 人工肛門の一例

ラベル: 直腸がん,切除部位(破線の部分),人工肛門(結腸瘻),本来の肛門

図は直腸がんのため,直腸とS状結腸の一部を切除したばあいの人工肛門の例(人工肛門とは,糞便を体外に出す目的で腹壁に孔をあけて切断した腸管(S状結腸)を引き出し,腹壁にぬいつけた人工の排泄口のこと).

大腸にできた悪性腫瘍をいう.その発生部位によって,結腸がん(上行結腸がん,S状結腸がんなど)や直腸がんなどと呼ばれる(図❶).がんのできやすい場所(好発部位)は直腸,S状結腸で,直腸がんとS状結腸がんの両者で大腸がんの70%以上を占める.大腸がんは欧米に多く,わが国で結腸がんが増加しているのも,欧米型の動物性高脂肪食の摂取が原因であろうと考えられている.大腸がん発生のメカニズムについては,遺伝子レベルでかなり詳細に解明されてきている.

〔早期大腸がんと進行大腸がん〕 大腸がんは,がんの腸管壁への広がり(浸潤)が粘膜内あるいは粘膜下層にとどまるものを早期大腸がん,筋層以下にまですすんだものを進行大腸がんとしている(図❷).浸潤が筋層にまで達すると,腹腔のリンパ節への転移や血管への侵入の頻度が高くなる.早期大腸がんは,表面の形状により,隆起型,表面型に分けられ,表面型はさらに表面隆起型,表面平坦型,表面陥凹型に細分される.早期の大腸がんの多くは隆起型のタイプで,大腸ポリープからのがん化がほとんどである.

〔症状〕 直腸がん,左側結腸(下行結腸,S状結腸)がんの初期症状は下血(血便,粘血便)である.がんが発育して腸管がつまった状態(内腔狭窄)になると便通異常,腸閉塞症状による腹痛が出現するが,周囲にがんが浸潤するまでは痛みはない.一方,右側結腸(上行結腸)がんの初期症状は無症状のことが多く,進行大腸がんになってはじめて,右下腹部のしこり(腫瘤),下痢,黒色便,貧血などの症状がみられる.

〔治療,予防上の注意〕 治療は手術が主であるが,早期のがんであれば成績はきわめてよい.直腸がんでも人工肛門をつけなければならないのは,約30%以下である.粘膜内にとどまる隆起型早期大腸がんは,内視鏡的摘除術(ポリペクトミー,75ページの図❹)によって,開腹せずに治療できる.したがって,早期発見がたいせつであり,40歳以上の人は便潜血反応検査,注腸造影検査を積極的に受診することが望ましい.

(武藤 徹一郎)

虫垂炎
appendicitis

● 関連のある病気
腹膜炎→108ページ

1 急性虫垂炎の病気の状態と経過進展

1. 初期の状態

虫垂は全体にはれ，まるみを帯びてくる．カタル性虫垂炎の段階で，細菌感染をおこすと内腔はうみ（化膿性滲出液）で満たされるようになる．

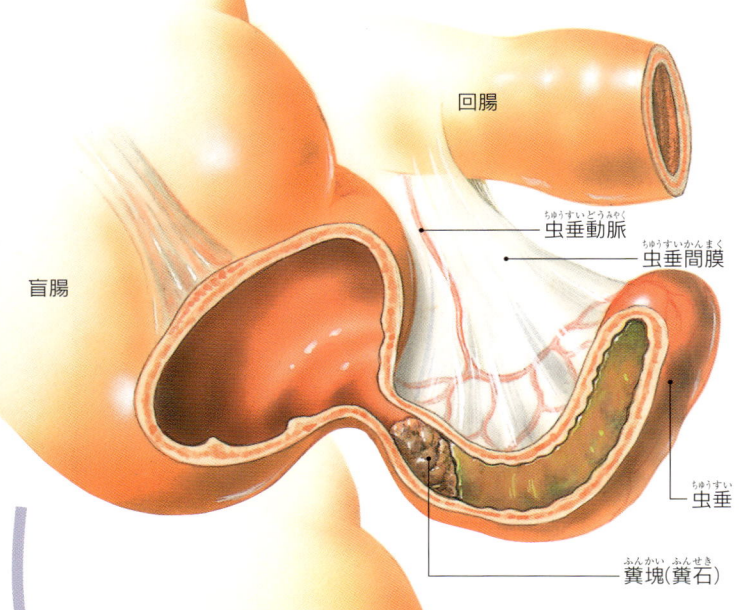

- 回腸
- 虫垂動脈
- 虫垂間膜
- 盲腸
- 虫垂
- 糞塊（糞石）

2 急性虫垂炎により痛みの出る部位（●）

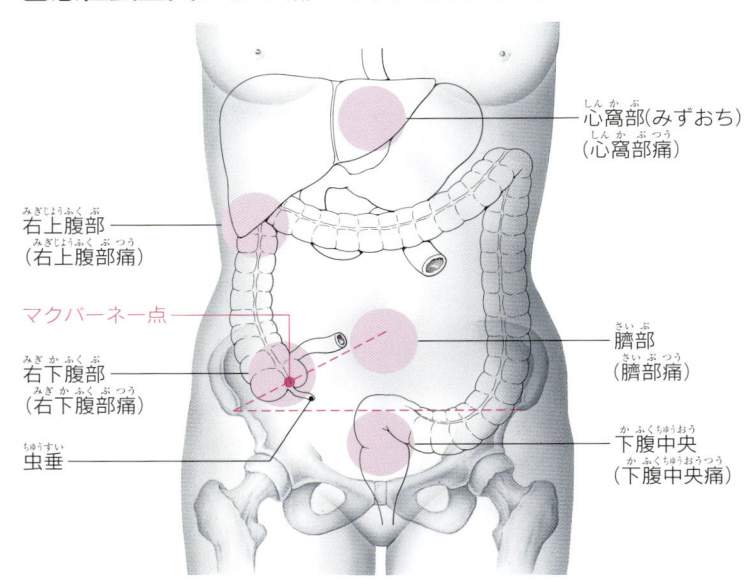

- 心窩部（みずおち）（心窩部痛）
- 右上腹部（右上腹部痛）
- マクバーネー点
- 右下腹部（右下腹部痛）
- 虫垂
- 臍部（臍部痛）
- 下腹中央（下腹中央痛）

はじめはときどき痛む程度であるが，あとになると痛みが持続するとともに，右下腹部に集中した痛みとなる．圧痛のもっとも顕著な部位（圧痛点）はこの右下腹部で盲腸の位置にあたり，マクバーネー点と呼ばれる．

2. 中等度にすすんだ状態

- 血管の拡張と充血

虫垂全体のはれ，血管の拡張と充血はさらに高度になる．蜂巣炎性虫垂炎の段階で，化膿性虫垂炎とも呼ばれる．虫垂壁からのうみの滲出がみられ，炎症がすすむと穿孔を生じる．

- うみの滲出

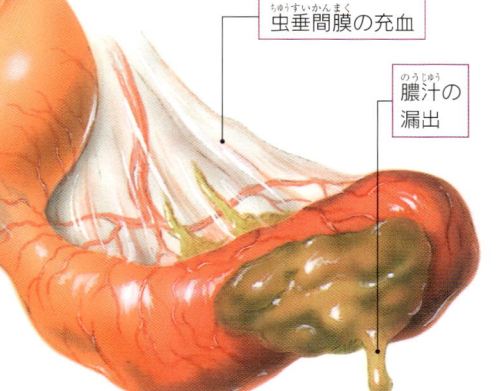

3. 穿孔をおこした状態

虫垂は著しくはれ，虫垂間膜も充血する．壊疽性虫垂炎の段階になると，虫垂壁はもろく破れやすくなり，やがて穿孔（穿孔性虫垂炎）を生じる．

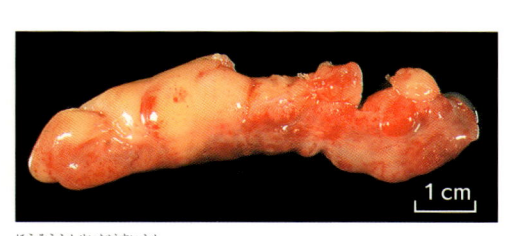

- 虫垂間膜の充血
- 膿汁の漏出

1 cm

蜂巣炎性虫垂炎の段階で摘出された虫垂．
29歳，女性例．

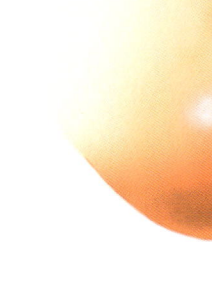

❸急性虫垂炎による合併症（腹膜炎の発症と膿瘍の形成）

急性虫垂炎によりうみ（化膿性滲出液）が腹腔内ににじみ出したり，穿孔のため膿汁が漏れ出すと，腹膜（腹壁内面および腸などの臓器表面をおおっている漿膜）全体に炎症が広がり腹膜炎（急性化膿性腹膜炎）をおこす．

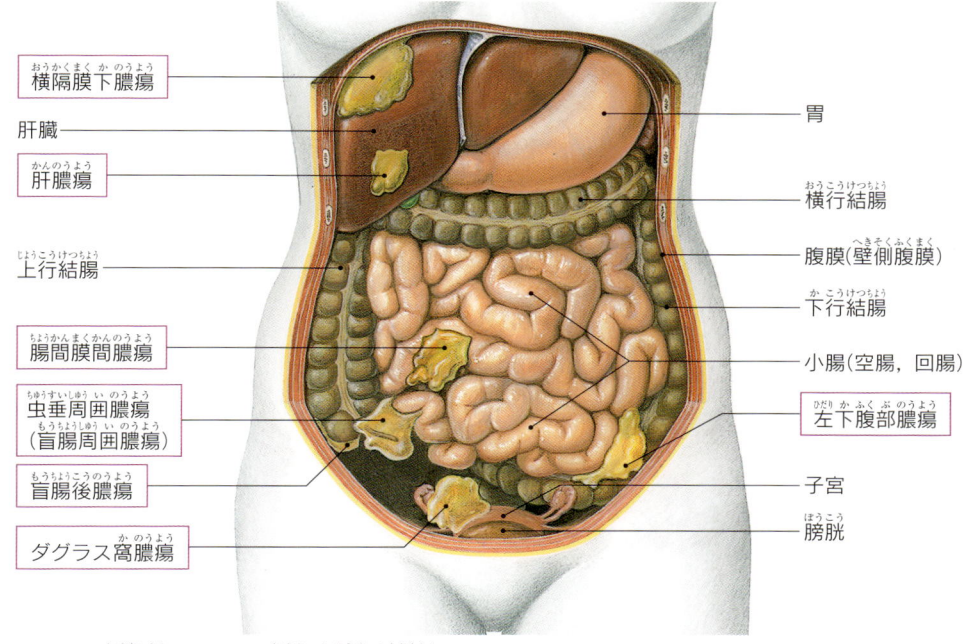

（図中ラベル）
- 横隔膜下膿瘍
- 肝臓
- 肝膿瘍
- 上行結腸
- 腸間膜間膿瘍
- 虫垂周囲膿瘍（盲腸周囲膿瘍）
- 盲腸後膿瘍
- ダグラス窩膿瘍
- 胃
- 横行結腸
- 腹膜（壁側腹膜）
- 下行結腸
- 小腸（空腸，回腸）
- 左下腹部膿瘍
- 子宮
- 膀胱

虫垂炎にもとづく急性化膿性腹膜炎は，一般に一定の部位にまとまり（限局し）やすく，限局してくると膿汁が虫垂の周囲をはじめ，かなりはなれた部位にも蓄積し，膿瘍を形成する．

❹急性虫垂炎とまぎらわしい病気

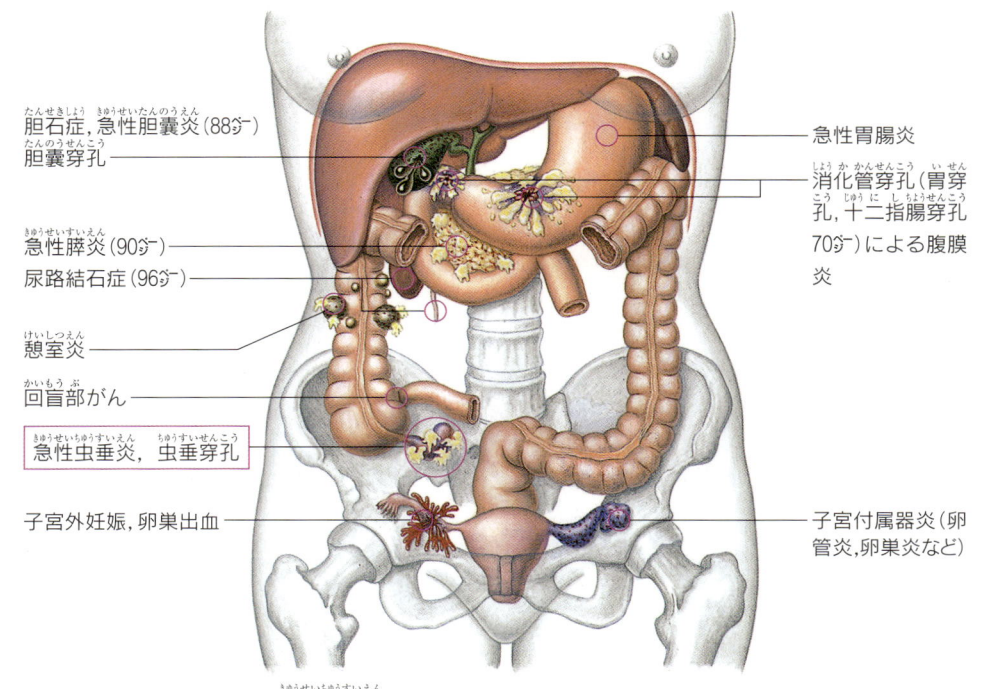

（図中ラベル）
- 胆石症，急性胆嚢炎（88ペ）
- 胆嚢穿孔
- 急性膵炎（90ペ）
- 尿路結石症（96ペ）
- 憩室炎
- 回盲部がん
- 急性虫垂炎，虫垂穿孔
- 子宮外妊娠，卵巣出血
- 急性胃腸炎
- 消化管穿孔（胃穿孔，十二指腸穿孔70ペ）による腹膜炎
- 子宮付属器炎（卵管炎，卵巣炎など）

図に示すように，急性虫垂炎とまぎらわしい症状をもつ腹部の急性疾患（急性腹症）が少なくないので，腹痛がどのようにはじまり，その程度はどうか，どのように移動したかなど腹痛の特徴を受診の際，医師に正確に伝えることがたいせつである．

盲腸の先（盲腸盲端部）に付属する小さな円筒状の器官が虫垂．そこが細菌感染などにより，炎症をおこして化膿したものを虫垂炎という．俗に盲腸炎とも呼ばれる．

〔原因〕 濃縮された大腸の内容物の一部（糞塊，糞石）が虫垂のなかにつまると，内部の圧力が高まって虫垂壁の血液やリンパ液の循環障害が生じる．その際，細菌が壁内に侵入して炎症をおこし，化膿してうみがたまった状態が虫垂炎である．一般に急性に発症する虫垂炎（急性虫垂炎）には，高脂肪高タンパク食の摂取と暴飲暴食が深くかかわっている．

〔種類〕 炎症の進行度に応じて，カタル性虫垂炎，蜂巣炎性虫垂炎，壊疽性虫垂炎に分けられる（図❶）．炎症がさらにすすむと虫垂壁に孔があく．これが穿孔性虫垂炎で，腹膜炎を引き起こし，腹腔内のあちこちにうみがたまり膿瘍を形成する（図❸）．

〔症状と経過〕 腹痛，吐きけ，嘔吐，食欲不振，便通異常などがみられる．腹痛は，多くは発病初期にはみずおち（心窩部）や臍部にみられるが，徐々に右下腹部に集中し，その部位を押すと痛みをはっきり自覚することができる（圧痛）．急性虫垂炎においてはこの圧痛は，腹痛とともに診断上きわめて重要な症状で，盲腸の存在する部位にあたる圧痛点（図❷）では，とくに痛みが強い．炎症の進行につれ発熱（37〜38℃程度）がみられ，血液検査では白血球の増加が認められる．炎症が壁の外側に波及すると，大網や腸管などの周囲臓器と癒着をおこし，炎症性の腫瘤を形成する．また，穿孔による急性化膿性腹膜炎や膿瘍形成も，虫垂炎の重大な合併症である（図❸）．

〔注意〕 高齢者や小児の虫垂炎では，症状が定まらず，腹痛の存在を的確に訴えられないなどのため，診断，治療（手術）が遅れる傾向にある．このため穿孔例が多い．また，妊娠4ヵ月以降の妊婦の虫垂炎でも症状が非定型的ではっきりせず，受診が遅れることが少なくない．発病初期の虫垂炎は抗生物質によって治るが，ある程度進行したばあいは，手術により切除するのが望ましい．

（武藤　徹一郎）

痔―痔核，裂肛，痔瘻
hemorrhoid, anal fissure, anal fistula

● 関連のある病気
静脈瘤→134ページ

痔は肛門病の総称である．肛門周囲に分布する静脈叢（図1）がうっ血し，こぶをつくったものが痔核，肛門皮膚の慢性の裂傷が裂肛，肛門腺が化膿して肛門周囲の皮膚に開口したものが痔瘻である．

●痔核
肛門の歯状線（図2）近くには細い静脈のかたまり（内痔静脈叢）があって，正常では糞便などの圧迫に対してクッションの役割をしている．これが，便秘，排便時の過度のいきみ，長時間の立ちっぱなしや座りっぱなしなどによってうっ血をおこし，ふくらんで隆起したものが内痔核である．

内痔核のおもな症状は，出血と内痔核の肛門外への脱出で，症状の程度により1～4度に分けられる（図3）．1度は静脈の怒張と膨隆，2度は排便時に脱出するが，自然に元にもどる，3度は排便時に脱出し，押しもどさないと元にもどらない，4度は常時脱出である．3ないし4度は手術が必要．

内痔核が長期にわたって脱出を繰り返していると，外痔静脈叢（図2）も怒張し，皮膚の膨隆がみられるようになる．これを外痔核という．外痔核に血栓や血腫ができると痛みが著しい．また，脱出した内痔核が元にもどらなくなった状態が痔核嵌頓で，これも痛みがはげしい．

●裂肛
肛門皮膚（図2）がかたい便で切れたもので，強度の便秘症にともなって発病することが多く，排便時にはげしい痛みがある．痛みのため排便を避けることで便秘症が悪化し，裂傷がさらにひどくなる（図4）．

●痔瘻
歯状線付近には，多数の肛門腺（図5）が開口している．この部分には糞便がたまりやすく感染をおこしやすい．肛門腺の急性の化膿性炎症を肛門周囲膿瘍といい，慢性の炎症が痔瘻．肛門周囲膿瘍では，肛門腺に沿って外側のさまざまなところにうみがたまり，痛みをともなう化膿性の腫瘤が形成される．切開すると多量の排膿がみられる．痔瘻は一時的に治癒することは少なく，最終的には肛門周囲の皮膚に口が開いてうみが出るようになる．　　　（武藤 徹一郎）

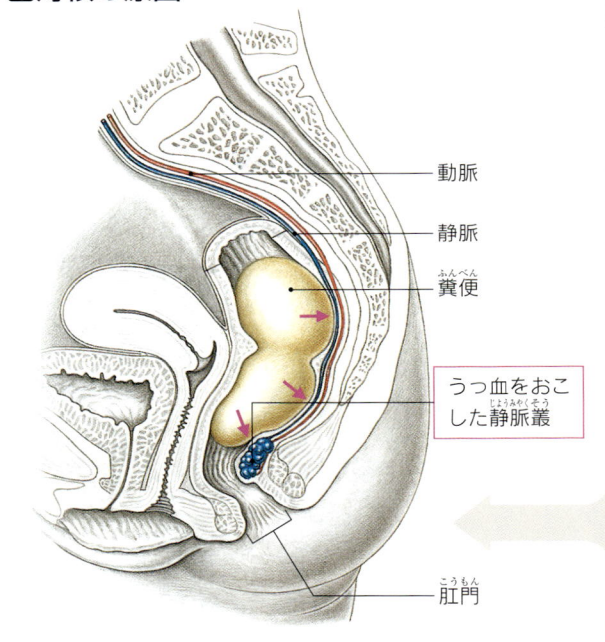

1 痔核の原因

動脈
静脈
糞便
うっ血をおこした静脈叢
肛門

肛門の静脈叢は立位ではもっとも下部に位置すること，静脈叢につづく静脈は逆流を防ぐ静脈弁をもたないことのために，糞便などの圧迫（矢印）によりせきとめられうっ血をおこしやすい．

うっ血のおもな原因や誘因

便秘，排便時の過度のいきみ

アルコール飲料の過度の摂取

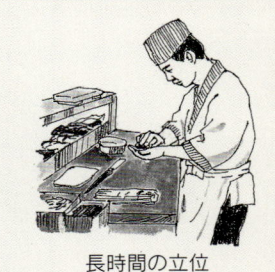

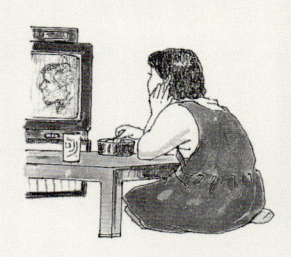

辛いものの過度の摂取

長時間の立位

妊娠，長時間の座位

2 痔核の種類と病気の状態

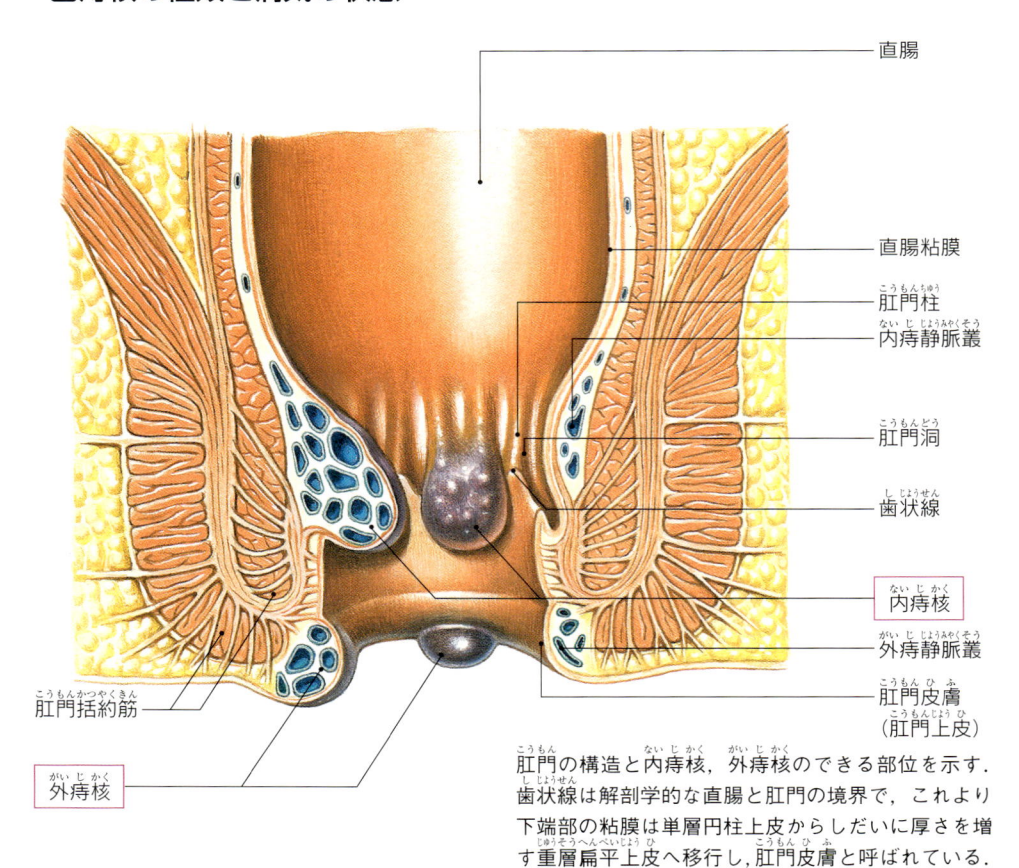

直腸
直腸粘膜
肛門柱
内痔静脈叢
肛門洞
歯状線
内痔核
外痔静脈叢
肛門皮膚（肛門上皮）
肛門括約筋
外痔核

肛門の構造と内痔核，外痔核のできる部位を示す．歯状線は解剖学的な直腸と肛門の境界で，これより下端部の粘膜は単層円柱上皮からしだいに厚さを増す重層扁平上皮へ移行し，肛門皮膚と呼ばれている．

❸痔核の程度（内痔核の症状）

1. 出血
内痔静脈叢がうっ血をおこし，ふくらんで隆起（怒張と膨隆）した状態（1度）で，ときに出血がみられるが，痔核の脱出はない．

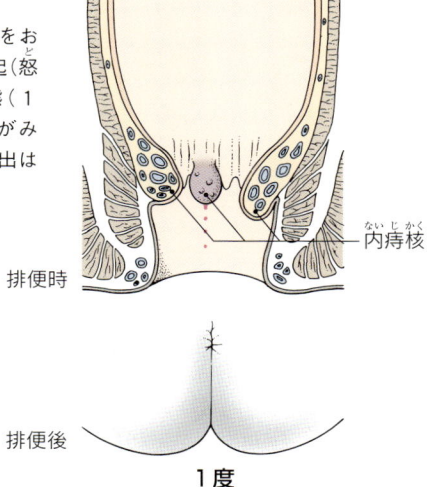

排便時
内痔核
排便後
1度

2. 痔核脱出
痔核が大きくなり，肛門外へ脱出するようになる．排便後，自然に元にもどるのが2度で，押しもどさないと元にもどらないのが3度である．

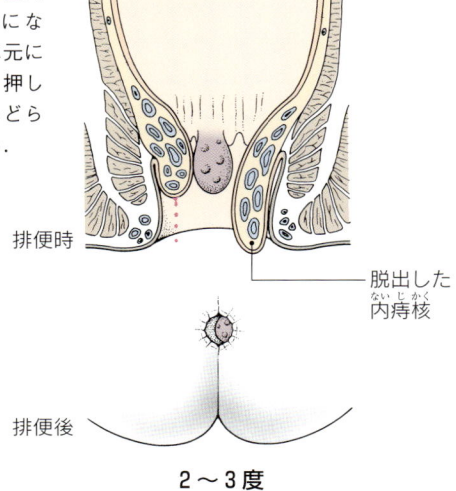

排便時
脱出した内痔核
排便後
2〜3度

4度は常時脱出である．その際，痔核が根元まで脱出して肛門括約筋でしめつけられ，元にもどらなくなった状態が痔核嵌頓で，はげしい痛みをともなう．

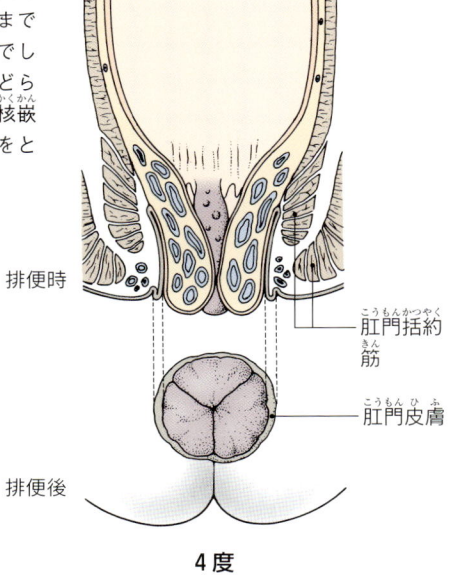

排便時
肛門括約筋
肛門皮膚
排便後
4度

❹裂肛

裂肛が慢性化すると，周囲の皮膚がいぼ状に隆起したり（皮膚突起），肛門ポリープ（肥大乳頭）が形成される．

直腸
肥大乳頭
裂肛
皮膚突起

裂肛
皮膚突起

❺肛門周囲膿瘍と痔瘻

歯状線付近の肛門皮膚には，肛門腺（肛門周囲腺）と呼ばれるアポクリン汗腺がみられる．

肛門腺

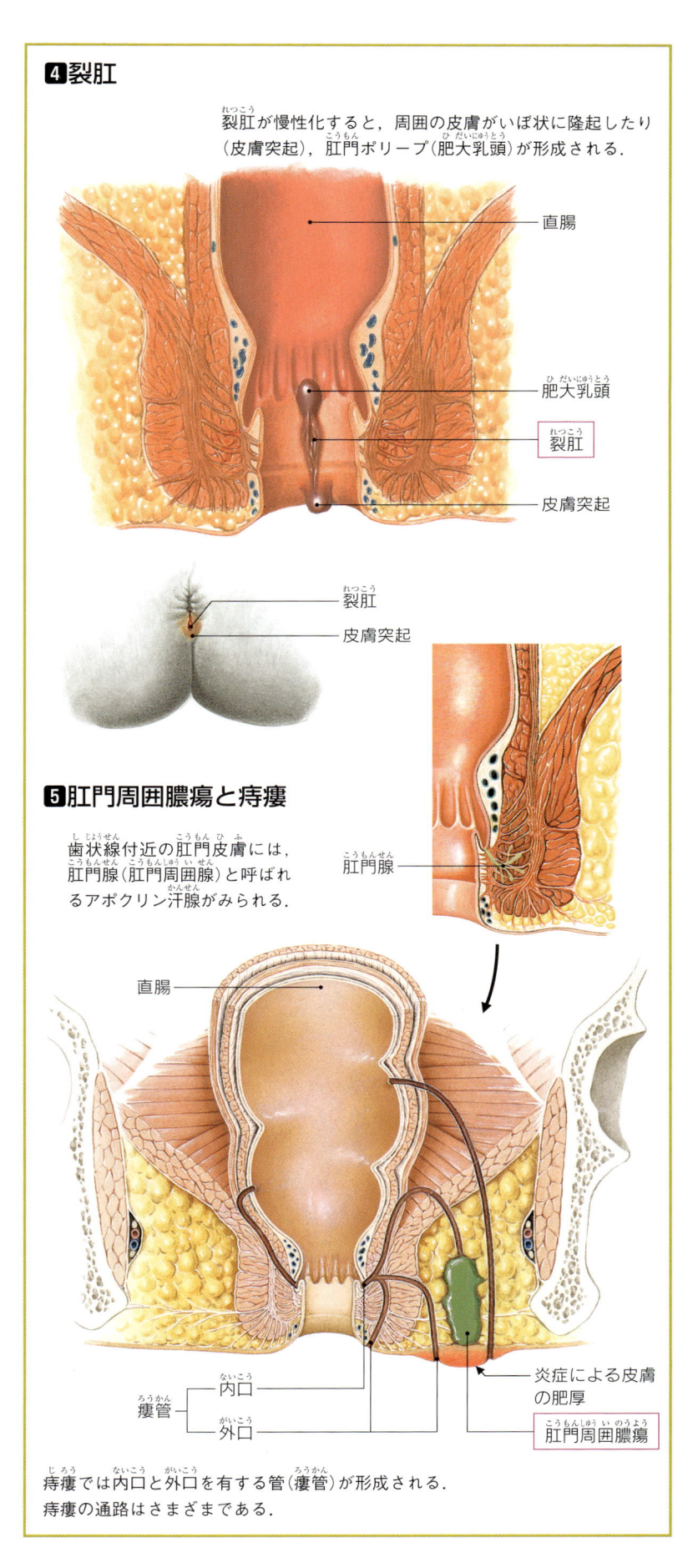

直腸
瘻管 ─ 内口
     ─ 外口
炎症による皮膚の肥厚
肛門周囲膿瘍

痔瘻では内口と外口を有する管（瘻管）が形成される．痔瘻の通路はさまざまである．

肝炎
hepatitis

● 関連のある病気
黄疸→108ページ　肝性昏睡→108ページ
肝不全→108ページ

❶肝炎のおもな原因と種類，および病気の特徴

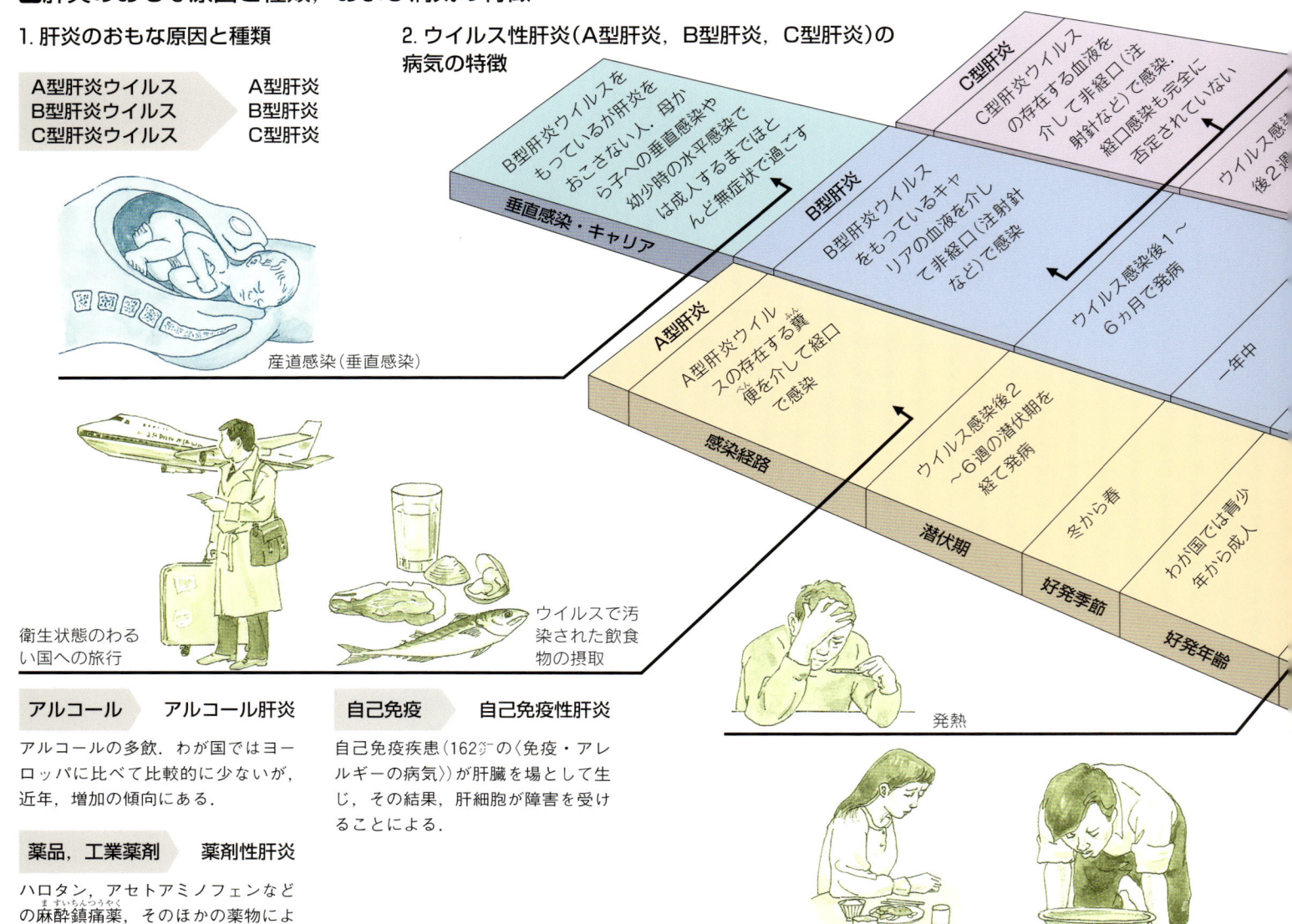

1. 肝炎のおもな原因と種類

A型肝炎ウイルス	A型肝炎
B型肝炎ウイルス	B型肝炎
C型肝炎ウイルス	C型肝炎

産道感染（垂直感染）

衛生状態のわるい国への旅行

ウイルスで汚染された飲食物の摂取

アルコール	アルコール肝炎

アルコールの多飲．わが国ではヨーロッパに比べて比較的に少ないが，近年，増加の傾向にある．

自己免疫	自己免疫性肝炎

自己免疫疾患（162ページの〈免疫・アレルギーの病気〉）が肝臓を場として生じ，その結果，肝細胞が障害を受けることによる．

薬品，工業薬剤	薬剤性肝炎

ハロタン，アセトアミノフェンなどの麻酔鎮痛薬，そのほかの薬物による．

2. ウイルス性肝炎（A型肝炎，B型肝炎，C型肝炎）の病気の特徴

	A型肝炎	B型肝炎	C型肝炎
感染経路	A型肝炎ウイルスの存在する糞便を介して経口で感染	B型肝炎ウイルスをもっているキャリアの血液を介して非経口（注射針など）で感染	C型肝炎ウイルスの存在する血液（注射針など）で非経口で感染．経口感染も完全には否定されていない
潜伏期	ウイルス感染後2〜6週の潜伏期を経て発病	ウイルス感染後1〜6カ月で発病	ウイルス感染後2週
好発季節	冬から春	一年中	
好発年齢	わが国では青少年から成人	B型肝炎ウイルスをもっているが肝炎をおこさない人．母から子への垂直感染や幼少時の水平感染では成人するまでほとんど無症状で過ごす（垂直感染・キャリア）	

発熱

食欲不振　　嘔吐

さまざまな原因により肝細胞に対する一種の免疫反応がおこり，その結果，肝細胞が障害を受けて死んでしまうとき，これを肝炎という．また，アルコールや薬品，毒性の強い工業薬剤により，直接細胞が障害を受けたばあいも，肝炎と呼ばれている．

〔原因と種類〕　肝炎の原因として多いのは，肝炎ウイルスとアルコールである．わが国では肝炎ウイルスがいちばん重要で，ふつう肝炎といえばウイルス性肝炎をさすことが多い．しかしアルコールによる肝炎も増加している．そのほかに薬品，工業薬剤，自己免疫などによるものがある．肝炎ウイルスには主として血液を介して感染するB型肝炎ウイルス（B型肝炎）とC型肝炎ウイルス（C型肝炎），口から伝染するA型肝炎ウイルス（A型肝炎）がある（図❶）．そのほかD型・E型・G型肝炎ウイルスが発見されているが，D型，E型についてはわが国では患者はほとんどみられない．今後さらに新種の肝炎ウイルスが発見される可能性もある．

〔急性肝炎〕　成人のばあい，肝炎ウイルスが体内に入り肝臓で増殖すると，これに対して免疫機構が働き，リンパ球が感染した肝細胞を攻撃して破壊し，これを取り除こうとする（84ページの図❸-1-①）．この結果，肝細胞が多量に破壊されるので肝臓の働きは低下して，タンパク質の合成や糖代謝，解毒作用が十分に行われず，はげしい食欲低下や疲労感，吐きけを感じる．また，本来，肝臓から十二指腸に排泄されるべきビリルビン（胆汁の色素成分）が血液中にもれて，黄疸が生じる．時間の経過とともに大部分の症例では，破壊された肝細胞はふたたび修復され，もとの正常な肝臓にもどる．このような一連の病気の状態を急性肝炎という．このばあい，B型・C型肝炎ウイルスは主として注射針を介して，ときに性交により感染する．A型肝炎ウイルスは飲食物を介して感染する．しかし，近年，診断法や治療法の進歩によって，B型・C型のウイルス性肝炎は減少している．アルコール肝炎のばあいは急性肝炎のような強い症状が出ることはまれで，肝硬変にいたる前なら飲酒をやめればよくなる．

注射針　性交

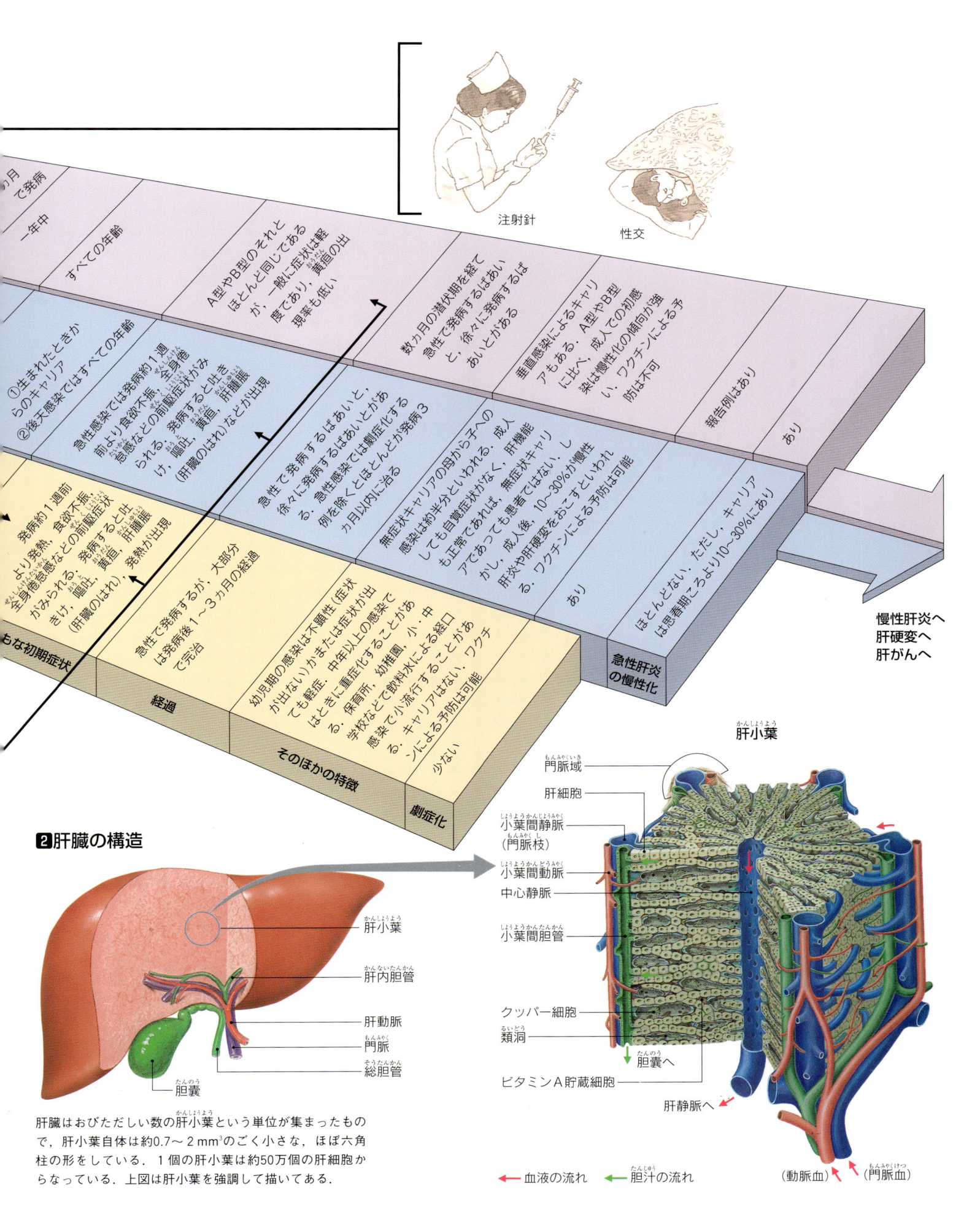

慢性肝炎へ
肝硬変へ
肝がんへ

❷肝臓の構造

肝小葉
肝内胆管
肝動脈
門脈
総胆管
胆囊

肝臓はおびただしい数の肝小葉という単位が集まったもので，肝小葉自体は約0.7〜2 mm³のごく小さな，ほぼ六角柱の形をしている．1個の肝小葉は約50万個の肝細胞からなっている．上図は肝小葉を強調して描いてある．

肝小葉

門脈域
肝細胞
小葉間静脈（門脈枝）
小葉間動脈
中心静脈
小葉間胆管
クッパー細胞
類洞
胆囊へ
ビタミンA貯蔵細胞
肝静脈へ
（動脈血）（門脈血）

← 血液の流れ　← 胆汁の流れ

肝炎──83

❸肝炎の病気の状態と経過進展（肝炎から肝硬変へ）

1. 急性の肝障害（急性肝炎，劇症肝炎）

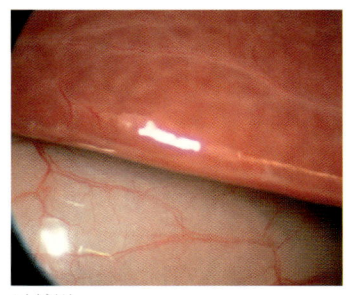

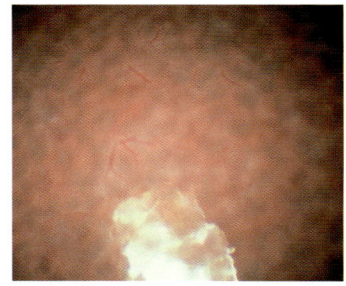

腹腔鏡でみた正常の肝臓の表面（上部）．（写真提供：矢野右人）

腹腔鏡でみた急性肝炎（B型）の肝臓表面．（写真提供：矢野右人）

急性ウイルス性肝炎のばあい，A型では一度感染すれば終生免疫がえられるので慢性肝炎をおこすことはないが，B型（キャリアは思春期に発症），C型では感染が持続し一部が慢性肝炎，肝硬変に移行する．薬剤性肝炎や自己免疫性肝炎の一部も慢性肝炎から肝硬変に移行するが，アルコール肝炎では慢性に経過して肝硬変にいたることが少なくない．

ウイルス感染
- A型肝炎
- B型肝炎／キャリア
- C型肝炎／キャリア

アルコール常飲
- アルコール肝炎
- 脂肪肝：肝細胞内に脂肪が異常に蓄積した状態．肝細胞壊死はない．

そのほか
- 薬剤性肝炎
- 自己免疫性肝炎

①急性肝炎
- 肝小葉
- 正常な肝細胞
- 中心静脈
- 小葉間静脈
- 門脈域
- リンパ球
- リンパ球により破壊され壊死に陥った肝細胞（巣状壊死巣）

②アルコール肝炎
- 肝細胞
- 好中球の浸潤と線維化
- 肝細胞の脂肪変化
- 核
- アルコール硝子体
- 核
- 脂肪滴

肝細胞内に脂肪が蓄積し，細胞と細胞のあいだにはこまかい線維化や好中球（白血球の一種）の浸潤がみられる．また，肝細胞内にはアルコール硝子体と呼ばれる細胞内封入体が認められることもある．

③劇症肝炎
- 強度の出血が認められる

前駆症状はがんこな嘔吐，腹痛で，発症後急速に悪化の経過をとる．

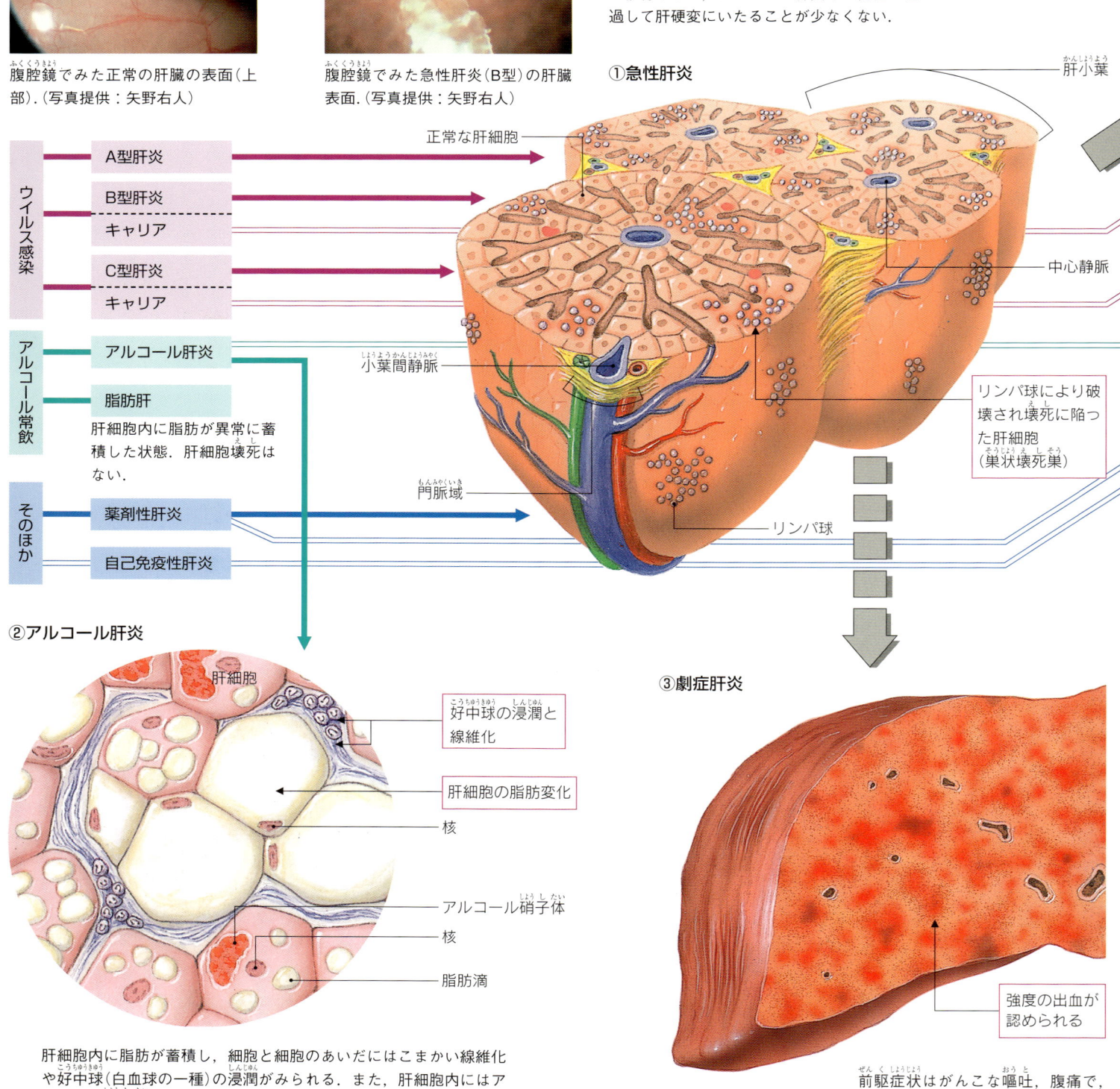

2. 慢性の肝障害

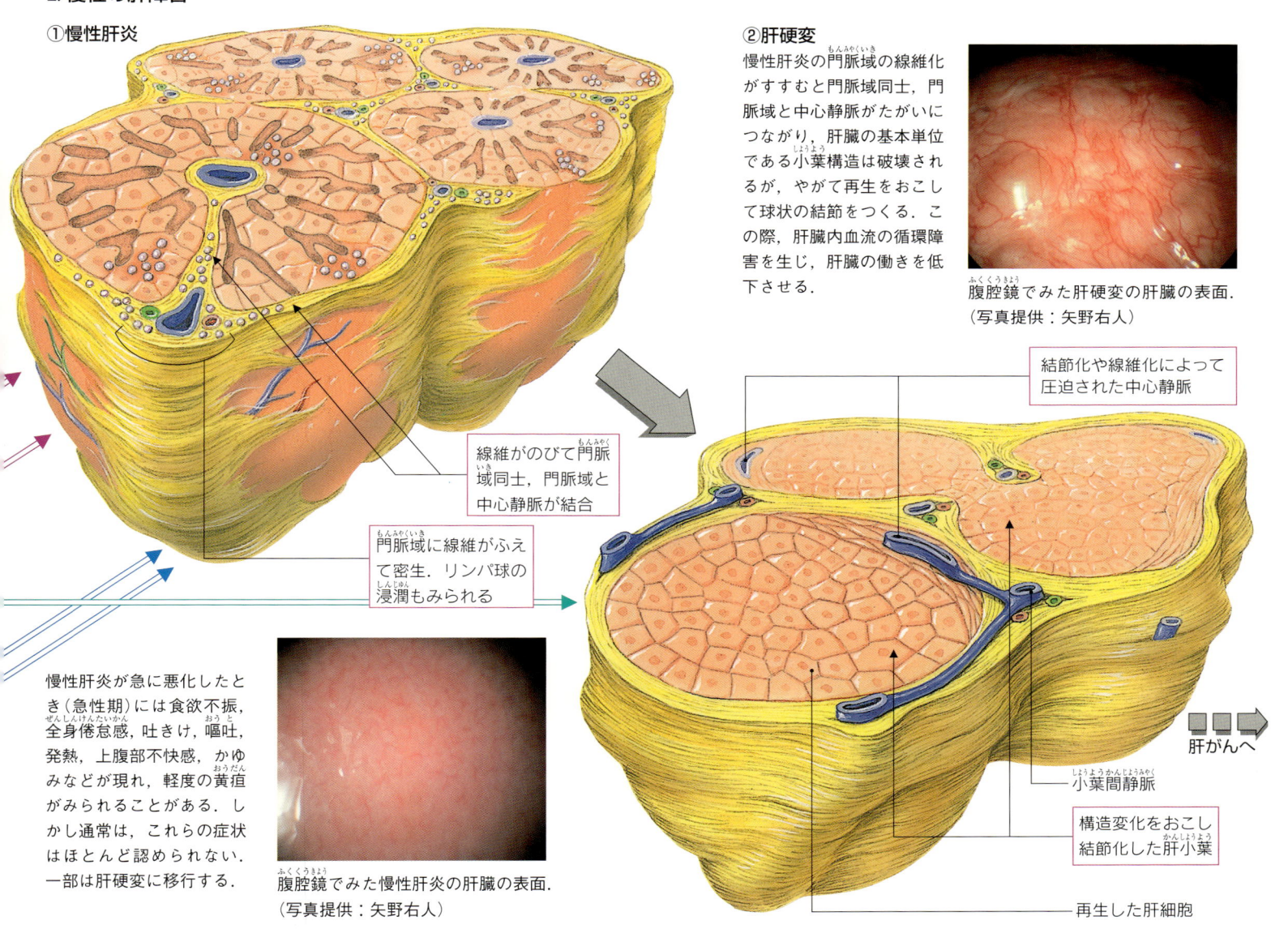

①慢性肝炎

線維がのびて門脈域同士，門脈域と中心静脈が結合

門脈域に線維がふえて密生．リンパ球の浸潤もみられる

慢性肝炎が急に悪化したとき（急性期）には食欲不振，全身倦怠感，吐きけ，嘔吐，発熱，上腹部不快感，かゆみなどが現れ，軽度の黄疸がみられることがある．しかし通常は，これらの症状はほとんど認められない．一部は肝硬変に移行する．

腹腔鏡でみた慢性肝炎の肝臓の表面．
（写真提供：矢野右人）

②肝硬変

慢性肝炎の門脈域の線維化がすすむと門脈域同士，門脈域と中心静脈がたがいにつながり，肝臓の基本単位である小葉構造は破壊されるが，やがて再生をおこして球状の結節をつくる．この際，肝臓内血流の循環障害を生じ，肝臓の働きを低下させる．

腹腔鏡でみた肝硬変の肝臓の表面．
（写真提供：矢野右人）

結節化や線維化によって圧迫された中心静脈

小葉間静脈

構造変化をおこし結節化した肝小葉

再生した肝細胞

肝がんへ

【劇症肝炎】　急性肝炎の数パーセントは非常にはげしい経過をとり，肝細胞がほとんど死んでしまう（図3-1-③）．これが劇症肝炎で，このようなときは意識障害（肝性昏睡）が生じ，肝臓は萎縮し，肝不全に陥ることもまれではない．劇症肝炎の原因は不明であることが多いが，薬剤や肝炎ウイルスによるものもある．劇症肝炎をもたらす肝炎ウイルスはおもにB型で，A型の劇症肝炎は少ない．

【慢性肝炎】　急性肝炎のような急な経過をとらず，自覚症状もあまりないが，肝臓の機能検査をすると肝機能障害が認められ，しかもこの状態が半年以上つづくばあいがある．肝細胞壊死の程度は軽度であるが，門脈域が線維化のために拡大し，リンパ球浸潤が認められる（図3-2-①）．これが慢性肝炎である．主たる原因はB型・C型肝炎ウイルス，自己免疫疾患（自己抗体）である．A型・B型急性肝炎は原則として慢性化しないが，C型肝炎のばあいは急性肝炎で治りきらずに慢性化する．このような人はウイルスを体内に保持すること（この状態の人をキャリアと呼ぶ）になり，他者への感染源となる．

誕生直後は免疫機構が完成していないので，この時期にB型肝炎に感染すると，ウイルスに対して抗原抗体反応がおこらず，キャリアになる．感染ルートは成人のばあいと同じようにほかからウイルスが侵入するルート（水平感染）と，出産時母親から感染するルート（垂直感染）の2通りある．キャリアのうち10～30％が思春期ころより慢性肝炎を発症する．慢性肝炎それ自体は症状もたいしてないが，問題は，肝硬変にすすみ（図3-2-②），さらに肝がん（肝細胞がん）になる可能性があることである．

アルコールを飲みつづけていると，やはり肝硬変にすすむ．肝がん（肝細胞がん）がここから生じることもあるが，C型肝炎との合併が多く見出され，がんの原因はアルコールよりもやはり肝炎ウイルスではないかと考えられている．C型慢性肝炎に対してはインターフェロン療法が効果がある．

（志賀　淳治）

肝硬変，肝がん
liver cirrhosis, cancer of the liver

● 関連のある病気
肝性昏睡→108ページ　肝性脳症→108ページ
肝不全→108ページ　食道静脈瘤→108ページ

❶門脈の分布と血液（門脈血）の流れ

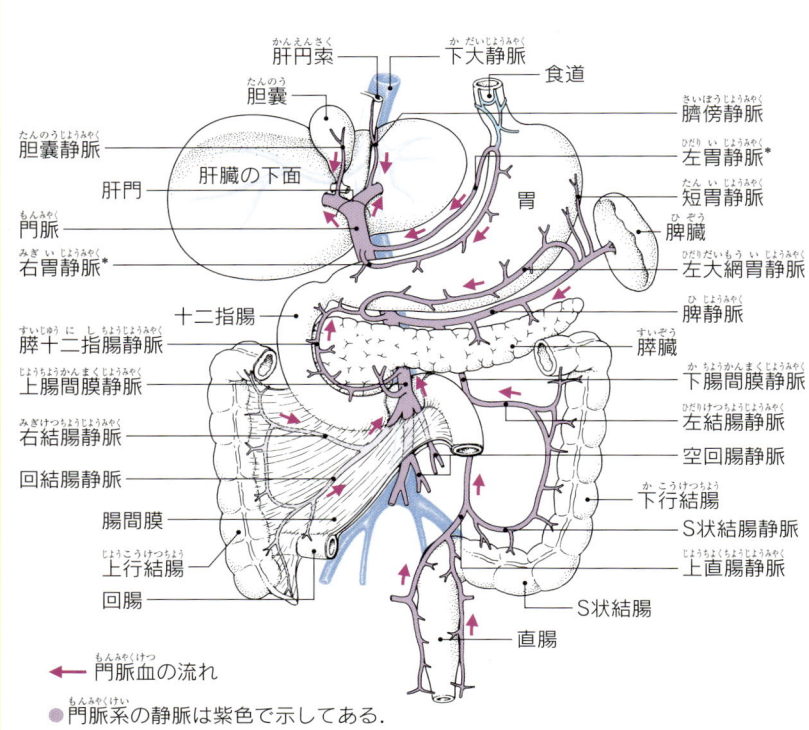

（図：肝円索，下大静脈，食道，胆嚢，臍傍静脈，胆嚢静脈，肝門，肝臓の下面，左胃静脈*，門脈，胃，短胃静脈，右胃静脈*，脾臓，十二指腸，左大網胃静脈，膵十二指腸静脈，膵臓，脾静脈，上腸間膜静脈，下腸間膜静脈，右結腸静脈，左結腸静脈，回結腸静脈，空回腸静脈，腸間膜，下行結腸，上行結腸，S状結腸静脈，回腸，上直腸静脈，S状結腸，直腸）

← 門脈血の流れ
● 門脈系の静脈は紫色で示してある．
＊主として左胃静脈と右胃静脈を合わせて胃冠状静脈と呼ばれる．

胃や小腸，大腸などの消化器系や脾臓に広く分布する静脈は1本に集まって，肝臓の門（肝門）から肝臓に入る．このように消化器系臓器から肝臓に入る静脈を門脈という．消化管粘膜から吸収された各種の栄養素やホルモンは門脈血を介して肝臓に運ばれる．

肝臓内の細胞で化学処理された門脈血は，肝静脈から下大静脈を経て心臓へもどっていく．肝硬変が発生すると血流障害を引き起こし，門脈血は肝臓を通過しにくくなり，門脈の圧が高まる．この状態が門脈圧亢進（症）で，門脈血はわき道へ流れるようになる．

❷肝硬変のおもな症状と病気の状態

1. 肝硬変のおもな症状

初期は無症状のことが多い．病気がすすむにつれ，下図のような特徴的な症状が出現してくる．

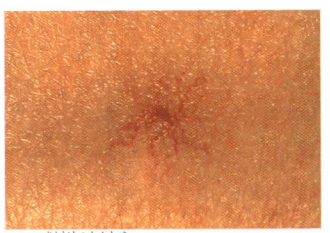

クモ状血管腫．前胸部などに現れる．（写真提供：岡　博）

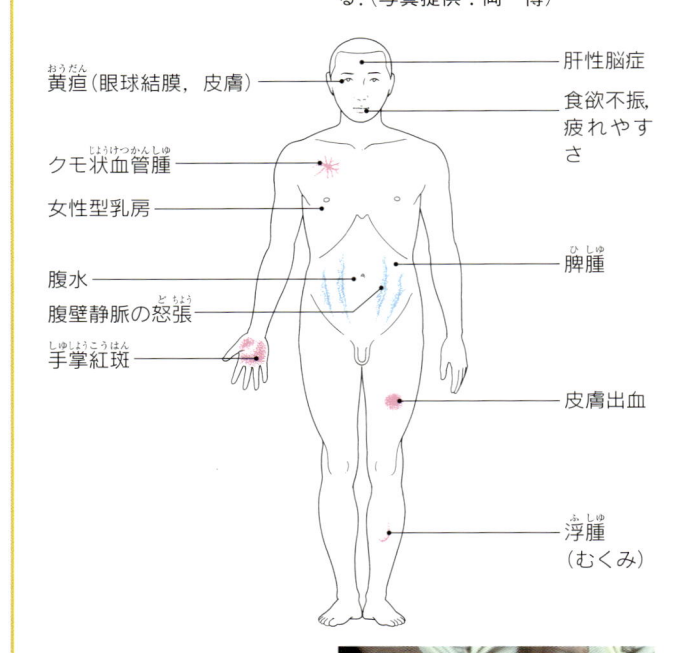

（図：黄疸（眼球結膜，皮膚），肝性脳症，食欲不振，疲れやすさ，クモ状血管腫，女性型乳房，腹水，脾腫，腹壁静脈の怒張，手掌紅斑，皮膚出血，浮腫（むくみ））

手掌紅斑．明るい赤色のまだら模様で，足底にも生じることがある．（写真提供：賀古　眞）

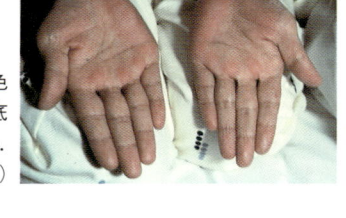

慢性肝炎が進行すると，肝臓の働きをになっている肝小葉がこぶ状（結節）化してかたくなる．この状態が肝硬変で，またしばしば肝硬変の結節からがん（肝細胞がん）が発生する．

●肝硬変

慢性肝炎で門脈域の線維化がすすむと，門脈域はたがいにつながり，肝小葉を破壊して別な小葉構造ができあがる（85ページの図❸-2-②）．肝臓は，表面からみるとでこぼこして弾力を失い，かたくなる．肝臓内の血液の流れはわるくなり，小腸や大腸，胃から肝臓に血液を運ぶ静脈である門脈（図❶）の圧が高まる．この門脈圧亢進の結果，消化器系からの門脈血は肝臓を経由できず，わき道（バイパス）を通り心臓にもどるようになる（図❷-2）．主たるルートは胃冠状静脈と短胃静脈で，これらを通して圧の高い門脈血が，通常は非常に細い静脈である胃食道静脈叢に流入するため，ときに破裂し，大出血をおこし致命的になることがある（食道静脈瘤破裂）．また，肝細胞自体も血液の供給がわるくなり，肝臓の機能が著しく低下してタンパク質の合成などができなくなる．腹水もたまるようになる．これが肝不全で，危険な状態である．

●肝がん

肝がんには，肝細胞から発生する肝細胞がん（図❸-1）と，肝臓内の胆管の上皮細胞ががん化した肝内胆管がんとがある．肝細胞がんのほうが数は多く，肝硬変から生じるのが大部分であるが，慢性肝炎から発生することもある．慢性肝炎，肝硬変からのがんの発育には，肝炎ウイルスの関与が確実視されている．

早期のがんは特徴的な症状に乏しいが，超音波診断の発達で，とくに肝細胞がんは1cm以下のがんもみつけられるようになった．また，肝細胞がんでは，本来胎児期にしか出ないアルファフェトプロテインやPIVKA Ⅱというタンパク質が出現するので，腫瘍マーカーとして早期発見に有用である．　　　　（志賀　淳治）

2. 肝硬変の病気の状態（経過と合併症）

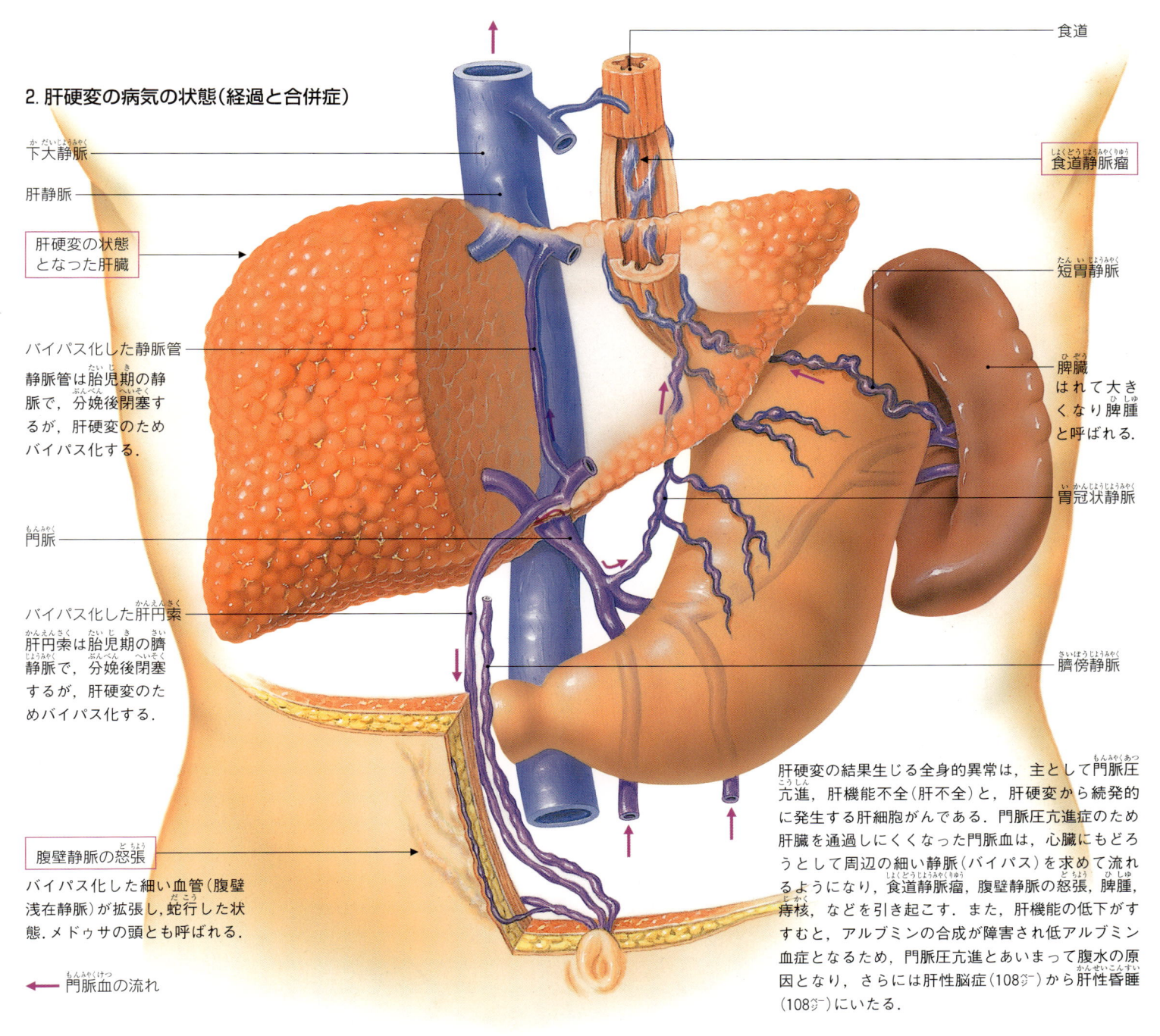

- 下大静脈
- 肝静脈
- 肝硬変の状態となった肝臓
- バイパス化した静脈管
  静脈管は胎児期の静脈で，分娩後閉塞するが，肝硬変のためバイパス化する．
- 門脈
- バイパス化した肝円索
  肝円索は胎児期の臍静脈で，分娩後閉塞するが，肝硬変のためバイパス化する．
- 腹壁静脈の怒張
  バイパス化した細い血管（腹壁浅在静脈）が拡張し，蛇行した状態．メドゥサの頭とも呼ばれる．
- ← 門脈血の流れ
- 食道
- 食道静脈瘤
- 短胃静脈
- 脾臓　はれて大きくなり脾腫と呼ばれる．
- 胃冠状静脈
- 臍傍静脈

肝硬変の結果生じる全身的異常は，主として門脈圧亢進，肝機能不全（肝不全）と，肝硬変から続発的に発生する肝細胞がんである．門脈圧亢進症のため肝臓を通過しにくくなった門脈血は，心臓にもどろうとして周辺の細い静脈（バイパス）を求めて流れるようになり，食道静脈瘤，腹壁静脈の怒張，脾腫，痔核，などを引き起こす．また，肝機能の低下がすすむと，アルブミンの合成が障害され低アルブミン血症となるため，門脈圧亢進とあいまって腹水の原因となり，さらには肝性脳症（108㌻）から肝性昏睡（108㌻）にいたる．

3 肝がん

1. 肝細胞がん

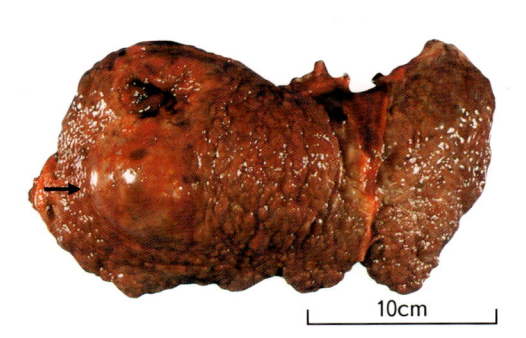

写真は肝硬変をともなう肝細胞がん（矢印）．線維の被膜で包まれていることが多く，最初は門脈を介して近くの臓器に転移する．

10cm

2. 経過進展と転移

肺がん　胃がん　膵がん
↓17.2%　↓13.2%　↓10.5%

肝臓は門脈血の集合場所でもあるところから，肝臓に発生するがんにはほかから転移してきたがんが少なくない．また，肝臓から肝臓への肝内転移も多い（9.5％）．

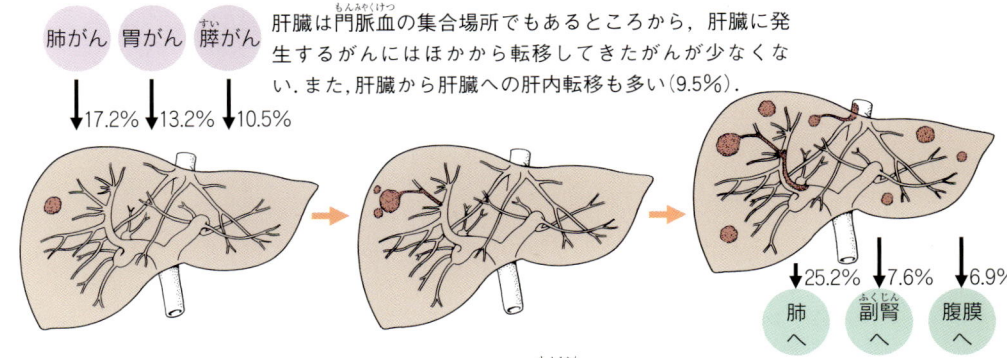

直径2cm以下の単発で，血管（門脈）への侵入がなければ，早期のがんといえる．

単発であるが血管（門脈）への侵入のみられる例．他臓器への転移が予想される．

肝臓全体に広く多発し，しかも血管（門脈）への侵入が顕著にみられる例．進行期のがん．

↓25.2%　↓7.6%　↓6.9%
肺へ　副腎へ　腹膜へ

胆石症，胆嚢炎，胆嚢がん
cholelithiasis, cholecystitis, carcinoma of gallbladder

● 関連のある病気
黄疸→108ページ

肝臓でつくられた胆汁は，肝内胆管に集められ，肝外の左右の肝管，胆嚢，総胆管を経て十二指腸に排泄される．その途中で，胆汁を濃縮し貯蔵しておくところが胆嚢である．このルートを総称して胆道という．胆道のどこかに石（胆石）が存在する状態が胆石症，胆嚢の炎症が胆嚢炎，胆嚢に発生する悪性腫瘍が胆嚢がんである．

●胆石症
〔原因と種類〕 肝臓で生産された胆汁は胆嚢で濃縮されるが，このとき胆汁中の成分であるビリルビンやコレステロールが結晶となり，固体化し，やがて石を形成することがある．石ができる場所は胆嚢がもっとも多いが（胆嚢胆石），肝内胆管や肝臓外の胆嚢管，総胆管にもできる（肝内胆石，胆嚢管胆石，総胆管胆石）（図3）．

以前はビリルビン石が多かったが，近年は減り，コレステロール石との混合石がもっとも多くなってきている．純粋なコレステロール石もある．胆石の大きさはさまざまで，砂粒大から指頭大まであり，数も1個から無数といろいろである（図2）．

〔症状と経過〕 症状のないばあいもあるが，急に激烈な痛みを生じることも少なくない．痛みは胆嚢のある部位以外に，肩の痛みとして感じられたりする．痛みがほかの部位の痛みとして感じられることを放散痛という（図1-1，1-2）．肝臓内外の胆管に石ができると，胆汁の流れが障害され，閉塞性の黄疸が現れたり，また感染が肝臓におよぶこともあり，胆道感染症などの合併症をともなうことが多くなる．

●胆嚢炎
胆石症と合併していることが大部分である．炎症があるから石が形成されるのか，石があるから炎症が誘発されるのかは不明であるが，相互に影響しあっていることと考えられる．急性と慢性がある．

●胆嚢がん
胆嚢炎や胆石症では胆嚢がん（図4）を合併することがある．原因として，炎症の刺激により胆嚢の粘膜上皮が剥離し，また再生するということが繰り返されるためと想定されている．
（志賀 淳治）

1 胆石症，胆嚢炎により痛みの出る部位

1. 痛みの出る部位（腹痛部位●）

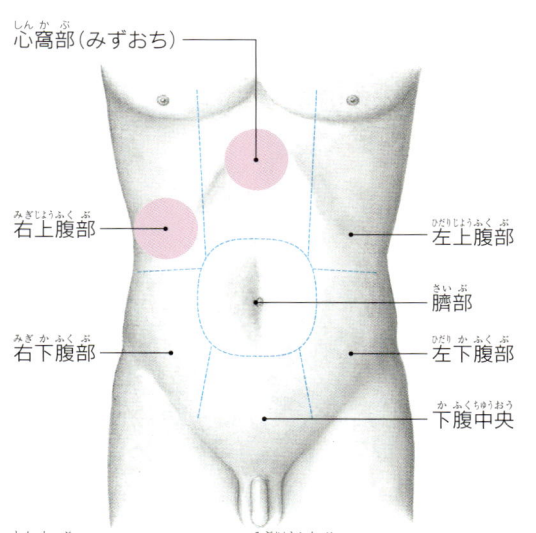

心窩部（みずおち），右上腹部，左上腹部，臍部，右下腹部，左下腹部，下腹中央

心窩部（みずおち）ないし右上腹部の，発作性の激烈な腹痛を胆石仙痛という．過労や脂肪分の高い食事を取ったあとで誘発されやすく，胆石が生理的狭窄部（胆嚢頸部や総胆管）を通過するときにおこることが多い．

2. 痛みの放散

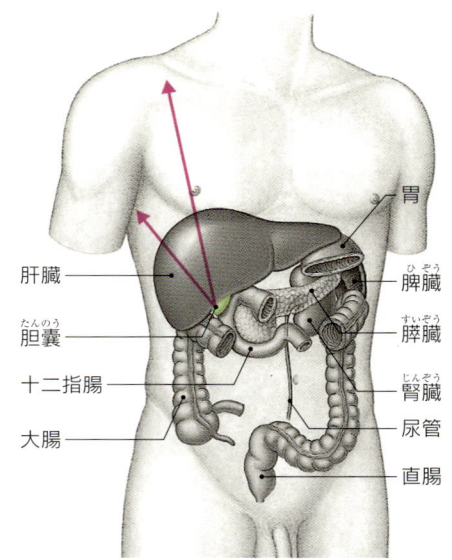

胃，肝臓，脾臓，胆嚢，膵臓，十二指腸，腎臓，尿管，大腸，直腸

腹痛ははじめ心窩部にあり，しだいに右上腹部にうつる．上腹部全体または腹部全体が痛むこともある．痛みは右肩，右肩背部に放散する．仙痛発作は数十分から数時間つづく．

2 石（胆石）の種類

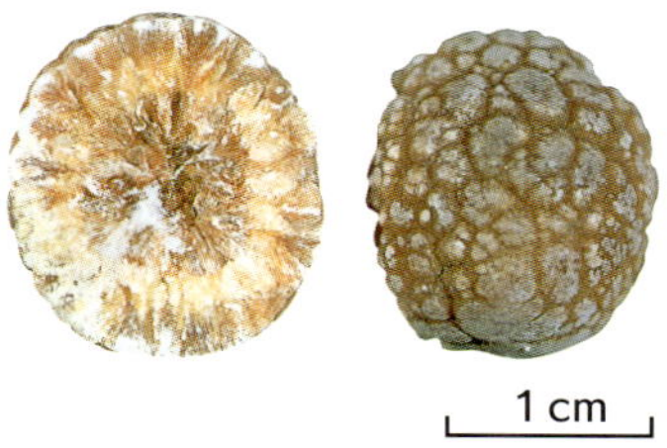

混合石（コレステロール-ビリルビンカルシウム石）．（写真提供：大菅俊明）

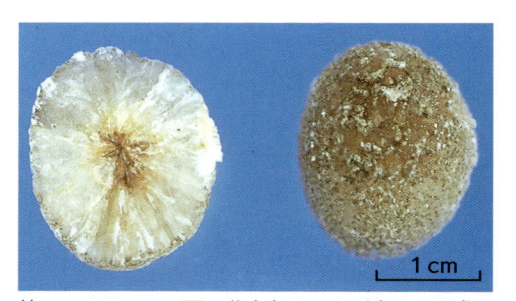

純コレステロール石．黄白色のことが多く，通常は1個である．（写真提供：大菅俊明）

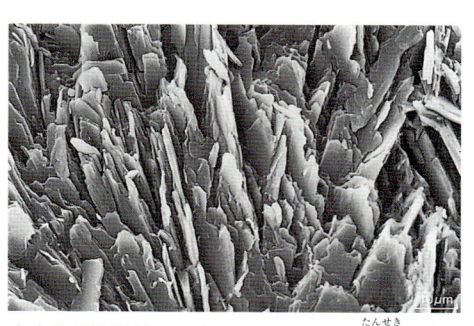

走査電子顕微鏡でみたコレステロール胆石の表面．（写真提供：大菅俊明）

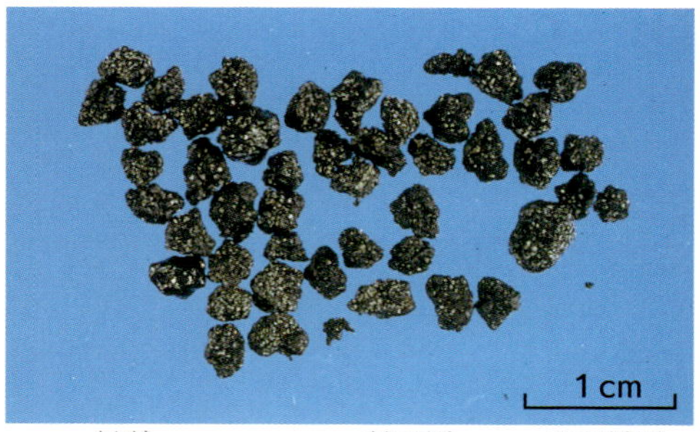

色素系胆石（黒色石）．形は砂粒状または金米糖状で，数個から数十個発生．（写真提供：大菅俊明）

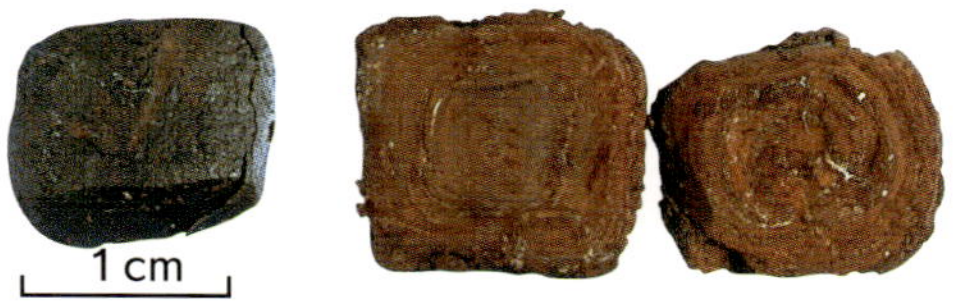

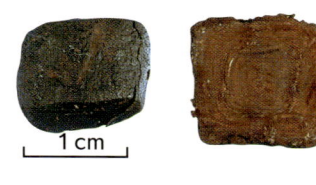

ビリルビンカルシウム石．色素系胆石で形はさまざまである．向かって右側の2つは割面．（写真提供：大菅俊明）

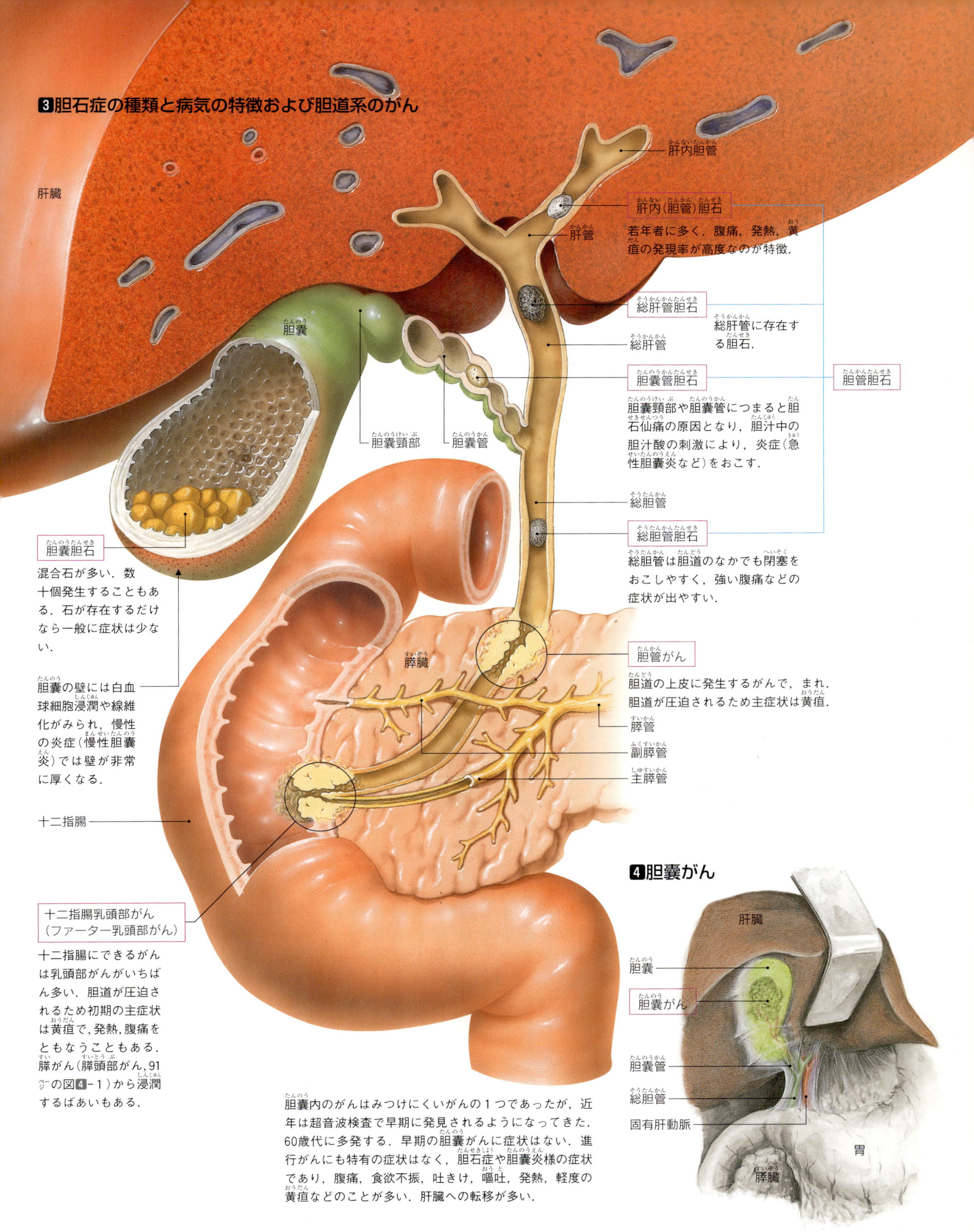

❸胆石症の種類と病気の特徴および胆道系のがん

肝臓

肝内胆管

肝管

肝内（胆管）胆石
若年者に多く，腹痛，発熱，黄疸の発現率が高度なのが特徴.

総肝管胆石
総肝管に存在する胆石.

胆嚢

総肝管

胆嚢管胆石

胆管胆石

胆嚢頸部や胆嚢管につまると胆石仙痛の原因となり，胆汁中の胆汁酸の刺激により，炎症（急性胆嚢炎など）をおこす.

胆嚢頸部

胆嚢管

総胆管

総胆管胆石
総胆管は胆道のなかでも閉塞をおこしやすく，強い腹痛などの症状が出やすい.

胆嚢胆石
混合石が多い．数十個発生することもある．石が存在するだけなら一般に症状は少ない.

胆嚢の壁には白血球細胞浸潤や線維化がみられ，慢性の炎症（慢性胆嚢炎）では壁が非常に厚くなる.

膵臓

胆管がん
胆道の上皮に発生するがんで，まれ．胆道が圧迫されるため主症状は黄疸.

膵管
副膵管
主膵管

十二指腸

十二指腸乳頭部がん（ファーター乳頭部がん）
十二指腸にできるがんは乳頭部がんがいちばん多い．胆道が圧迫されるため初期の主症状は黄疸で，発熱，腹痛をともなうこともある．膵がん（膵頭部がん，91ページの図❹-1）から浸潤するばあいもある.

胆嚢内のがんはみつけにくいがんの1つであったが，近年は超音波検査で早期に発見されるようになってきた．60歳代に多発する．早期の胆嚢がんに症状はない．進行がんにも特有の症状はなく，胆石症や胆嚢炎様の症状であり，腹痛，食欲不振，吐きけ，嘔吐，発熱，軽度の黄疸などのことが多い．肝臓への転移が多い.

❹胆嚢がん

肝臓
胆嚢
胆嚢がん
胆嚢管
総胆管
固有肝動脈
胃
膵臓

膵炎，膵がん
pancreatitis, pancreatic carcinoma

● 関連のある病気
心不全→58ペ　胆嚢炎→88ペ
腎不全→94ペ　腹膜炎→108ペ
ショック→171ペ

１ 急性膵炎により痛みの出る部位

1. 痛みの出る部位（腹痛部位）

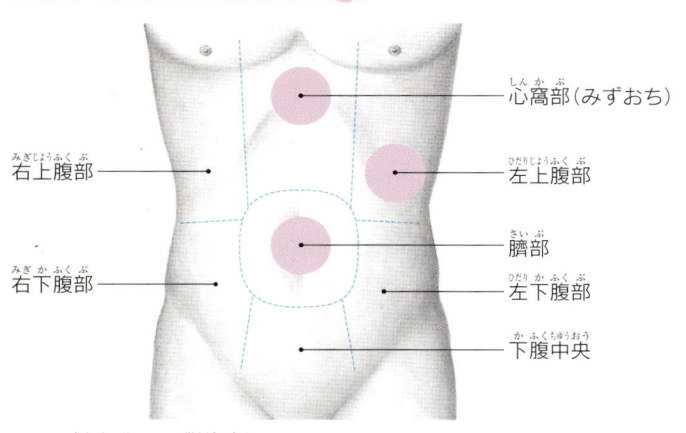

右上腹部／心窩部（みずおち）／左上腹部／右下腹部／臍部／左下腹部／下腹中央

痛みは心窩部から左上腹部にかけてはじまり，しだいに増強する．ある程度時間が経過すると上腹部全体がはげしく痛む．

2. 痛みの放散

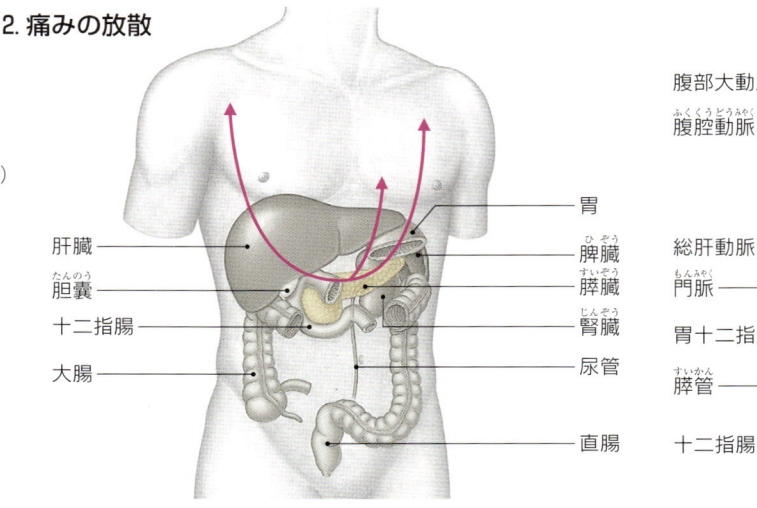

肝臓／胆嚢／十二指腸／大腸／胃／脾臓／膵臓／腎臓／尿管／直腸

腹部大動脈／腹腔動脈／総肝動脈／門脈／胃十二指腸動脈／膵管／十二指腸

炎症が波及し，膵臓周囲や他臓器に移行すれば痛みの部位も変わり，腹部全体へ広がる．ときに左右の肩に放散する．

２ 急性膵炎のアルコール以外のおもな原因と合併症

1. 胆石による胆汁の逆流

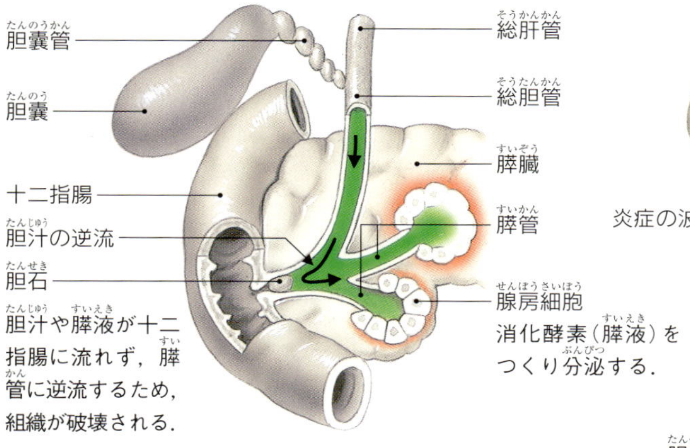

胆嚢管／胆嚢／十二指腸／胆汁の逆流／胆石／総肝管／総胆管／膵臓／膵管／腺房細胞　消化酵素（膵液）をつくり分泌する．

胆汁や膵液が十二指腸に流れず，膵管に逆流するため，組織が破壊される．

総胆管と膵管の合流部は実際は十二指腸壁内である．

2. 炎症の波及

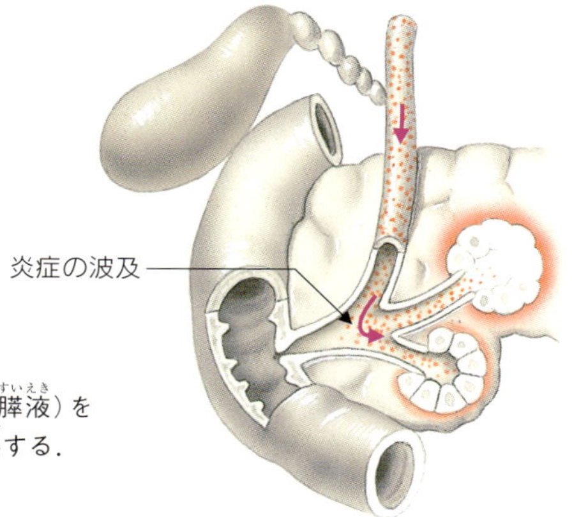

炎症の波及

胆石をともなった慢性胆嚢炎や胆管炎の炎症が，膵臓へ波及・移行する．

3. おもな合併症

ショック（171ペ）
急性腹膜炎
腎不全（94ペ）
心不全（58ペ）
呼吸障害
膿瘍（79ペ）

などが早期に出現することがある．

▶ 膵臓が自分でつくる消化酵素（膵液）で，自分自身を消化するのが膵炎，膵臓に発生する悪性腫瘍が膵がんである．

●膵炎

〔原因〕　膵炎のおもな原因は胆石とアルコールの多飲であるが，ときに外傷，また腹部の手術後などにおこることがある．膵炎がなぜおこるのかは不明であるものの，膵臓の消化酵素によって膵臓自体が消化されるため，と考えられている．膵臓の消化酵素トリプシノーゲンは，胆汁によりトリプシンとなり活性化され，消化酵素としての機能（タンパク質の分解）を発揮する．そのため，胆石があって胆汁が膵管に逆流すると，膵炎がおこると想定されているのである（図２-１）．しかし，胆石のない膵炎も少なくない．

〔急性膵炎〕　急性の炎症は，一般にはげしい症状をともない，激烈な腹痛，吐きけ，ショックに陥ったりすることがある．膵炎の痛みも胆石症（88ペ）と同様，放散痛をともなう（図１-２）．
　軽い例では膵臓の浮腫（むくみ），局所的壊死と炎症細胞浸潤が認められる程度であるが，症状の強いばあいは出血が加わり，細胞壊死の範囲も広くなる（図３）．さらに，ショックをともない危険な状態となるような重症の症例では，膵臓のほぼ全体が出血性の壊死に陥っており，血管内には血栓の形成が目立つ．

〔慢性膵炎〕　慢性膵炎では，長期にわたって軽い症状がつづくが，急に悪化するときは急性膵炎と同様の症状を示す．急性膵炎が反復しても，ただちに慢性膵炎に移行するわけではない．慢性膵炎の特徴は，壊死に陥った部位に線維化や石灰化がおこるため，膵臓がかたくなることである．このため，膵液やインスリンなどの分泌異常をきたすなど，膵臓の働きが低下してくる．

●膵がん

膵がんの原因は不明である．慢性膵炎と膵がんの因果関係も，胆嚢炎や胆石と胆嚢がんとの関係ほどはっきりしていない．早期の膵がんは症状がほとんどなく，発見されにくいがんの１つである（図４）．

（志賀　淳治）

3 膵炎の病気の状態

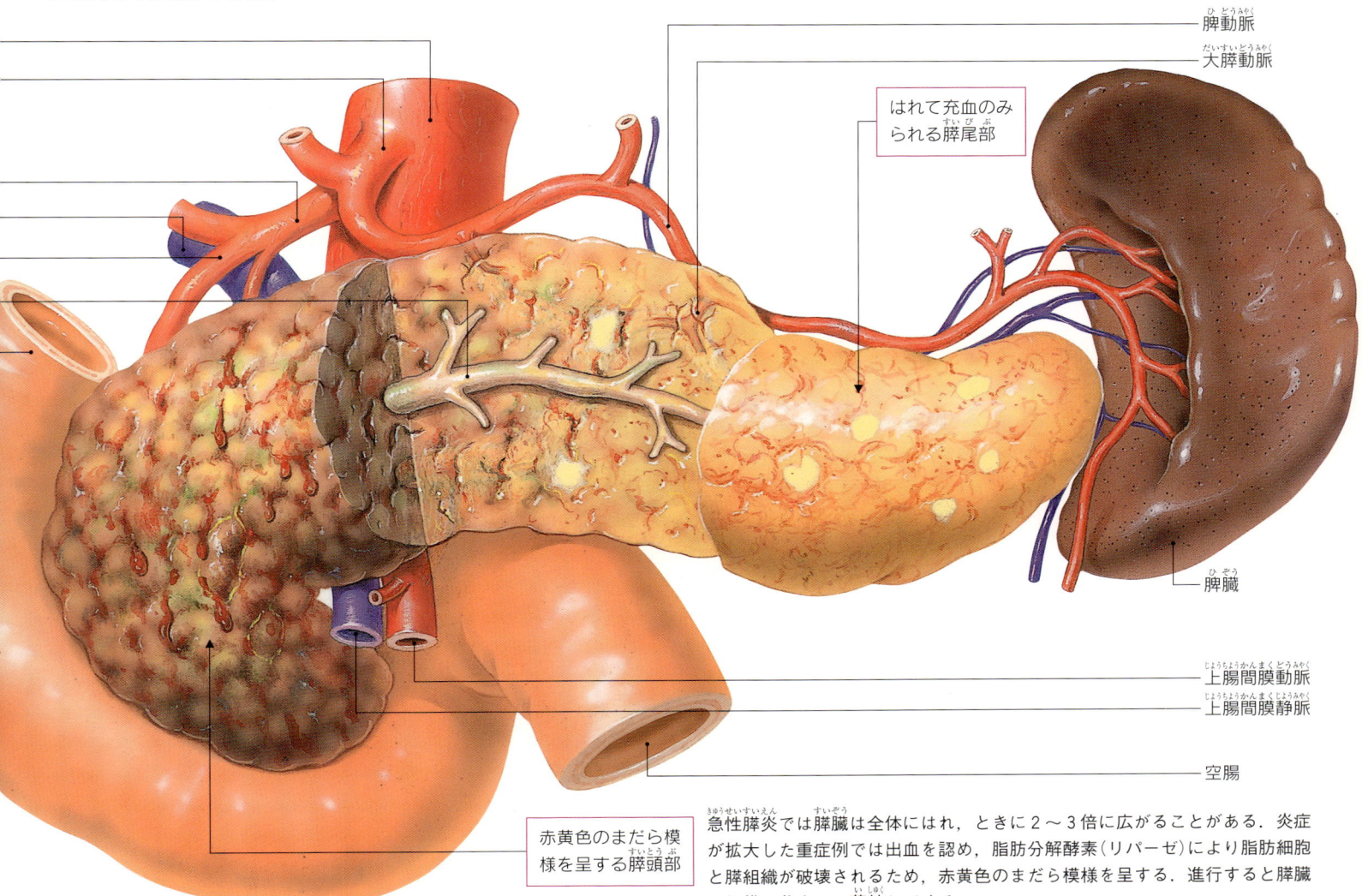

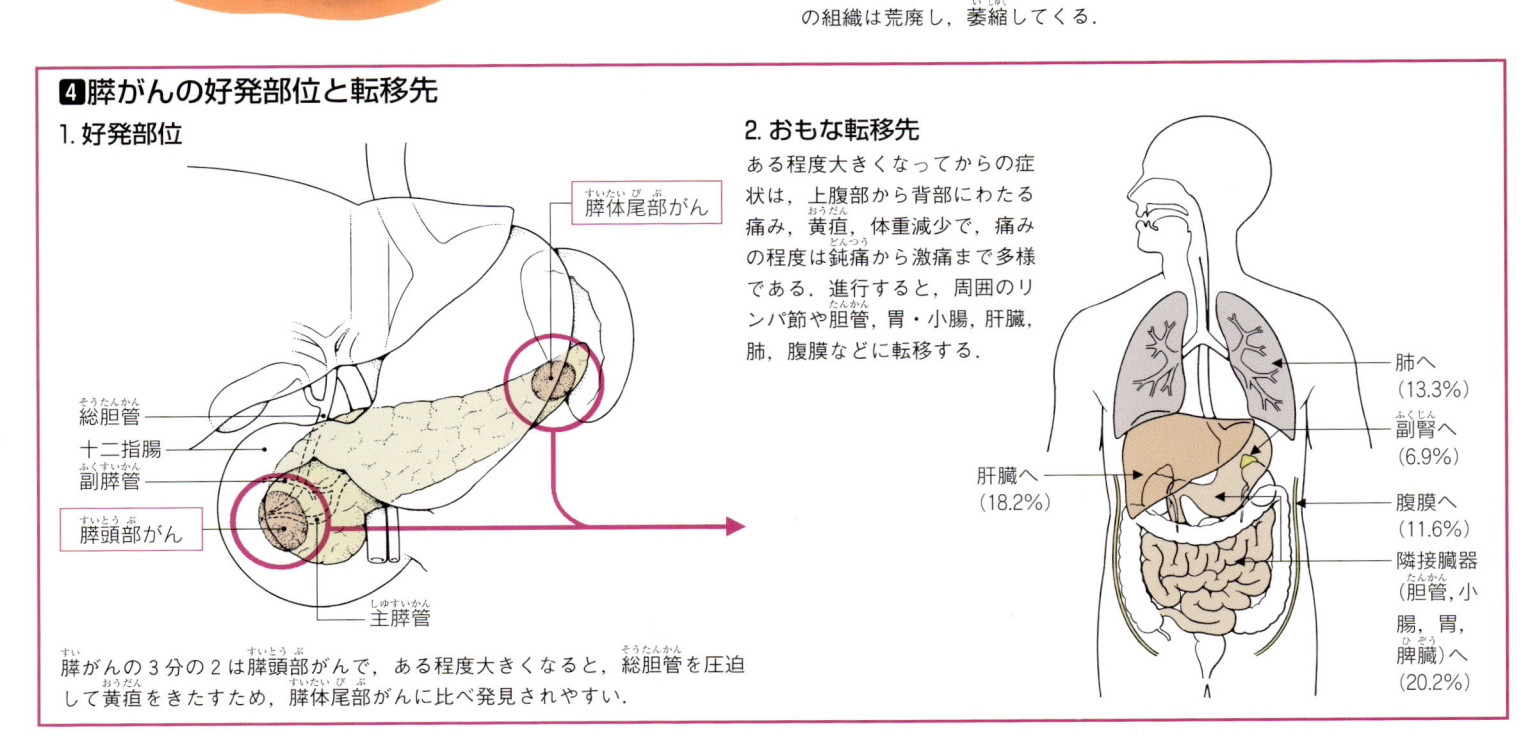

- 脾動脈
- 大膵動脈
- はれて充血のみられる膵尾部
- 脾臓
- 上腸間膜動脈
- 上腸間膜静脈
- 空腸
- 赤黄色のまだら模様を呈する膵頭部

急性膵炎では膵臓は全体にはれ，ときに2〜3倍に広がることがある．炎症が拡大した重症例では出血を認め，脂肪分解酵素（リパーゼ）により脂肪細胞と膵組織が破壊されるため，赤黄色のまだら模様を呈する．進行すると膵臓の組織は荒廃し，萎縮してくる．

4 膵がんの好発部位と転移先

1. 好発部位

- 膵体尾部がん
- 総胆管
- 十二指腸
- 副膵管
- 膵頭部がん
- 主膵管

膵がんの3分の2は膵頭部がんで，ある程度大きくなると，総胆管を圧迫して黄疸をきたすため，膵体尾部がんに比べ発見されやすい．

2. おもな転移先

ある程度大きくなってからの症状は，上腹部から背部にわたる痛み，黄疸，体重減少で，痛みの程度は鈍痛から激痛まで多様である．進行すると，周囲のリンパ節や胆管，胃・小腸，肝臓，肺，腹膜などに転移する．

- 肺へ（13.3%）
- 副腎へ（6.9%）
- 肝臓へ（18.2%）
- 腹膜へ（11.6%）
- 隣接臓器（胆管，小腸，胃，脾臓）へ（20.2%）

腎炎（糸球体腎炎）
glomerulonephritis

●関連のある病気
扁桃炎→40ページ　心不全→58ページ
腎不全→94ページ　ネフローゼ症候群→108ページ
高血圧症→130ページ　尿毒症→171ページ

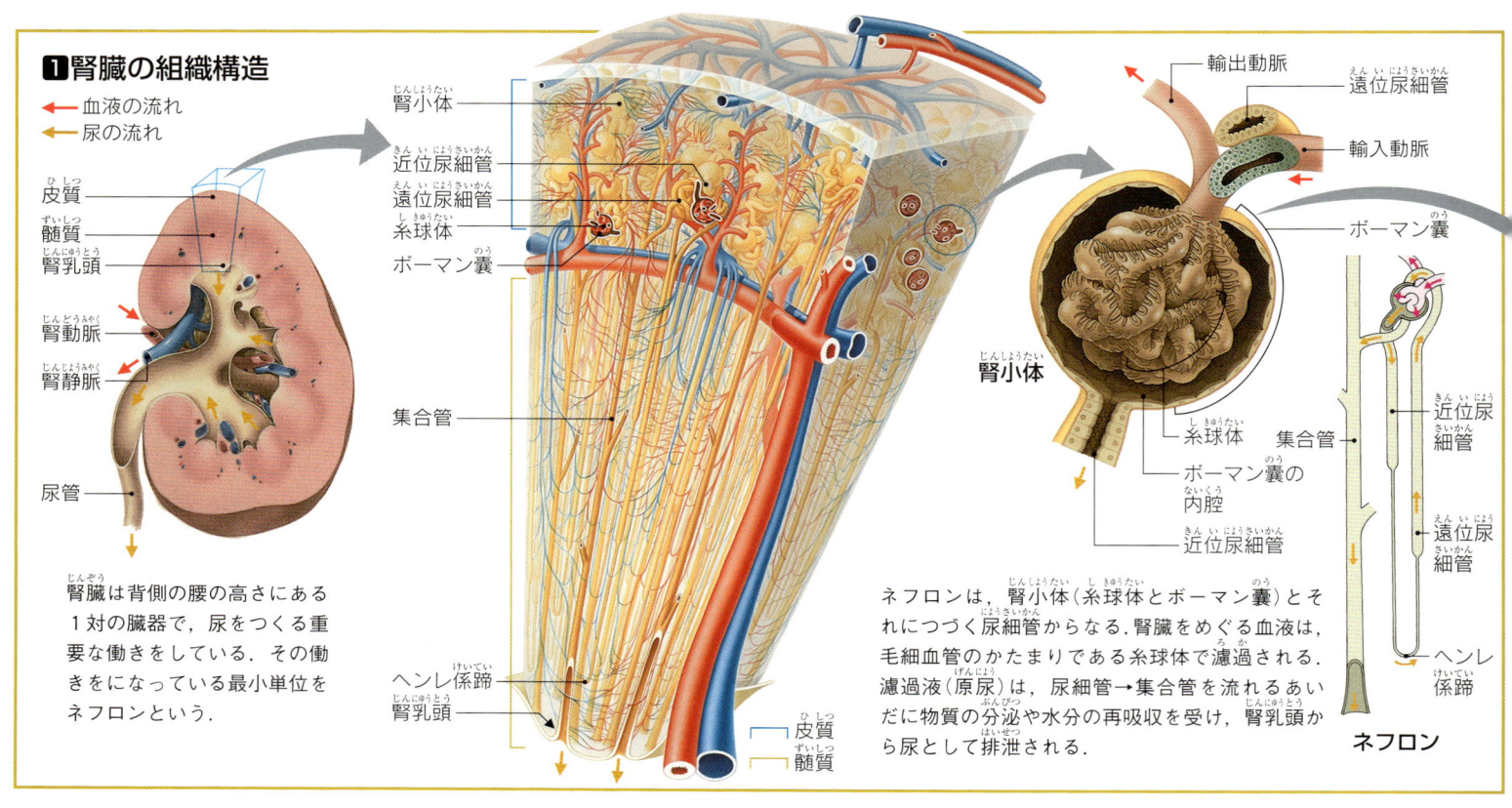

❶腎臓の組織構造
← 血液の流れ
← 尿の流れ

皮質／髄質／腎乳頭／腎動脈／腎静脈／尿管

腎小体／近位尿細管／遠位尿細管／糸球体／ボーマン嚢／集合管／ヘンレ係蹄／腎乳頭／皮質／髄質

輸出動脈／輸入動脈／ボーマン嚢／腎小体／糸球体／集合管／ボーマン嚢の内腔／近位尿細管／近位尿細管／遠位尿細管／ヘンレ係蹄／ネフロン

腎臓は背側の腰の高さにある1対の臓器で，尿をつくる重要な働きをしている．その働きをになっている最小単位をネフロンという．

ネフロンは，腎小体（糸球体とボーマン嚢）とそれにつづく尿細管からなる．腎臓をめぐる血液は，毛細血管のかたまりである糸球体で濾過される．濾過液（原尿）は，尿細管→集合管を流れるあいだに物質の分泌や水分の再吸収を受け，腎乳頭から尿として排泄される．

❷急性腎炎の原因と経過進展

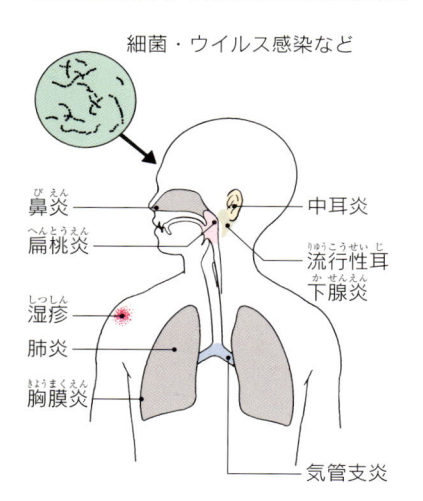

細菌・ウイルス感染など

鼻炎／中耳炎／扁桃炎／流行性耳下腺炎／湿疹／肺炎／胸膜炎／気管支炎

上気道炎（扁桃炎，鼻炎，中耳炎など）や湿疹，皮膚感染症にかかったことが，発病の引き金となる．

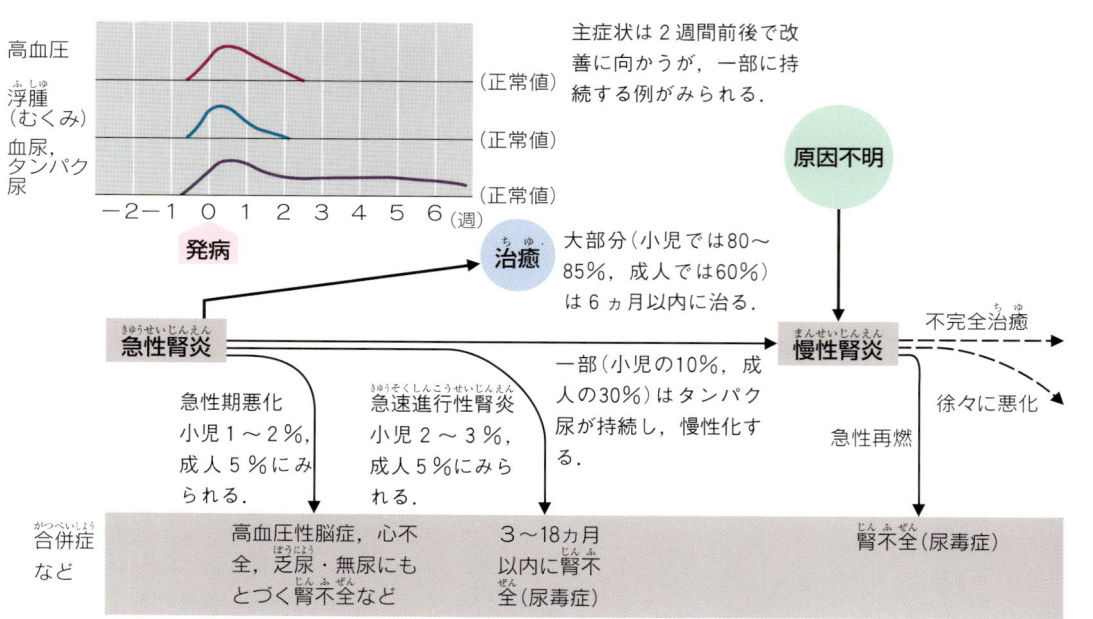

高血圧／浮腫（むくみ）／血尿，タンパク尿　　（正常値）
−2 −1 0 1 2 3 4 5 6（週）
発病

主症状は2週間前後で改善に向かうが，一部に持続する例がみられる．

治癒：大部分（小児では80〜85％，成人では60％）は6ヵ月以内に治る．

原因不明

急性腎炎　→　慢性腎炎　→　不完全治癒／徐々に悪化／急性再燃

急性期悪化　小児1〜2％，成人5％にみられる．
急速進行性腎炎　小児2〜3％，成人5％にみられる．
一部（小児の10％，成人の30％）はタンパク尿が持続し，慢性化する．

合併症など：高血圧性脳症，心不全，乏尿・無尿にもとづく腎不全など／3〜18ヵ月以内に腎不全（尿毒症）／腎不全（尿毒症）

▶尿をつくる働きをしている腎臓の糸球体（図❶）がおかされるのが糸球体腎炎で，単に腎炎とも呼ばれる．急性と慢性がある．
〔急性腎炎（急性糸球体腎炎）〕〔原因〕扁桃炎などの上気道炎や皮膚感染症にかかると，感染の原因菌（抗原）に対する抗体が体内でつくられ，抗原と結合する．その結合物を免疫複合体といい，血液中を流れる．そして，腎臓の糸球体で濾過される際，この免疫複合体が糸球体の毛細血管基底膜に沈着して炎症をおこす（図❸）．
〔症状と経過〕通常，感染症にかかったあと，1〜4週間（平均10日間）の潜伏期を経て，血尿，タンパク尿，浮腫（顔や足のむくみ），高血圧を主症状として発病する．発病後は，無自覚のまま経過するものから，腎機能の低下が高度のため血液透析療法を必要とする重症のものまで，さまざまである．一般に，急性腎炎は治るのがふつうであるが，治りきらずにながびき，慢性腎炎に移行する例が少数みられる．また，まれに急速に腎機能が失われて回復不能な腎不全となるもの（急速進行性腎炎）もある（図❷）．
どの年齢層にもおこりうるが，小児に多く，いずれの経過にお

❸糸球体の病的変化（急性腎炎の病気の状態）

内皮細胞が壊死に陥るとタンパクや赤血球が漏れ出し，タンパク尿，血尿が出現

ボーマン嚢の内腔

メサンギウム細胞（通常は1～2個）や毛細血管の内皮細胞が大きくなり，数も増すため，血管内腔が狭まり，血流が減少する．また足突起の癒合や基底膜の肥厚がみられる．進行すると，糸球体全体も大きくなり，ボーマン嚢の内腔が閉鎖されることもあって，糸球体濾過は減少し，乏尿（尿の減少）やむくみをきたす．

- 大きくなり，増殖した内皮細胞
- 足突起の癒合
- 免疫複合体の沈着
- 基底膜の肥厚
- 多核白血球の滲出
- 大きくなった上皮細胞
- 基底膜（3層からなる）
- 細隙膜（足突起間の薄膜）
- 内皮細胞
- 内皮細胞の核
- 内皮細胞小孔
- 足突起

メサンギウム細胞
上皮細胞（足細胞）
毛細血管
近位尿細管

病的変化のみられる部分 ／ ほぼ正常の部分

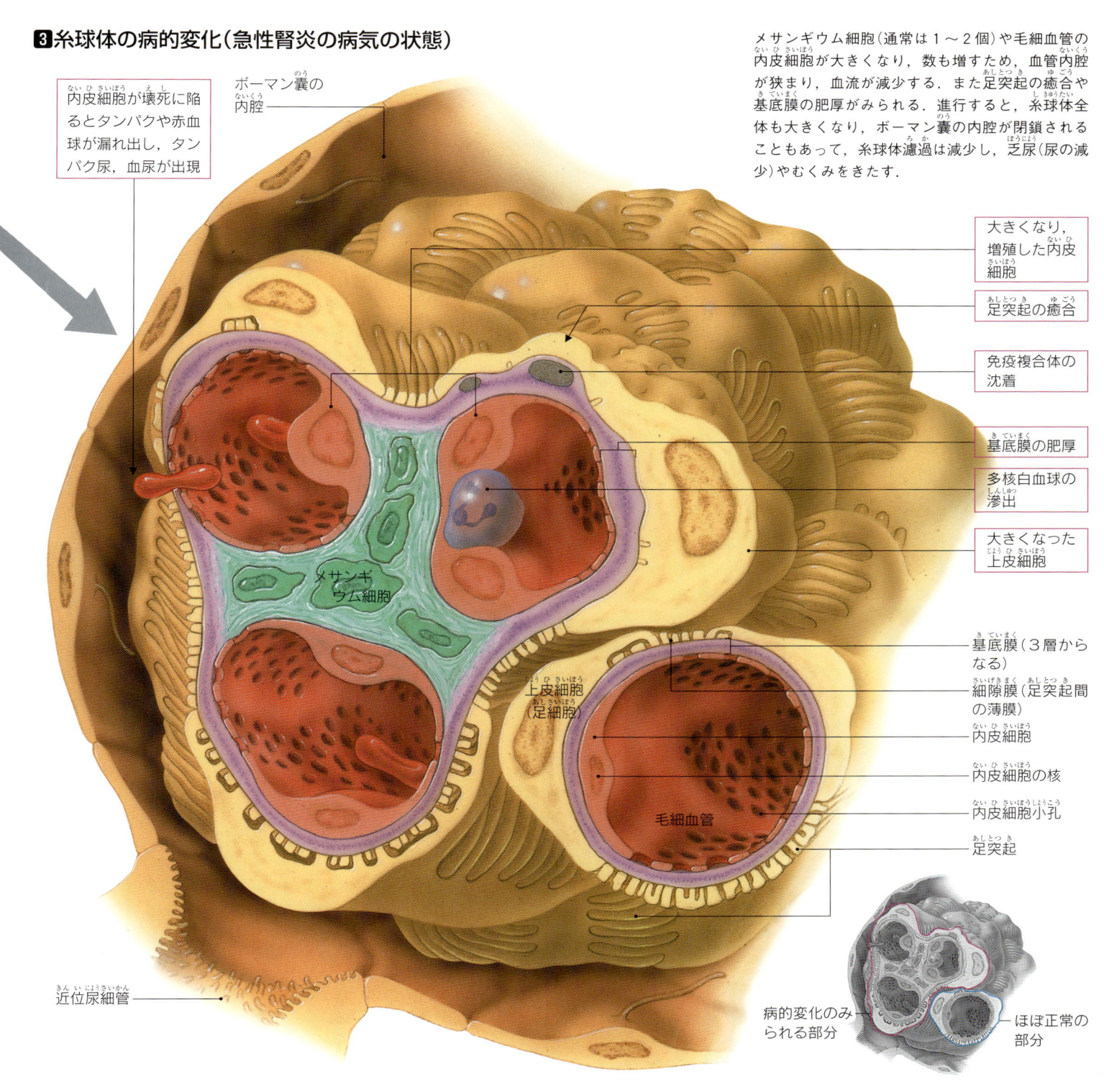

いても安静が第一である．

[慢性腎炎（慢性糸球体腎炎）] 〔原因と種類〕　慢性腎炎は発病時期が不明で，病気の原因もまだ十分に明らかではないが，①免疫上のしくみ，②血小板などの血液凝固系の異常，③糸球体濾過の過剰，などが複雑に関係していると考えられている．慢性腎炎には，一種の結合組織であるメサンギウム細胞の領域がおもにおかされる増殖性腎炎，基底膜の上皮細胞側に沈着物を認める膜性腎症，その両者に病的変化が認められる膜性増殖性腎炎，などがある．慢性腎炎のなかで，尿タンパクが高度（1日3.5g以上と多く，血液中のタンパクが6 g/dl以下）でむくみの強いものは，治療上特別な配慮が必要なので，ネフローゼ症候群として取り扱われる．

〔症状と経過〕　無症状のことが少なくなく，検診時の血尿，タンパク尿から発見されるばあいが多い．慢性腎炎の経過については，症例により大きな差があり，タンパク尿と血尿が持続しても腎機能の悪化を生涯認めない例もあれば，数年で透析療法が必要な進行例もある．

（五味　朋子）

腎不全
renal failure

● 関連のある病気
腎炎→92ページ　糖尿病→150ページ
高窒素血症→170ページ　ショック→171ページ
尿毒症→171ページ

腎臓そのものや腎臓以外，たとえば心臓になんらかの高度な障害がおこり，腎臓が本来もっている機能を十分に発揮できなくなった状態をいう．発病が急速かゆるやかにすすむかで，急性と慢性とに分けられる．

[急性腎不全]〔特徴と原因〕急速に腎機能が低下する症候群で，障害が高度であれば短期間のうちに高窒素血症，電解質異常，尿毒症症状(意識障害・けいれんなどの神経症状，吐きけ・嘔吐などの消化器症状，呼吸困難，尿量減少など)が出現する．原因はさまざまで，障害される部位により，①腎前性，②腎性，③腎後性に分類される(図2-1)．一般によくみられるのは，大出血やショック時におこる腎前性のものと，尿路閉塞による腎後性のものである．

〔経過〕①発病期，②乏尿期，③利尿期，④回復期に分けられる(図2-2)．発病期は原因の発生から尿が減少しはじめるまでで，乏尿期は通常，尿量の減少が1～2週間持続する時期である(高窒素血症などの症状は②から③にかけて出現)．利尿期は腎機能が回復しはじめた時期で，大量の尿が出ることが多い．やがて血中の尿素窒素が低下し腎機能が改善してくるのが回復期で，発病から3～12ヵ月を要する．多くはこのような経過をたどって治り，腎機能の回復が期待できるが，なかには治ったあとも軽度から中等度の腎機能障害を残す症例もある．

[慢性腎不全]　腎臓の病気が徐々にすすみ，腎機能が低下して回復不能に陥った状態が慢性腎不全である．その段階は，検査上，異常(高窒素血症)が認められるものの自覚症状に乏しい状態から，尿毒症症状など種々の自覚症状を呈する状態まである(図3)．慢性腎不全の原因となる病気は，慢性糸球体腎炎が第1位を占めている．近年は糖尿病性腎症による慢性腎不全患者の増加が著しい．これら原因疾患の発病から10年前後の長い経過ののち，尿毒症期にいたるのが一般的である．尿毒症期にいたると，腎臓の機能はほぼ廃絶状態で，その機能を代行する透析療法が必要となる．透析療法には，血液透析のほかに，持続携帯腹膜灌流法もある(図4)．　　(五味 朋子)

❶腎臓の働き

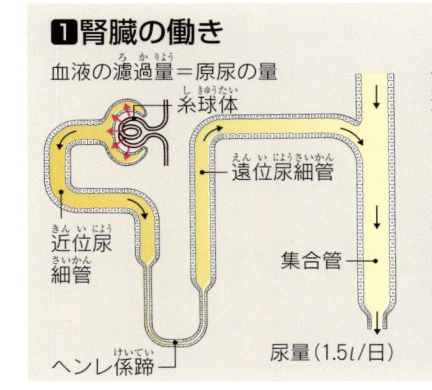

血液の濾過量＝原尿の量
糸球体
近位尿細管
遠位尿細管
集合管
ヘンレ係蹄
尿量(1.5ℓ/日)

糸球体毛細血管内外の圧差で濾過液がつくられ，原尿となる．正常のばあい原尿の量は1日150ℓで，実際に尿として体外に排泄されるのはその100分の1である．毛細血管内外圧差が減少すると，原尿はつくられなくなる．この濾過圧の急激な減少(ひいてはネフロンの機能の減少)が急性腎不全の状態であるといえる．

❷急性腎不全の原因と経過

1. 原因

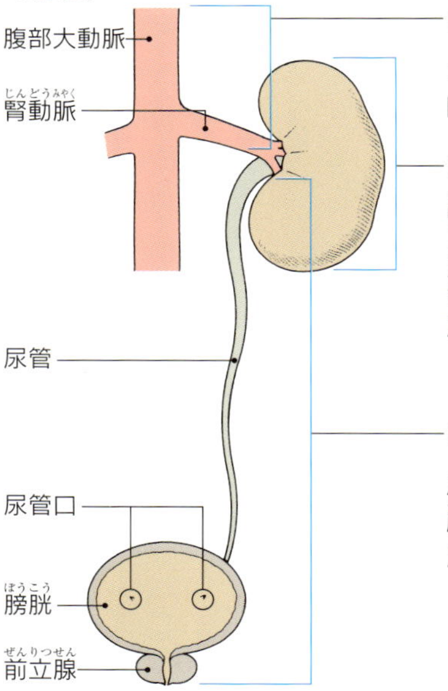

腹部大動脈
腎動脈
尿管
尿管口
膀胱
前立腺

① **腎前性**
ショック，大出血，重い感染症など腎臓の障害をともなわない原因があるばあい．

② **腎性**
腎臓(実質)に直接原因が働いて障害がおこったばあい．急性腎炎・急速進行性腎炎などの腎臓の病気，抗生物質・重金属・農薬などの腎毒物質など．

③ **腎後性**
尿管以降の尿路に，結石(尿管結石や膀胱結石など)，腫瘍，前立腺肥大などの原因があるばあい．

小葉間静脈
小葉間動脈
近位尿細管
糸球体
ボーマン嚢　　ネフロン
遠位尿細管
ヘンレ係蹄
集合管
腎乳頭

2. 経過とおもな症状

1.5ℓ前後
病期間中の1日尿量の変化(目安)

正常	①発病期	②乏尿期（ないし無尿期）	③利尿期	④回復期
	●尿が減少しはじめる時期　●期間は原因の発生から2～3日　●この時期の明らかでない症例が多い	●原因の発生から2～3日めから1週め　●1日尿量が400mℓ以下となる　●期間は1～2週間	●原因の発生から2週めごろ　●尿量は1日1ℓ以上．多くの例では2～3ℓにおよぶ　●期間は1週間前後	●正常尿量となってから全身的改善が確立し，腎機能が回復する　●期間は多くの症例では発病から3～12ヵ月

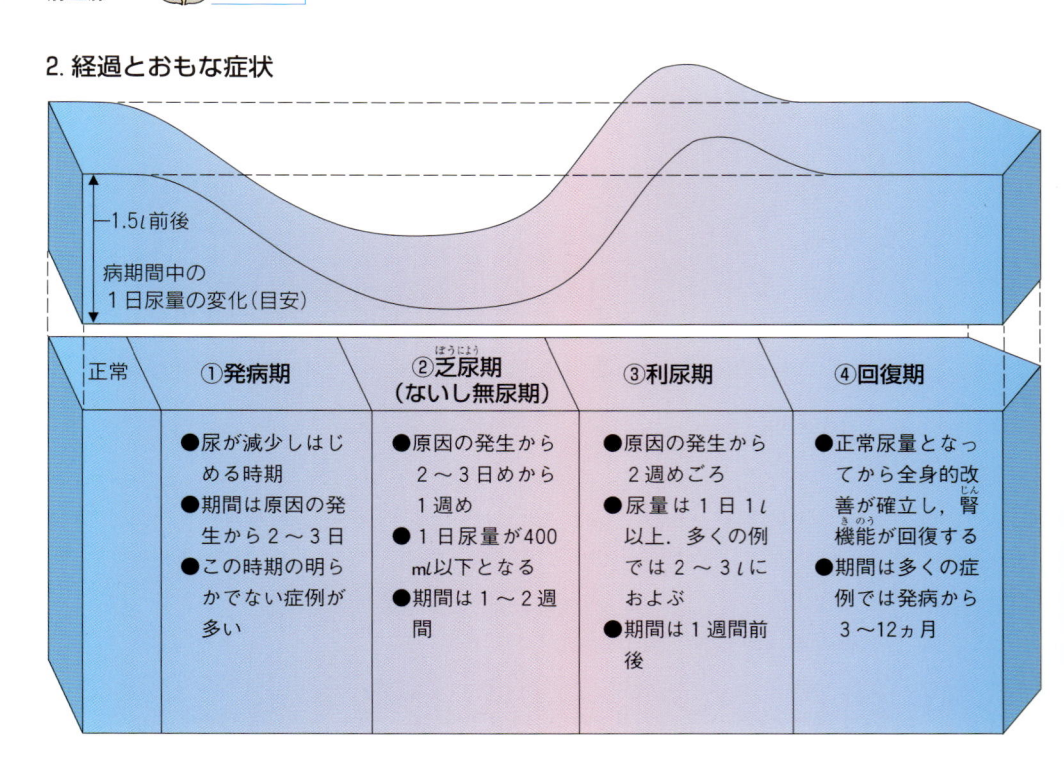

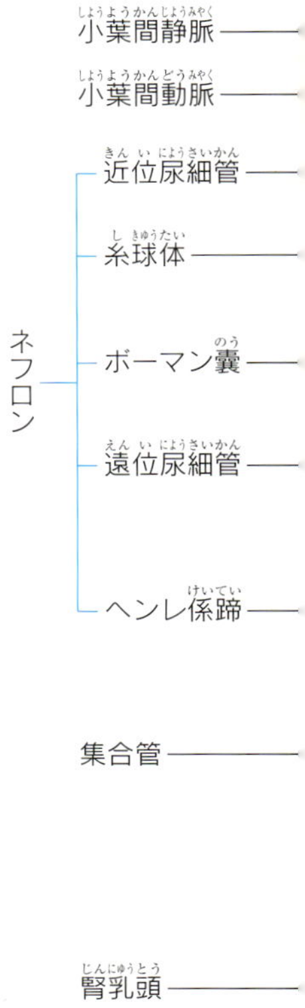

3 荒廃する腎臓（慢性腎不全の病気の状態と経過）

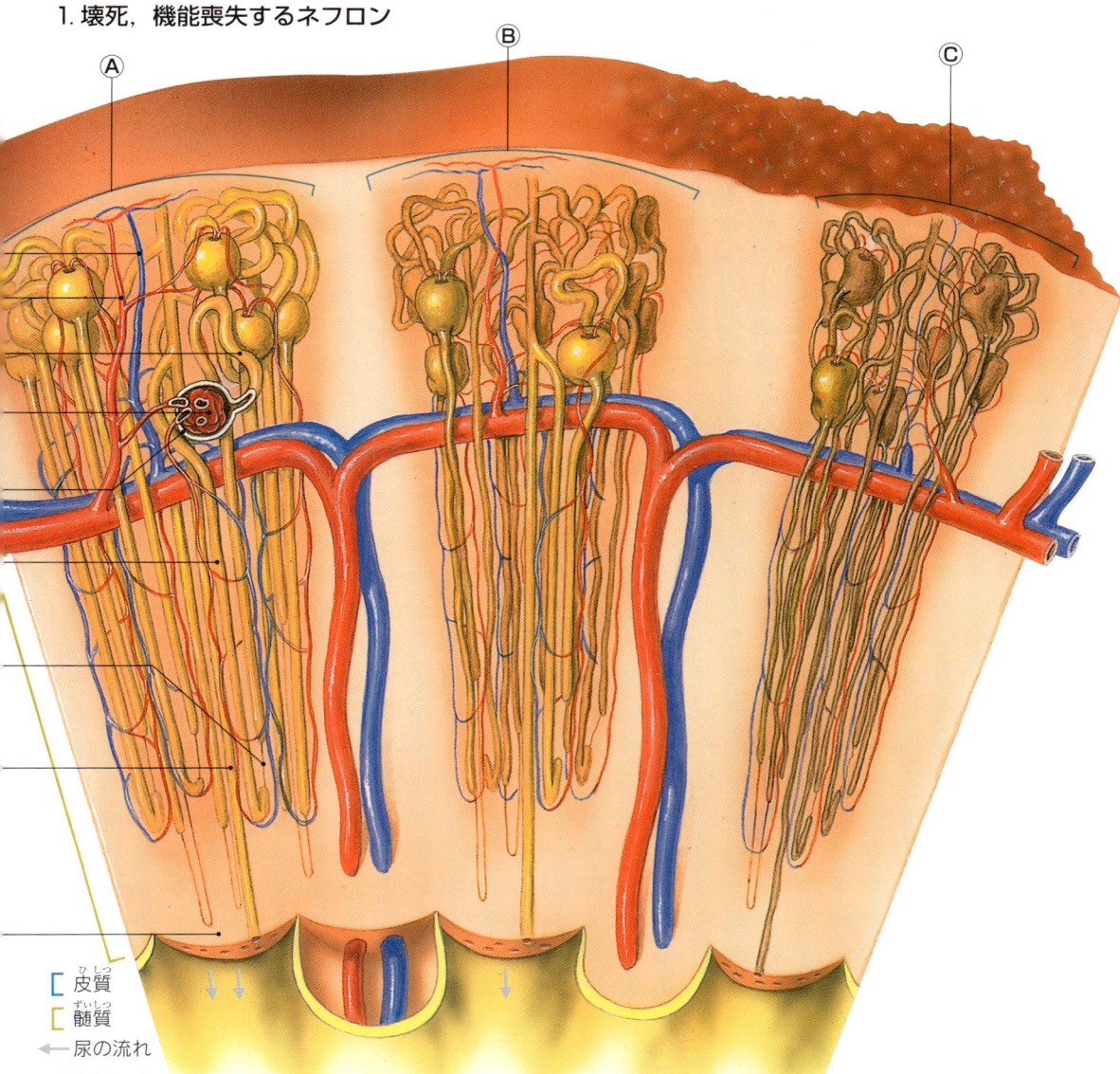

1. 壊死，機能喪失するネフロン

皮質
髄質
← 尿の流れ

慢性腎不全はネフロンの機能が徐々に低下していく状態で，この段階的なネフロンの壊死と機能喪失は，数ヵ月から数十年にわたって進行していく．

Ⓐは正常の状態．Ⓑは中等度に腎機能が障害された状態．Ⓒは相当程度に腎機能が障害された状態．図は比較のため，ネフロンの部分を強調して描いてある．

2. 病期と経過

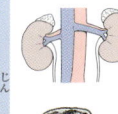

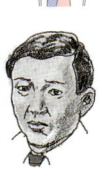

第1期（腎予備力減少期）
ネフロンが正常の2分の1に減少しているが，ほとんど自覚症状はない．ⒶからⒷへの段階．

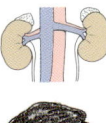

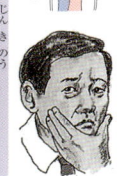

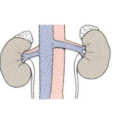

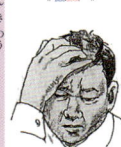

第2期（腎機能障害期）
軽度の高窒素血症，尿濃縮力低下による夜間多尿，軽度の貧血がみられる．Ⓑの段階．

第3期（腎機能代謝不全期）
ⒷからⒸの段階で，両側の腎臓は萎縮してくる．食欲不振，頭重，貧血，足のけいれんなど自覚症状も強くなる．

第4期（尿毒症期）
尿毒症症状が出現し，全身諸臓器の障害がすすむ．血液透析療法，腎移植などが不可欠である．腎臓の働きは正常時の10％以下

4 透析療法

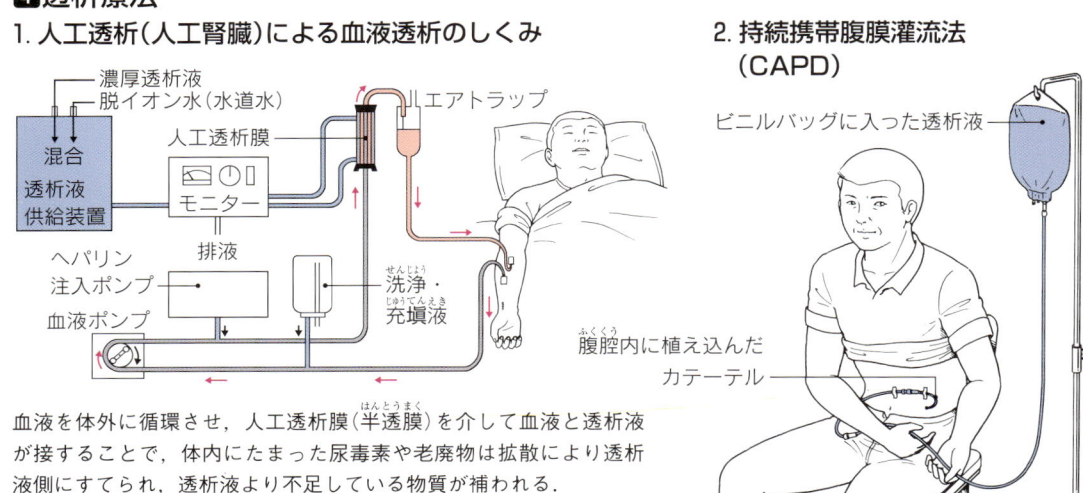

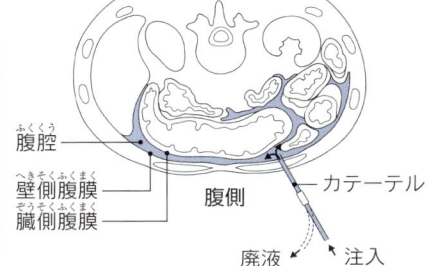

1. 人工透析（人工腎臓）による血液透析のしくみ

濃厚透析液
脱イオン水（水道水）
混合透析液供給装置
人工透析膜
モニター
エアトラップ
ヘパリン注入ポンプ
血液ポンプ
排液
洗浄・充填液

血液を体外に循環させ，人工透析膜（半透膜）を介して血液と透析液が接することで，体内にたまった尿毒素や老廃物は拡散により透析液側にすてられ，透析液より不足している物質が補われる．

2. 持続携帯腹膜灌流法（CAPD）

ビニルバッグに入った透析液
腹腔内に植え込んだカテーテル

腹腔
壁側腹膜
臓側腹膜
腹側
カテーテル
廃液　注入

腹腔にカテーテルを植え込み，透析液を注入して透析を行う．腹膜（半透膜）を介して透析液と腹膜内に分布する毛細血管内の血液が接することで，人工透析による血液透析と同様の効果がある．

尿路結石症
urolithiasis

● 関連のある病気
前立腺肥大症→100ページ　腎盂腎炎→108ページ

腎臓の腎盂から尿管までを上部尿路，膀胱と尿道を下部尿路という．この尿路のどこかに結石ができた状態が尿路結石症である．

〔誘因と結石の種類〕　結石の発生そのものの原因は不明な点が多いが，その誘因となる基礎疾患が見出されることもある(図❷)．

第1は尿路通過障害である．尿はとどこおらず流れていかなければならないが，尿路に奇形，狭窄，腫瘍などがあると，尿の停滞がおこり，結石ができやすくなる．第2は尿路感染症である．細菌のなかには，尿中の尿素を分解してアンモニアを生成し，リン酸マグネシウムアンモニウム結石をつくるものもある．第3は内分泌・代謝異常である．副甲状腺に腫瘍ができて，副甲状腺ホルモンが大量に分泌されると，尿中にカルシウムとリンが排泄され，リン酸カルシウム結石を形成する．尿酸の代謝異常により，腎臓からの尿酸の排泄が高まると，尿酸結石ができやすくなる．また，先天異常のシスチン尿症ではシスチン結石をつくりやすい．第4は長期臥床である．寝たきりの状態が長期にわたると，カルシウム代謝に異常をきたし結石ができやすい．第5は食事，薬剤の影響で，動物性タンパクの大量摂取は尿中の尿酸をふやし，結石をつくりやすくする．緑内障の治療薬などの副作用で，尿路結石が生じることもある．

〔尿路結石と症状〕　腎結石は腎臓内に存在する結石をさす．腎杯に発生した小結石は腎杯結石であり，これが成長して腎盂に移り腎盂結石となる(図❶)．腎盂尿管移行部につまると側背部に痛みが出て(図❸)，発熱，血尿をきたす．しばしば急性腎盂腎炎を合併する．尿管結石は大部分腎盂結石が落下したもので，症状は発作的に繰り返すはげしい痛み(仙痛発作)と血尿で代表される．さらに膀胱へ落下すると膀胱結石と呼ばれる．膀胱，尿道に異常がなければ，ほとんど無症状で排石されるが，前立腺肥大症などがあると膀胱にとどまり大きくなる．症状として膀胱痛，頻尿，血尿などがみられる．尿道に狭窄があると排石されず，尿道にとどまってしまう．これが尿道結石で，尿が出なくなる．
　　　　　　　　　　　　　　(岡田　清己)

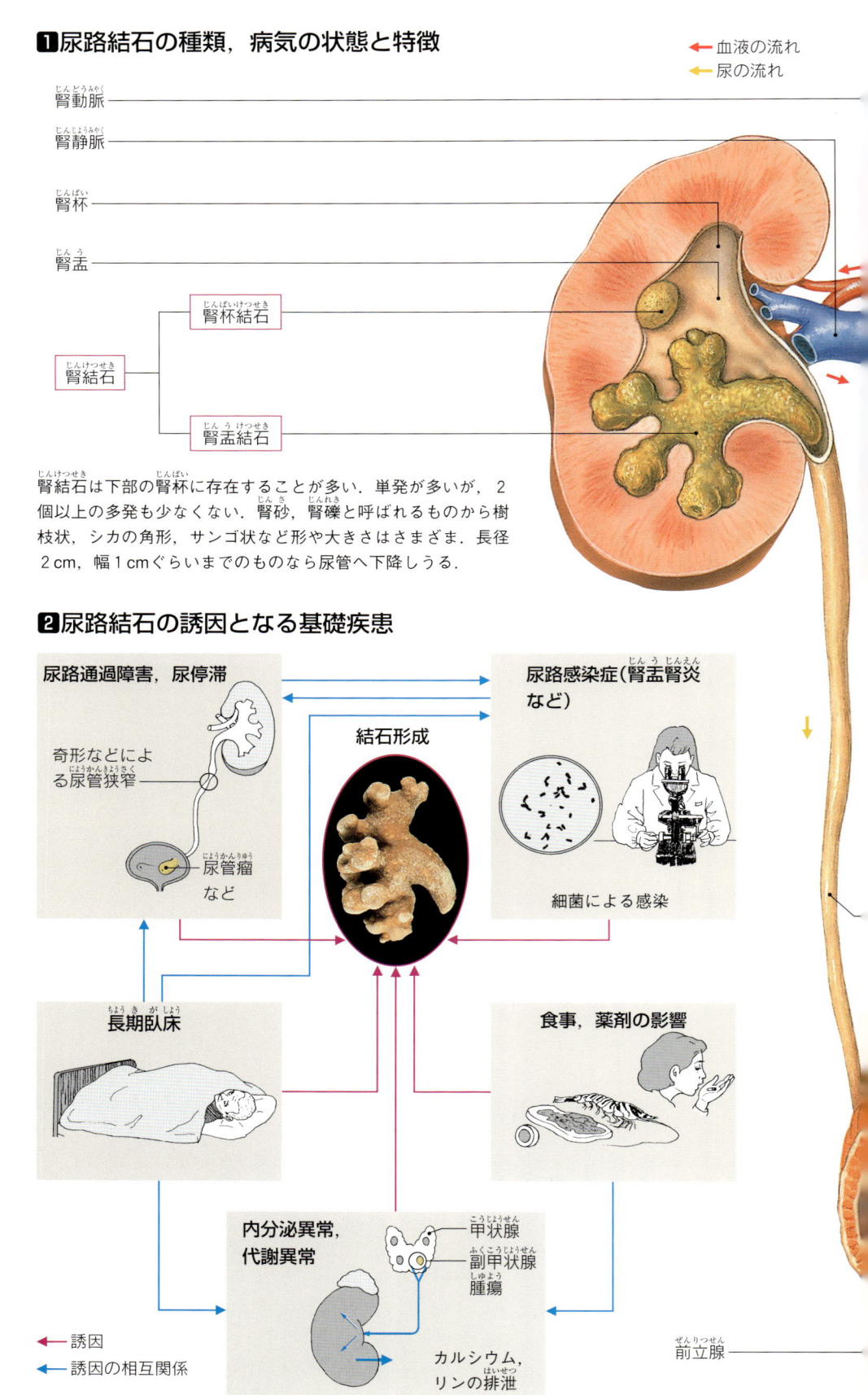

❶尿路結石の種類，病気の状態と特徴

← 血液の流れ
← 尿の流れ

腎動脈
腎静脈
腎杯
腎盂

腎結石 ─┬─ 腎杯結石
　　　　└─ 腎盂結石

腎結石は下部の腎杯に存在することが多い．単発が多いが，2個以上の多発も少なくない．腎砂，腎礫と呼ばれるものから樹枝状，シカの角形，サンゴ状など形や大きさはさまざま．長径2cm，幅1cmぐらいまでのものなら尿管へ下降しうる．

❷尿路結石の誘因となる基礎疾患

尿路通過障害，尿停滞
奇形などによる尿管狭窄
尿管瘤など

尿路感染症(腎盂腎炎など)
細菌による感染

結石形成

長期臥床

食事，薬剤の影響

内分泌異常，代謝異常
甲状腺
副甲状腺腫瘍
カルシウム，リンの排泄

前立腺

← 誘因
← 誘因の相互関係

リン酸カルシウム結石やリン酸マグネシウムアンモニウム結石はアルカリ尿で形成され，尿酸結石やシスチン結石は酸性尿で形成される．これに上図のような誘因が重なり合って，さらに複雑な過程を経て結石形成がおこると考えられている．

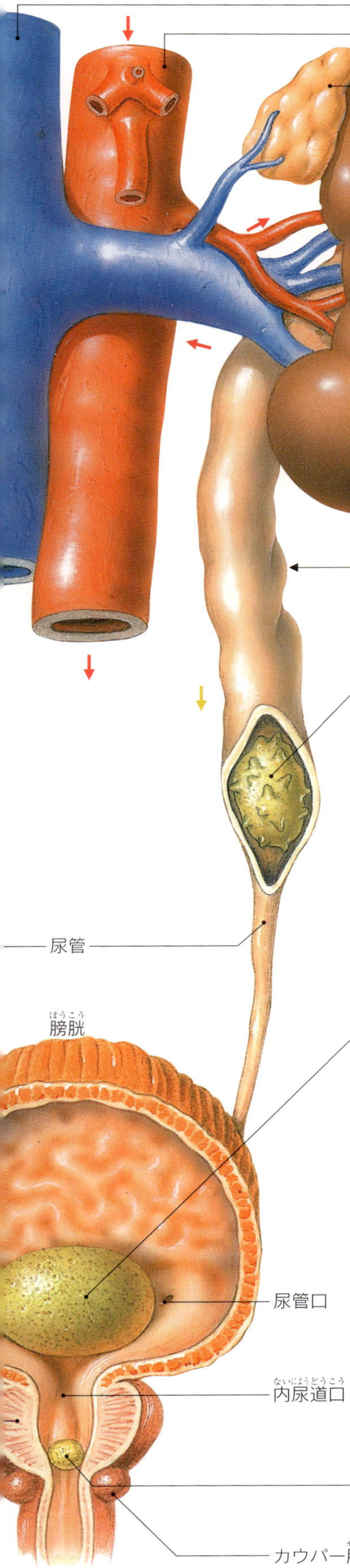

❸ 痛みの出る部位

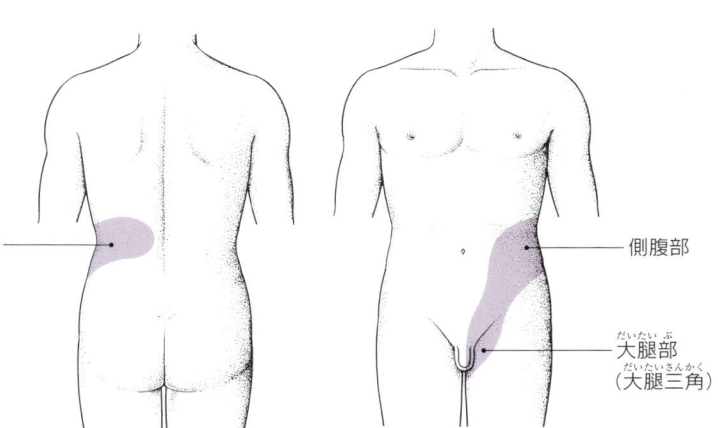

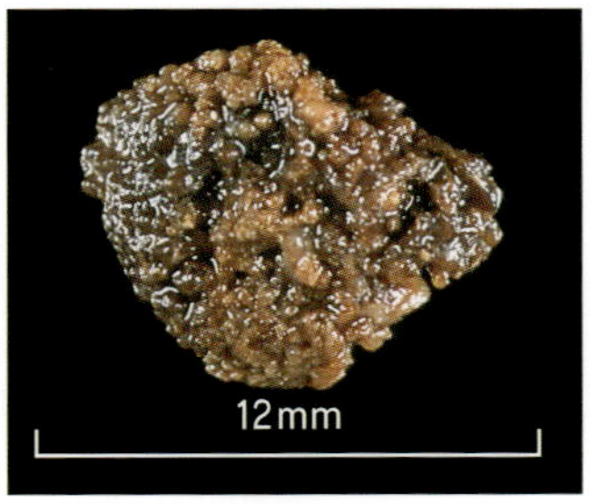

側背部（腰部）　側腹部　大腿部（大腿三角）

腎盂結石が腎盂尿管移行部につまると側背部痛をきたす．尿管結石では側腹部から背部にかけてはげしい痛み（仙痛発作）がおこり，結石が下降するにしたがい，痛みは外陰部から大腿部へ放散する．図は結石が左腎，左尿管にあるばあいの痛みの出る部位．

❹ 治療と合併症

1. 治療

従来は手術により結石を摘出していたが，最近では，大部分の結石は体外から衝撃波をあてて結石を破砕する方法が行われている．しかし，衝撃波がとどかない結石もあり，そのときには尿道から内視鏡を入れ，レーザーなどで破砕する方法がとられている．

2. 合併症

尿路結石症ははげしい痛み（仙痛発作）があっても，短期間で排石されれば合併症，後遺症はない．しかし，長期にわたると，尿の停滞により，内圧が高まって水腎症となり，腎臓の機能は低下する．また，腎盂に停滞した尿に感染がおこりやすく，腎盂腎炎が合併してくる．

水腎症

腎盂腎杯が拡張し腎実質が萎縮した状態．正常腎盂の容量は5mℓ程度であるが，ときには100mℓ以上になることもある．

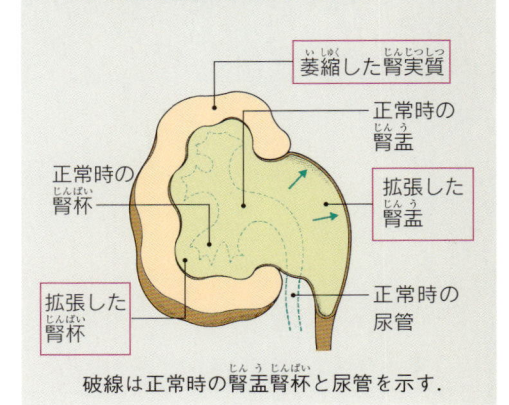

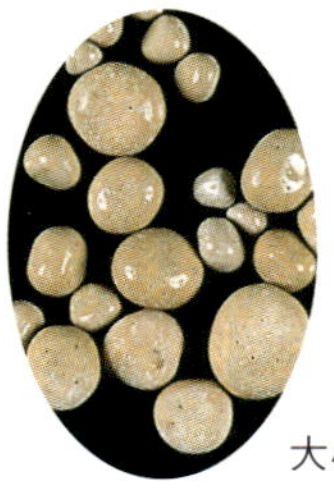

萎縮した腎実質　正常時の腎盂　拡張した腎盂　拡張した腎杯　正常時の腎杯　正常時の尿管

破線は正常時の腎盂腎杯と尿管を示す．

下大静脈　腹部大動脈　副腎　腎臓（左腎）

拡張し，はれ，大きくなった尿管

腎結石

尿管結石　大部分は腎盂結石が落下したもので，シュウ酸カルシウム結石のことが多い．長径1cm，幅0.5cmまでのものなら自然に排石されうる．

シュウ酸カルシウム結石　12mm

尿管

膀胱結石　卵円形で，直径2〜3cmのものが多い．1個から数個，ときには数十個も形成されることがある．

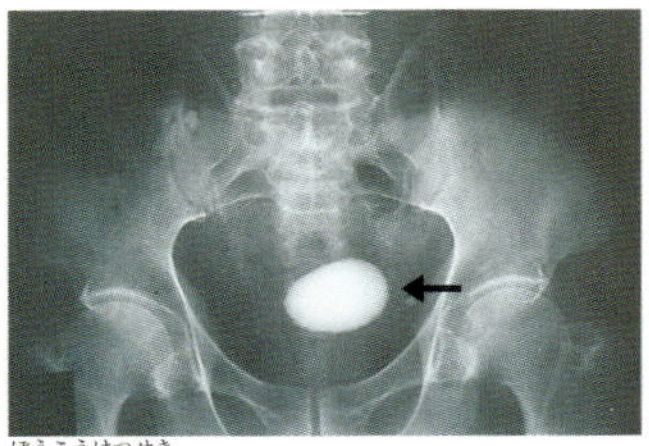

膀胱結石（矢印）のレントゲン写真像

大小不同の膀胱結石

膀胱　尿管口　内尿道口

尿道結石　頻度は全尿路結石の1％ぐらいで，男性に多い．

カウパー腺（男子尿道付属腺で，粘液を分泌）

尿路結石症——97

腎がん，膀胱がん
renal carcinoma, bladder cancer

● 関連のある病気
前立腺がん→100ページ　ウィルムス腫瘍→108ページ
高カルシウム血症→170ページ

1 腎がんと尿管がんの病気の状態

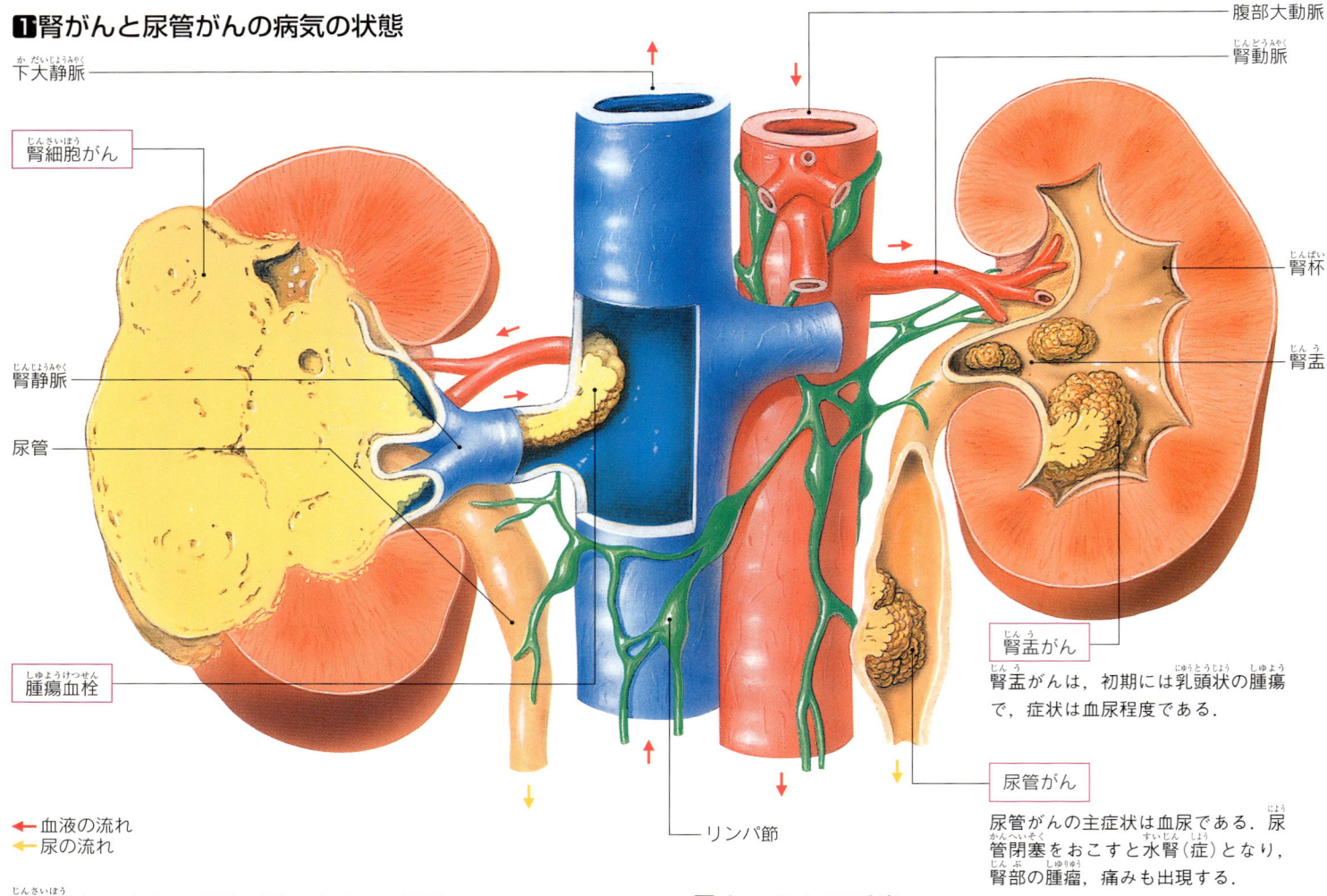

（図中ラベル）下大静脈／腎細胞がん／腎静脈／尿管／腫瘍血栓／←血液の流れ／←尿の流れ／腹部大動脈／腎動脈／腎杯／腎盂／腎盂がん／尿管がん／リンパ節

腎盂がんは，初期には乳頭状の腫瘍で，症状は血尿程度である．

尿管がんの主症状は血尿である．尿管閉塞をおこすと水腎（症）となり，腎部の腫瘤，痛みも出現する．

腎細胞がんの多くは，静脈へ侵入し広がるのが特徴で，そのため，腎静脈から下大静脈へと腫瘍血栓をつくり，さらに心臓の右心房にまで達するようになる．

3 腎がんのおもな症状

がんからの毒素による
- 体重減少，衰弱，疲労
- 発熱
- 貧血
- 肝機能異常
- 末梢神経症状

がんからのホルモン分泌による
- 血圧上昇，赤血球増加
- 高カルシウム血症

腎部疼痛／腎腫瘤／精索静脈瘤／血尿　…　腎がんの3主徴

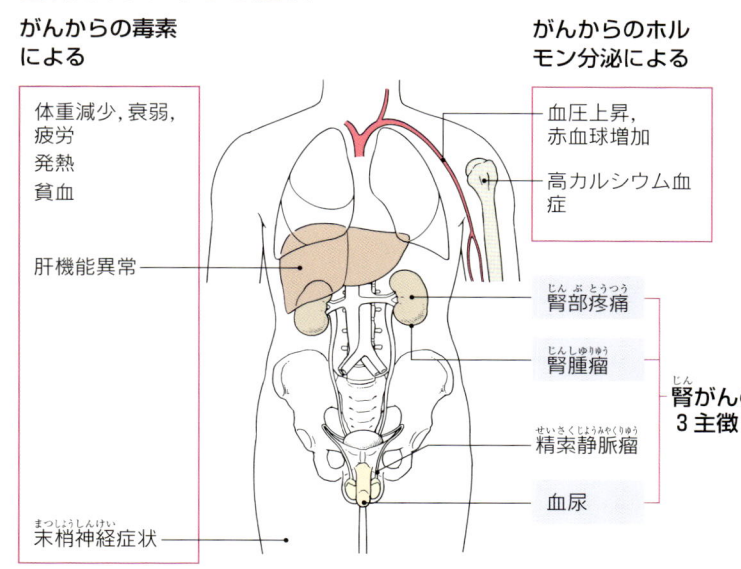

主症状（血尿，疼痛，腫瘤）に加え，全身的な症状を示す．がんからの毒素やホルモン分泌などによるものと推定される．

2 ウィルムス腫瘍

（図中ラベル）腹部腫瘤／ウィルムス腫瘍

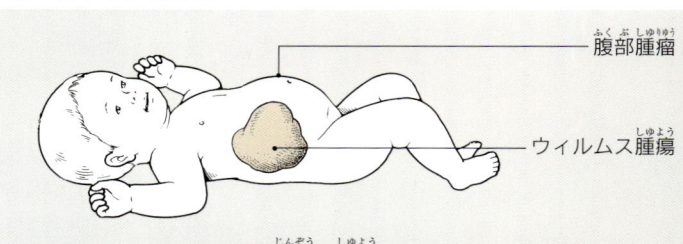

乳幼児・小児期にみられる腎臓の腫瘍．初期ではほとんど症状をともなわないため，放置されることが少なくなく，大きくなって腹部の腫瘤が目立つようになってから発見されることが多い．

▶ 腎臓や膀胱にできる悪性腫瘍をいう．泌尿器のがんを多い順にあげると，膀胱がん，前立腺がん，腎がんである．

● 腎がん

〔種類と特徴〕 腎がんは腎実質にできる腎細胞がん，腎盂にできる腎盂がん（図1），および小児に発生するウィルムス腫瘍（図2）に大別される．腎細胞がんは，腎臓の尿細管（92ページの図1）から発生し，腎腺がんとも呼ばれる．腎実質を圧迫して，腎周囲をおかして広がる（浸潤する）と同時に，周囲のリンパ節に転移する．

腎盂がんは，腎盂の粘膜上皮にできるがんで，移行上皮がんと呼ばれる．移行上皮というのは，尿路（腎盂，尿管，膀胱，尿道）

4 膀胱がん

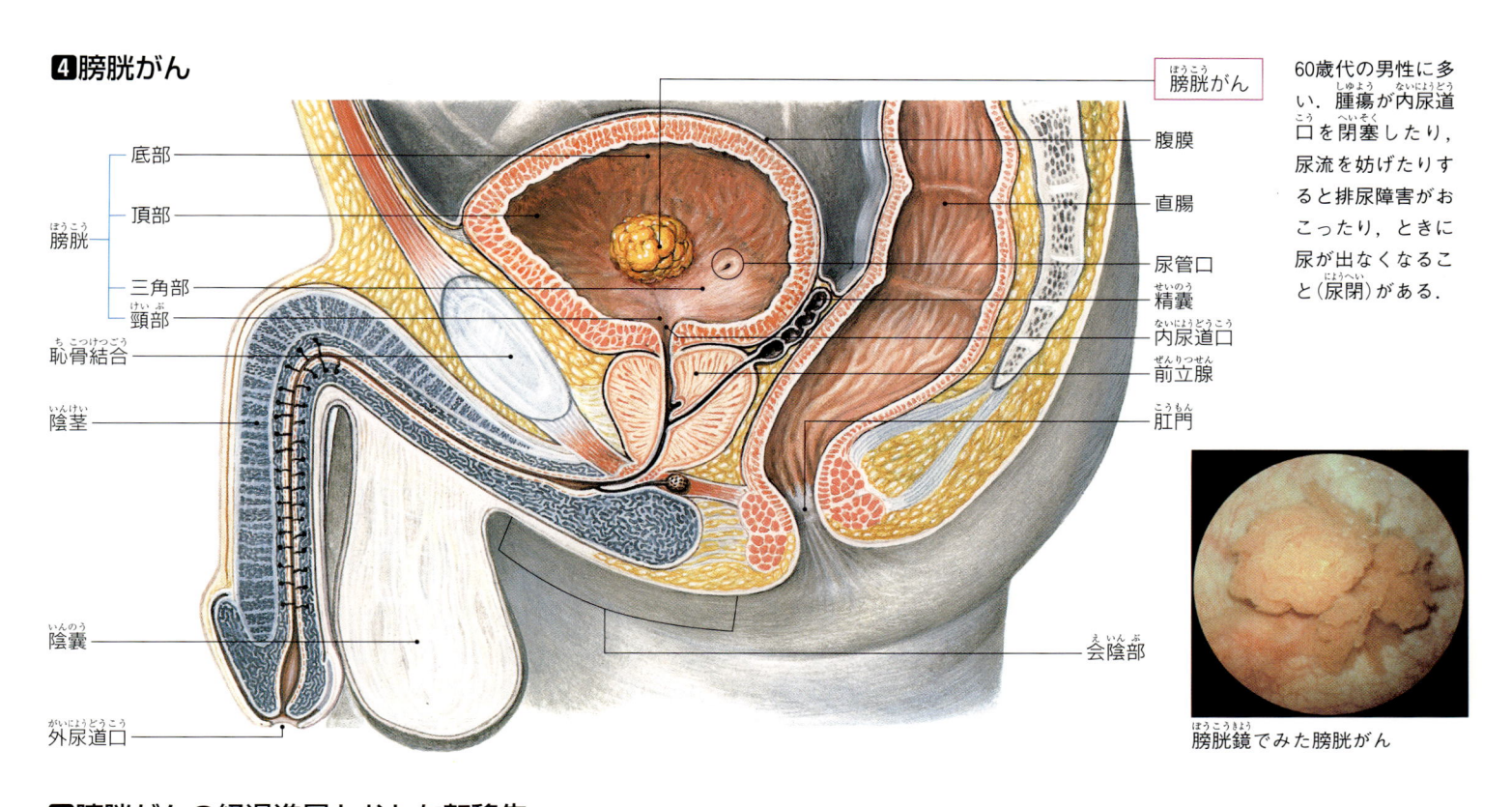

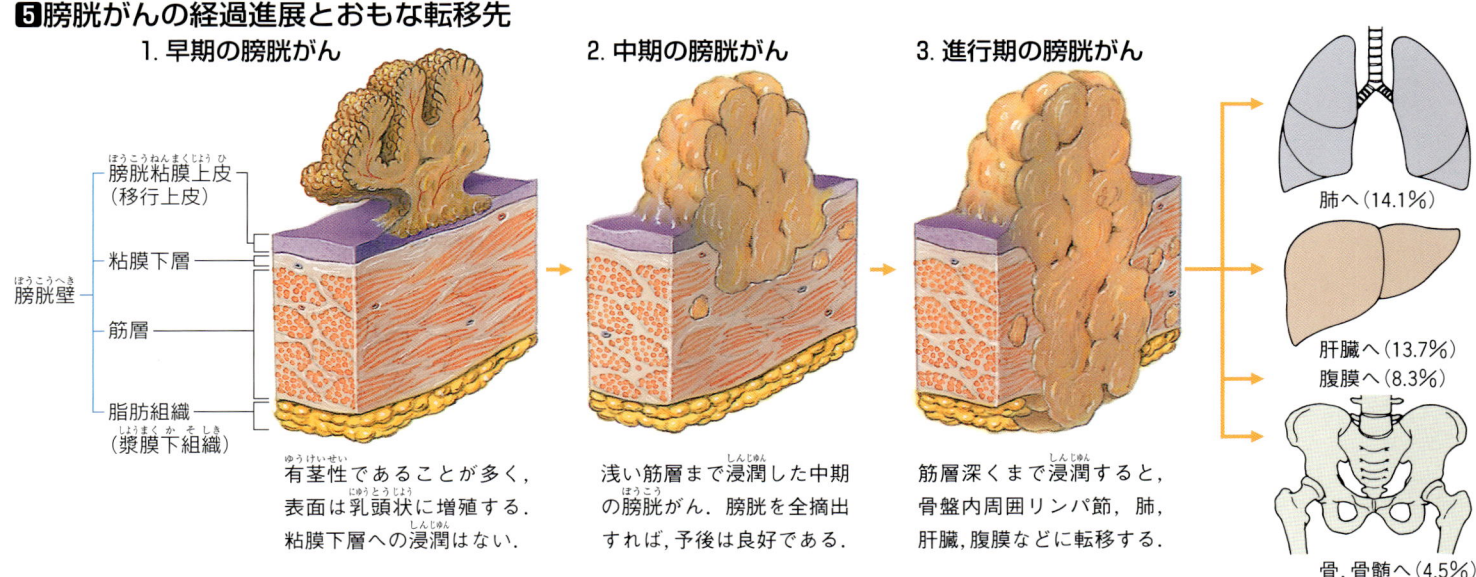

60歳代の男性に多い．腫瘍が内尿道口を閉塞したり，尿流を妨げたりすると排尿障害がおこったり，ときに尿が出なくなること（尿閉）がある．

膀胱鏡でみた膀胱がん

5 膀胱がんの経過進展とおもな転移先

1. 早期の膀胱がん
有茎性であることが多く，表面は乳頭状に増殖する．粘膜下層への浸潤はない．

2. 中期の膀胱がん
浅い筋層まで浸潤した中期の膀胱がん．膀胱を全摘出すれば，予後は良好である．

3. 進行期の膀胱がん
筋層深くまで浸潤すると，骨盤内周囲リンパ節，肺，肝臓，腹膜などに転移する．

肺へ（14.1％）
肝臓へ（13.7％）
腹膜へ（8.3％）
骨，骨髄へ（4.5％）

の内側をおおう粘膜などをさし，内部が充満する（伸展時）と層が薄くなり，空になる（収縮時）と厚くなる特徴をもつ．尿管の粘膜にできる尿管がんも移行上皮がんであり，腎盂がんと兄弟ともいえるがんで，しばしば両者は合併して発生する．

〔おもな症状〕 初期は無症状である．腎細胞がんの場合，小さな腫瘍でもときに腹部超音波検査でみつかることがあるので，健康診断が欠かせない．がんがある程度大きくなると，側腹部の痛み，血尿がみられるようになり，腫瘤も触知される．

● 膀胱がん

〔原因〕 発生原因の1つに化学物質（ある種の芳香族アミン）があげられており，化学物質を扱う職種の人に発生したものは職業性膀胱がんと呼ばれる．しかし，多くは，このような化学物質にさらされることなく発生するため，内因性の因子が考えられている．

〔病気の特徴〕 膀胱も移行上皮からなるため，大部分は移行上皮がんである．このがんは一度にかたまってあちこちに発生する性質があり，膀胱内に多発するのみでなく，ほかの移行上皮，すなわち腎盂，尿管，尿道に発生することがある．

〔おもな症状〕 初期は無症状．ときに血尿がみられ，ある程度進行すると，膀胱痛や排尿時の痛みも出現する．これらの症状が現れたらただちに膀胱鏡の検査を受けることが望ましい．（岡田 清己）

前立腺肥大症，前立腺がん
benign prostatic hyperplasia, prostatic cancer

● 関連のある病気
腎盂腎炎→108ペ　尿失禁→108ペ
尿毒症→171ペ

❶前立腺の位置と大きさ

膀胱
肥大した前立腺　　正常な前立腺

男性のみに存在する生殖器官で，精子に活動力を与える乳白色の液を分泌する．膀胱の出口のところに，尿道を取り巻くように存在しており，成人では約15gのクリの実の形・大きさである．比較のため，向かって右側を正常，左側を肥大した状態で示す．

内腺が肥大，増殖し，結節性腫瘤をつくった状態．前立腺全体も大きくなる．

被膜
尿道圧迫による排尿異常
前立腺
尖部
尿道

❷前立腺肥大症と前立腺がんの病気の状態

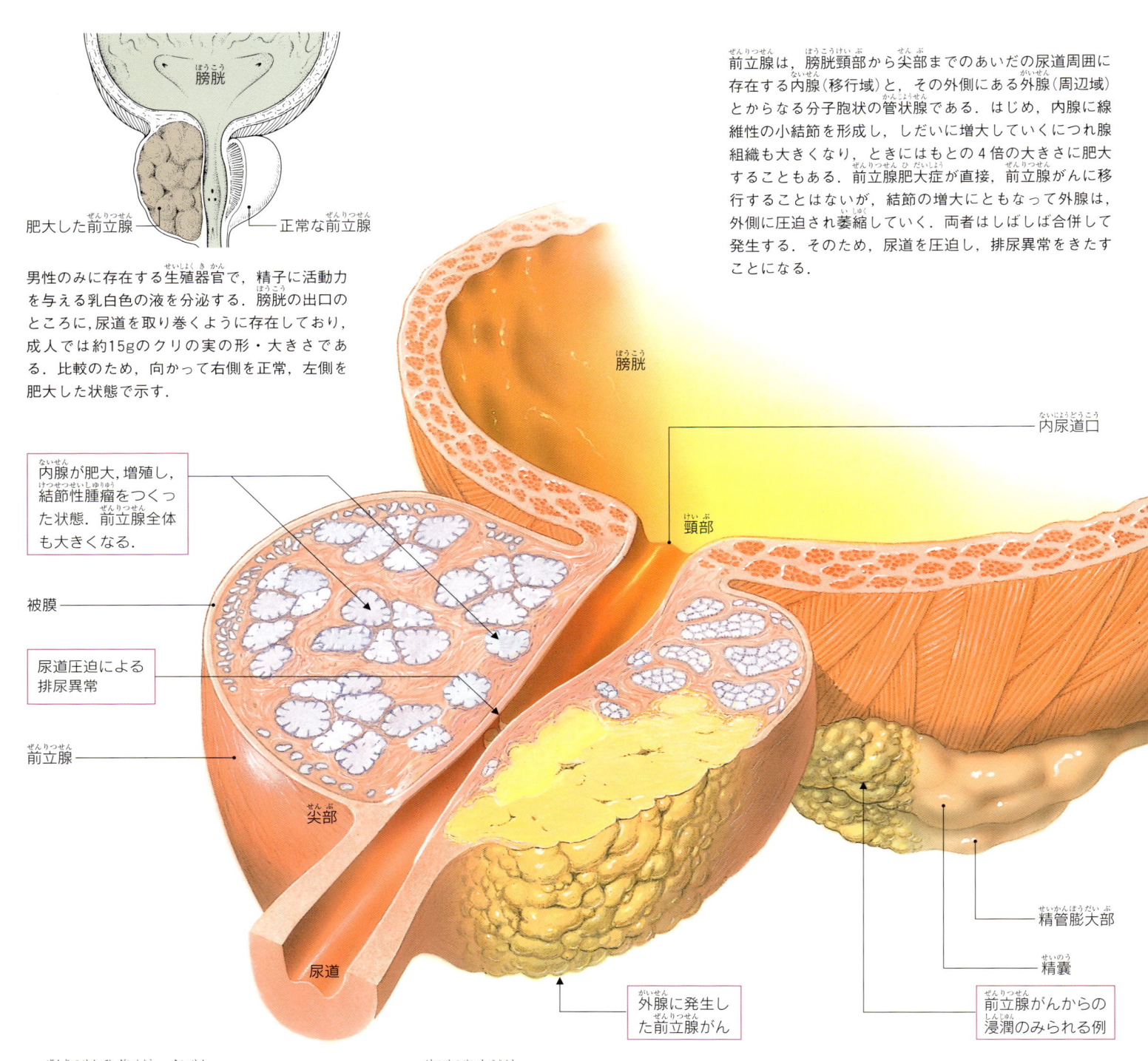

前立腺は，膀胱頸部から尖部までのあいだの尿道周囲に存在する内腺（移行域）と，その外側にある外腺（周辺域）とからなる分子胞状の管状腺である．はじめ，内腺に線維性の小結節を形成し，しだいに増大していくにつれ腺組織も大きくなり，ときにはもとの4倍の大きさに肥大することもある．前立腺肥大症が直接，前立腺がんに移行することはないが，結節の増大にともなって外腺は，外側に圧迫され萎縮していく．両者はしばしば合併して発生する．そのため，尿道を圧迫し，排尿異常をきたすことになる．

膀胱
内尿道口
頸部
精管膨大部
精嚢
外腺に発生した前立腺がん
前立腺がんからの浸潤のみられる例

前立腺肥大症は内腺（移行域）が肥大，増殖し，結節性腫瘤をつくった状態で，前立腺がんはおもに外腺（周辺域）から発生する．

●前立腺肥大症

〔原因〕　前立腺は男性ホルモンの支配を受けている臓器である．老化にともない男性ホルモンが低下，相対的に女性ホルモンが増加し，ホルモンのバランスがくずれてくることから，前立腺肥大症の発生原因として，ホルモンの関与が推測されている．その他，成長因子の影響も考えられている．

〔経過進展と症状〕　前立腺肥大症の症状は，結節の大きさとは必ずしも一致しない．しかし，図❸のように3期に分類すると理解しやすい．第1期は刺激期で，結節はまだ小さいが，膀胱および尿道を刺激する．第2期は残尿発生期である．結節性腫瘤は中等度に肥大し，とくに尿道への圧迫が強い．第3期は完全尿閉期である．尿道は閉塞状態となるため，自己排尿がむずかしくなる．それでもわずかずつ排尿できるが，これはむしろ尿がすこしずつあふれ出てくる状態で，溢流性尿失禁と呼ばれる．前立腺肥大症

❸前立腺肥大症の病期

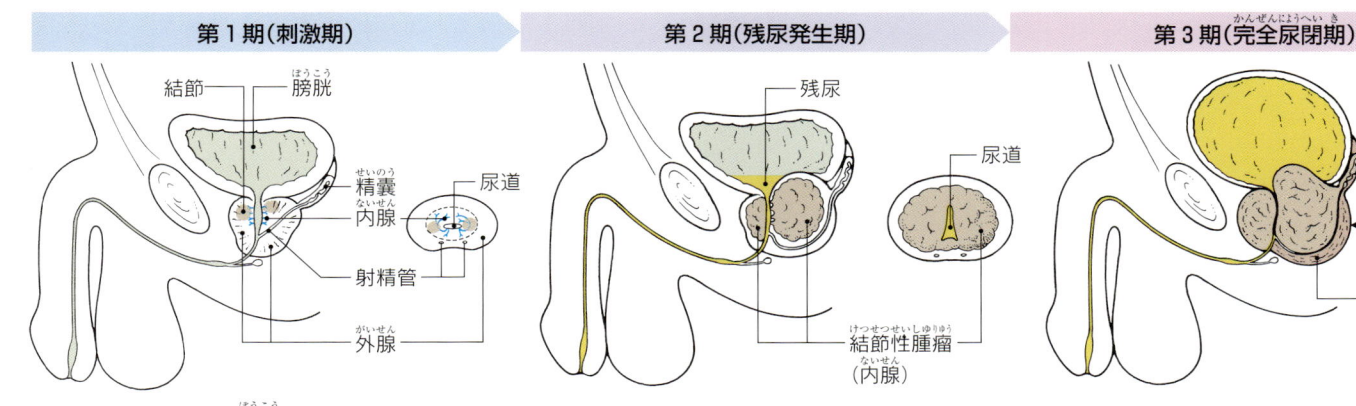

第1期（刺激期）
結節はまだ小さいが，膀胱および尿道が刺激されるため，会陰部の不快感，夜間頻尿（3回以上トイレにおきるようになると要注意），軽度の排尿困難などを訴える．薬による治療が可能．

第2期（残尿発生期）
排尿までの時間がかかる．排尿が終わるまで時間がかかる．力を入れないと出ない．残尿感，頻尿が強くなり，残尿が発生する．この期の後半から手術による治療が行われる．

第3期（完全尿閉期）
残尿量は300〜400mlとなり，自己排尿がむずかしいため膀胱は拡大．残尿がさらに増加すると，膀胱排尿筋の働きでは尿を排出できず，尿が絶えず少量ずつもれる状態となる．

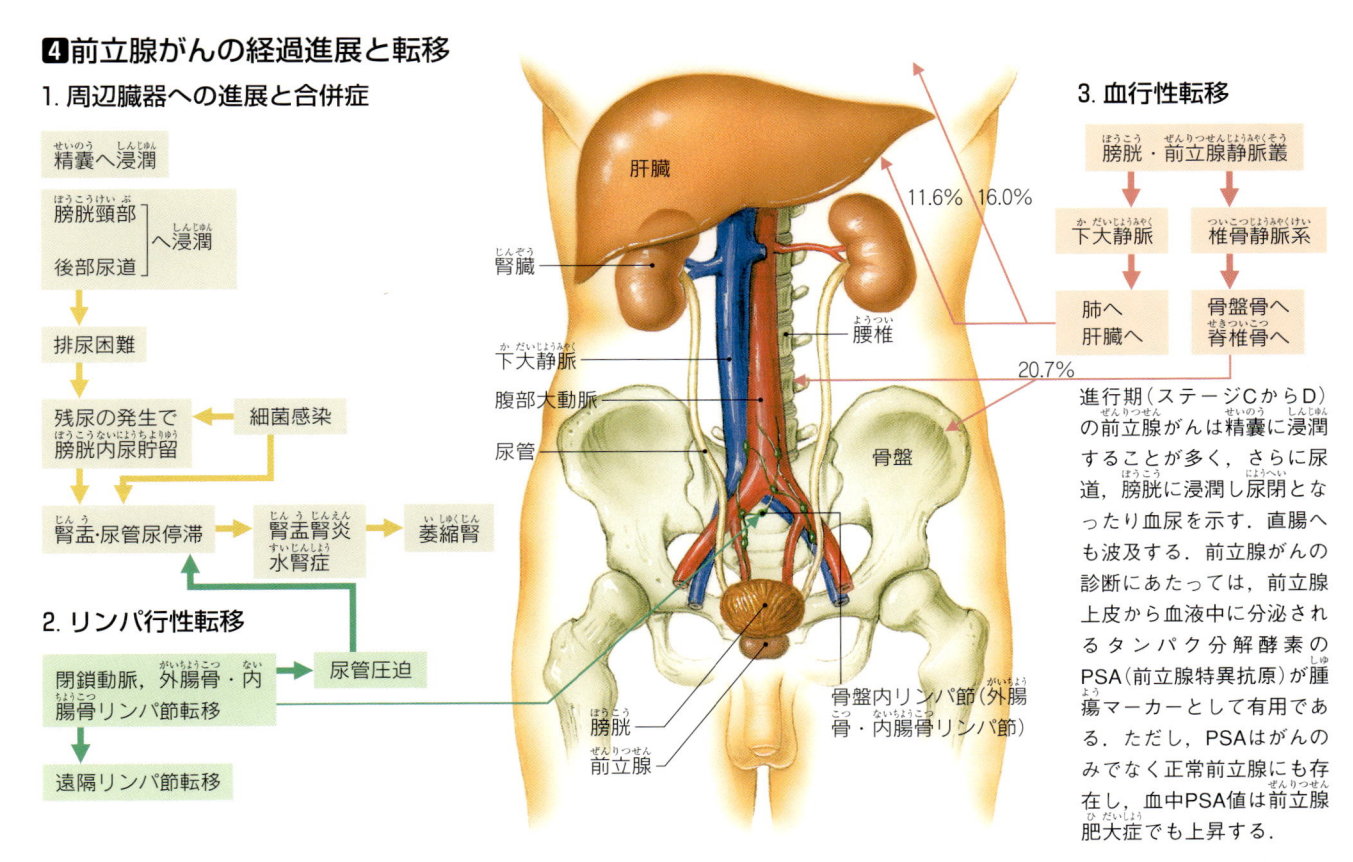

❹前立腺がんの経過進展と転移

1. 周辺臓器への進展と合併症
精嚢へ浸潤 → 膀胱頸部へ浸潤／後部尿道 → 排尿困難 → 残尿の発生で膀胱内尿貯留 ← 細菌感染 → 腎盂・尿管尿停滞 → 腎盂腎炎／水腎症 → 萎縮腎

2. リンパ行性転移
閉鎖動脈，外腸骨・内腸骨リンパ節転移 → 尿管圧迫／遠隔リンパ節転移

3. 血行性転移
膀胱・前立腺静脈叢 → 下大静脈／椎骨静脈系 → 肺へ・肝臓へ（11.6%　16.0%）／骨盤骨へ・脊椎骨へ（20.7%）

進行期（ステージCからD）の前立腺がんは精嚢に浸潤することが多く，さらに尿道，膀胱に浸潤し尿閉となったり血尿を示す．直腸へも波及する．前立腺がんの診断にあたっては，前立腺上皮から血液中に分泌されるタンパク分解酵素のPSA（前立腺特異抗原）が腫瘍マーカーとして有用である．ただし，PSAはがんのみでなく正常前立腺にも存在し，血中PSA値は前立腺肥大症でも上昇する．

は病気の経過進展とともに腎機能への影響が大きく，良性の疾患であるにもかかわらず，治療の時期を逸すると尿毒症にまで陥る．

●前立腺がん

〔病気の特徴〕 前立腺がんは欧米人では非常に多いがんの1つである．わが国では過去の統計では低い値であったが，最近は著しく増加した．前立腺がんは男性ホルモンに依存して増殖するので，治療法としてホルモン療法が行われるようになった．

〔経過進展と症状〕 経過（図❹-1）から，病期（ステージ）AからDの4期に分けられている．ステージAは前立腺肥大症と区別のつかないもので，手術で前立腺を切り取って調べるとがん細胞がみつかるといった段階．症状は前立腺肥大症に現れる頻尿，排尿困難などである．ステージBは，直腸内触診で前立腺にかたい部分を触れ，がんと診断された段階．ただし，がんは前立腺から外に出ておらず，転移もみられない．症状はステージAとほぼ同様であり，そのほか会陰部鈍痛，不快感も訴える．ステージCからDは周囲臓器への浸潤と遠隔転移がみられる段階である．（岡田　清己）

子宮筋腫，子宮内膜症
uterine myoma, endometriosis

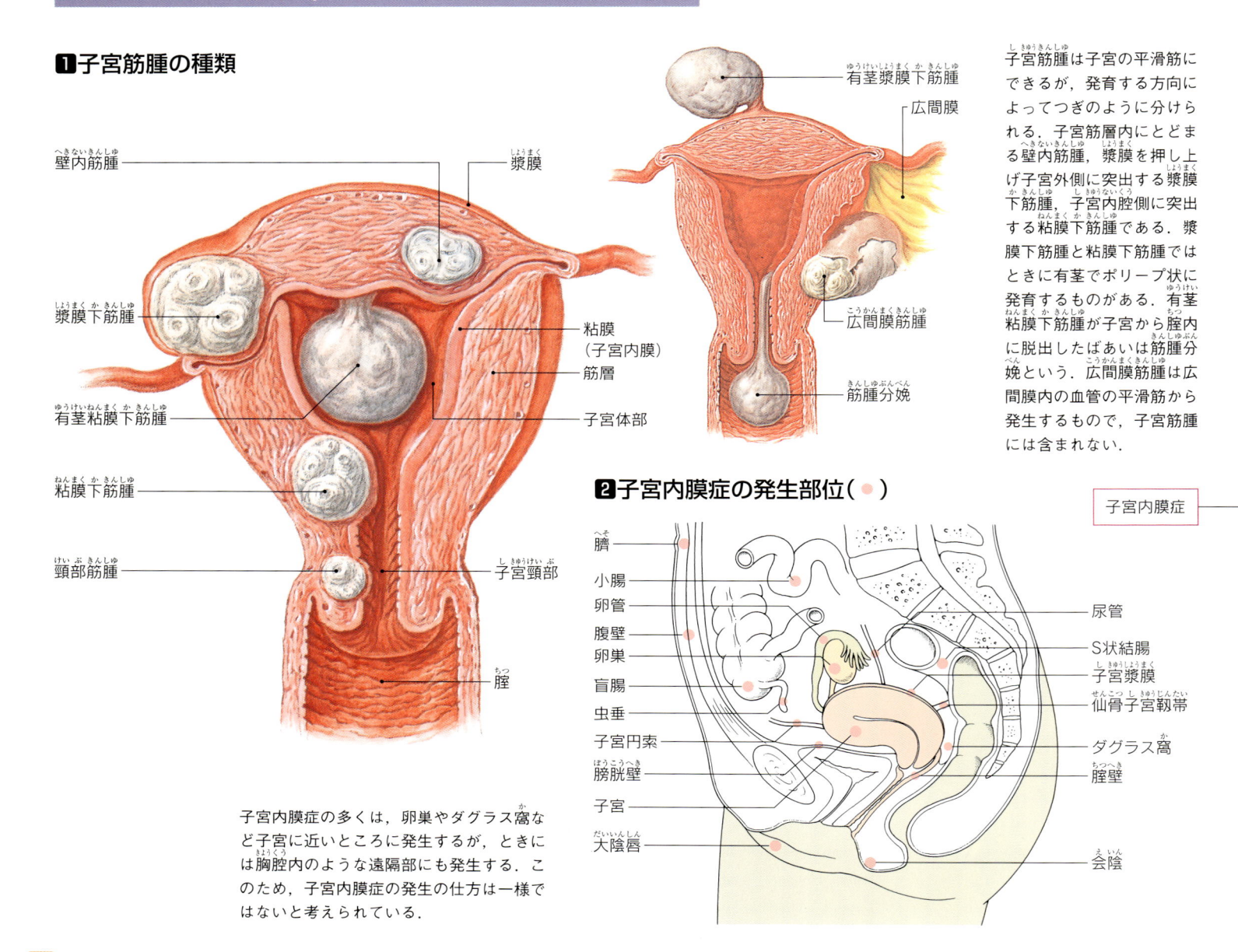

❶子宮筋腫の種類

壁内筋腫／漿膜／粘膜（子宮内膜）／筋層／子宮体部／漿膜下筋腫／有茎粘膜下筋腫／粘膜下筋腫／頸部筋腫／子宮頸部／腟

有茎漿膜下筋腫／広間膜／広間膜筋腫／筋腫分娩

子宮筋腫は子宮の平滑筋にできるが，発育する方向によってつぎのように分けられる．子宮筋層内にとどまる壁内筋腫，漿膜を押し上げ子宮外側に突出する漿膜下筋腫，子宮内腔側に突出する粘膜下筋腫である．漿膜下筋腫と粘膜下筋腫ではときに有茎でポリープ状に発育するものがある．有茎粘膜下筋腫が子宮から腟内に脱出したばあいは筋腫分娩という．広間膜筋腫は広間膜内の血管の平滑筋から発生するもので，子宮筋腫には含まれない．

❷子宮内膜症の発生部位（●）

臍／小腸／卵管／腹壁／卵巣／盲腸／虫垂／子宮円索／膀胱壁／子宮／大陰唇

尿管／S状結腸／子宮漿膜／仙骨子宮靱帯／ダグラス窩／腟壁／会陰

子宮内膜症

子宮内膜症の多くは，卵巣やダグラス窩など子宮に近いところに発生するが，ときには胸腔内のような遠隔部にも発生する．このため，子宮内膜症の発生の仕方は一様ではないと考えられている．

骨盤のなかに位置する西洋ナシのような形をした中空の臓器が子宮で，子宮の上方3分の2を子宮体部といい，下方3分の1を子宮頸部という．子宮体部の内側は粘膜（子宮内膜）でおおわれ，その下に不随意の平滑筋でできている筋層，さらに子宮の外側をおおう漿膜がある．子宮平滑筋にできた良性の腫瘍を子宮筋腫（図❶），子宮内膜を形成する組織が，子宮以外の場所に出現する病気を子宮内膜症（図❷）という．

●子宮筋腫

〔原因〕他の腫瘍と同様，真の原因は不明であるが，発生や増殖に，女性ホルモンのエストロゲンが関係していることはまちがいない．閉経後に，エストロゲンの分泌が少なくなると，筋腫はそれ以上大きくならず，縮小することさえある．

〔症状と経過〕筋腫がだんだん大きくなると子宮内膜に影響が現れ，不正子宮出血や不妊の原因となる．また，子宮の外方へ向かって増殖すると直腸や膀胱を圧迫し，便秘や頻尿などをもたらす．

〔注意〕子宮筋腫はごく小さいものまで含めると，女性の半数以上に存在するといわれている．筋腫は多発することが多い．症状が強いばあいは手術が必要である．

●子宮内膜症

〔原因と種類〕子宮内膜の組織がどのようにして他の場所に広がるかについては，いくつかの説がある．すなわち，筋層のあいだを分け入って子宮壁に散らばったり，あるいは卵管経由で，卵巣や腹腔に達するという説，各部位が独自に子宮内膜を形成するという説，などである．

子宮壁など子宮内の病変は腺筋症と呼ばれ，卵巣など子宮外にできるものを子宮内膜症（または外性子宮内膜症）という．

〔症状〕多くのばあい，月経困難を訴える．月経とともに，病変部からもしばしば出血する．卵巣内にできると，チョコレート嚢胞（図❸）と呼ばれる大きな袋状の組織を形成する．

〔注意〕子宮，卵巣，骨盤内にできやすく，30〜40歳代に多い．ホルモン療法で効果がなければ，手術により，子宮，卵巣などの病変部が切除される．

（坂本 穆彦）

❸ 子宮内膜症の状態

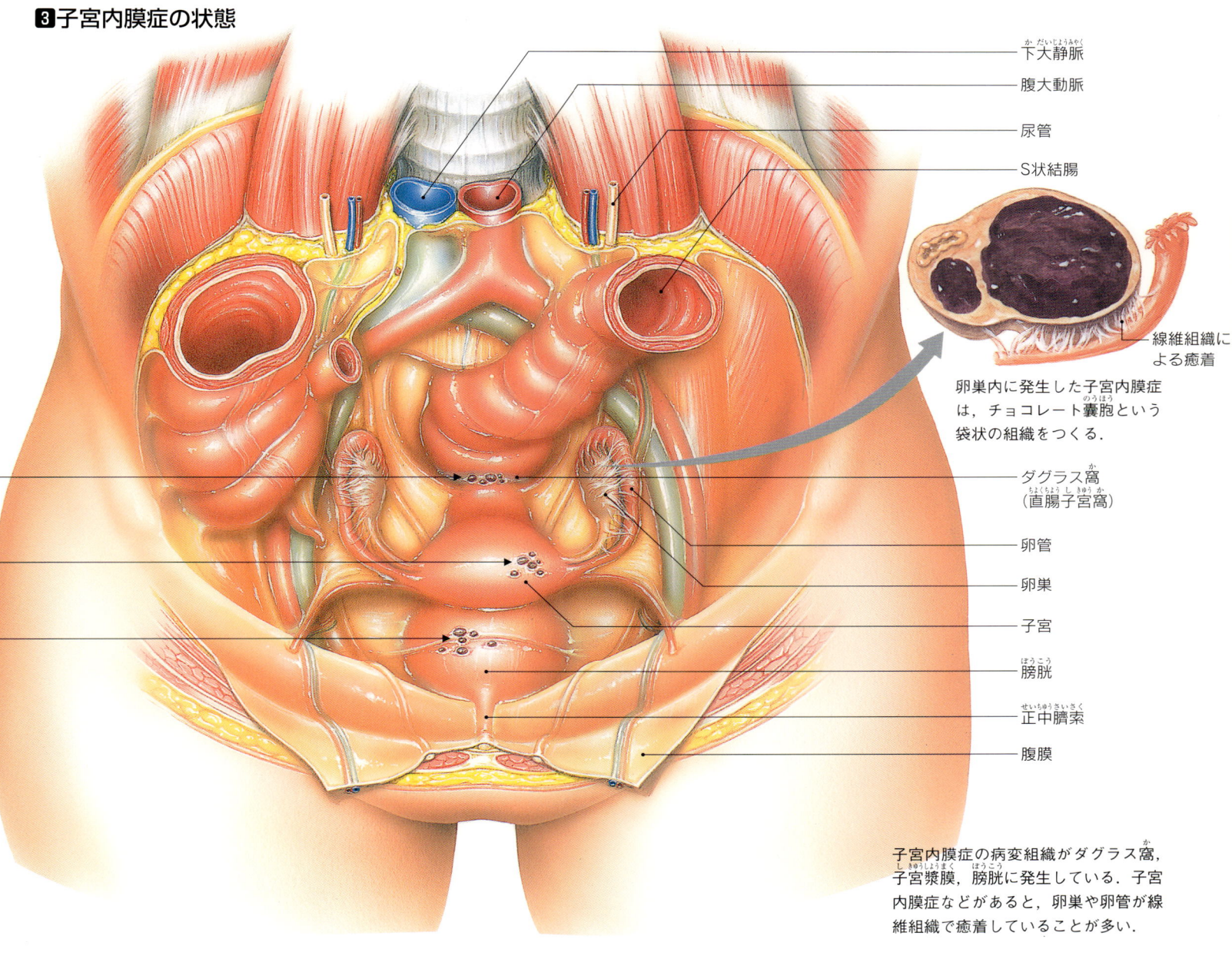

- 下大静脈
- 腹大動脈
- 尿管
- S状結腸
- 線維組織による癒着

卵巣内に発生した子宮内膜症は，チョコレート嚢胞という袋状の組織をつくる．

- ダグラス窩（直腸子宮窩）
- 卵管
- 卵巣
- 子宮
- 膀胱
- 正中臍索
- 腹膜

子宮内膜症の病変組織がダグラス窩，子宮漿膜，膀胱に発生している．子宮内膜症などがあると，卵巣や卵管が線維組織で癒着していることが多い．

❹ 周期的に変化する子宮内膜

子宮内膜は，卵巣から出る女性ホルモンのエストロゲンとプロゲステロンの影響で，周期的に増殖と剥離・出血（月経）を繰り返す．このような性質をもつ子宮内膜の組織が子宮以外の場所に発生し，月経に合わせて出血するのが子宮内膜症である．しかし，子宮内膜症の病変組織は，つねに出血をおこすとはかぎらず，増殖期の子宮内膜のような状態にとどまっているばあいも多い．

→ エストロゲン
→ プロゲステロン

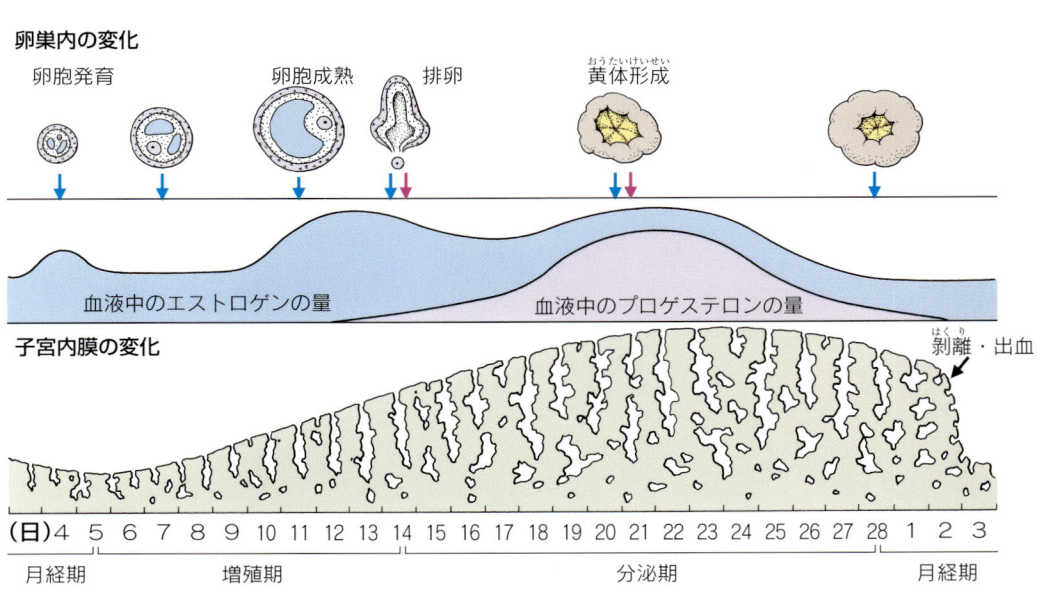

卵巣内の変化：卵胞発育　卵胞成熟　排卵　黄体形成

血液中のエストロゲンの量　血液中のプロゲステロンの量

子宮内膜の変化　剥離・出血

（日）4 5 6 7 8 9 10 11 12 13 14 15 16 17 18 19 20 21 22 23 24 25 26 27 28 1 2 3

月経期　増殖期　分泌期　月経期

子宮がん
uterine cancer

● 関連のある病気
がんの発生と転移のしくみ→166ページ

❶子宮がんの種類

2. 子宮頸がん

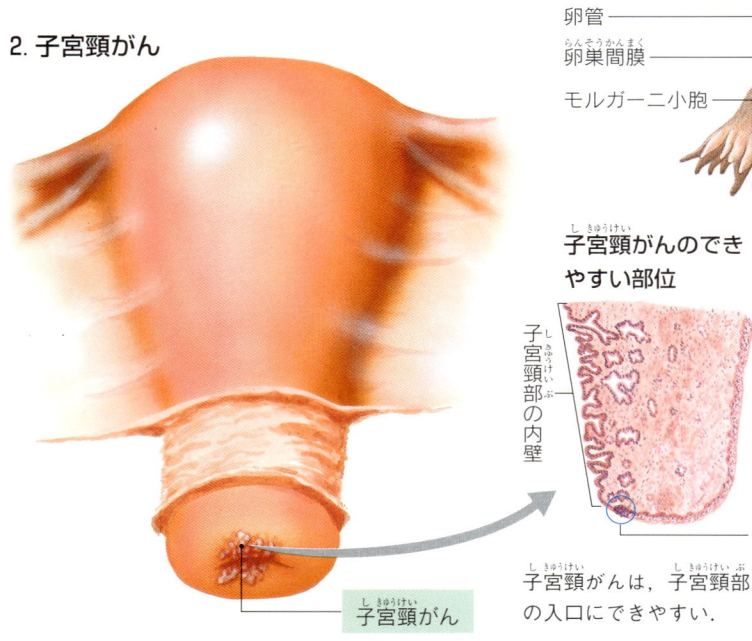

1. 後ろからみた女性生殖器

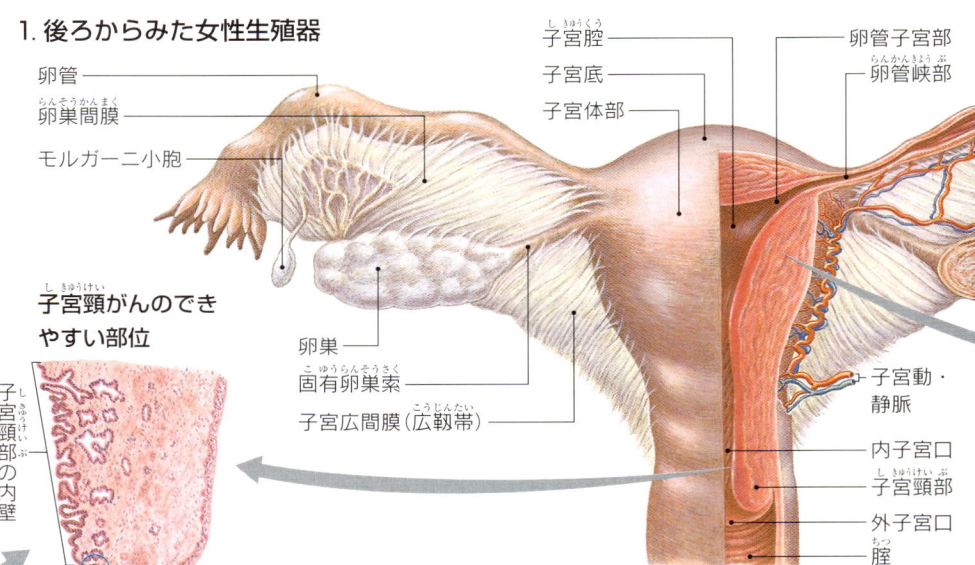

卵管／卵巣間膜／モルガーニ小胞／卵巣／固有卵巣索／子宮広間膜（広靱帯）／子宮腔／子宮底／子宮体部／卵管子宮部／卵管峡部／子宮動・静脈／内子宮口／子宮頸部／外子宮口／腟

子宮頸がんのできやすい部位
子宮頸部の内壁
子宮頸がん
子宮頸がんは、子宮頸部の入口にできやすい．

子宮がんには子宮頸がんと子宮体がんがあるが，両者は病因や病態の異なる別のがんとされる．子宮頸がん発生には，若年での性交開始や性交相手の多さが影響し，子宮体がん発生にはホルモンの関与がいわれている．

❷子宮がんの進行経過（日本産婦人科学会，国際産婦人科連合による）

1. 子宮頸がんのばあい

0期	細胞のがん化が表層上皮の細胞層内にとどまっている上皮内がん	Ⅰ期	がんが子宮頸部のみにとどまっているもの			Ⅱ期	がんが子宮頸部をこえて広がるが，骨盤壁，または腟壁の下1/3には達していないもの	
		Ⅰa期		Ⅰb期		Ⅱa期		Ⅱb期
	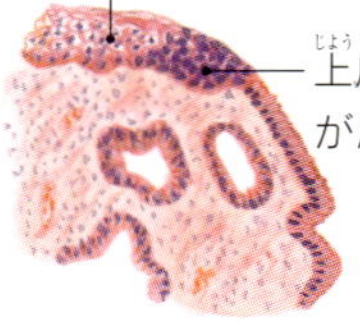 表層上皮／上皮内がん	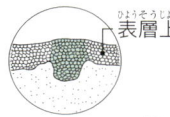 表層上皮／肉眼ではわからないが，上皮層より下の組織に広がった微小浸潤がん		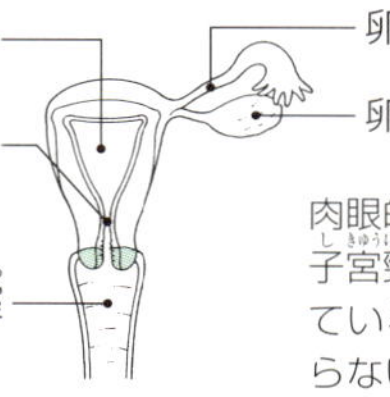 子宮体部／卵管／卵巣／子宮頸部／腟／肉眼的に明らかながんが子宮頸部のみにとどまっているもの（肉眼でわからないが，Ⅰa期の大きさをこえるものも含む）		がんが腟壁に広がっているが，子宮周辺組織にはおよんでいない	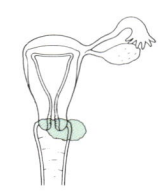	がんが子宮周辺組織に広がっている
		Ⅰa1期 浸潤の深さが3mm以内で，広がりが7mmをこえていない	Ⅰa2期 浸潤の深さが3mmをこえ5mm以内で，広がりが7mmをこえていない	Ⅰb1期 病巣が4cm以内	Ⅰb2期 病巣が4cmをこえている			

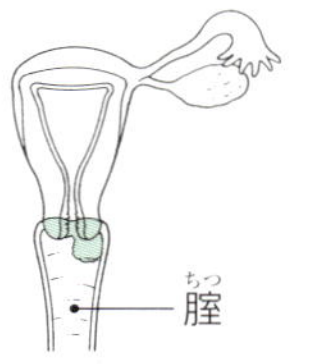

2. 子宮体がんのばあい

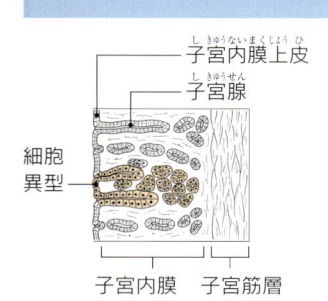

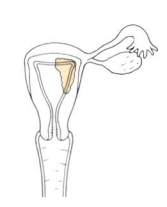

0期	細胞異型の強い子宮内膜上皮が，浸潤を示さずに増殖する子宮内膜異型増殖症	Ⅰ期	がんが子宮体部のみにとどまるもの			Ⅱ期	がんが子宮体部から子宮頸部におよぶもの	
		Ⅰa期	Ⅰb期	Ⅰc期		Ⅱa期		Ⅱb期
	子宮内膜上皮／子宮腺／細胞異型／子宮内膜／子宮筋層	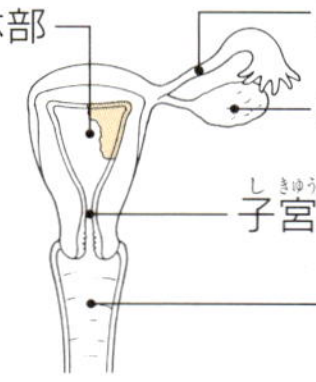 子宮体部／卵管／卵巣／子宮頸部／腟／がんが子宮内膜のみにとどまっている	がんの広がりが，子宮筋層の1/2以内にとどまっている	がんの広がりが，子宮筋層の1/2をこえる		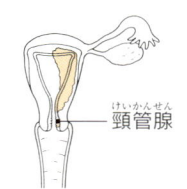 頸管腺／がんが子宮頸部の頸管腺のみをおかす	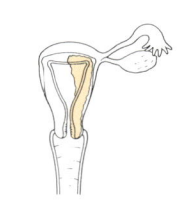	がんが子宮頸部の頸管腺外に広がる

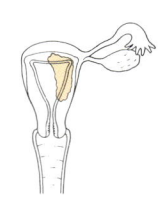

3 子宮がんのおもな転移先

子宮頸がん
- 肺へ (11.6%)
- 肝臓へ (11.4%)
- 大腸へ (7.7%)
- 腹膜へ (5.6%)
- 膀胱へ (7.3%)

子宮体がん
- 肺へ (12.4%)
- 肝臓へ (10.6%)
- 骨, 骨髄へ (3.6%)
- 腹膜へ (12.0%)
- 膀胱へ (5.5%)

3. 子宮体がん

Ⅲ期 子宮周辺組織に広がったがんが骨盤壁にまで達し、がんと骨盤壁とのあいだにすきまがないもの。または、がんが腟壁の下1/3に達するもの		Ⅳ期 がんが膀胱や直腸の粘膜に浸潤するか、または、小骨盤(恥骨と仙骨のあいだの内腔)をこえて広がるもの	
Ⅲa期	Ⅲb期	Ⅳa期	Ⅳb期
がんが腟壁の下1/3に達するが、骨盤壁には達していない	がんが骨盤壁に達しているか、または水腎症や腎機能障害をおこしている	がんが膀胱や直腸の粘膜に浸潤する	小骨盤をこえて広がっている

Ⅲ期 がんが子宮外に広がるが、小骨盤をこえないもの。または、リンパ節に転移しているもの			Ⅳ期 がんが膀胱または腸粘膜に広がるか、小骨盤をこえるもの	
Ⅲa期	Ⅲb期	Ⅲc期	Ⅳa期	Ⅳb期
がんが子宮漿膜と子宮付属器のどちらか、あるいは両方に広がるか、腹腔細胞診が陽性となる	腟に転移がある	骨盤リンパ節と傍大動脈リンパ節のどちらか、あるいは両方に転移がある	がんが膀胱と腸粘膜のどちらか、あるいは両方に広がる	腹腔内リンパ節と鼠径リンパ節のどちらか、あるいは両方や、その他の遠隔臓器に転移がある

子宮がんは、子宮頸部に発生する子宮頸がん(図1-2)と、子宮体部に発生する子宮体がん(図1-3)の2種類に分けられる。これらは病因(病気の原因)や病態(病気の状態)の異なる別のがんである。発生率は子宮頸がんのほうが高く、子宮がん全体の約80%を占める。なお、子宮頸がんの発生数はほぼ不変であるが、早期発見される率が高まっており、それにつれて死亡率は年々減少している。

●子宮頸がん

〔原因〕 ヒト乳頭腫ウイルス感染が関係しているばあいが少なくないと考えられている。

〔経過と特徴〕 多くは、がんの前段階である異形成という、正常の細胞とは異なった様子を呈する時期を経て、がんに移行するとされている。異形成は30歳代に多く、そのまま放置しても多くは消えていく。しかし、あるばあいは消えずに残り、40歳代でがん化する。がんは、最初は上皮内がんといって、表層上皮内にとどまるが、進行すると周囲の組織に浸潤する(図2-1)。

〔症状〕 上皮内がんの段階までは無症状であることが多い。したがって、早期発見のためには定期的ながん検診が不可欠で、これががんを防ぐもっとも確実な方法である。浸潤がんでは、性交時などに異常出血をともなう。

〔治療〕 早期がんである上皮内がんの段階で発見され、手術やレーザー治療を受ければ、ほとんど治癒する。浸潤がんでは手術が必要で、手術ができないばあいは、放射線療法が行われる。

●子宮体がん

〔原因〕 発生や進行に、女性ホルモンであるエストロゲンが影響していると考えられている。患者は、閉経後が多い。

〔症状と経過〕 多くのばあい、子宮体部の内側をおおっている粘膜(子宮内膜)から生じ、進行すると内膜の下の筋層、ついで周囲のリンパ節などに広がる(図2-2)。症状としては不正子宮内出血が多い。

〔治療〕 手術により子宮が摘出される。ばあいによってはリンパ節も同時に切除される。手術ができないばあいや、がんが広い範囲にわたっているばあいには、放射線療法が用いられる。

(坂本 穆彦)

卵巣腫瘍
ovarian tumor

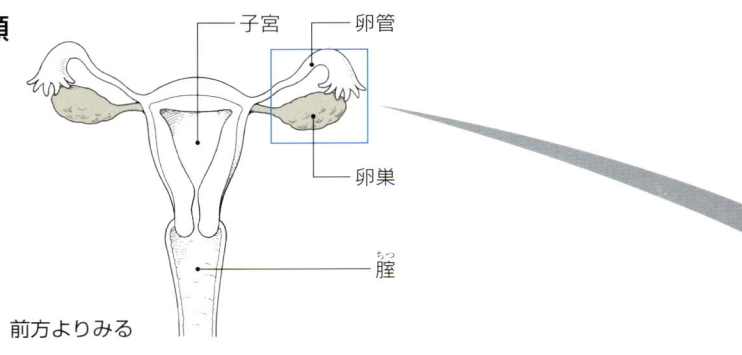

● 関連のある病気
　がんの発生と転移のしくみ→166ページ

子宮の両側にあって，卵子をつくる1対の器官が卵巣で，ここにできるあらゆる腫瘍をまとめて卵巣腫瘍という．卵巣腫瘍には良性，悪性を含めて多くの種類がある．

〔種類と特徴〕　卵巣腫瘍はできる部位によって，大きく3つに分けられる（図❶）．第1は卵巣の表面をおおう表層上皮にできる腫瘍，第2は卵子のもとになる胚細胞にできる腫瘍，第3は胚細胞を包む卵胞の一部の性腺間質という組織にできる腫瘍である．それぞれは，さらにいくつかのタイプに分けられ，また良性と悪性がある．

表層上皮にできる腫瘍は，卵巣腫瘍のなかではもっとも多い．この腫瘍の多くは，水様液ないし粘液がなかに入っている嚢胞（袋）であるが，組織などがつまった充実性の腫瘍のこともある．まったくの嚢胞のみであれば良性，多少とも充実性の部分があれば悪性のことが多い．

胚細胞にできる腫瘍の代表格は皮様嚢腫で，良性であるが，なかに毛髪や歯などが入っている奇妙な腫瘍として知られている．

性腺間質の腫瘍はまれである．この腫瘍は性ホルモンを分泌するため，これができると早熟になったり，男性化したりする．

また卵巣腫瘍では，腫瘍の種類によって発生しやすい年齢に相違がある．一般に表層上皮の腫瘍は高齢者に多く，胚細胞にできる腫瘍は若年者に多い．

〔症状と経過〕　初期には無症状なことが多く，両側の卵巣に腫瘍があっても，排卵にも月経にも異常が出ない．そのため発見がおくれ，手おくれになりやすい．かなり大きくなると，自分でも腹部をさわるとわかる．また，膀胱や直腸が圧迫されるため，頻尿や便秘が現れる．

腫瘍が大きくなると卵巣が回転し，卵管がねじれて血行がとだえ，腫瘍や卵巣のなかに出血がおこって細胞が死滅する．これは茎捻転と呼ばれ，緊急の開腹手術が必要である．このほか腫瘍が悪性のばあいは，しばしば血のまじった腹水が多量にたまる．

〔治療〕　腫瘍のある卵巣を手術で取り除く．悪性のばあいは，手術のほかに化学療法も行われる．
　　　　　　　　　　　　　　　（坂本 穆彦）

❶卵巣腫瘍の種類

前方よりみる

子宮　卵管　卵巣　腟

1. 表層上皮にできるおもな腫瘍

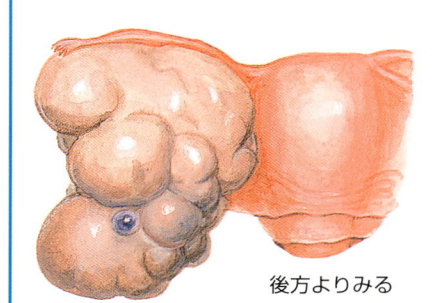

①原発性卵巣がん（後方よりみる）
このタイプのがんは発生部位が卵巣表面で，直接に腹腔内に面しているため散らばりやすい．早期発見もむずかしく，予後もよくない．

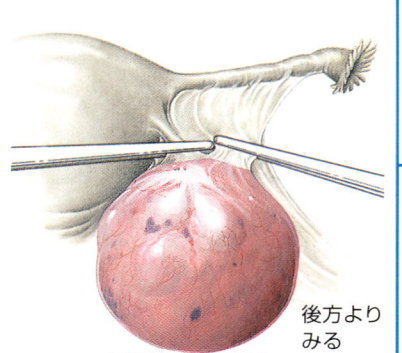

②漿液性嚢胞腺腫（後方よりみる）
この腫瘍は1層の上皮でできた袋状をしており，なかに液体（漿液）がたまっている．発生頻度は高いが，良性である．

2. 胚細胞にできる腫瘍の代表格，皮様嚢腫

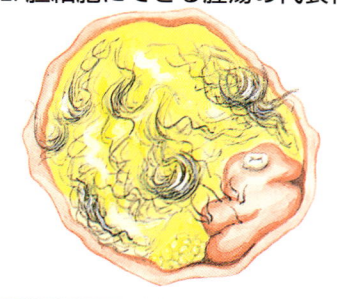

胚細胞は，受精すれば胎児になる細胞のため，本来的に人体のあらゆる組織をつくる能力をもつ．したがって腫瘍化して異常増殖する際，人体の一部をつくる可能性もある．皮様嚢腫に歯や毛髪が入っているのはこのためである．

3. 性腺間質にできるおもな腫瘍

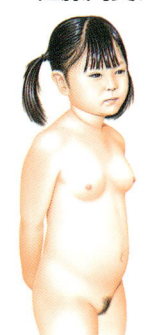

①顆粒膜細胞腫
年齢の別なく発生し女性ホルモンのエストロゲンを出す腫瘍で，小児にできると乳房発達など第2次性徴が早期に現れる．まれな腫瘍で悪性度は低い．

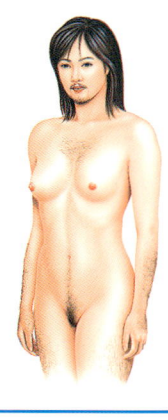

②アンドロブラストーマ
この腫瘍は男性ホルモンを出すので，これができると，からだが男性化の傾向を示す．できやすい年齢は20歳代で，概して良性である．

表層上皮
原始卵胞
1次卵胞
血管

❷卵巣の内部

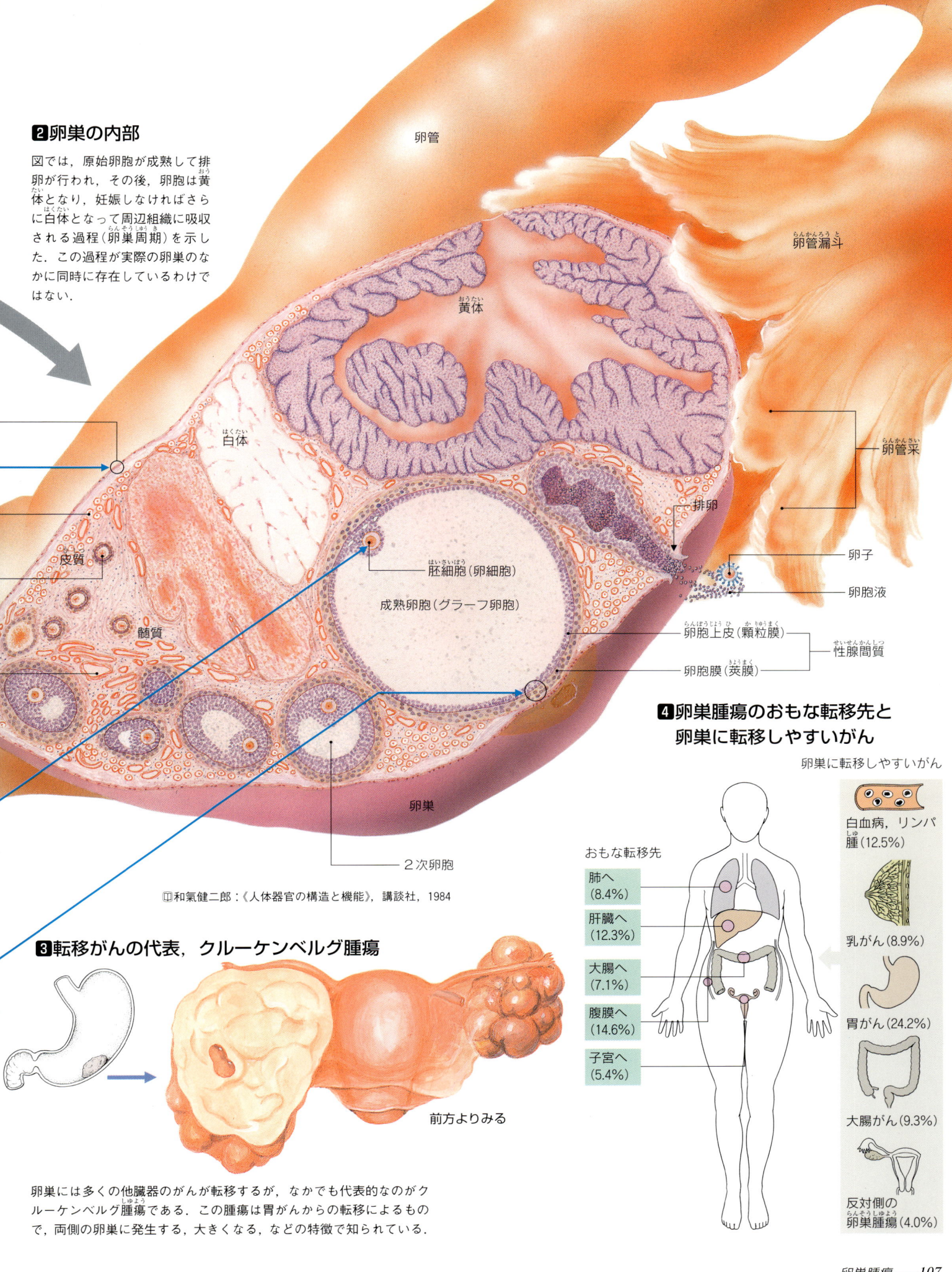

図では，原始卵胞が成熟して排卵が行われ，その後，卵胞は黄体となり，妊娠しなければさらに白体となって周辺組織に吸収される過程（卵巣周期）を示した．この過程が実際の卵巣のなかに同時に存在しているわけではない．

卵管
卵管漏斗
黄体
白体
卵管采
皮質
排卵
胚細胞（卵細胞）
卵子
成熟卵胞（グラーフ卵胞）
卵胞液
髄質
卵胞上皮（顆粒膜）
性腺間質
卵胞膜（莢膜）
卵巣
2次卵胞

和氣健二郎：《人体器官の構造と機能》，講談社，1984

❸転移がんの代表，クルーケンベルグ腫瘍

前方よりみる

卵巣には多くの他臓器のがんが転移するが，なかでも代表的なのがクルーケンベルグ腫瘍である．この腫瘍は胃がんからの転移によるもので，両側の卵巣に発生する，大きくなる，などの特徴で知られている．

❹卵巣腫瘍のおもな転移先と卵巣に転移しやすいがん

おもな転移先
- 肺へ（8.4%）
- 肝臓へ（12.3%）
- 大腸へ（7.1%）
- 腹膜へ（14.6%）
- 子宮へ（5.4%）

卵巣に転移しやすいがん
- 白血病，リンパ腫（12.5%）
- 乳がん（8.9%）
- 胃がん（24.2%）
- 大腸がん（9.3%）
- 反対側の卵巣腫瘍（4.0%）

卵巣腫瘍——107

腹部のその他の病気

●IgA腎症
腎糸球体のなかのメサンギウムという組織に，免疫グロブリンA（IgA）抗体，補体が沈着してメサンギウムが増殖し，それにより糸球体が障害される病気．無症候性血尿，タンパク尿で発症する．日本人に多く，患者に慢性扁桃炎をもっているものも多い．→扁桃炎

●ウィルムス腫瘍
乳幼児，小児にみられる腎臓のがん．腎芽細胞腫ともいう．その発生は胎児期にすでにはじまっている可能性があることから胎児性がんとも呼ばれる．0～3歳にかけて発病することが多い．腹痛などのはっきりした症状をともなわないため，腹部がはれてくるまで放置されることが少なくない．乳幼児定期検診を欠かさないことがたいせつ．→腎がん

●黄疸
胆汁の黄色色素であるビリルビンが体内に異常にたまった状態．高ビリルビン血症とも呼ばれる．ビリルビンはその大部分が赤血球中に含まれる血色素ヘモグロビンに由来し，寿命のつきた赤血球が脾臓，肝臓などで処理される際に生じる．正常時では胆汁として胆嚢→胆管→十二指腸を経て最終的には糞便となって排泄される．黄疸は，このビリルビン代謝の過程になんらかの異常がおこった結果発生するもので，ビリルビン過剰生産（溶血性黄疸），肝炎や肝硬変による肝細胞の壊死（肝細胞性黄疸），胆道閉塞による胆汁の停滞（閉塞性黄疸）など，その原因はさまざま．比較的早期に全身の皮膚や粘膜が黄色を呈するほか，尿，乳汁中にも認められる．
→肝炎，胆石症，胆嚢炎，胆嚢がん

●肝性昏睡，肝性脳症
劇症肝炎といった急性の肝障害や肝硬変，肝がんなど慢性の肝障害が原因で，肝臓の働きが極度に低下したためにおこる意識障害をいう．ふつう，昏睡とは，痛みなどの刺激を加えても目覚めることのない，高度の意識の障害をさしている．しかし，肝性昏睡ではそこまでいたらない，態度や気分の変化，傾眠傾向，場所や時間の認識が正しくされないなどの見当識や知能の低下，などの軽度の意識障害（精神神経症状）を含めて呼ぶことが多い．このようなばあいは肝性脳症という言葉がつかわれることもある．肝臓の働きをになっている肝細胞が壊死に陥ったり，肝小葉が構造変化をおこして門脈血が肝臓内外の側副血行路に流れるため，腸内で発生したアンモニアなどの毒性物質が肝臓の解毒作用を受けずに脳の血管にいたって，脳の機能を障害することによる．→肝炎，肝硬変，肝がん

●肝不全
肝臓の働きが極度に低下し，生命を維持することが困難なほどになった状態．肝機能不全ともいう．肝炎や肝硬変，肝がんをはじめ，胆石症，胆嚢がんなど胆道系の疾患などに合併しておこる肝障害が原因となる．劇症肝炎を原因とする急性肝不全の症状は発熱，黄疸，出血傾向，腹水などであるが，発病してから2～3週間あるいは8週間以内に肝性脳症や肝性昏睡といった意識障害をきたす．慢性肝炎や肝硬変などで長期にわたり肝臓に病変があって肝不全症状がおこるばあいを慢性肝不全という．→肝炎，肝硬変，肝がん

●食道静脈瘤
肝硬変などによる肝臓内外の血流循環障害のため発生する門脈圧亢進（症）に合併しておこるのが大部分で，食道静脈系の血流がとどこおって，食道粘膜下の静脈叢が拡張，蛇行し，静脈瘤を形成したもの．食道静脈瘤自体には症状はほとんどなく，破裂（食道静脈瘤破裂）による出血（吐血）で気づかれることが多い．出血量が1～2lにおよぶときはショック状態になる．→肝硬変

●腎盂腎炎
主として細菌感染により腎臓の腎盂および腎実質が障害される炎症性の病気．尿道炎，膀胱炎による感染が腎臓におよんだり，前立腺肥大症，尿路結石症などによる尿の停滞が細菌感染をおこしやすくするためなどにより発病することが多い．大部分は片側だけ障害されるが，両側が同時に障害されることもある．急性腎盂腎炎ではとつぜん，さむけ，ふるえをともなって39～40℃に発熱する．慢性もある．→尿路結石症，前立腺肥大症

●腎硬化症
腎臓の動脈系に細動脈硬化症や粥状硬化（132㌻参照）の変化がおこって血液の流れがわるくなり，そのため腎糸球体や腎尿細管など腎臓の組織の萎縮と硬化をきたした状態．初期は無症状のことが多い．→高血圧症

●腸閉塞（症）
腸内容物が腸管内を通過できなくなったため，腹痛，吐きけ・嘔吐，腹部膨満，排便・排ガスの停止などの症状を呈する病的状態．イレウスともいう．腸管の屈折，ねじれ（捻転）などによる腹腔内癒着や腸壁の腫瘍（大腸ポリープ，大腸がん）などにより通過障害がおこる機械的腸閉塞と，腸の蠕動運動の異常により通過障害が発生する機能的腸閉塞に大別される．→大腸がん

●尿失禁
先天的な尿路狭窄や奇形などをともなわないにもかかわらず，尿を出そうとする排尿の意思がないのに，無意識下に膀胱にたまった尿が漏れる状態．1つの独立した病名ではなく，各種の疾患に合併する症状名である．健常な成人には，尿失禁を防止している〈尿禁制〉と呼ばれる生理的メカニズムがあり，この尿禁制メカニズム（膀胱排尿筋，尿道括約筋などの筋構造や神経支配）のいずれかに病的原因があるばあい，尿失禁が現れると考えられている．前立腺肥大症による尿道閉塞などを原因とする膀胱の知覚過敏による尿失禁（無抑制尿失禁），せきをしたり笑ったりしたときや急に立ち上がったり物を持ち上げるなど腹圧が加わったときに少量の尿を失禁する腹圧性尿失禁などがある．→前立腺肥大症

●ネフローゼ症候群
腎糸球体の障害により血漿の透過性が高まり，尿中タンパクが高度になるため（体内のタンパクが大量に尿として体外に排泄されるため），血液中のタンパクとくにアルブミンが減少する．その結果，糸球体毛細血管の循環血液量が減少し，腎臓での水分やナトリウムの排泄が障害されることにより顔や足のむくみが生じる．また，アルブミンの減少とともに血液中のコレステロール，中性脂肪が増加し高脂血症となる．この状態をネフローゼ症候群といい，腎炎（糸球体腎炎）などを直接の原因とする1次性ネフローゼ症候群と，糖尿病や関節リウマチなどのために糸球体がおかされて発病する2次性ネフローゼ症候群とがある．→腎炎（糸球体腎炎）

●腹膜炎
腹膜の炎症性疾患．急性と慢性がある．ほとんどが胃・十二指腸潰瘍，急性虫垂炎，急性膵炎など腹腔内臓器の炎症から2次的に発生する．胃・十二指腸穿孔，虫垂穿孔などの胃腸内容の漏出によるばあいは発病が急激である．腹痛ははげしく持続性で，時間の経過とともに腹部全体に波及する．これは急性汎発性腹膜炎（急性化膿性腹膜炎）と呼ばれ，ショックに陥ることがある．炎症が一部分にとどまるものを急性限局性腹膜炎といい，病巣部に一致してとくに圧痛が認められる．急性腹膜炎の治癒過程で，滲出液が体腔のたまりやすい場所に残って膿瘍を形成することがある．→胃潰瘍，十二指腸潰瘍，虫垂炎，膵炎

●ポイツ-イェガース症候群
消化管（小腸，大腸など）に多数のポリープが発生するとともに，くちびる，口腔粘膜，手足の皮膚に黒褐色の色素（メラニン色素）の沈着がみられ，しかも家族性遺伝が認められる疾患．一般に無症状．→大腸ポリープ

●幽門狭窄
胃の出口である幽門が狭くなり，胃から十二指腸へ胃内容物が通過しにくくなった状態．幽門，幽門前庭部，十二指腸起始部の消化性潰瘍，がん（幽門前庭部がん）などが原因でおこることが多い．初期症状は食後のみずおちの重圧感・痛み，嘔吐で，半日ないし2日間にわたって嘔吐が反復するのが特徴．筋肥大による先天性の狭窄もある．→胃がん

4
全身の病気

GEN
ERAL

骨折
fracture

●関連のある病気
骨粗鬆症→118ページ　骨腫瘍→126ページ
異所性骨化→170ページ　骨形成不全症→170ページ
骨髄炎→170ページ　脂肪塞栓症→170ページ

外力によって，骨が構造上の連続性を断たれた状態を骨折という．骨の状態，外力の加わり方によって図**1**の3つに大別できる．

〔分類と特徴〕〔外傷性骨折〕骨のもつ生理的な抗力以上の外力が作用して発生する骨折で，骨折部が外界と直接触れる（交通がある）かどうかで，閉鎖骨折（皮下骨折）と開放骨折（複雑骨折）とに分けられる（図**2**）．骨折部が外界と交通する開放骨折は，骨折部に創があって，化膿しやすく，いったん化膿すると骨髄炎をおこし，治りにくい．いったん治っても再発を繰り返して一生の病気となることがある．したがって，閉鎖骨折と開放骨折とは厳密に区別されなければならない．なお，骨が複雑に折れたばあいの骨折は複雑骨折ではなく，粉砕骨折と呼ぶ．

骨折部位は年齢によって特徴がある．小児では肘関節周辺，手関節に多く，高齢者では上腕骨頸部，手関節部，大腿骨頸部，脊椎に発生しやすい．

〔病的骨折〕骨自体に異常があり，正常では骨折しない程度の弱い外力で生じた骨折をいう．原因として多いのは，骨腫瘍，がんの骨転移，骨の感染症，高度の骨粗鬆症，骨形成不全症などである．

〔疲労骨折〕正常な骨に軽微な外力が繰り返し作用して生じる骨折をいう．ランニングなどのスポーツや行軍（長距離におよぶ歩行）でよくみられ，脛骨と中足骨に多い．

〔症状〕痛み，腫脹（はれ），内出血，変形がみられ，骨の支持性が消失する．すなわち，下肢なら歩行不能となる．初期には，発熱を生じることもある．また，骨盤骨折や大腿骨骨折では大量に出血し，ショックの原因となることがある．

〔合併症〕神経や血管の損傷，異所性骨化，阻血性拘縮，脂肪塞栓症，無腐性壊死などを合併することがある．阻血性拘縮は筋肉の血行障害によるもので，発見が遅れると筋肉は壊死に陥り，著しい機能障害を残す（図**4**-1）．無腐性壊死は血行障害のために骨片が壊死に陥るもので，遷延治癒（骨折部が癒合すべき日数を過ぎても癒合していない状態），偽関節（図**4**-2），さらには変形性関節症をおこす原因となる．　（長野　昭）

1 骨折の原因とおこりやすい骨折

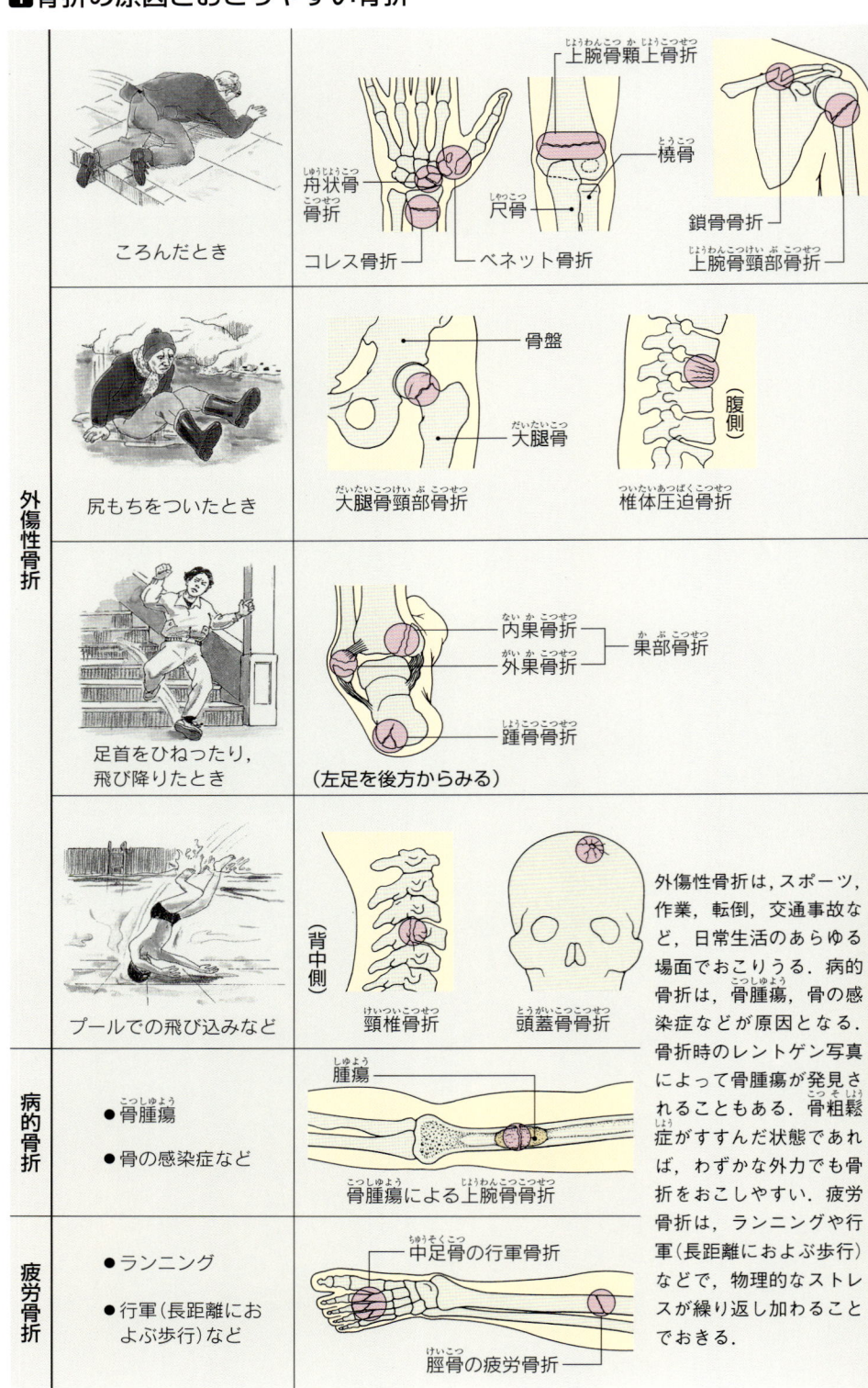

外傷性骨折

- ころんだとき：舟状骨骨折，コレス骨折，ベネット骨折，上腕骨顆上骨折，橈骨，尺骨，鎖骨骨折，上腕骨頸部骨折
- 尻もちをついたとき：骨盤，大腿骨，大腿骨頸部骨折，椎体圧迫骨折（腹側）
- 足首をひねったり，飛び降りたとき：内果骨折，外果骨折，果部骨折，踵骨骨折（左足を後方からみる）
- プールでの飛び込みなど：頸椎骨折（背中側），頭蓋骨骨折

病的骨折
- 骨腫瘍
- 骨の感染症など

腫瘍／骨腫瘍による上腕骨骨折

疲労骨折
- ランニング
- 行軍（長距離におよぶ歩行）など

中足骨の行軍骨折／脛骨の疲労骨折

外傷性骨折は，スポーツ，作業，転倒，交通事故など，日常生活のあらゆる場面でおこりうる．病的骨折は，骨腫瘍，骨の感染症などが原因となる．骨折時のレントゲン写真によって骨腫瘍が発見されることもある．骨粗鬆症がすすんだ状態であれば，わずかな外力でも骨折をおこしやすい．疲労骨折は，ランニングや行軍（長距離におよぶ歩行）などで，物理的なストレスが繰り返し加わることでおきる．

2 皮膚との関係からみた骨折の分類

1. 閉鎖骨折（皮下骨折）—粉砕骨折
2. 開放骨折（複雑骨折）

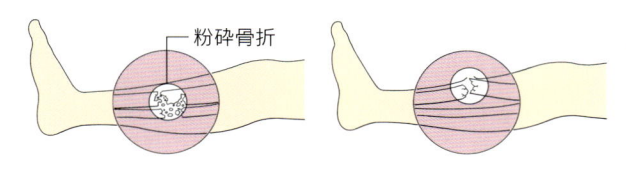

皮膚が破れ，骨折部が外界とじかに接するものを開放骨折という．傷口から感染をおこす危険性があり，骨の飛び出しなどのない閉鎖骨折に比べ，治療面でもむずかしい．

❸骨折の状態と骨の修復過程

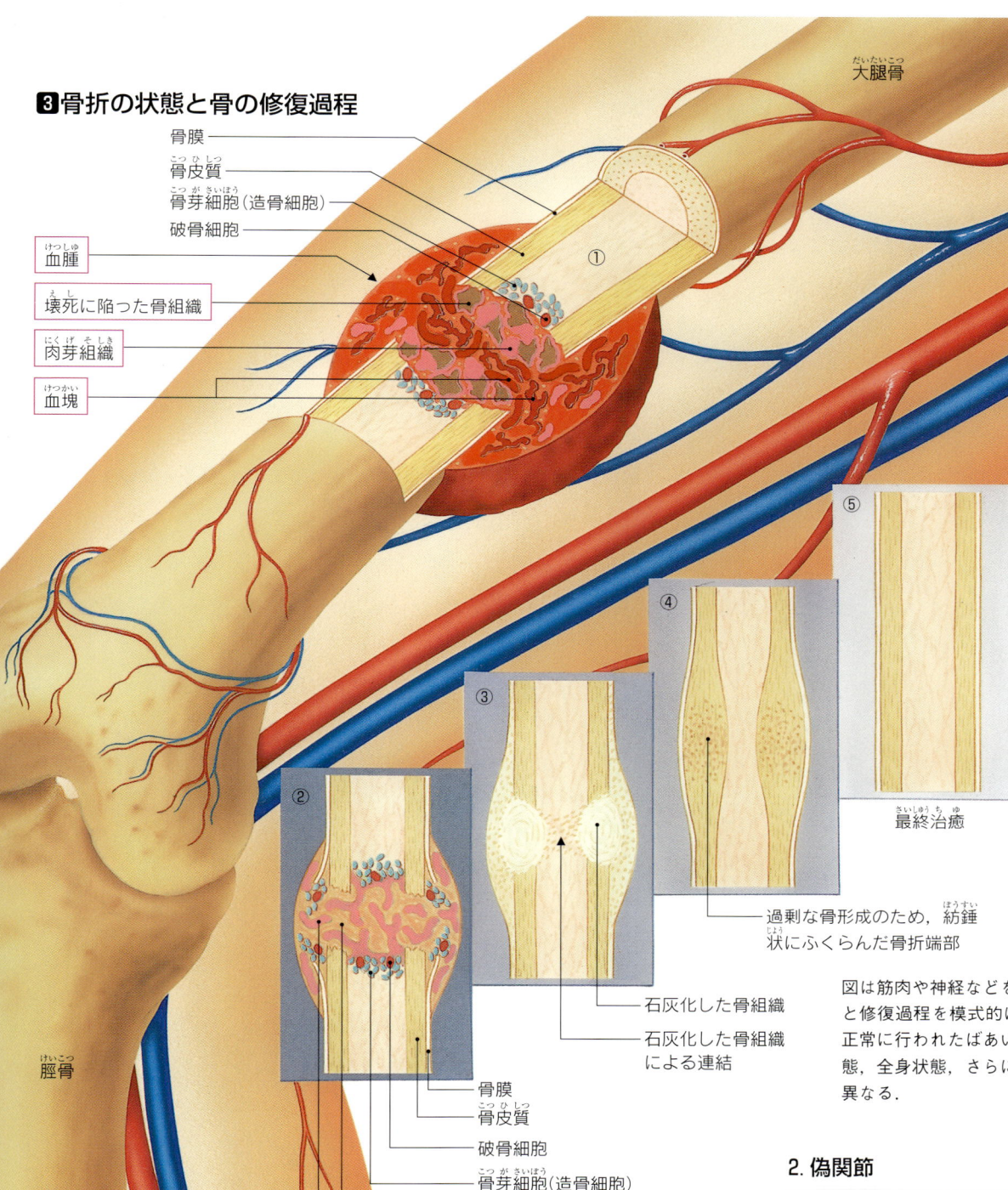

- 骨膜
- 骨皮質
- 骨芽細胞(造骨細胞)
- 破骨細胞
- 血腫
- 壊死に陥った骨組織
- 肉芽組織
- 血塊
- 大腿骨
- 脛骨

②
- 骨膜
- 骨皮質
- 破骨細胞
- 骨芽細胞(造骨細胞)
- 線維性仮骨
- 肉芽組織

③
- 石灰化した骨組織
- 石灰化した骨組織による連結

④ 過剰な骨形成のため、紡錘状にふくらんだ骨折端部

⑤ 最終治癒

①骨折直後は、出血により血腫ができる。骨折端の骨組織もやがて壊死に陥る。数日すると、かたまった血腫が処理されて肉芽組織(炎症や傷が治る際に盛んに増殖する結合組織。体内で形成された異物を融解吸収しながら異物にとってかわる)が出現する。

②壊死に陥った骨組織は溶けて吸収される。線維性の未熟な骨(線維性仮骨)をつくる細胞の働きが活発となり、骨折端のあいだは線維性仮骨で埋められる。骨をつくる骨芽細胞と、骨を吸収する破骨細胞の働きも活発となり、新しい骨をつくるための新陳代謝が盛んとなる。

③石灰化した骨組織が線維性の仮骨にとってかわり、骨折端同士の、しっかりした連結がしだいにすすんでいく。

④骨折端はかたい骨組織によってつながる。しかし、強度はまだ弱く、正常な骨組織に比べ、過剰な骨形成が行われ、そのために骨折端は紡錘状にふくらむ。

⑤過剰につくられた骨組織が吸収され、骨折端は元の形状に修復される。

図は筋肉や神経などを省略し、骨折時における骨の変化と修復過程を模式的に示したものである。骨の修復は、正常に行われたばあいでも、年齢、骨折部位、骨折の状態、全身状態、さらには治療法などによってその日数が異なる。

2. 偽関節

- ねじ釘
- プレート

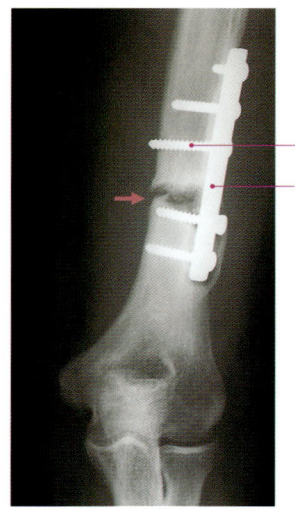

骨折部における骨組織の修復活動が途中でとまり、骨折端がつながらない状態をいう(矢印)。骨折部は関節に似て動きがある。
写真は上腕骨骨折で生じた例.

❹骨折の合併症

1. 阻血性拘縮(フォルクマン拘縮)

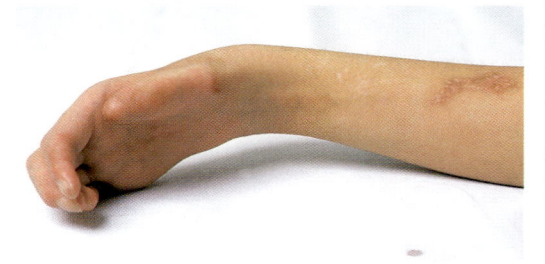

血行障害のため、筋肉が壊死に陥り、かたくかたまってしまう。小児の肘周辺と下腿骨の骨折に多く、発症時は、安静にしていても激痛がある。
写真は前腕と手の筋肉が壊死に陥り、手関節部から手指にかけて拘縮した例.
(写真提供：原 徹也)

脱臼, 捻挫
dislocation, sprain

● 関連のある病気
骨折→110ページ
関節リウマチ→124ページ

1 脱臼時の関節の状態

1. 正常な肩関節

2. 外傷性肩関節脱臼と肩鎖関節脱臼

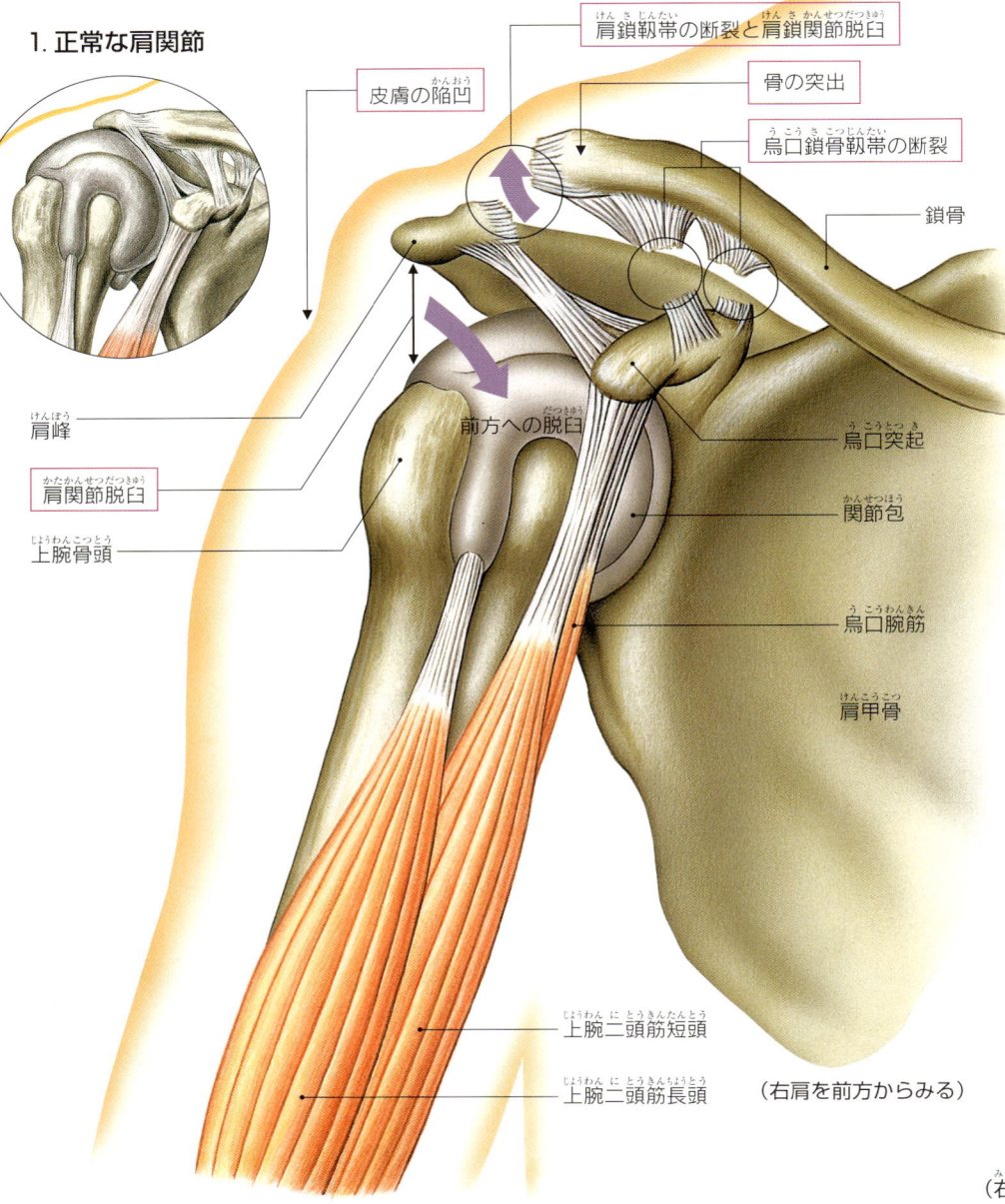

- 肩鎖靱帯の断裂と肩鎖関節脱臼
- 皮膚の陥凹
- 骨の突出
- 烏口鎖骨靱帯の断裂
- 鎖骨
- 前方への脱臼
- 烏口突起
- 関節包
- 肩峰
- 肩関節脱臼
- 上腕骨頭
- 烏口腕筋
- 肩甲骨
- 上腕二頭筋短頭
- 上腕二頭筋長頭

（右肩を前方からみる）

肩関節は，あらゆる方向への運動が可能な反面，上腕骨頭と肩甲骨にある関節窩がつくる関節自体の構造がきわめて弱く，筋肉や多くの靱帯によって補強されている．したがって，これらの組織に断裂や損傷がおきると脱臼を生じやすくなる．

3. 先天性股関節脱臼（X線像の模式図）

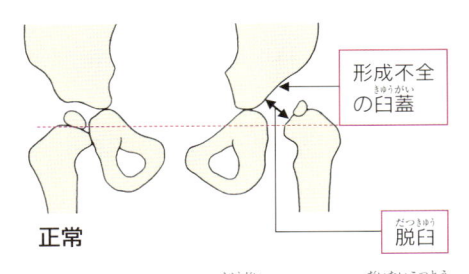

- 形成不全の臼蓋
- 正常
- 脱臼

ソケットの役目をする臼蓋に対して，大腿骨頭が後外側に脱臼する．臼蓋の形成不全をともなう女児に圧倒的に多い疾患である．

4. 関節リウマチによる病的脱臼

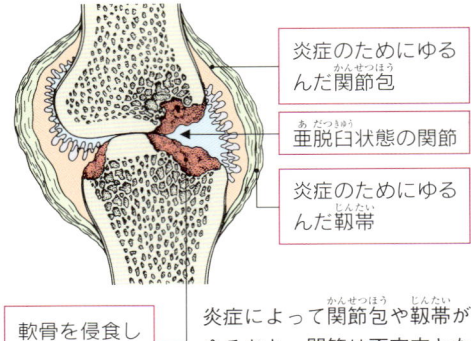

- 炎症のためにゆるんだ関節包
- 亜脱臼状態の関節
- 炎症のためにゆるんだ靱帯
- 軟骨を侵食したパンヌス

炎症によって関節包や靱帯がゆるむと，関節は不安定となり，脱臼しやすくなる．

5. 肘内障

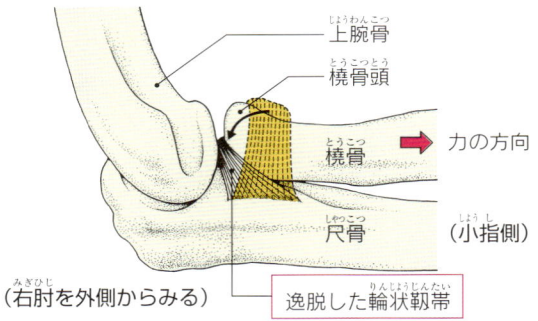

- 上腕骨
- 橈骨頭
- 力の方向
- 橈骨
- 尺骨（小指側）
- 逸脱した輪状靱帯

（右肘を外側からみる）

輪状靱帯が橈骨頸部付着部で断裂したりして，関節内にはまりこんでしまうもの．障害のある腕をからだにつけ，麻痺したようにだらりとし，ときに障害のない腕で支えるので肩関節脱臼と思われることが少なくない．

▶関節をつくる骨のおたがいの位置関係が，正常な状態から逸脱した状態を脱臼という．関節が外力によって過度の運動を強制され，靱帯，関節包，皮下組織などが損傷されるものの，関節面の位置関係は正常に保たれているものを捻挫という（図3）．

●脱臼

〔原因と分類〕脱臼は，先天性脱臼と後天性脱臼とに分けられ，後者はさらに外傷性脱臼，病的脱臼，反復性脱臼および随意性脱臼とに分けられる．先天性脱臼は，股関節によくみられ（図1-3），肘関節，膝関節などにもまれにみられる．

外傷性脱臼は，全身の関節にみられるが，肩鎖関節，肩関節（図1-2），肘関節，指関節など上肢の関節に多い．下肢の関節では，交通事故などで強力な外力が加わったときに生じ，しばしば骨折をともなう（図2）．

病的脱臼は，化膿性関節炎で関節内にうみがたまることによって，関節包が過度に引き伸ばされ，骨破壊と相まって生じるものと，関節リウマチで靱帯や関節包がゆるんでおこるものとがある（図1-4）．反復性脱臼は，外傷性脱臼につづいておこるもので，初回の脱臼によって損傷を受けた関節包，靱帯，筋肉，関節唇な

2 交通事故でおこりやすい脱臼

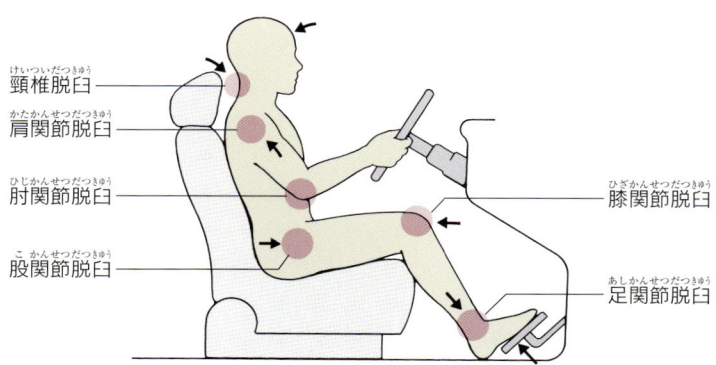

- 頸椎脱臼（けいついだっきゅう）
- 肩関節脱臼（かたかんせつだっきゅう）
- 肘関節脱臼（ひじかんせつだっきゅう）
- 股関節脱臼（こかんせつだっきゅう）
- 膝関節脱臼（ひざかんせつだっきゅう）
- 足関節脱臼（あしかんせつだっきゅう）

自動車の運転中は，ハンドル，ブレーキ，座席などによってからだが固定されているので，衝撃力を受けやすい．とくに下肢は衝撃力をまともに受けるため，骨折をともなった脱臼を生じやすい．

3 脱臼と捻挫における関節面のちがい

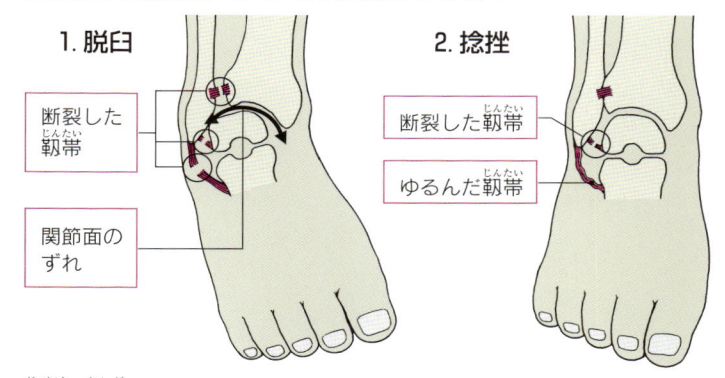

1. 脱臼
   - 断裂した靱帯
   - 関節面のずれ
2. 捻挫
   - 断裂した靱帯
   - ゆるんだ靱帯

脱臼と捻挫は，相対する骨がつくる関節面のずれの有無によって区別される．靱帯の断裂などで関節面がずれたものが脱臼で，靱帯の断裂があっても正常な位置関係を保っているものが捻挫である．

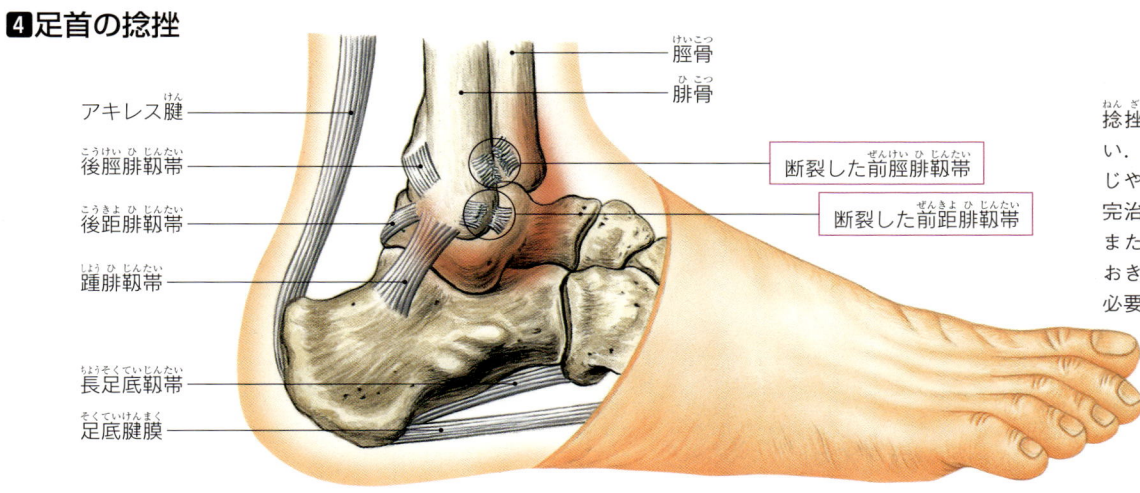

4 足首の捻挫

- 脛骨（けいこつ）
- 腓骨（ひこつ）
- アキレス腱（けん）
- 後脛腓靱帯（こうけいひじんたい）
- 後距腓靱帯（こうきょひじんたい）
- 踵腓靱帯（しょうひじんたい）
- 長足底靱帯（ちょうそくていじんたい）
- 足底腱膜（そくていけんまく）
- 断裂した前脛腓靱帯（ぜんけいひじんたい）
- 断裂した前距腓靱帯（ぜんきょひじんたい）

捻挫は足首（足関節部）と指の関節に多い．なかでも足首は，もっとも捻挫を生じやすい部位である．体重がかかるので，完治する前に無理をすると治りにくく，また靱帯の損傷程度によっては繰り返しおきることもあり，きちんとした治療が必要である．

5 靱帯損傷の程度と症状の比較

分類	靱帯の損傷度	痛み 自発痛	痛み 圧痛	出血	はれ	関節運動	歩行障害（下肢のばあい）
第Ⅰ度	小線維の断裂	かるい	かるい	ないか，あっても少し	かるい	可能．靱帯を引き伸ばす方向で痛む	ほとんどないか，あってもごくわずか
第Ⅱ度	部分断裂	強い	強い	多い	強い	関節運動にて強い痛みをともない，機能障害が著明	著しく障害される
第Ⅲ度	完全断裂	きわめて強い	きわめて強い	きわめて多い	きわめて強い	まったく不能で，著明な関節不安定性がある	歩行はまったく不能

どの，関節を支える組織の修復が不十分なばあいに生じ，軽微な外力で脱臼を繰り返す．肩関節，肘関節に多い．

随意性脱臼は，自分の意志で脱臼をおこし，また整復できるものをいう．関節に弛緩があるばあいにおこりやすく，肩関節に多い．

〔症状〕痛み，骨の突出や皮膚の陥凹（かんおう）などの変形，関節を動かそうとしても，あるところまでくるとばねじかけで元にもどる（これを，ばね様固定という）などの運動障害がみられる．反復性脱臼では脱臼のおきる肢位（上肢や下肢の位置と格好）をとらせようとするとその関節の不安感を訴える．

●捻挫

〔分類〕捻挫は，関節を構成する靱帯や関節包および皮下組織の軽度の伸長から靱帯の断裂までさまざまなものがある．安易に放置すると大きな機能障害を残すことがあるので，初期の処置がたいせつである．靱帯の損傷度により，Ⅰ～Ⅲ度に分けられる．Ⅰ度は靱帯の小線維の断裂，Ⅱ度は靱帯の部分断裂，Ⅲ度は完全断裂である（図5）．

〔症状〕関節部の痛みやはれ，運動時痛があり，Ⅱ度以上では歩行不能，関節の動揺性などの機能障害がみられる． （長野　昭）

野球肩，野球肘，テニス肘
baseball shoulder, baseball elbow, tennis elbow

● 関連のある病気
腱板損傷→170ページ

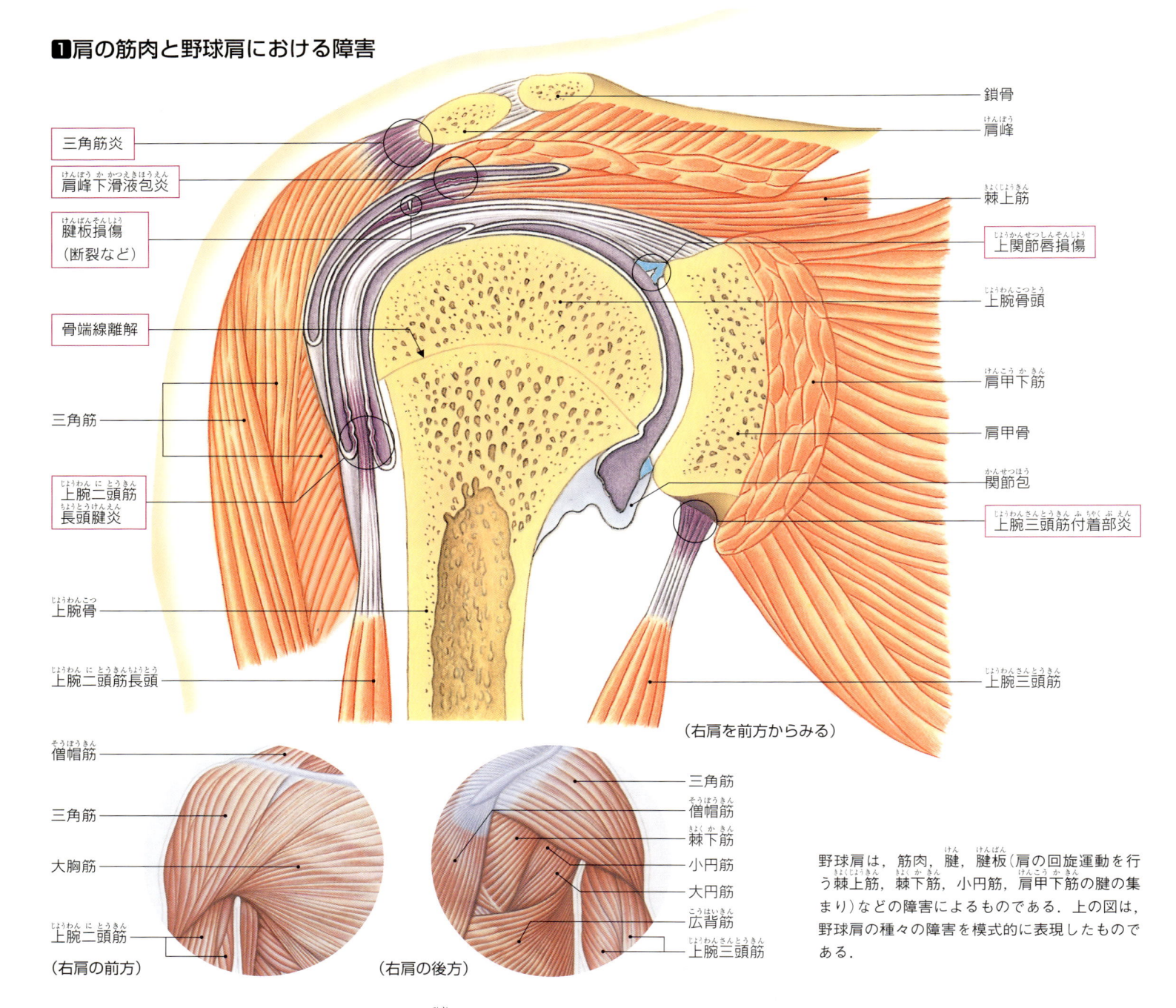

❶肩の筋肉と野球肩における障害

（図の主な注記：三角筋炎，肩峰下滑液包炎，腱板損傷（断裂など），骨端線離解，三角筋，上腕二頭筋長頭腱炎，上腕骨，上腕二頭筋長頭，鎖骨，肩峰，棘上筋，上関節唇損傷，上腕骨頭，肩甲下筋，肩甲骨，関節包，上腕三頭筋付着部炎，上腕三頭筋）

（右肩を前方からみる）

僧帽筋，三角筋，大胸筋，上腕二頭筋（右肩の前方）

三角筋，僧帽筋，棘下筋，小円筋，大円筋，広背筋，上腕三頭筋（右肩の後方）

野球肩は，筋肉，腱，腱板（肩の回旋運動を行う棘上筋，棘下筋，小円筋，肩甲下筋の腱の集まり）などの障害によるものである．上の図は，野球肩の種々の障害を模式的に表現したものである．

野球の投球動作によって，肩関節周辺または肘に痛みと関節の運動障害などが生じたばあいを，それぞれ野球肩，野球肘と総称する．テニスまたは重労働，家事などによって肘関節，とくに外側に痛みを生じる疾患を総称してテニス肘という．

●野球肩

肩関節を構成する組織に，炎症，小外傷，磨耗が生じておこる．三角筋や上腕三頭筋の筋炎，および筋付着部炎，上腕二頭筋長頭腱炎，腱板炎，腱板断裂，上関節唇損傷，肩峰下滑液包炎，肩甲上神経障害，骨端線離解，剥離骨折，骨棘形成，関節遊離体などが含まれる（図❶）．共通する症状は肩関節痛で，投球時に強く，安静時にはない．腱板損傷（断裂など）では，〈肩が抜けた〉〈肩がこわれた〉などと訴える．しばしば腕が上がらなくなる．

●野球肘

痛みの部位によって，外側，内側，伸側とに分けられる．外側の痛みの原因としては，年少者でみられる上腕骨小頭の離断性骨軟骨炎（図❷-1），成人での変形性肘関節症が，内側の痛みの原因としては，上腕骨内上顆に付着している手関節と指を曲げる筋肉（屈筋）の強い収縮の繰り返しによって，その起始部に炎症や断裂が生じて痛みがおこる上腕骨内上顆炎，内上顆の剥離骨折（図❷-2），成人のばあいの使いすぎによる変形性肘関節症がある．また伸側の痛みの原因としては，上腕三頭筋腱炎，肘頭の剥離骨折（図❷-3）と変形性肘関節症とがある．

症状としては，関節の痛み，とくに投球動作時に痛みが生じ，肘関節の運動障害がおこる．

2 肘にかかる投球時のストレスと野球肘の特徴

投球時には，肘の内側には引っ張り力が，外側には圧迫力が加わる．野球肘における痛みは，繰り返されるこの2種類の力の作用が原因となっている．痛みは内側のほうが多い．少年のばあいは，骨の発育障害をおこすこともある．図は最後の図を除いて右肘を前方からみたもの．

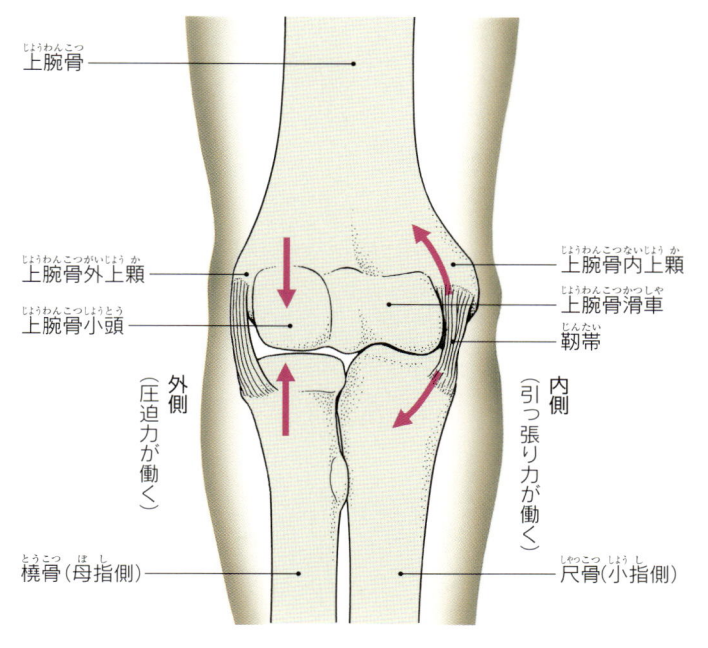

1. 外側（上腕骨小頭）における離断性骨軟骨炎のすすみ方

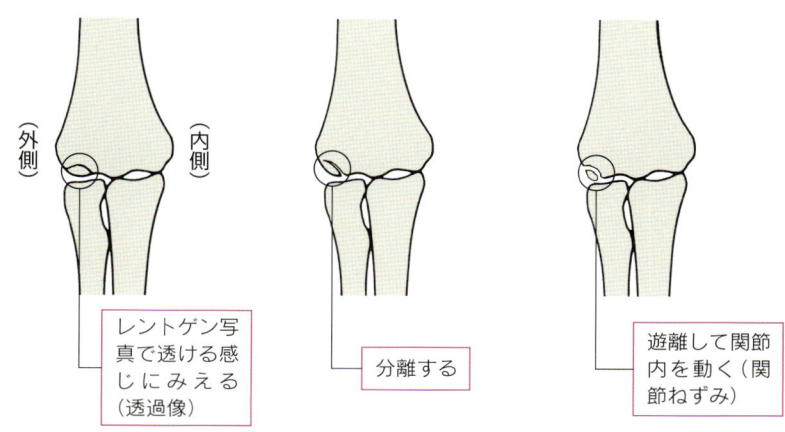

- レントゲン写真で透ける感じにみえる（透過像）
- 分離する
- 遊離して関節内を動く（関節ねずみ）

2. 内側（上腕骨内上顆）における内上顆核離開

靭帯に引っ張られて，骨の一部がはがれる

3. 伸側（肘の後方）における肘頭の剥離骨折

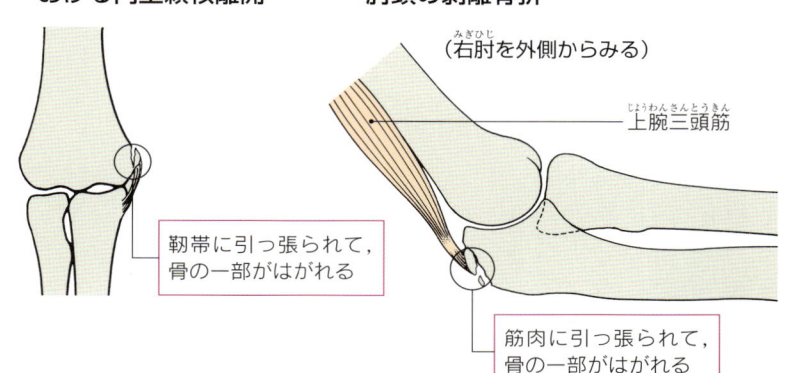

（右肘を外側からみる）

筋肉に引っ張られて，骨の一部がはがれる

上腕骨／上腕骨外上顆／上腕骨小頭／外側（圧迫力が働く）／橈骨（母指側）／上腕骨内上顆／上腕骨滑車／靭帯／内側（引っ張り力が働く）／尺骨（小指側）／上腕三頭筋

3 テニス肘の炎症部位

テニス肘では，肘の外側が痛むことが多い．手関節や指を伸ばす筋肉（伸筋）は，肘の外側についているが，バックハンドでのストレスが繰り返し加わると筋肉の付着部に炎症や断裂を生じやすい．炎症がもっともおこりやすいのは短橈側手根伸筋である．内側の痛みは，サーブやスマッシュの繰り返しでおこることが多い．

1. 内側が痛むフォアハンドテニス肘（上腕骨内上顆炎）

浅指屈筋／尺側手根屈筋／橈側手根屈筋／円回内筋／長掌筋／炎症部位（痛む場所）

2. 外側が痛むバックハンドテニス肘（上腕骨外上顆炎）

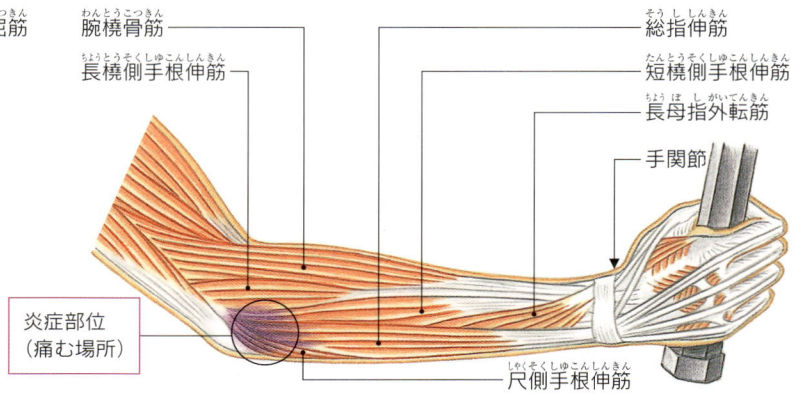

腕橈骨筋／長橈側手根伸筋／総指伸筋／短橈側手根伸筋／長母指外転筋／手関節／炎症部位（痛む場所）／尺側手根伸筋

●テニス肘

日常の外来診療では，テニス肘を上腕骨外上顆炎と同じ疾患として扱うことが多い．テニスによるばあいは，肘の内側が痛むフォアハンドテニス肘（上腕骨内上顆炎）と，肘の外側が痛むバックハンドテニス肘（上腕骨外上顆炎）とがあり（図3），前者は野球肘のばあいと同様，手関節や指の屈筋の炎症，断裂による．

上腕骨外上顆炎はテニス肘の80％以上を占めるものであるが，これはテニスに限らず中高年の重労働者や主婦にもしばしばみられる．上腕骨外上顆には手関節と指を伸ばす筋肉（伸筋）が付着しているが，テニスのバックハンドや書字の際にはこれらの筋付着部に繰り返しの負荷が加わり，炎症，断裂を生じて痛みを生じる．

症状は，肘の内側または外側に痛みがあり，テニスをしたり，物をもつと痛みが生じる．肘関節には安静時痛や運動時痛は多くのばあいないが，肘の突出部をおさえると痛い．　（長野　昭）

五十肩, 頸椎症
frozen shoulder, cervical spondylosis

●関連のある病気
変形性脊椎症→171ページ

❶五十肩のおこる過程

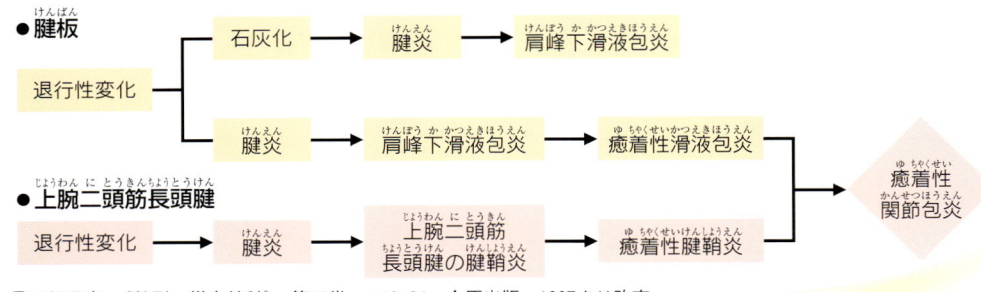

- ●腱板
  - 退行性変化 → 石灰化 → 腱炎 → 肩峰下滑液包炎
  - 退行性変化 → 腱炎 → 肩峰下滑液包炎 → 癒着性滑液包炎 → 癒着性関節包炎
- ●上腕二頭筋長頭腱
  - 退行性変化 → 腱炎 → 上腕二頭筋長頭腱の腱鞘炎 → 癒着性腱鞘炎 → 癒着性関節包炎

⑪三笠元彦:《整形・災害外科》, 第30巻, p.19-24, 金原出版, 1987より改変

筋肉や腱などの組織は, 長期間の不動または使いすぎにより, 伸縮性の減少, 萎縮など, 組織上の変化を生じる(退行性変化). 五十肩は, 加齢にともなうこの退行性変化を基盤として, 関節包や滑膜, 腱や腱板(肩の回旋運動を行う筋肉の腱の集まり)などの肩関節周囲の組織に生じる炎症性の疾患である. 腱板や上腕二頭筋長頭腱は, 肩関節の運動時に圧迫や摩擦を受けやすく, 五十肩の原因となる.

❷五十肩における障害

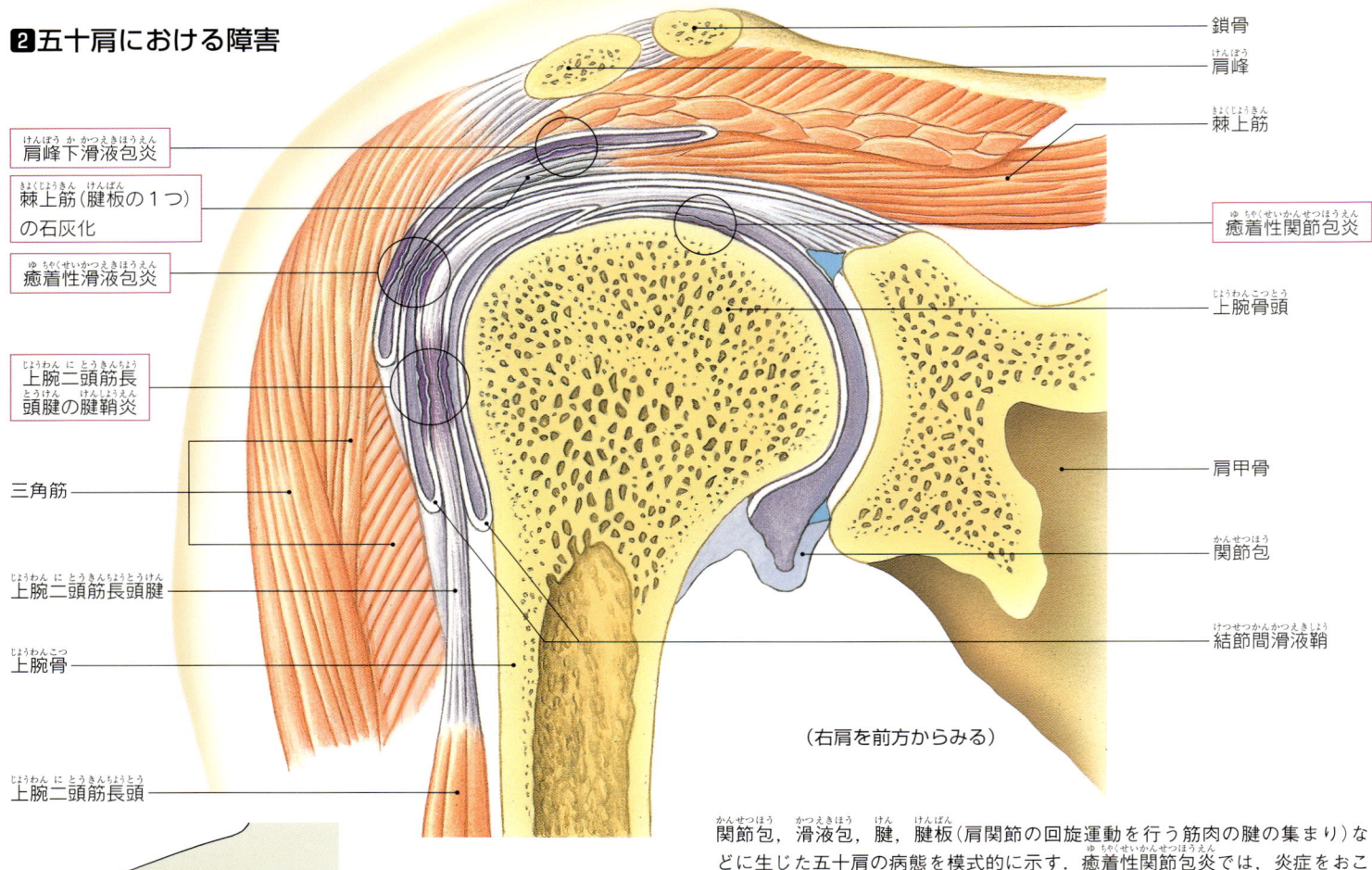

(図: 右肩を前方からみる)

ラベル:
- 肩峰下滑液包炎
- 棘上筋(腱板の1つ)の石灰化
- 癒着性滑液包炎
- 上腕二頭筋長頭腱の腱鞘炎
- 三角筋
- 上腕二頭筋長頭腱
- 上腕骨
- 上腕二頭筋長頭
- 鎖骨
- 肩峰
- 棘上筋
- 癒着性関節包炎
- 上腕骨頭
- 肩甲骨
- 関節包
- 結節間滑液鞘

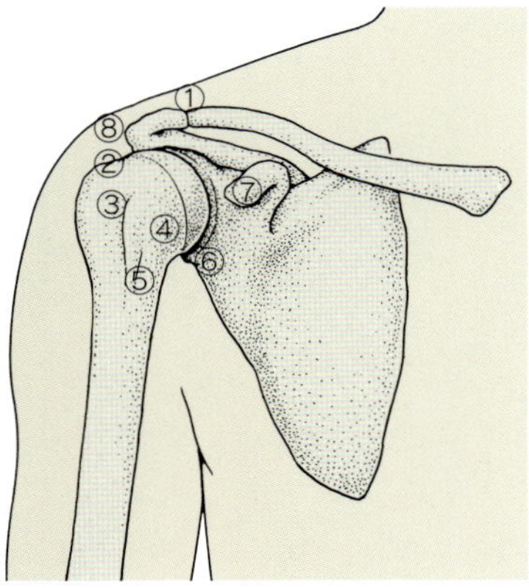

肩の圧痛点
① 肩鎖関節
② 棘上筋腱
③ 大結節
④ 小結節
⑤ 結節間溝
⑥ 前関節裂隙
⑦ 烏口突起
⑧ 三角筋付着部

圧迫すると痛みの出るポイントを圧痛点という. 痛みがどこに出るかを調べることによって, 五十肩をはじめ, 肩の障害の原因を推察することができる.

関節包, 滑液包, 腱, 腱板(肩関節の回旋運動を行う筋肉の腱の集まり)などに生じた五十肩の病態を模式的に示す. 癒着性関節包炎では, 炎症をおこした関節包が上腕骨頭と癒着することがあり, 関節を動かそうとしても, 癒着と痛みのため関節の動きが制限されてしまう. このように, 肩関節が動かせなくなったばあいをとくに〈凍結肩〉という.

▶五十肩は, 加齢にともなう退行性変化を基盤として, 40~50歳代にかけていつとはなしにおこり, 肩の痛みと運動障害を生じ, 1~2年で自然に治る疾患で, 病名としては〈肩関節周囲炎〉と呼ばれる. 頸椎症は, 中年以降にみられる頸椎の変形性脊椎症で, 椎間板の変性を基盤とし, 椎間板狭小化, 椎体の骨棘形成(椎体の辺縁にとげ状の骨が増殖すること)が生じた結果おこる.

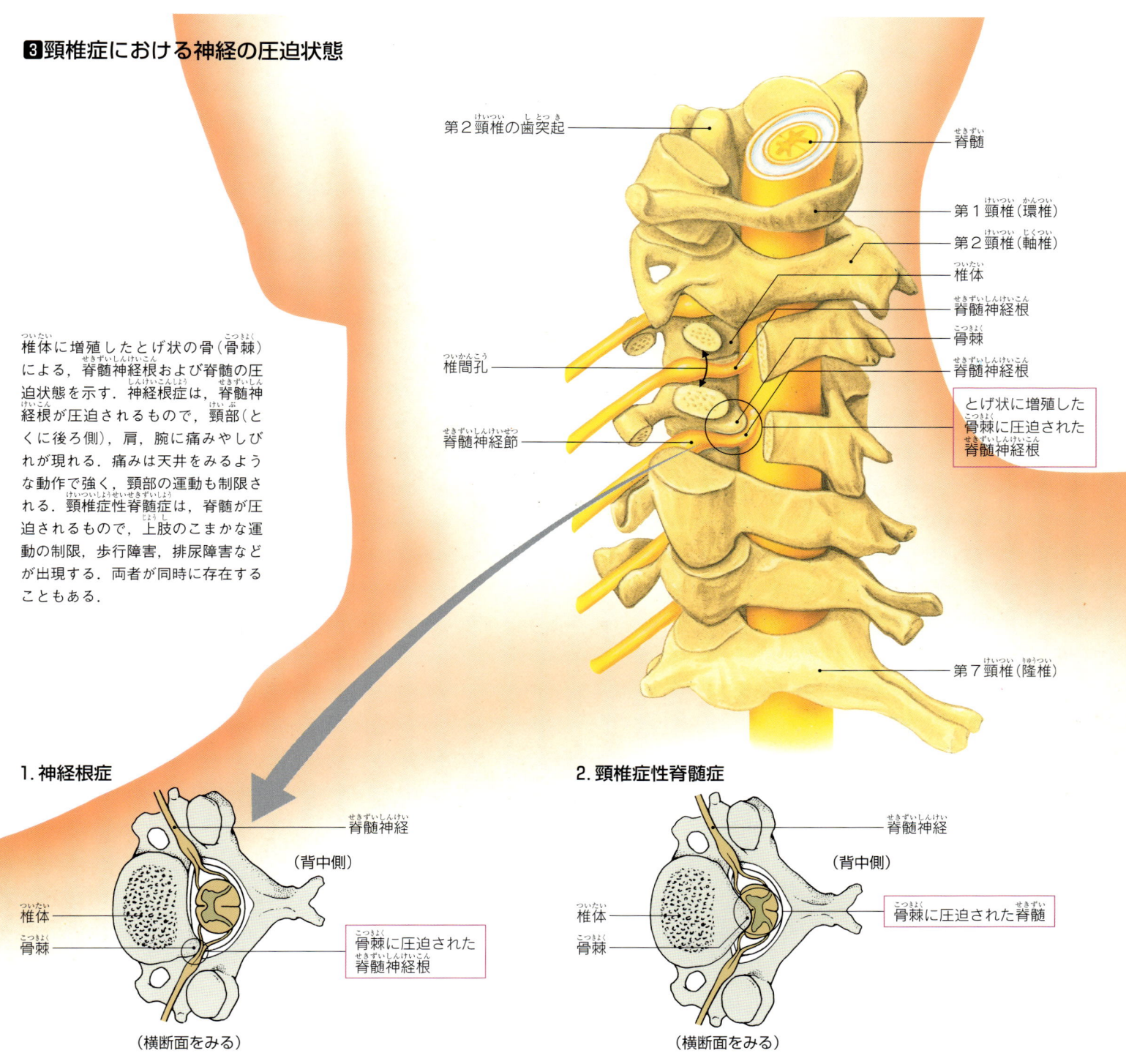

❸頸椎症における神経の圧迫状態

椎体に増殖したとげ状の骨（骨棘）による，脊髄神経根および脊髄の圧迫状態を示す．神経根症は，脊髄神経根が圧迫されるもので，頸部（とくに後ろ側），肩，腕に痛みやしびれが現れる．痛みは天井をみるような動作で強く，頸部の運動も制限される．頸椎症性脊髄症は，脊髄が圧迫されるもので，上肢のこまかな運動の制限，歩行障害，排尿障害などが出現する．両者が同時に存在することもある．

第2頸椎の歯突起
脊髄
第1頸椎（環椎）
第2頸椎（軸椎）
椎体
脊髄神経根
骨棘
脊髄神経根
椎間孔
とげ状に増殖した骨棘に圧迫された脊髄神経根
脊髄神経節
第7頸椎（隆椎）

1. 神経根症
脊髄神経
（背中側）
椎体
骨棘
骨棘に圧迫された脊髄神経根
（横断面をみる）

2. 頸椎症性脊髄症
脊髄神経
（背中側）
椎体
骨棘
骨棘に圧迫された脊髄
（横断面をみる）

●五十肩

〔病気の特徴〕 肩の回旋を行う筋肉の腱が集まってつくる腱板や，力こぶをつくる上腕二頭筋の腱に退行性の変化が生じることが発病の基盤となる．腱の炎症や肩峰下滑液包の炎症をおこし，ついには癒着性関節包炎を生じる（図❶，図❷）．

〔症状〕 徐々におこる肩の痛みで，その程度は，だるい，重いというほどのものから，はげしい痛みのものまでさまざまである．運動はあらゆる方向に制限され，とくに腕を回す，つまり髪を結う，腰の後ろでひもを結ぶ，背中をかくといった動作が困難になり，重症では肩関節はほとんど動かなくなる（凍結肩，図❷）．

●頸椎症

〔病気の特徴〕 中年では約40％の人にみられる．動きのいちばん多い第5〜第6頸椎にもっとも多く，ついで第6〜第7頸椎，第4〜第5頸椎にみられる．椎体の後ろには脊髄があり，脊髄神経根が椎間孔から斜め前方に向けて走行しているので，骨棘によりそれぞれが圧迫されると頸椎症性脊髄症，神経根症となる（図❸）．

〔症状〕 項部（首の後ろ）から肩甲部にかけての痛み，頸部の運動制限，運動時痛がある．脊髄や神経根が障害されると，手足のしびれ，知覚障害，筋力低下，膀胱直腸障害（排尿障害など）を生じる（図❸）．

（長野　昭）

骨粗鬆症
osteoporosis

● 関連のある病気
骨折→110ページ
骨軟化症→170ページ
脊柱後彎→171ページ

❶脊椎における骨粗鬆症の病態

腰椎部における椎体の病的変化

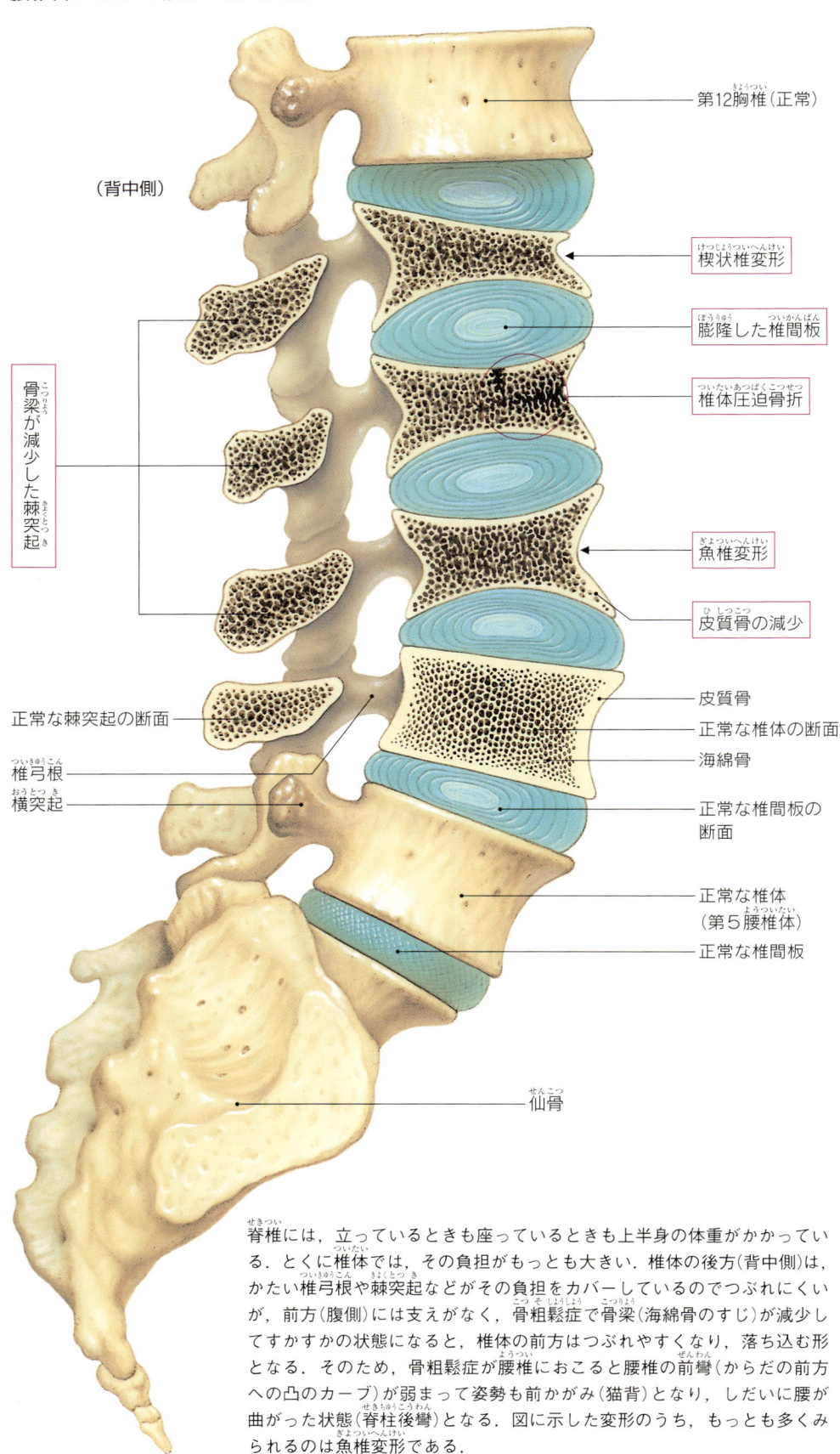

(背中側)

- 第12胸椎(正常)
- 楔状椎変形
- 膨隆した椎間板
- 椎体圧迫骨折
- 魚椎変形
- 皮質骨の減少
- 皮質骨
- 正常な椎体の断面
- 海綿骨
- 正常な椎間板の断面
- 正常な椎体(第5腰椎体)
- 正常な椎間板
- 仙骨

骨梁が減少した棘突起

- 正常な棘突起の断面
- 椎弓根
- 横突起

正常な腰椎
- 第12胸椎
- 第1腰椎
- 第5腰椎
- 仙骨

骨粗鬆症の腰椎
- 第12胸椎
- 第1腰椎
- 第5腰椎
- 仙骨

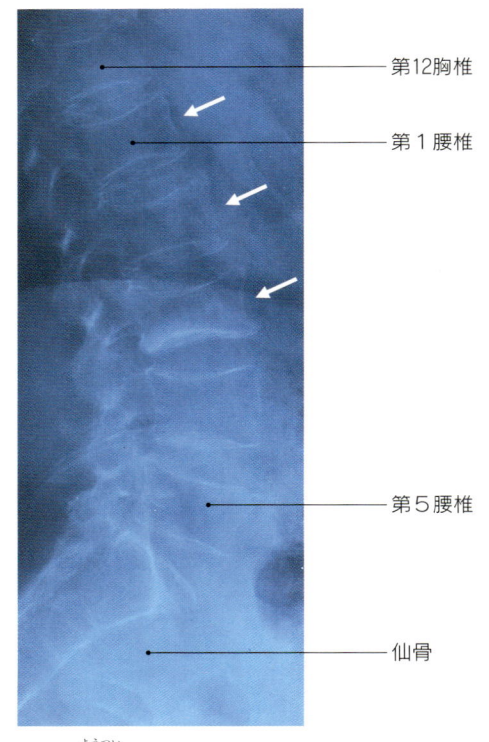

脊椎には，立っているときも座っているときも上半身の体重がかかっている．とくに椎体では，その負担がもっとも大きい．椎体の後方(背中側)は，かたい椎弓根や棘突起などがその負担をカバーしているのでつぶれにくいが，前方(腹側)には支えがなく，骨粗鬆症で骨梁(海綿骨のすじ)が減少してすかすかの状態になると，椎体の前方はつぶれやすくなり，落ち込む形となる．そのため，骨粗鬆症が腰椎におこると腰椎の前彎(からだの前方への凸のカーブ)が弱まって姿勢も前かがみ(猫背)となり，しだいに腰が曲がった状態(脊柱後彎)となる．図に示した変形のうち，もっとも多くみられるのは魚椎変形である．

正常な腰椎は骨量が豊富であり，レントゲン写真でも骨の形がはっきりしている．骨粗鬆症の腰椎では，骨梁が減少してすかすかの状態になっているため(骨量の減少)，骨の形がはっきりしない．第1〜第3腰椎にかけては魚椎変形がとくにめだつ(矢印)．(写真提供：下出真法)

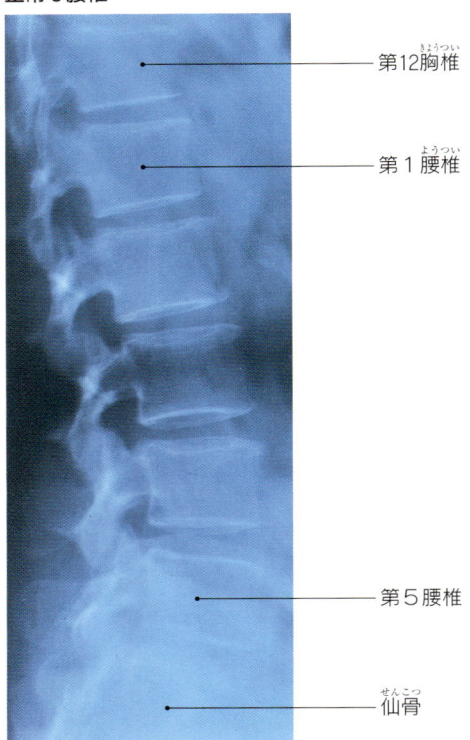

❷骨の構成成分の割合とおもな病気

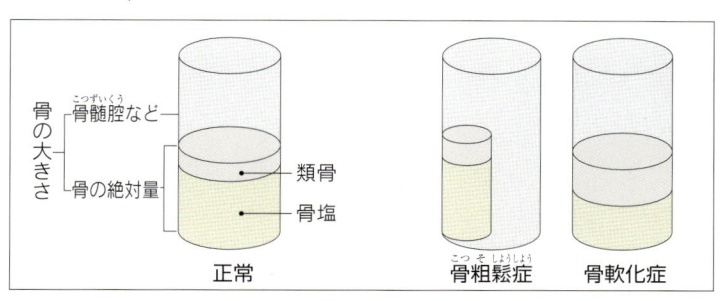

骨として完成した骨塩と、骨のもとになる類骨の割合は正常であるが、両者の絶対量（骨量）が著しく減少した状態が骨粗鬆症である．骨軟化症は、骨の絶対量は正常であるが、類骨の割合がふえた状態をいう．

❸加齢と骨量の変化

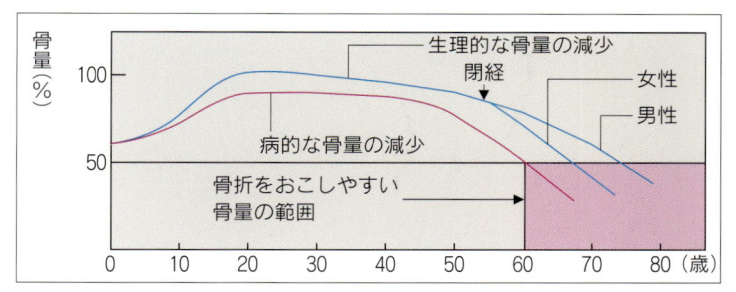

骨量は、20歳ごろにピークをむかえ、以後はしだいに減少の一途をたどる．加齢や閉経はその度合いをますます加速する．骨量がふえる若いころに、カルシウムの摂取や適度の運動を心がけることが、骨粗鬆症の予防につながる．

❹骨形成と骨吸収（骨破壊）のサイクル

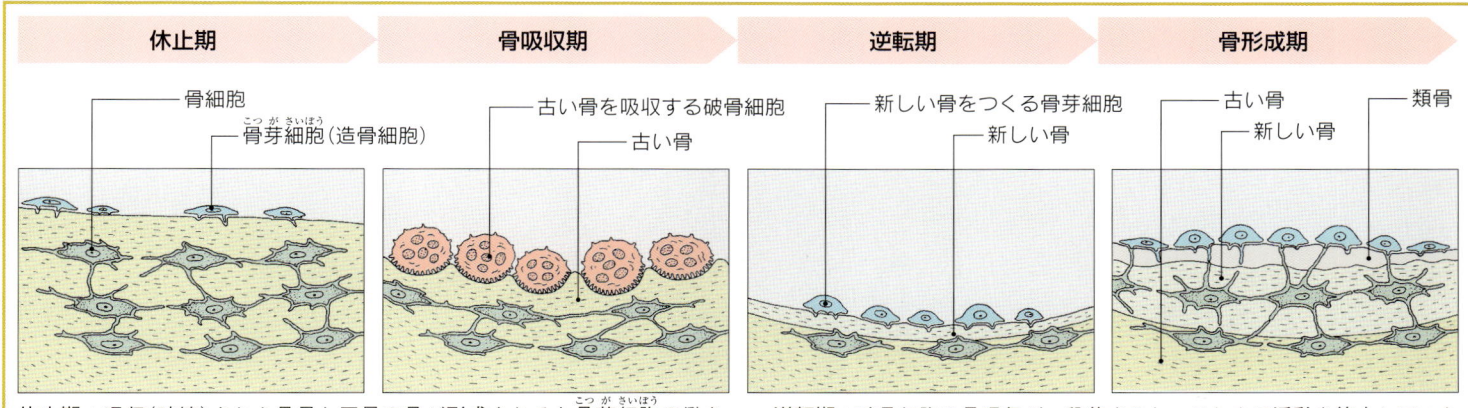

休止期：吸収（破壊）された骨量と同量の骨が形成されると骨芽細胞の働きは停止する．
骨吸収期：前破骨細胞が融合して細胞核をたくさんもった大形の破骨細胞に変化し、古い骨を吸収（破壊）する．

逆転期：破骨細胞の骨吸収が一段落すると、これまで活動を停止していた骨芽細胞がふえ、吸収された骨量を補うための骨形成の準備に入る．
骨形成期：骨芽細胞が骨を盛んに形成する．骨のもとになる類骨がつくられ、そこにカルシウム（ヒドロキシアパタイト）が沈着して骨（骨塩）になる．

▶骨を構成する骨塩と類骨の構成比率は正常であるが、それらの絶対量（骨量）が病的に減少した状態が骨粗鬆症である（図❷）．

〔分類と原因〕 いくつかの原因があるが、老人性と閉経後におこるものがもっとも多い．骨の組織は生涯を通じてつねに形成と吸収（破壊）を繰り返しており、骨吸収が終わった場所では吸収された骨量を補うための骨形成がはじまり、骨のもとになる類骨が形成され、しだいに骨に置き換わっていく（図❹）．この過程（骨代謝）は骨粗鬆症でも同じであるが、骨吸収が骨形成を上回るために骨の絶対量が減少していく．高齢者では食事などから摂取されるカルシウムの不足や血中のビタミンDの減少により、腸管からのカルシウムの吸収が低下する．ビタミンDは、紫外線によってカルシウムの腸管吸収を促進する活性型ビタミンDに変わるが、高齢者では日光に当たる機会も減り、その傾向が促進されることになる．

このように、カルシウムのバランスがくずれると、血中のカルシウムを正常に保つ働きをもつ副甲状腺ホルモンの分泌がふえ、カルシウムの不足を骨の組織から補充することでバランスを回復することになり、結局、骨の絶対量が減ってしまうことになる．

骨粗鬆症は閉経後の女性に多いが、それは閉経によってエストロゲンというホルモンの分泌が急激に低下し、その影響を受けて骨吸収を抑制する働きをもつカルシトニンの分泌低下と腎臓での活性型ビタミンDの合成が減少するため、骨吸収の度合いが強まるからである．これらのことから、骨粗鬆症は、加齢による骨量の減少という基盤の上に、カルシウムの欠乏やホルモンの不均衡など、さまざまな要因が加わって発生すると考えられている（図❸）．

〔症状〕 腰や背中の痛みと重圧感、疲れやすさを訴える．わずかな外力でも簡単に脊椎の圧迫骨折（椎体圧迫骨折）をおこす（図❶）．このばあいには強い痛みをともない、脊柱後彎すなわち猫背となり、身長が低くなる．四肢の骨では、肩関節、手関節、大腿骨頸部の骨折を生じやすい．

〔予防〕 骨の絶対量は20歳代以降徐々に減少し、とくに女性では男性に比べ50歳以降急速に減少する．バランスのとれた食事を心がけ、カルシウムの摂取量をふやす、適度の運動を行う、禁煙、アルコールの多飲を慎むなど、若いときから骨の絶対量を多くすることを心がければ、予防はある程度可能である．　（長野　昭）

椎間板ヘルニア, 腰痛症
intervertebral disc hernia, lumbago

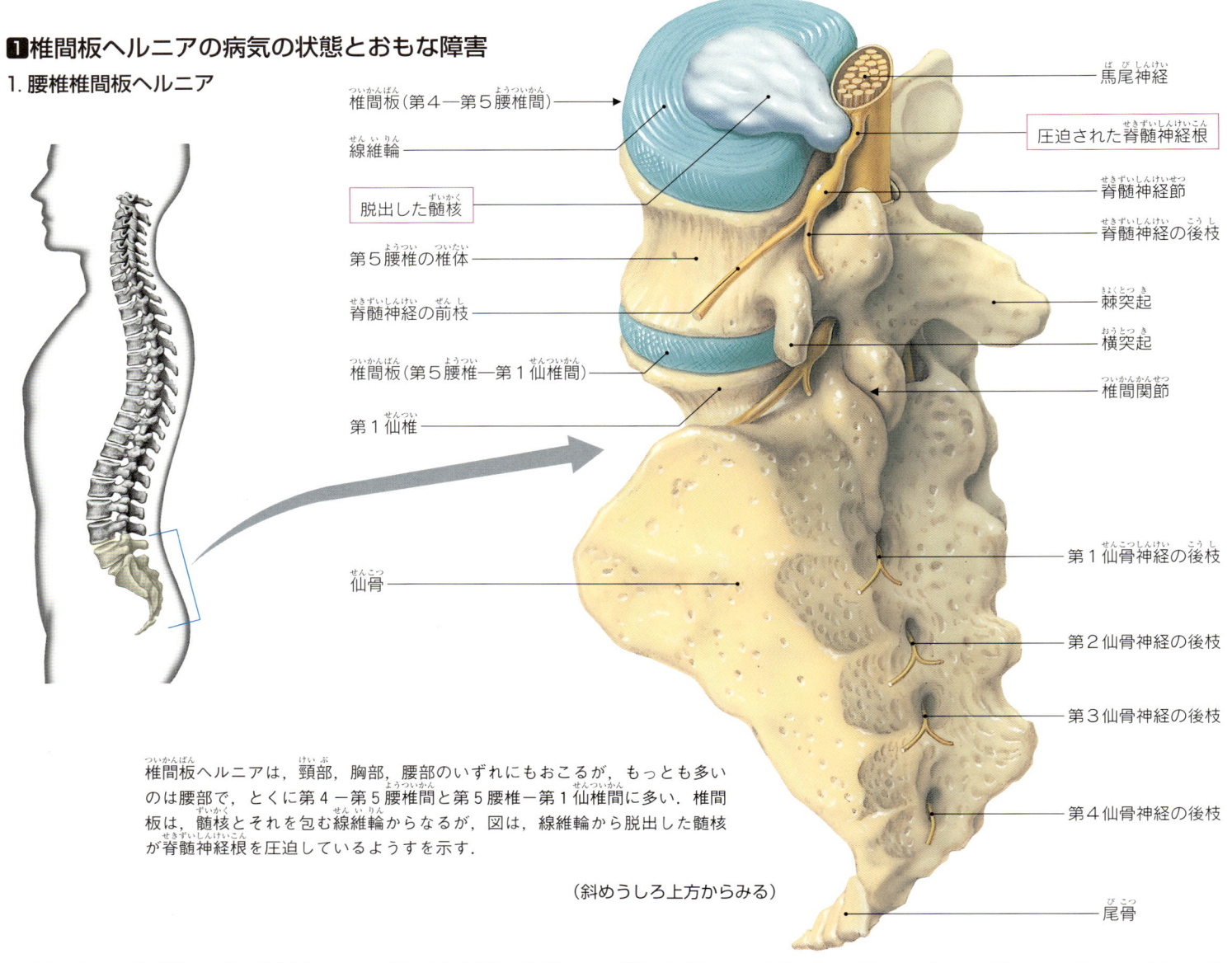

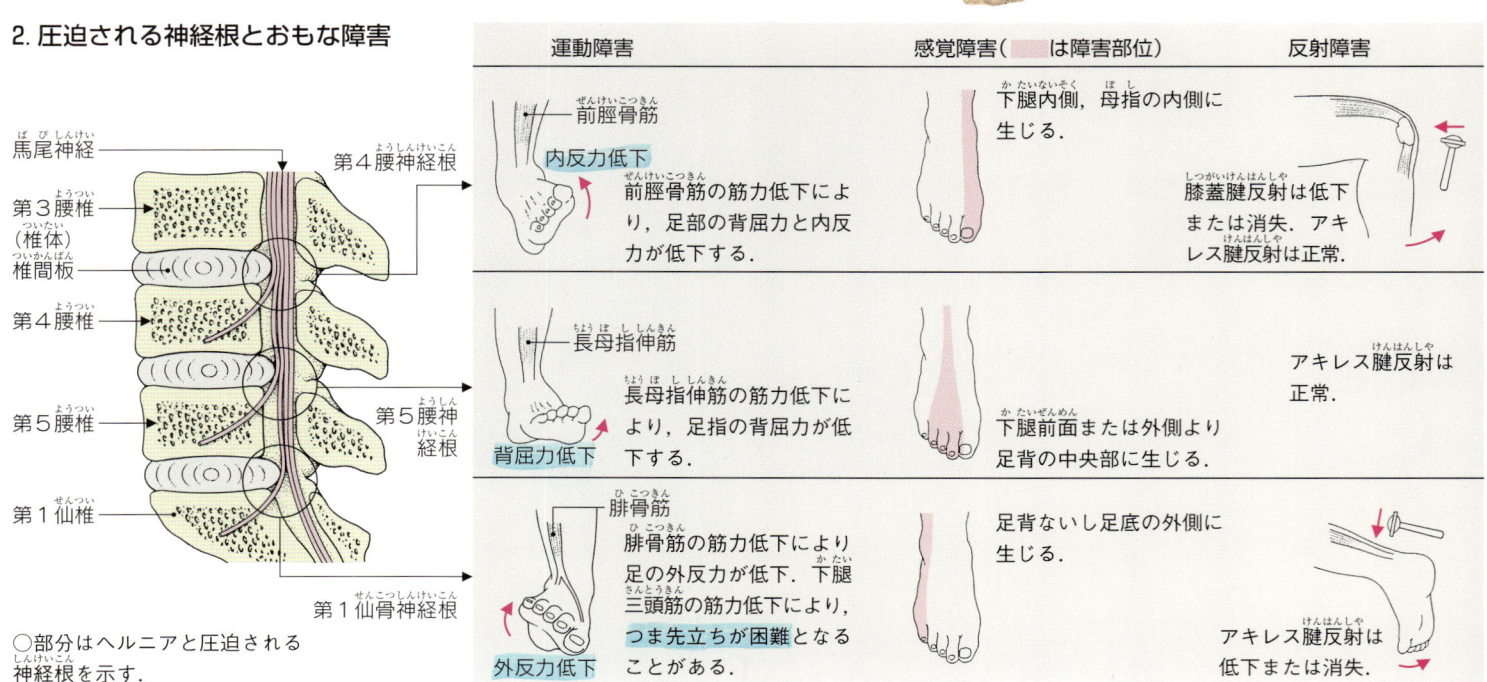

● 関連のある病気
坐骨神経痛→128ページ

1 椎間板ヘルニアの病気の状態とおもな障害

1. 腰椎椎間板ヘルニア

- 椎間板（第4—第5腰椎間）
- 線維輪
- 脱出した髄核
- 第5腰椎の椎体
- 脊髄神経の前枝
- 椎間板（第5腰椎—第1仙椎間）
- 第1仙椎
- 仙骨
- 馬尾神経
- 圧迫された脊髄神経根
- 脊髄神経節
- 脊髄神経の後枝
- 棘突起
- 横突起
- 椎間関節
- 第1仙骨神経の後枝
- 第2仙骨神経の後枝
- 第3仙骨神経の後枝
- 第4仙骨神経の後枝
- 尾骨

（斜めうしろ上方からみる）

椎間板ヘルニアは，頸部，胸部，腰部のいずれにもおこるが，もっとも多いのは腰部で，とくに第4—第5腰椎間と第5腰椎—第1仙椎間に多い．椎間板は，髄核とそれを包む線維輪からなるが，図は，線維輪から脱出した髄核が脊髄神経根を圧迫しているようすを示す．

2. 圧迫される神経根とおもな障害

- 馬尾神経
- 第3腰椎（椎体）
- 椎間板
- 第4腰椎
- 第5腰椎
- 第1仙椎
- 第4腰神経根
- 第5腰神経根
- 第1仙骨神経根

○部分はヘルニアと圧迫される神経根を示す．

	運動障害	感覚障害（　は障害部位）	反射障害
第4腰神経根	前脛骨筋　内反力低下　前脛骨筋の筋力低下により，足部の背屈力と内反力が低下する．	下腿内側，母指の内側に生じる．	膝蓋腱反射は低下または消失．アキレス腱反射は正常．
第5腰神経根	長母指伸筋　背屈力低下　長母指伸筋の筋力低下により，足指の背屈力が低下する．	下腿前面または外側より足背の中央部に生じる．	アキレス腱反射は正常．
第1仙骨神経根	腓骨筋　腓骨筋の筋力低下により足の外反力が低下．下腿三頭筋の筋力低下により，つま先立ちが困難となることがある．　外反力低下	足背ないし足底の外側に生じる．	アキレス腱反射は低下または消失．

2 姿勢と腰痛症

立った姿勢における重心線

- 頭部，体幹，両上肢の重心
- 股関節 — 全体重の重心
- 重心線
- 膝関節
- 足関節

床面上に達する重心線の位置（重心点）

肥満者や妊婦 — 腰にかかる負担 — 椎間孔 — 椎間孔が狭くなり神経を圧迫する

猫背　　ハイヒール着用

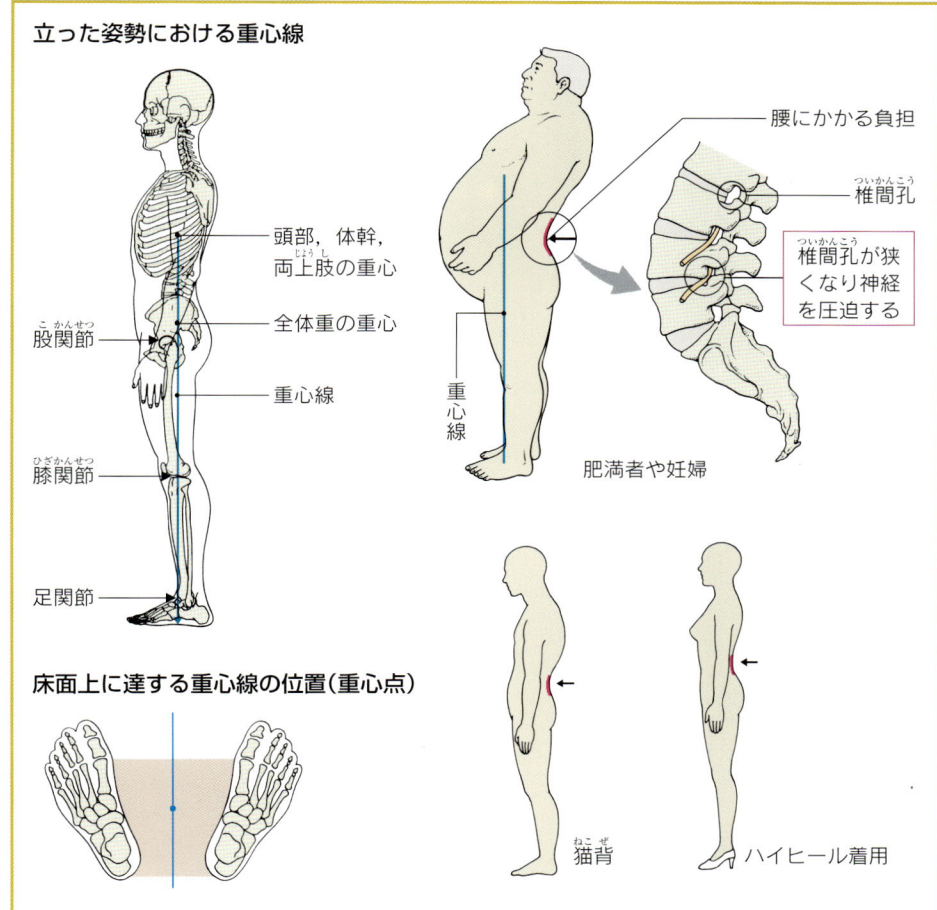

肥満者や妊婦では，おなかがせり出し重心が前方へ移動するので，バランスをとるためいわゆる反り腰になる．そのため，背中から腰にかけての筋肉はたえず緊張し，腰痛がおきやすくなる．また，脊髄神経根の出る椎間孔も狭くなり，神経が圧迫されるので腰痛の原因となる．猫背やハイヒールの着用も腰の筋肉に負担をかけるので，腰痛の一因となる．

3 腰痛症の予防

腰にかかる負担：大　　腰にかかる負担：小

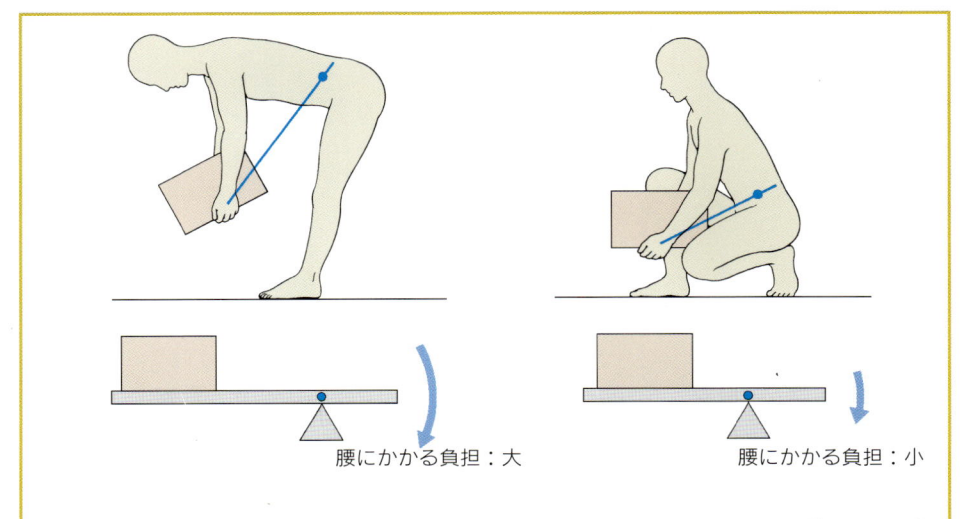

物を持ち上げるとき，とくに重い物のばあいは，右図のように腰を落とし，腰から物までの距離を短くし，腰をまっすぐに伸ばして腰にかかる負担を小さくするとよい．

▶ 椎体と椎体のあいだにある椎間板が，後方に突出または脱出して，その後方にある靱帯や神経根，脊髄を圧迫し，痛みや手足の麻痺をおこす疾患を椎間板ヘルニアという．腰部と頸部に多い．腰痛はあるが，椎間板ヘルニアなど，腰痛の原因となるはっきりした疾患がないばあいを腰痛症という．

●椎間板ヘルニア

〔病態〕　加齢にもとづく椎間板の変性を背景にして，種々の程度の外力が加わると発症する．重い物をもつ，からだをひねるなどの動作から生じることが多い．椎間板の突出，脱出は前後，左右，上下いずれの方向にもおこるが，力学的にもっとも弱い後側方に多い．椎間板の断裂，膨隆，突出によって，後縦靱帯や線維輪の外層が圧迫されると腰痛や頸部痛を生じ，神経根が圧迫されると，坐骨神経痛や手足の麻痺を生じる（図1）．

〔症状〕　外傷など明らかな原因があって発症するものが多いが，なかにははっきりした原因がなく，突然または徐々に腰痛，頸部痛が生じる．前屈が制限され，痛みは，立ち上がることやせき，くしゃみにより増強する．また，坐骨神経痛，上肢痛がみられ，下肢を伸展したまま上げていくと神経が伸展されて痛みが増強する特徴がある．多くの例で，足や手の指の筋力低下，感覚鈍麻を生じる．

●腰痛症

〔病態〕　筋肉，筋膜の障害によるものがほとんどである．その他，姿勢不良による疲労性のもの，椎間関節の障害でおきた痛みに関連するものなどがあり（図2），1つの独立した疾患ではなく，症候群である．

〔症状〕　症状は腰痛のみで，下肢の痛みや坐骨神経痛，下肢の麻痺などの症状はない．痛みは腰部とともに殿部に出ることもある．治るまでの期間は比較的短く，治りやすい．

〔予防〕　腰痛をおこす疾患全般にわたっていえることだが，日常生活では中腰にならないこと，物をもつときには腰をまっすぐに伸ばして，股関節と膝を曲げてもつようにする（図3）．椅子に座るときは，背中を伸ばして深く腰かける．また，腹筋運動を行って筋力強化に努めるのもよい．　　　（長野　昭）

変形性関節症
osteoarthritis

● 関連のある病気
関節リウマチ→124ページ
臼蓋形成不全→170ページ

❶ 変形性関節症のすすみ方

正常関節の基本構造
- 靱帯
- 関節包
- 関節軟骨
- 滑膜
- 関節腔

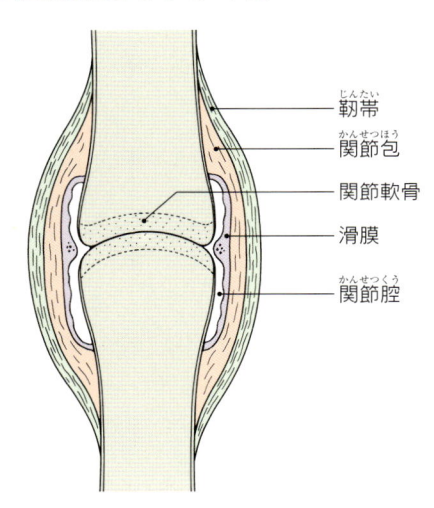

初期の変形性関節症
- 炎症により肥厚した滑膜
- 磨耗しはじめた関節軟骨

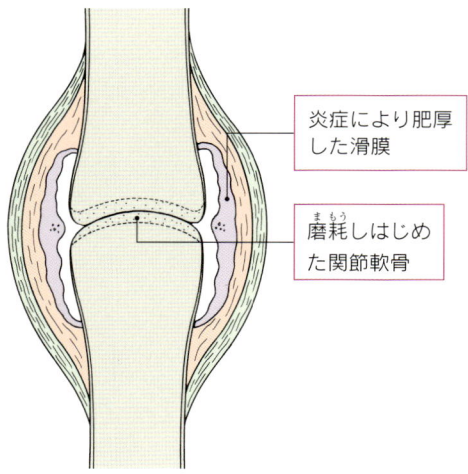

荷重や摩擦の大きい部分では，関節軟骨がけばだち，しだいに磨耗し，滑膜にも炎症がおこる．

進行した変形性関節症
- 関節軟骨の消失部
- 肥厚のすすんだ滑膜
- 骨棘の形成

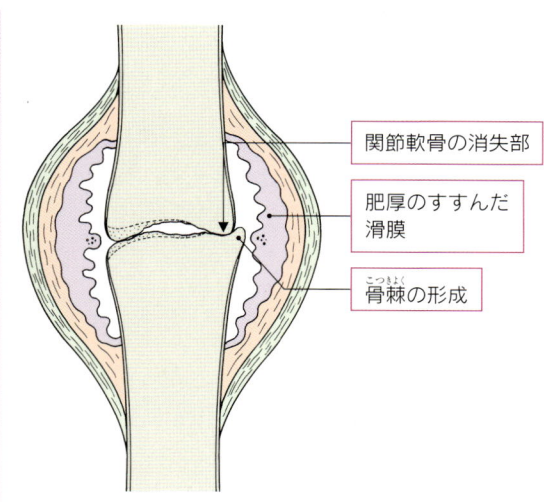

関節軟骨が消失し，骨と骨がじかに接するようになり，痛みの原因となる．関節辺縁部にはとげ状に増殖した骨棘がみられる．骨や軟骨の磨耗と増殖がすすみ，関節は変形する．

❷ 進行した変形性膝関節症の特徴（右膝前面）

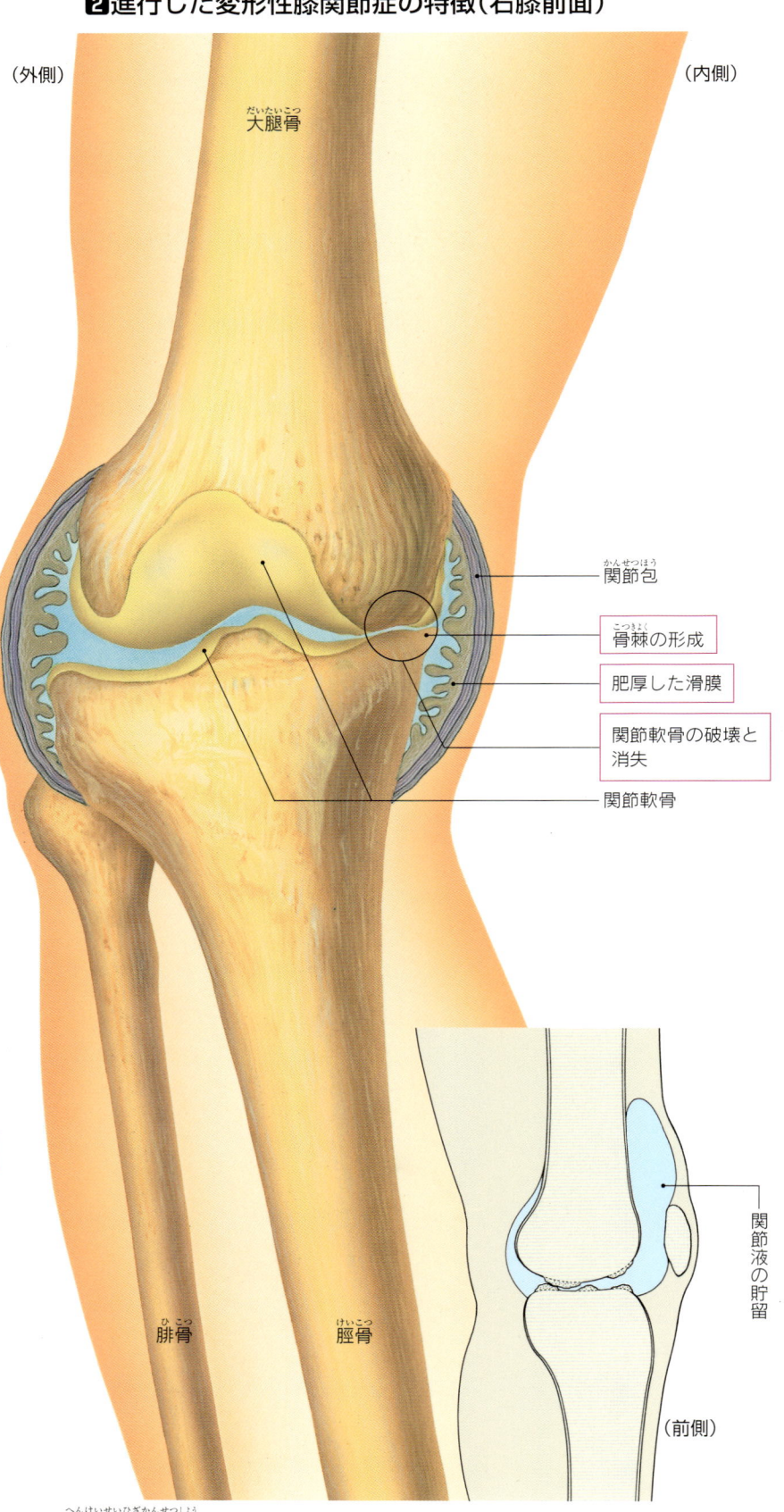

（外側）　（内側）

- 大腿骨
- 関節包
- 骨棘の形成
- 肥厚した滑膜
- 関節軟骨の破壊と消失
- 関節軟骨
- 腓骨
- 脛骨
- 関節液の貯留

（前側）

変形性膝関節症は，中年以降の太った女性に多くみられ，しばしばO脚をともなう．関節軟骨が磨耗，消失する反面，とげ状に増殖した骨棘が形成され，体重をかけると痛みが出る．関節液もたまり，はれや痛みの原因となる．

❸変形性関節症のおこりやすい関節

1. 変形性股関節症

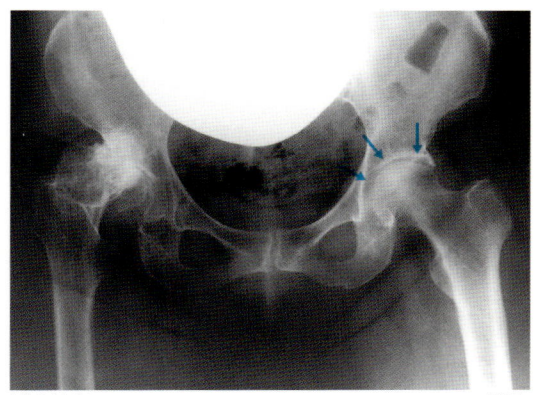

右股関節（向かって左側）は、ソケットの役目をする臼蓋の形成不全があり、関節軟骨の消失によって骨と骨がじかに接し、関節のすきまがほとんどない。左股関節（向かって右側）は正常である。矢印は臼蓋を示す。

2. 変形性指関節症（ヘバーデン結節）

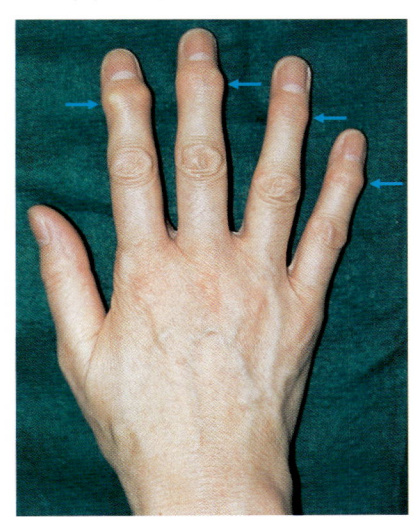

指のいちばん先の関節の骨がこぶ状にはれあがるもので（矢印）、屈曲変形や横への偏位をともなうことが多い。はれや痛みをともなうが、症状は軽い。

3. 関節リウマチとの比較

関節の痛みやはれ、変形などの症状が出る点で、変形性関節症と関節リウマチとは類似点が多い。しかし、障害される関節のちがいにより、ある程度見分けることが可能である。関節リウマチでは、ほとんどのばあい左右の同じ関節がおかされることが多く、また、手指や足指の関節では母指を除いていちばん先の関節はおかされにくいという特徴がある。

● 変形性関節症のおこりやすい関節
● 関節リウマチでおかされやすい関節

▶進行性の関節の痛みと、運動障害を生じる関節疾患で、関節リウマチなどとちがってその原因が炎症によらないものをいう。

〔原因と病気の特徴〕関節軟骨の変性、磨耗による関節面の荒廃と関節縁の骨新生（骨棘形成）、つまり骨が磨耗していく病態と逆に増殖していく病態とが混在する疾患である（図❶）。

その原因としては、老化現象に関節の使い過ぎなどの影響が加わっておこる1次性のものと、たとえば関節内骨折によって関節面にずれが生じ、関節面どうしがぴったり合わなくなり、だんだんと軟骨がすり減っておこる2次性のものとがある。

膝関節、股関節、足関節、肘関節、指の関節に多い（図❸-3）。膝関節のばあいは、O脚の人や肥満の人によくみられる（図❷）。股関節では、過去に先天性股関節脱臼や臼蓋形成不全のあった人（図❸-1）、股関節部を骨折した人に多い。足関節のばあいは、足関節の関節内骨折後に生じるものが多い。

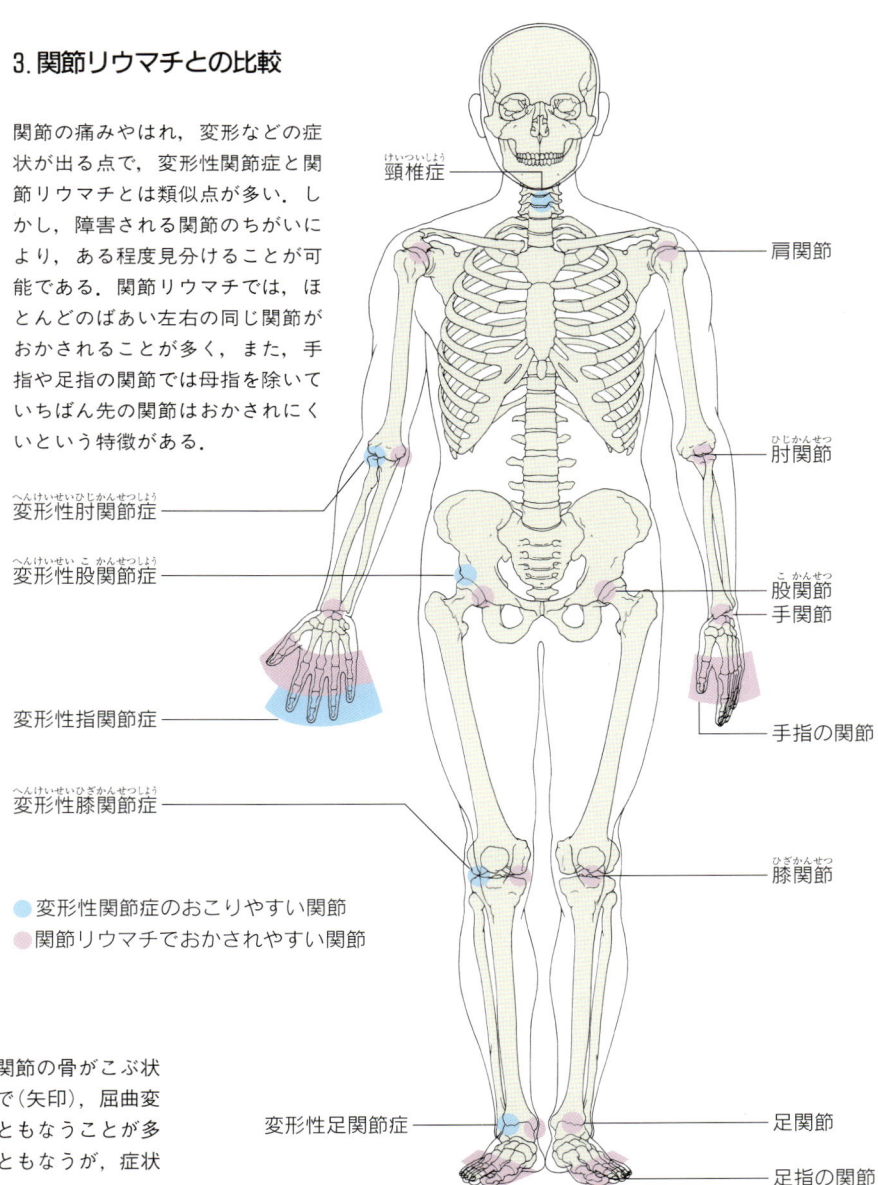

肘関節のばあいは、大工や野球のピッチャーなどのように、肘を酷使する人にみられる。指の関節のばあいは、ヘバーデン結節と呼ばれ、中年以降の女性に多い（図❸-2）。

〔症状〕関節の痛みは、膝関節のばあい、軽症ではたとえば歩きはじめ、正座の状態から立ち上がるときなど、関節の動かしはじめに生じ、使っているうちに消失するが、さらに使っていると、また痛みが生じるというのが特徴である。

重症になると、つねに痛み、関節の運動制限がおこり、骨の変形や関節の腫脹（はれ）、関節液貯留（水がたまる状態）などが生じる（図❷）。

〔予防〕下肢の関節のばあいは、体重が重いと関節に負担がかかるので、肥満にならないように注意する。膝関節では、関節の安定性を高めるために大腿四頭筋（太ももの筋肉）の筋力強化に努めるとよい。

（長野　昭）

関節リウマチ, 腱鞘炎
rheumatoid arthritis, tenosynovitis

● 関連のある病気
脱臼, 捻挫→112ページ
変形性関節症→122ページ

❶進行型の関節リウマチにおかされた関節の状態

正常関節の基本構造

- 靱帯
- 関節包
- 滑膜
- 滑膜ひだ
- 関節軟骨
- 関節腔

指の関節をモデルにした模式図

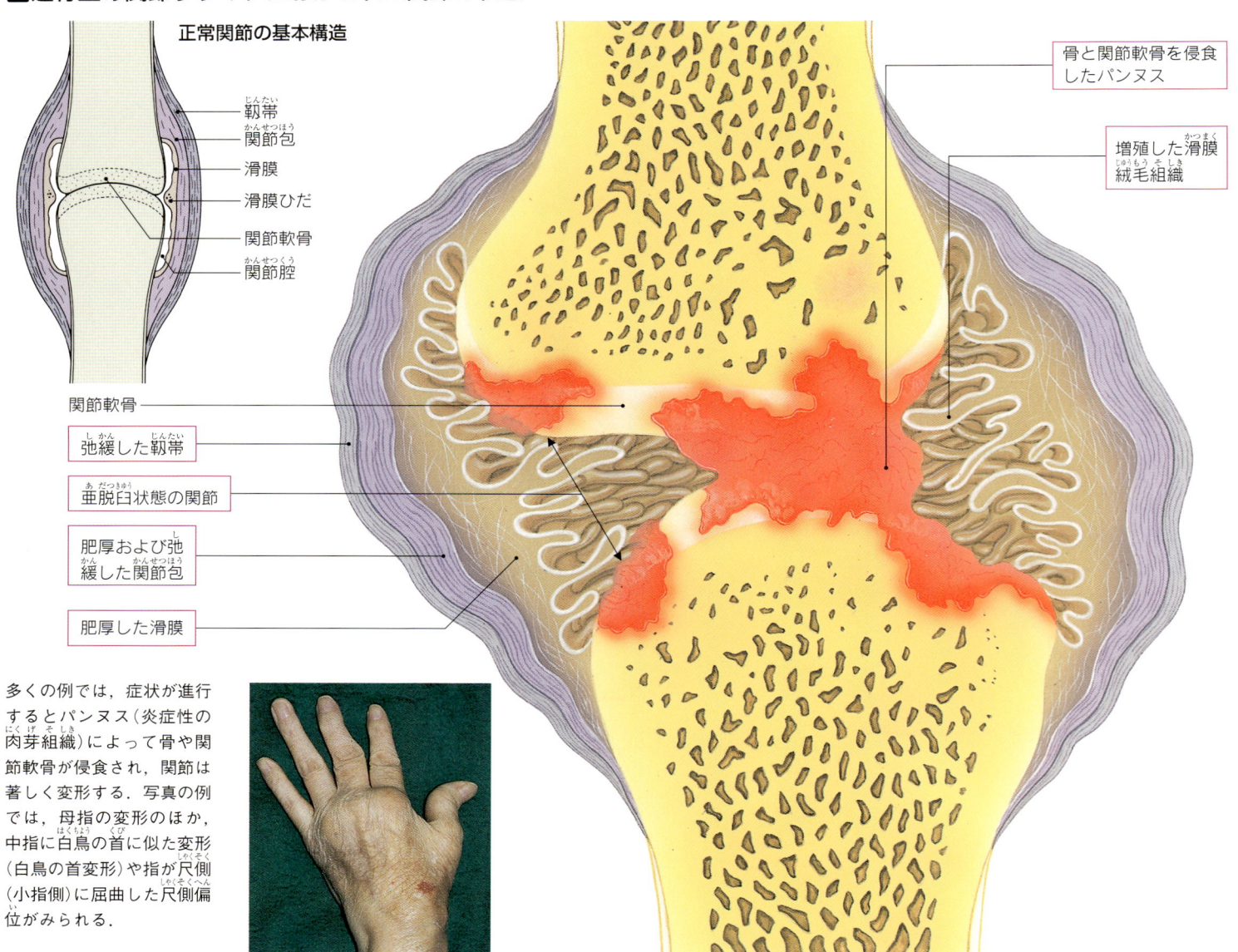

- 骨と関節軟骨を侵食したパンヌス
- 増殖した滑膜絨毛組織
- 関節軟骨
- 弛緩した靱帯
- 亜脱臼状態の関節
- 肥厚および弛緩した関節包
- 肥厚した滑膜

多くの例では，症状が進行するとパンヌス(炎症性の肉芽組織)によって骨や関節軟骨が侵食され，関節は著しく変形する．写真の例では，母指の変形のほか，中指に白鳥の首に似た変形(白鳥の首変形)や指が尺側(小指側)に屈曲した尺側偏位がみられる．

▶関節を包む滑膜の炎症ではじまり，症状の悪化と軽減とを繰り返し，軟骨や骨が破壊される非化膿性の多発性の関節炎が関節リウマチである．原因不明の全身性疾患で，男性の0.1％，女性の0.8％にみられる．とくに20～40歳代の女性に多い．腱を包んで腱の動きを円滑にしている腱鞘に生じた炎症を腱鞘炎という．

● 関節リウマチ

〔原因〕 病気の本質は不明な点が多いが，主要なものは，遺伝的な素因になんらかの外因が働いて自己免疫異常がおこり，持続することである．免疫異常の引き金を引くのは，たぶん，ウイルスなどの感染であろうとする考えが現在の主流である．

〔分類と経過〕 経過により3型に分けられる．

〔長期寛解型〕 多くは急性に発症する．治療を受けて症状が消えれば再発のないもので，約10％にみられる．

〔間欠的経過型〕 継続的な治療をしなくても症状が自然に軽くなったり，完全におさまることを繰り返す軽症タイプ．15～20％がこのタイプである．

〔進行型〕 患者の多くがこのタイプである．急性の経過をたどるものと，ゆるやかな経過をたどるものとがあるが，終着状態は同じで，軟骨や骨が破壊され，機能障害や破壊による変形が強い(図❶)．

〔症状〕 関節の痛み，腫脹(はれ)，運動制限と朝のこわばりがみられる．痛みは安静時にもあり，とくに朝方に強く天候の影響を受けやすい．病変がすすむと手に種々の変形が生じる．肘頭，膝，足関節にかたいしこり(リウマトイド結節)がみられることもある．

● 腱鞘炎

〔原因〕 非特異性(化膿，外傷などのように病態に特異的所見のないもの)と，外傷性，化膿性，結核性のものとがあるが，ほとんどは非特異性のもので，腱鞘の滑膜に過剰な摩擦が反復して加わり，炎症がおこる．

2 関節リウマチの診断基準
（アメリカリウマチ協会，1987年）

① すくなくとも1時間以上の朝のこわばりが6週以上つづく
② 3関節以上のはれが6週以上つづく
③ 手関節，中手指節関節，近位指節間関節のはれが6週以上つづく
④ 左右の同じ関節にはれがある（対称性関節腫脹）
⑤ 手の定型的なレントゲン像がみられる
⑥ 皮下に結節（リウマトイド結節）がある
⑦ リウマトイド因子が陽性である
以上7項目中，4項目が満たされれば関節リウマチと診断する．

診断はアメリカリウマチ協会の診断基準にもとづいて行われる．医師向けに示された診断基準であるが，①〜④および⑥は，一般の人にとっても，早期発見のための自己チェックに役立つ．

3 関節リウマチにおかされやすい関節

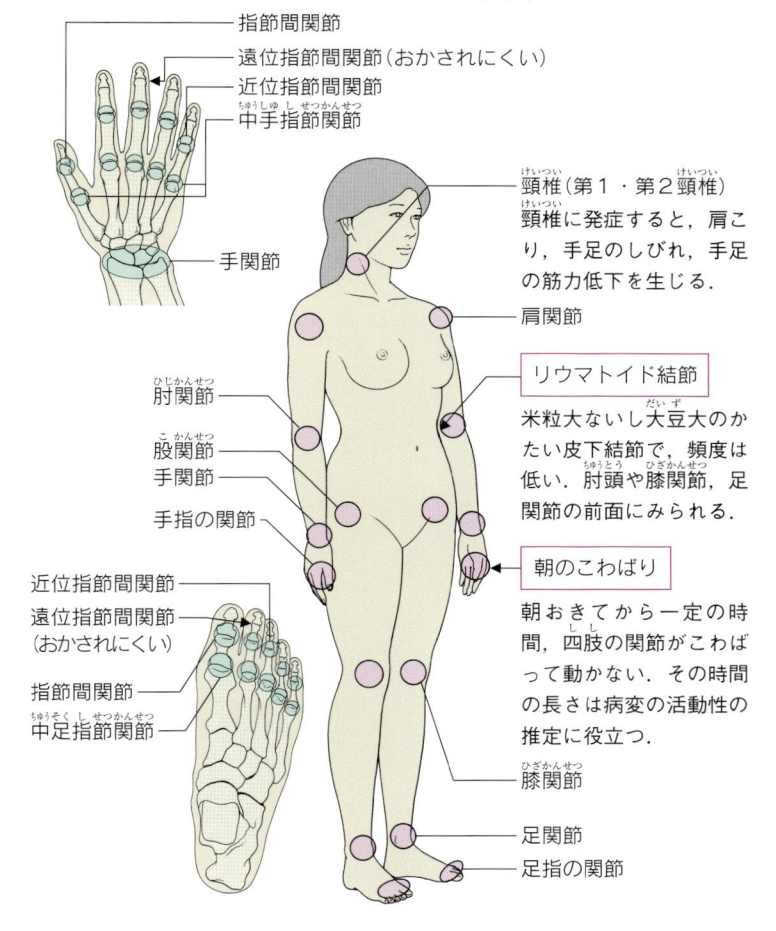

- 指節間関節
- 遠位指節間関節（おかされにくい）
- 近位指節間関節
- 中手指節関節
- 手関節
- 頸椎（第1・第2頸椎）：頸椎に発症すると，肩こり，手足のしびれ，手足の筋力低下を生じる．
- 肩関節
- リウマトイド結節：米粒大ないし大豆大のかたい皮下結節で，頻度は低い．肘頭や膝関節，足関節の前面にみられる．
- 肘関節
- 股関節
- 手関節
- 手指の関節
- 近位指節間関節
- 遠位指節間関節（おかされにくい）
- 指節間関節
- 中足指節関節
- 朝のこわばり：朝おきてから一定の時間，四肢の関節がこわばって動かない．その時間の長さは病変の活動性の推定に役立つ．
- 膝関節
- 足関節
- 足指の関節

〔症状〕腱鞘炎は，手関節の背側，橈骨茎状突起部，指の中手指節関節部に多く，いずれのばあいも痛みや腫脹がみられる．橈骨茎状突起部の腱鞘炎は，ドケルバン病とも呼ばれ，女性に多い（図5-1）．おさえると痛く，物を握る，つまむ，タオルをしぼるなどの動作で痛みが増強する．指の腱鞘炎は，ばね指（弾撥指）ともいい，指を屈伸させるとばね仕掛けのように動き，〈コクンコクン〉と音がして指の付け根に痛みが生じる．ひどくなると，曲げた指を自動的には伸ばせなくなる（図5-2）．　（長野　昭）

4 腱鞘の基本構造

筋肉の一端は，ひも状の腱となって骨に結合している．腱鞘はその腱を包む鞘で，少量の滑液によって腱の動きをなめらかにしている．

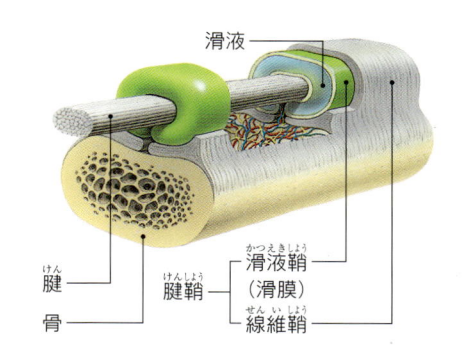

- 滑液
- 腱
- 骨
- 腱鞘
- 滑液鞘（滑膜）
- 線維鞘

5 代表的な腱鞘炎

1. 手背の腱鞘（伸筋腱鞘）

- 長母指伸筋腱滑液鞘
- 長母指外転筋腱と短母指伸筋腱の滑液鞘
- 橈骨茎状突起部
- 長・短橈側手根伸筋腱滑液鞘
- 腱間結合
- 小指伸筋腱滑液鞘
- 総指伸筋腱と示指伸筋腱の滑液鞘
- 尺側手根伸筋腱滑液鞘

ドケルバン病
激痛

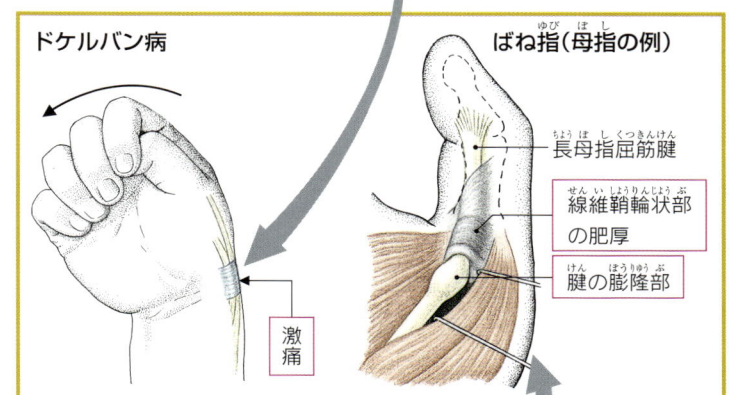

ばね指（母指の例）
- 長母指屈筋腱
- 線維鞘輪状部の肥厚
- 腱の膨隆部

2. 手掌の腱鞘（屈筋腱鞘）

- 線維鞘十字部
- 線維鞘輪状部
- 小指屈筋腱滑液鞘
- 環指の屈筋腱滑液鞘
- 中指の屈筋腱滑液鞘
- 示指の屈筋腱滑液鞘
- 長母指屈筋腱滑液鞘
- 総指屈筋腱滑液鞘
- 橈側手根屈筋腱滑液鞘

ドケルバン病は，橈骨茎状突起部において，腱と腱鞘とのあいだに摩擦が生じた結果おこるもので，女性に多い．図のように手指を握り，手関節を小指側に動かすと橈骨茎状突起部に激痛が走る．ばね指は，指の掌側にある屈筋腱が膨隆するなどして，腱鞘での通過障害をおこすもので，中高年齢層の女性と小児に多い．指の曲げ伸ばしが自由にできなくなる．

骨腫瘍
bone tumor

● 関連のある病気
骨嚢腫→170ジー　線維肉腫→171ジー
軟骨肉腫→171ジー　ユーイング肉腫→171ジー

❶骨腫瘍の病態

1. 大腿骨にできた骨肉腫（膝関節付近の例）

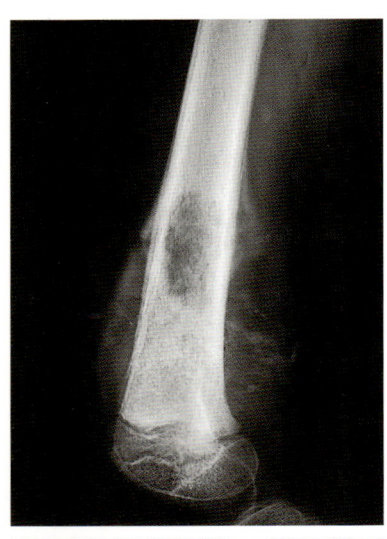

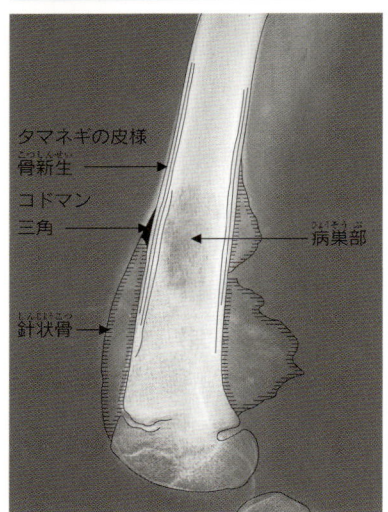

（写真提供：竹山信成）

labels (X線写真): タマネギの皮様骨新生／コドマン三角／病巣部／針状骨

labels (解剖図):
- 大腿骨
- 大腿四頭筋腱
- 骨皮質
- 骨膜
- コドマン三角
- 病巣部
- 針状骨（スピクラ）
- 出血巣
- 膝蓋骨
- 膝蓋靱帯
- 脛骨
- 壊死巣
- 骨皮質の破壊と腫瘍の骨外への進展

（前側）

2. 骨巨細胞腫

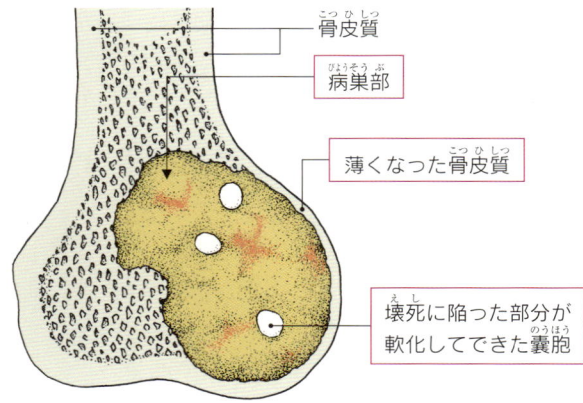

labels:
- 骨皮質
- 病巣部
- 薄くなった骨皮質
- 壊死に陥った部分が軟化してできた嚢胞

分類上は良性骨腫瘍に入るが，なかには悪性化するものもある．骨皮質は薄くなり，膨隆する．病的骨折をおこすこともしばしばである．

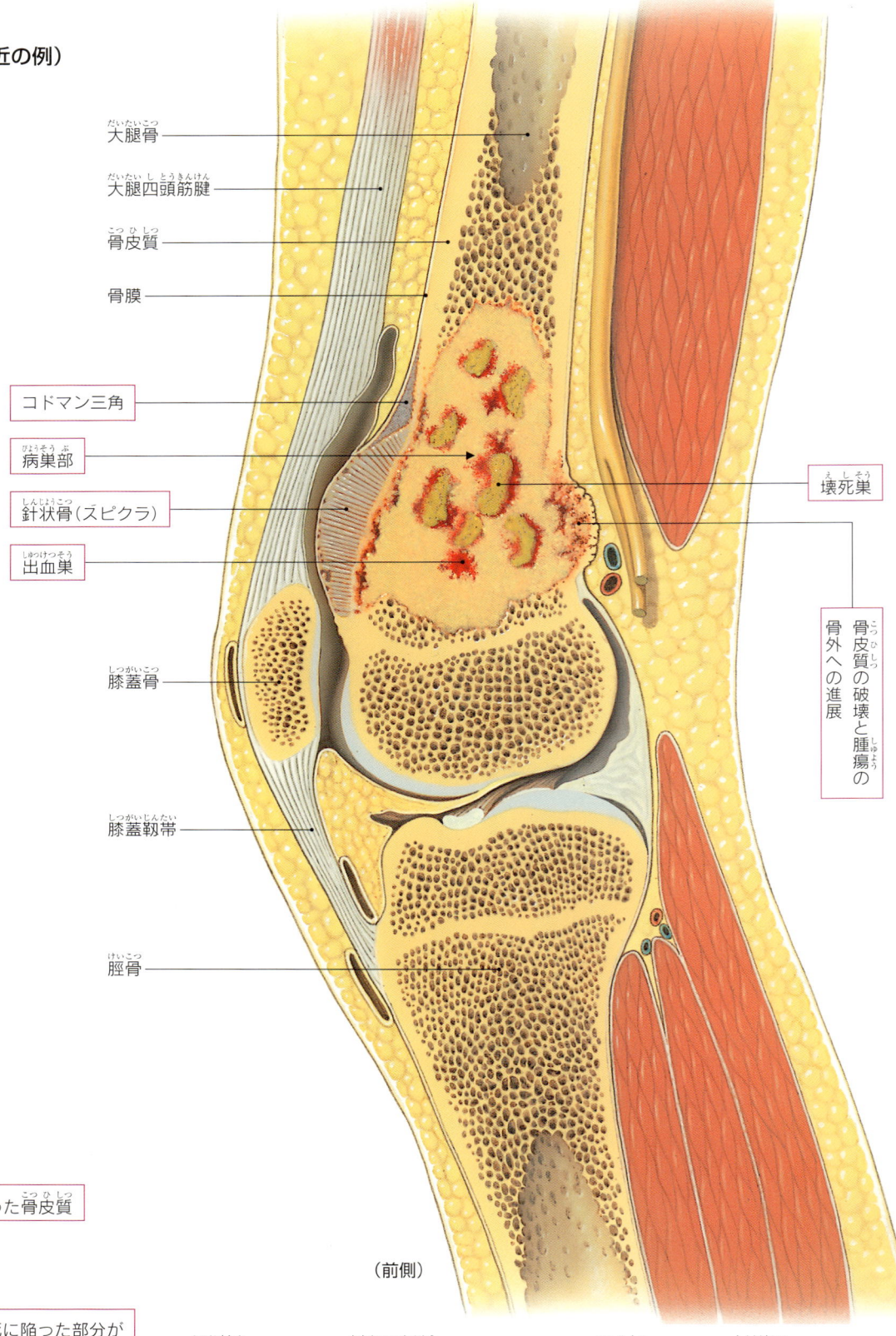

骨肉腫は，原発性の悪性骨腫瘍の代表的なもので，骨皮質の破壊や，針状骨（スピクラ），コドマン三角などの骨膜反応（腫瘍の刺激による骨の新生）を特徴とする．骨皮質に対して垂直に並ぶ針状の骨新生が針状骨で，腫瘍が骨皮質外に増殖・膨隆して骨膜を持ち上げ，骨皮質とのあいだで三角形をつくるのがコドマン三角である．レントゲン写真に写っているタマネギの皮様骨新生は，骨皮質の外側を骨皮質に平行して走る層状の病変で，ユーイング肉腫に特徴的であるが，骨肉腫でみられることもある．

❷ おもな原発性骨腫瘍と骨腫瘍類似疾患の好発部位と好発年齢

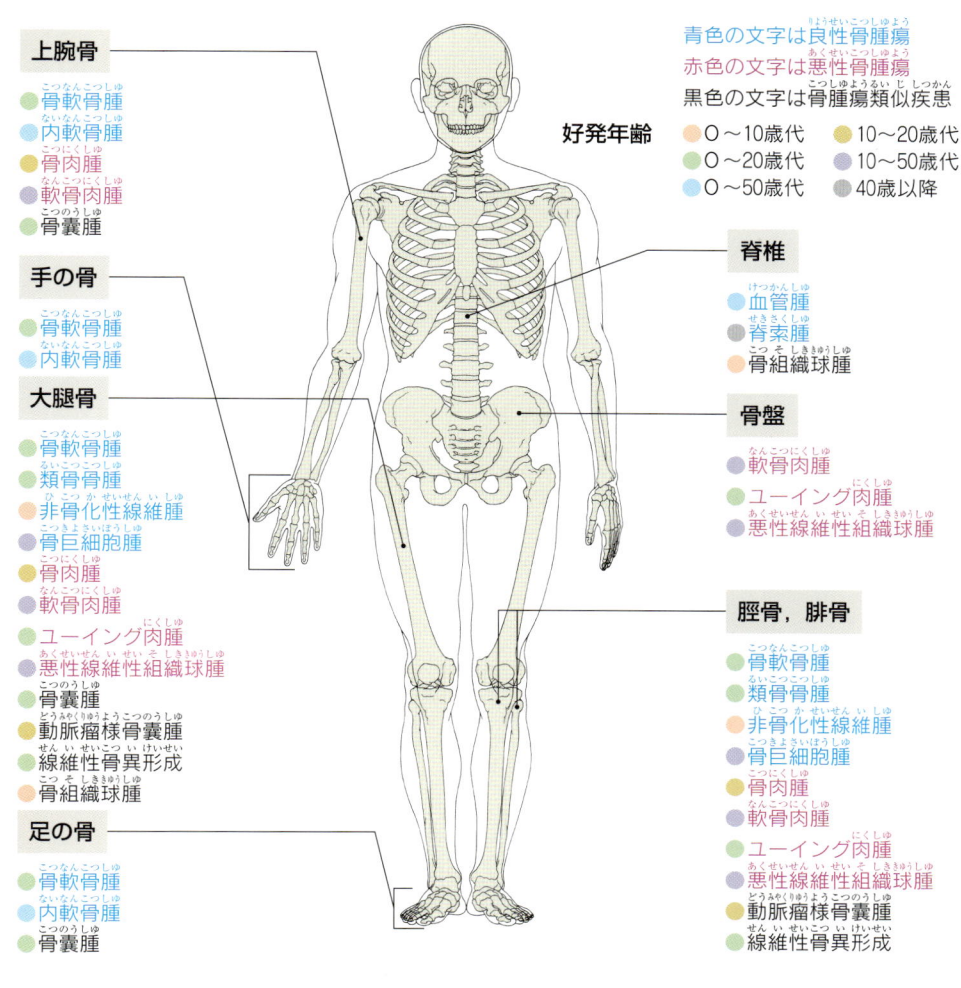

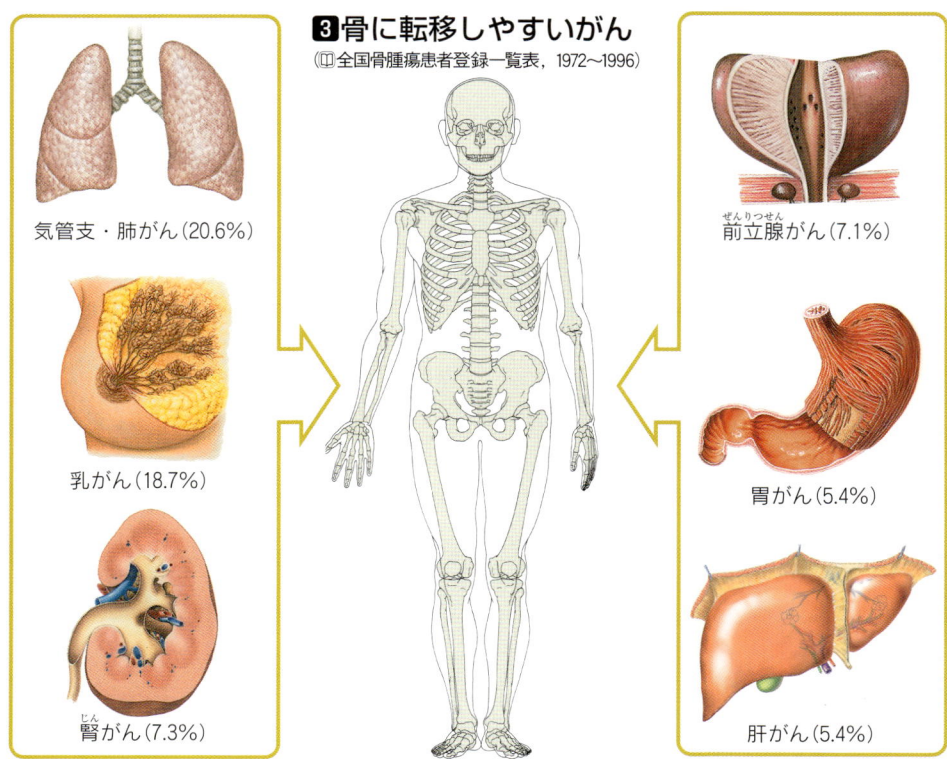

青色の文字は良性骨腫瘍
赤色の文字は悪性骨腫瘍
黒色の文字は骨腫瘍類似疾患

好発年齢
- ● 0～10歳代
- ● 0～20歳代
- ● 0～50歳代
- ● 10～20歳代
- ● 10～50歳代
- ● 40歳以降

上腕骨
- 骨軟骨腫
- 内軟骨腫
- 骨肉腫
- 軟骨肉腫
- 骨嚢腫

手の骨
- 骨軟骨腫
- 内軟骨腫

大腿骨
- 骨軟骨腫
- 内軟骨腫
- 類骨骨腫
- 非骨化性線維腫
- 骨巨細胞腫
- 骨肉腫
- 軟骨肉腫
- ユーイング肉腫
- 悪性線維性組織球腫
- 骨嚢腫
- 動脈瘤様骨嚢腫
- 線維性骨異形成
- 骨組織球腫

足の骨
- 骨軟骨腫
- 内軟骨腫
- 骨嚢腫

脊椎
- 血管腫
- 脊索腫
- 骨組織球腫

骨盤
- 軟骨肉腫
- ユーイング肉腫
- 悪性線維性組織球腫

脛骨，腓骨
- 骨軟骨腫
- 類骨骨腫
- 非骨化性線維腫
- 骨巨細胞腫
- 骨肉腫
- 軟骨肉腫
- ユーイング肉腫
- 悪性線維性組織球腫
- 動脈瘤様骨嚢腫
- 線維性骨異形成

❸ 骨に転移しやすいがん
（全国骨腫瘍患者登録一覧表，1972～1996）

- 気管支・肺がん (20.6%)
- 乳がん (18.7%)
- 腎がん (7.3%)
- 前立腺がん (7.1%)
- 胃がん (5.4%)
- 肝がん (5.4%)

骨にできる腫瘍で，最初から骨に発生する原発性骨腫瘍と，ほかの臓器や組織にできたがんが，転移したり（転移性骨腫瘍），広がること（浸潤性骨腫瘍）によって発生する続発性骨腫瘍，さらには，正確には腫瘍とはいいきれない骨腫瘍類似疾患とに大別される．原発性骨腫瘍は，良性と悪性とに分けられ，それぞれに種々のものがある．

骨の原発性悪性腫瘍は，肉腫と呼ばれ，骨肉腫（図❶-1），軟骨肉腫，線維肉腫，ユーイング肉腫などがある．

〔特徴〕多くの骨腫瘍には，年齢と発生頻度にかなりの特徴がある．良性骨腫瘍は，ほとんどは5～20歳が好発年齢であるが，骨巨細胞腫は20～30歳代に多い．悪性骨腫瘍では，骨肉腫，ユーイング肉腫は10歳代，20歳代に多発するが，軟骨肉腫，線維肉腫は10～50歳代にわたって広く発生する．また発生部位も各種腫瘍に特徴があるが，膝関節周辺部，すなわち大腿骨下端と脛骨上端から発生することが多い（図❷）．

転移性骨腫瘍は，血行性経路によって転移し，四肢の長管骨，脊椎に多発する．骨に転移しやすいがんの頻度は，肺がん，乳がんがもっとも高く，その他では腎がん，前立腺がん，胃がん，肝がんが高い（図❸）．

骨腫瘍類似疾患には，骨嚢腫，線維性骨異形成，骨組織球腫などがある．骨嚢腫は頻度の高い疾患で，上腕骨近位部，大腿骨近位部によく発生する．

〔症状〕一般的には良性骨腫瘍は症状に乏しく，せいぜいあっても腫瘤による骨の膨隆，軽度の痛み程度で，外傷などでレントゲン写真を撮影したときに偶然発見されることが多い．悪性骨腫瘍のばあいもあまり症状のないことが多いが，種々の程度の圧痛，自発痛，運動時痛がみられる．転移性骨腫瘍では，腰背部の痛みを主訴とすることが多いが，ときには病的骨折や脊髄麻痺により発見されることもある．

〔予後〕良性のものは当然予後もよい．肉腫のばあいは化学療法や治療体系の進歩によりすこしずつよくなっているが，5年生存率は50％前後である．続発性のものは当然予後がわるい． （長野 昭）

肋間神経痛, 坐骨神経痛
intercostal neuralgia, sciatica

- 関連のある病気
  椎間板ヘルニア→120ページ
  帯状疱疹→146ページ

■1 肋間神経の走行と肋間神経痛の出現部位

胸髄から出た12対の胸神経の前枝が肋間神経である．12対の肋骨に沿って走行し，上腕内側と胸部および腹部とに分布する．この12対の神経のいずれかがなんらかの原因で障害されたために生じる突発性の痛みが肋間神経痛である．痛みは，通常片側のみで，神経の走行に沿って帯状に出現する．

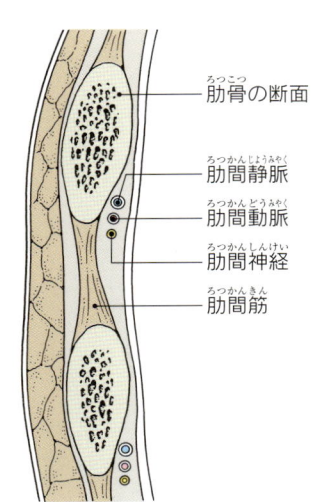

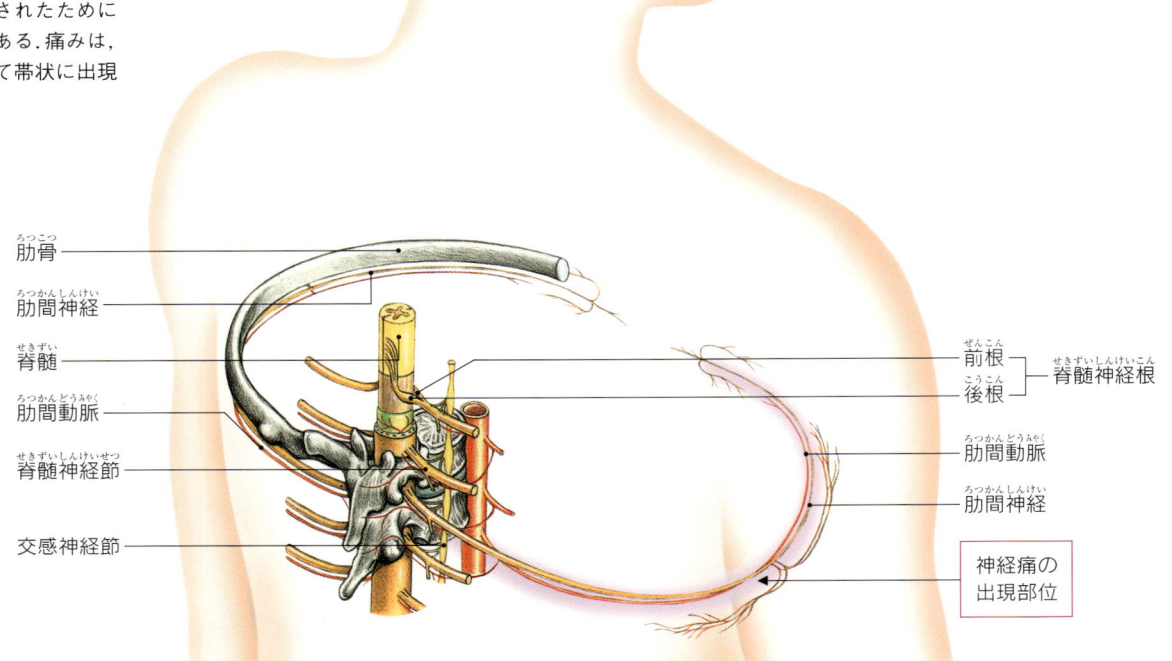

左図ラベル： 肋骨の断面／肋間静脈／肋間動脈／肋間神経／肋間筋

右図ラベル： 肋骨／肋間神経／脊髄／肋間動脈／脊髄神経節／交感神経節／前根／後根／脊髄神経根／肋間動脈／肋間神経／神経痛の出現部位

■2 帯状疱疹後肋間神経痛の発症過程

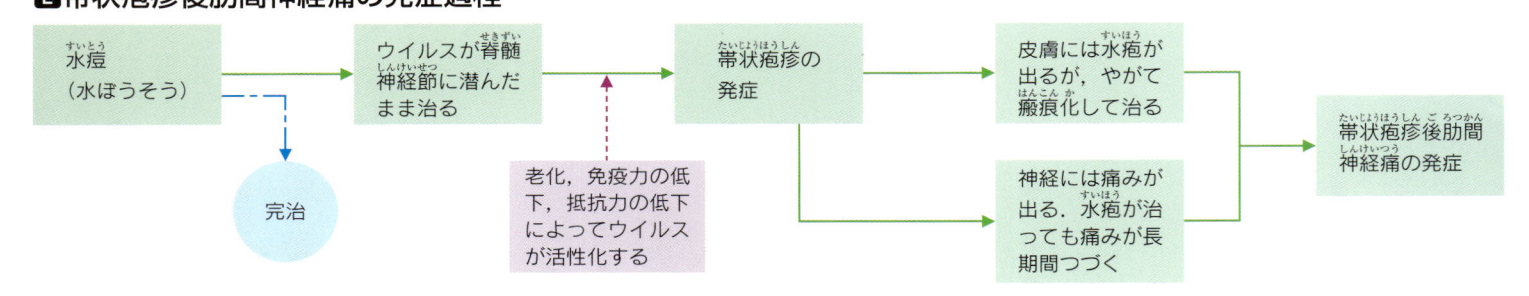

水痘（水ぼうそう）→完治
　　　　　　　　→ウイルスが脊髄神経節に潜んだまま治る→〔老化，免疫力の低下，抵抗力の低下によってウイルスが活性化する〕→帯状疱疹の発症→皮膚には水疱が出るが，やがて瘢痕化して治る
　　　→神経には痛みが出る．水疱が治っても痛みが長期間つづく→帯状疱疹後肋間神経痛の発症

▶胸髄から出て，12対の肋骨に沿って走行する肋間神経が，なんらかの原因によって障害されたために生じる突発性の痛みを肋間神経痛という．一方，大坐骨孔から骨盤の後面に現れ，殿部の後方に回り，大腿後面を下降し足へと分布する坐骨神経が，その経路で障害され，痛みを生じるばあいを坐骨神経痛という．

●肋間神経痛

〔分類と原因〕　原因不明の原発性肋間神経痛と，原因の明らかな続発性肋間神経痛とに分けられる．原発性は，心因性の痛みや続発性の痛みを除いたうえで，末梢神経になんらの病変も見出さないものをいう．

続発性のものは，末梢神経および脊髄の知覚神経の刺激や障害によっておこる．その原因としては，帯状疱疹による神経炎（図■2），脊髄腫瘍，黄色靭帯骨化，肋骨骨折，脊椎外傷などがある．

〔症状〕　痛みはふつう片側のみで，神経の走行に沿って肋間を帯状に放散するのが特徴で（図■1），かなり耐えがたい．帯状疱疹によるものでは，皮膚に帯状に湿疹が出る（146ページの〈帯状疱疹〉を参照）．

●坐骨神経痛

〔原因〕　原因としては，腰部における種々の疾患があるが，多いのは椎間板ヘルニア，馬尾神経腫瘍，脊柱管狭窄症である．そのほか，脊椎分離症や脊椎すべり症，変形性脊椎症などでおこることもある（図■3）．

〔症状〕　殿部から大腿後面，下腿外側面，足にかけての痛みが特徴である．殿部から下肢にかけての重だるい感じ，圧迫感や放散痛，電撃的な痛みなどさまざまで，原因によって，安静時にも痛みがあるもの，長時間の歩行で生じるものなどがある．神経の走行に沿って，殿部から大腿後面をおさえると痛く，また，膝を伸ばしたまま下肢を持ち上げると痛みが強くなる．しばしば下腿の筋力低下，下腿外側と足の知覚鈍麻をともなう（図■3）．　　（長野　昭）

3 坐骨神経痛の原因となるおもな疾患

坐骨神経は，殿部と下肢の筋肉の運動や，下肢の外側と足の知覚を支配する．坐骨神経痛はこの神経が障害されるときに生じる痛みで，しばしば神経が支配する領域の筋力低下や知覚の麻痺をともなう．原因となる疾患でもっとも多いのは椎間板ヘルニアである．

1. 椎間板ヘルニア

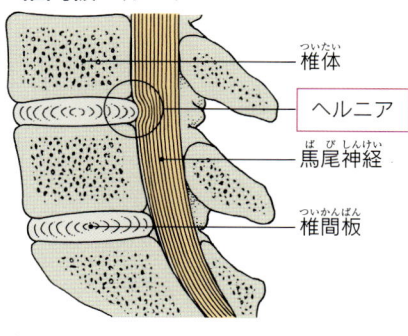

椎体と椎体のあいだにある椎間板が，後方に突出または脱出して，靱帯や神経を圧迫する．第4－第5腰椎間にもっとも多い．

2. 馬尾神経腫瘍

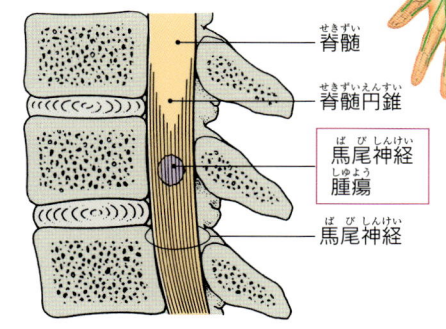

馬尾神経（脊髄円錐より下方に走る脊髄神経の集まり）にできる腫瘍で，神経を圧迫する．

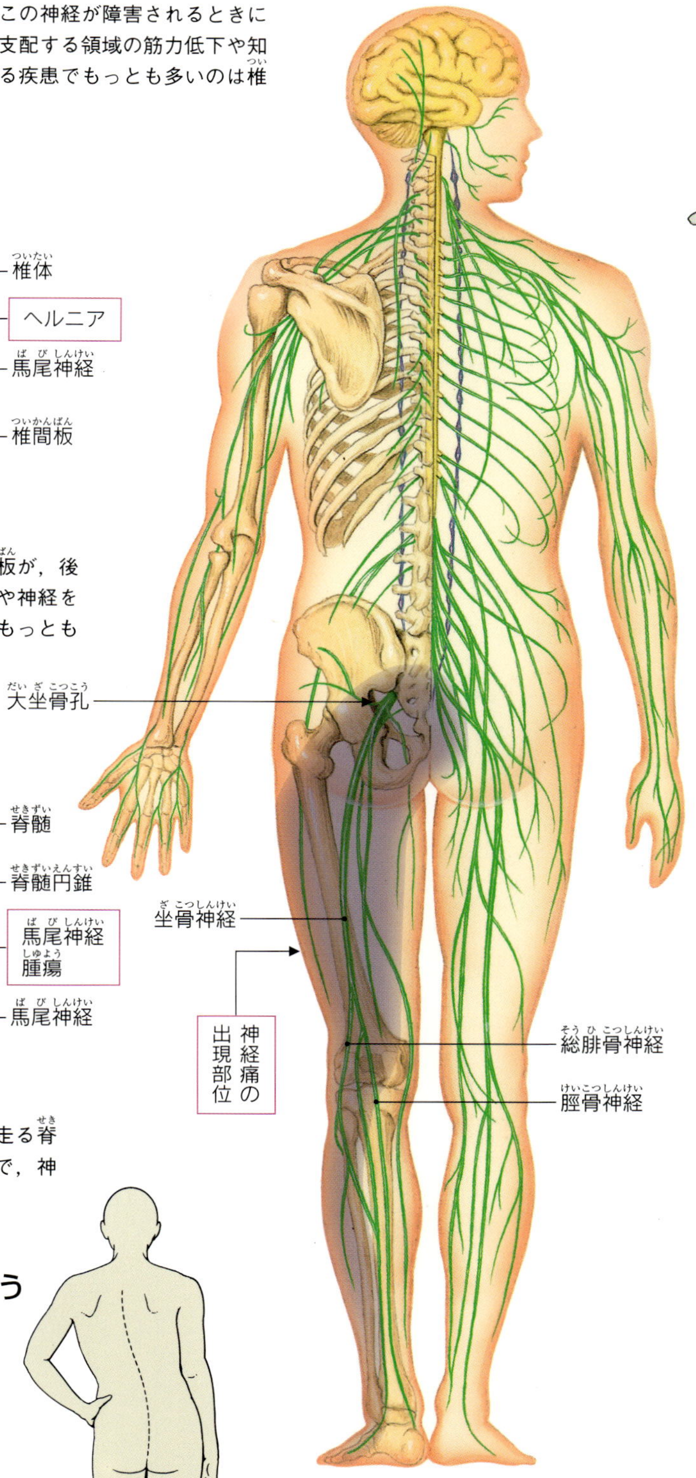

4 坐骨神経痛にともなう側彎姿勢

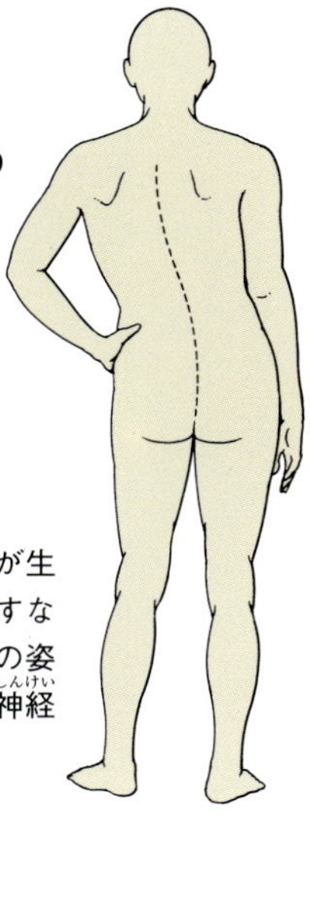

椎間板ヘルニアなどで坐骨神経痛が生じると，患者は，神経への刺激，すなわち痛みが避けられる方向へ側彎の姿勢をとる特徴があり，これを坐骨神経痛性側彎という．

3. 脊柱管狭窄症

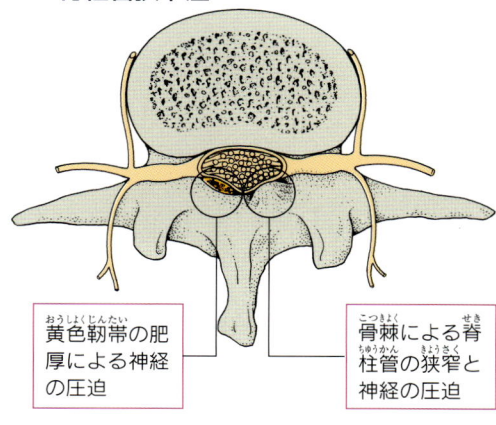

先天的に，あるいは加齢にともなってできたとげ状の骨（骨棘）や黄色靱帯の肥厚が馬尾神経をおさめる脊柱管に出っ張り，脊柱管を狭くして神経を圧迫する．

4. 脊椎分離症と脊椎すべり症

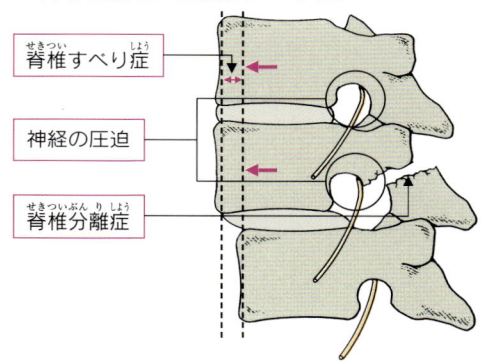

脊椎の上下の関節突起のあいだで骨が分離するのが分離症，そのため上の椎骨が下の椎骨に対して前方（腹側）にすべり出すのがすべり症である．

5. 変形性脊椎症

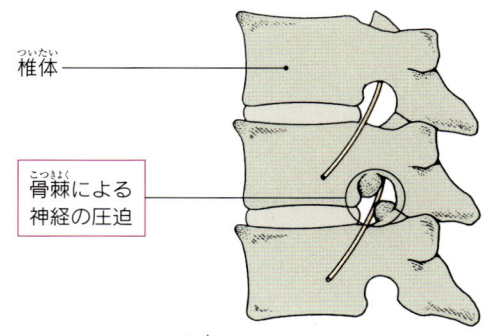

加齢にともなって椎体の辺縁部にできるとげ状の骨（骨棘）によって神経が圧迫される．

高血圧症
hypertension

● 関連のある病気
クモ膜下出血→10ページ　脳出血→10ページ　脳梗塞→12ページ　眼底出血→26ページ　心筋梗塞→54ページ
動脈硬化症→132ページ　高脂血症→154ページ

❶血圧を調節するしくみ

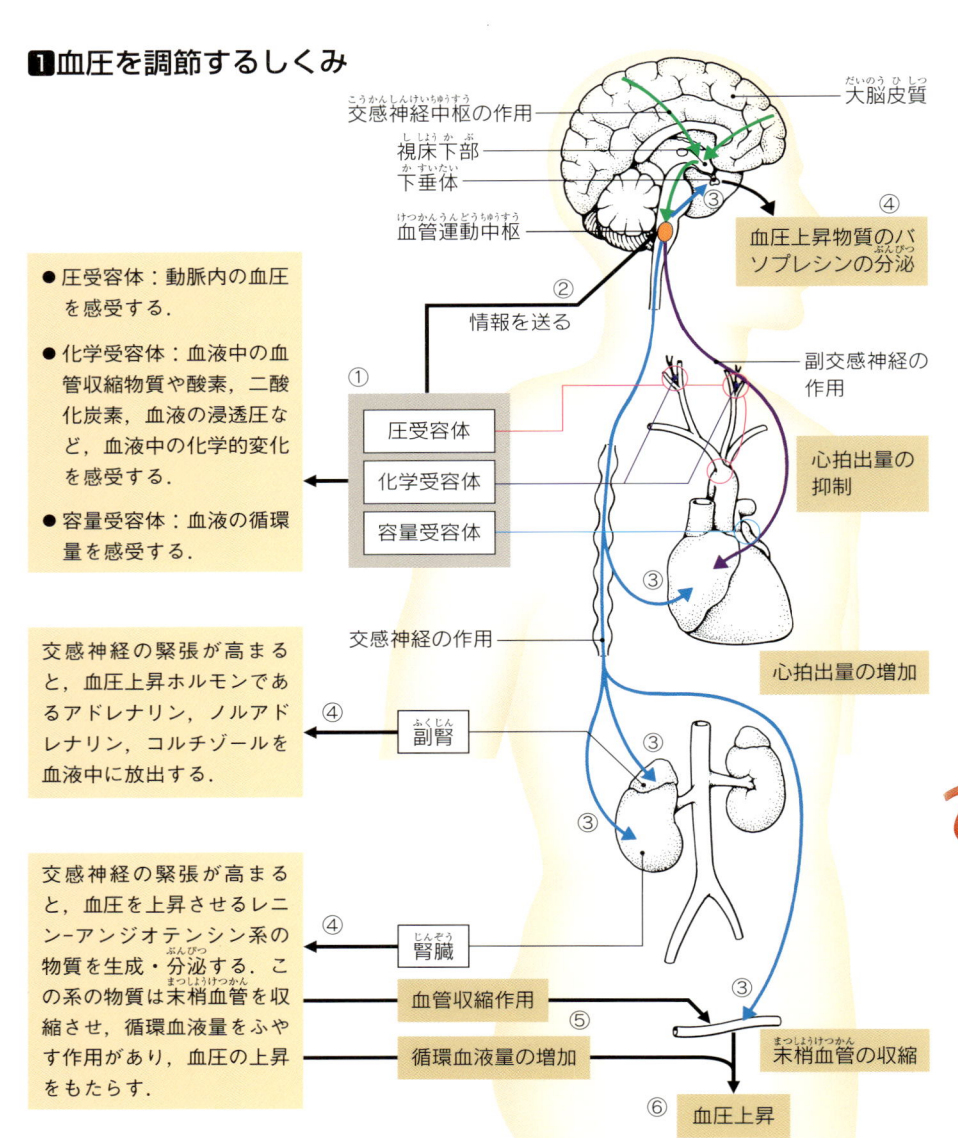

- 圧受容体：動脈内の血圧を感受する．
- 化学受容体：血液中の血管収縮物質や酸素，二酸化炭素，血液の浸透圧など，血液中の化学的変化を感受する．
- 容量受容体：血液の循環量を感受する．

交感神経の緊張が高まると，血圧上昇ホルモンであるアドレナリン，ノルアドレナリン，コルチゾールを血液中に放出する．

交感神経の緊張が高まると，血圧を上昇させるレニン-アンジオテンシン系の物質を生成・分泌する．この系の物質は末梢血管を収縮させ，循環血液量をふやす作用があり，血圧の上昇をもたらす．

（図中ラベル）交感神経中枢の作用／大脳皮質／視床下部／下垂体／血管運動中枢／血圧上昇物質のバソプレシンの分泌／情報を送る／圧受容体／化学受容体／容量受容体／副交感神経の作用／心拍出量の抑制／交感神経の作用／心拍出量の増加／副腎／腎臓／血管収縮作用／循環血液量の増加／末梢血管の収縮／血圧上昇

たえず変動する血圧は，心臓から送り出される血液量（心拍出量）と末梢血管の緊張度により規定され，これらはさらに交感神経と末梢血管の収縮と拡張に関与するホルモンとの連携プレーによって調節されている．交感神経に司令を送るのは延髄の血管運動中枢である．たとえば血圧が下がると，まず，その要因をキャッチした受容体（①）から血管運動中枢へ情報が伝わる（②）．血管運動中枢は交感神経を刺激して，心拍出量の増加，末梢血管の収縮（抵抗性）を促すと同時に，副腎や腎臓，下垂体に働きかけ（③），血圧上昇物質の生成や分泌を促す（④）．血圧上昇物質は末梢血管を収縮させるとともに，循環血液量をふやす方向に作用し（⑤），血圧の上昇をもたらす（⑥）．

❷高血圧を促進する要因

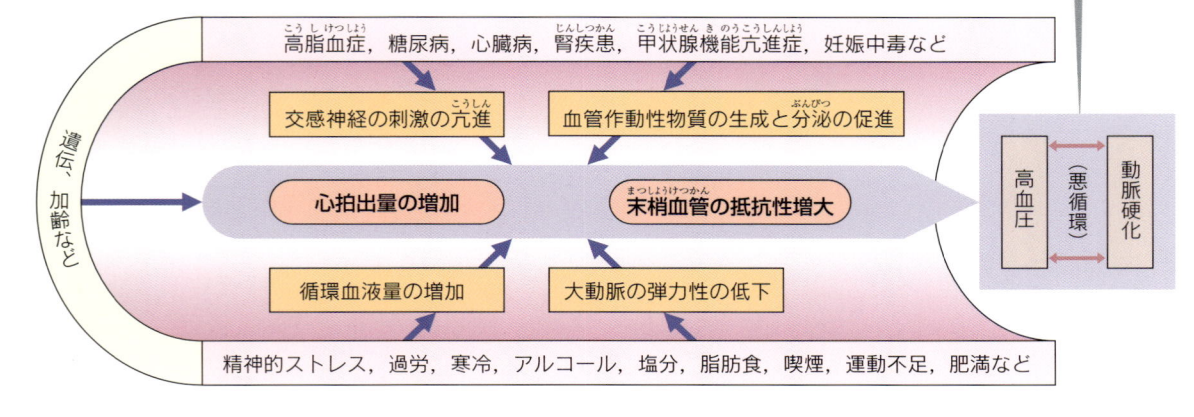

高脂血症，糖尿病，心臓病，腎疾患，甲状腺機能亢進症，妊娠中毒など
→ 交感神経の刺激の亢進／血管作動性物質の生成と分泌の促進
→ 心拍出量の増加／末梢血管の抵抗性増大
→ 循環血液量の増加／大動脈の弾力性の低下
← 精神的ストレス，過労，寒冷，アルコール，塩分，脂肪食，喫煙，運動不足，肥満など
← 遺伝，加齢など
高血圧←（悪循環）→動脈硬化

❸高血圧症のおもな合併症

クモ膜下出血（10ページ参照）
（ラベル）クモ膜下出血／クモ膜／破裂した脳動脈瘤／（脳底からみる）

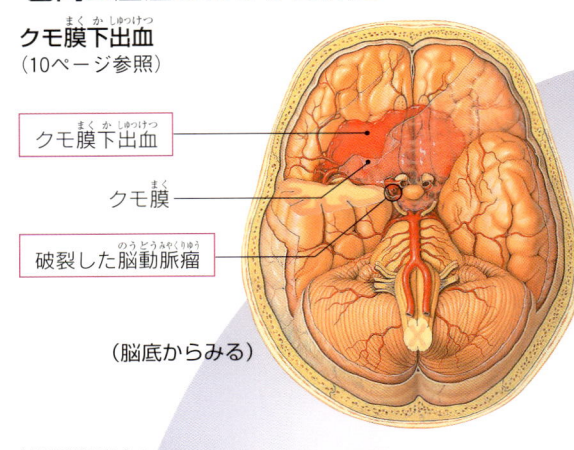

粥状動脈硬化（55ページ，132ページ，156ページ参照）
（ラベル）アテローマ（粥状硬化巣）／血栓

細動脈硬化（132ページ参照）
（ラベル）小動脈瘤／硝子様物質による狭窄

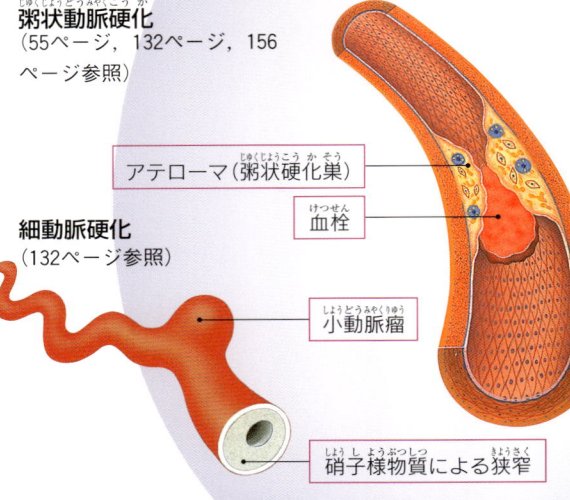

眼底出血（26ページ参照）
（写真提供：増山善明）

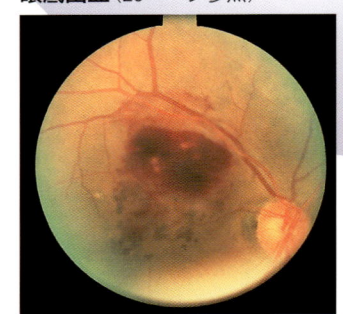

高血圧は，高脂血症や糖尿病，精神的・肉体的ストレス，アルコールや塩分のとりすぎ，さらには喫煙，運動不足などによって促進される．これらの要因によって交感神経への刺激や血管作動性物質の生成や分泌などが促進されると，血圧を規定する心拍出量や末梢血管の抵抗性が増大し，血圧の上昇をもたらす．

脳梗塞
（左図：脳血栓症，右図：脳塞栓症）
（12ページ参照）

- 梗塞部
- 血栓が形成された場所
- 梗塞部
- 塞栓でつまった血管
- 運ばれてきた塞栓

（前方からみる）

解離性動脈瘤
（134ページ参照）

- 本来の血管腔（真腔）
- 解離腔（偽腔）

心筋梗塞
（54ページ参照）

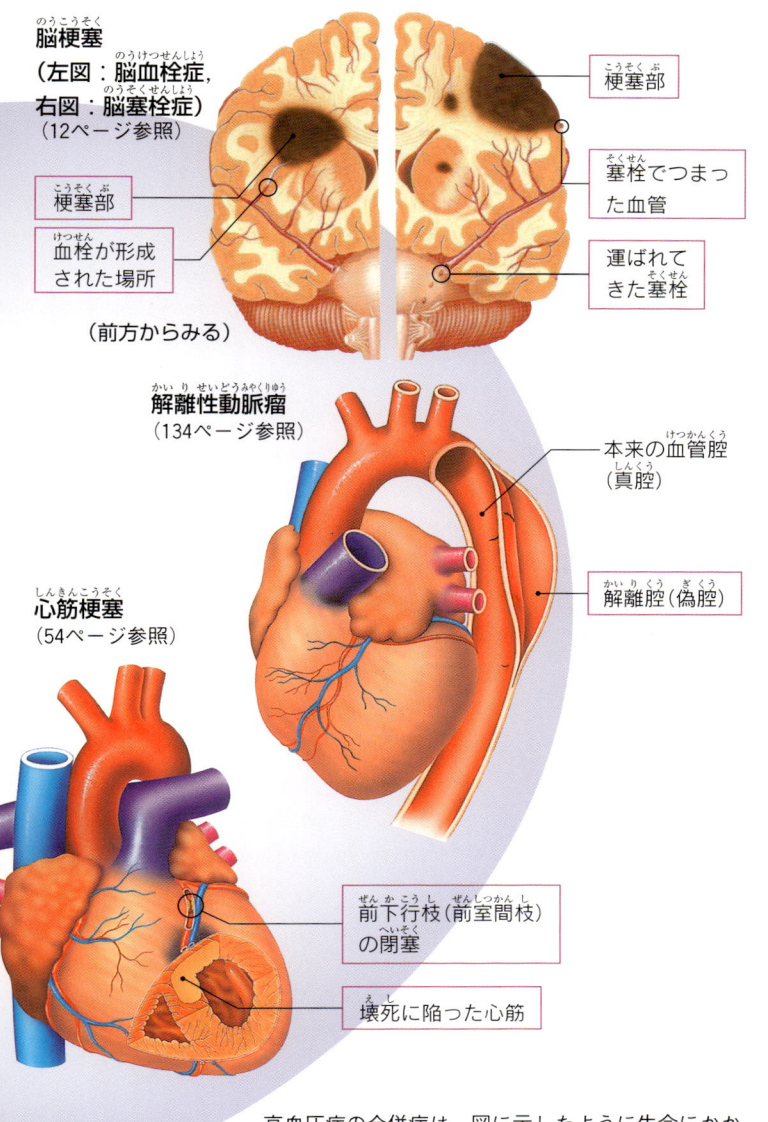

- 前下行枝（前室間枝）の閉塞
- 壊死に陥った心筋

高血圧症の合併症は，図に示したように生命にかかわる重大なものが多い．血圧が高いほど，またその状態が長くつづくほど動脈硬化が促進され，それにともなう動脈内腔の狭窄や閉塞，出血などがおこるからである．

❹高血圧症の分類と原因疾患

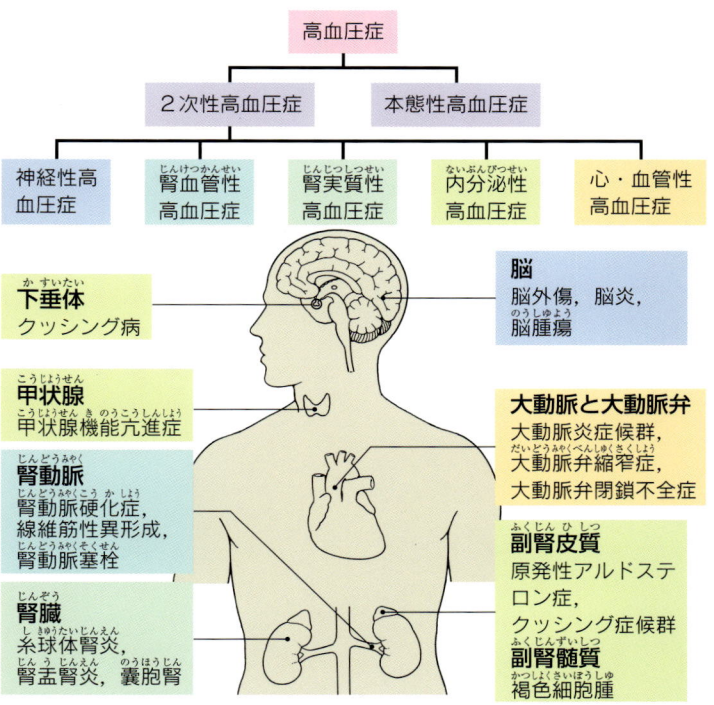

高血圧症
├─ 2次性高血圧症
│ ├─ 神経性高血圧症
│ ├─ 腎血管性高血圧症
│ ├─ 腎実質性高血圧症
│ ├─ 内分泌性高血圧症
│ └─ 心・血管性高血圧症
└─ 本態性高血圧症

- **下垂体**：クッシング病
- **脳**：脳外傷，脳炎，脳腫瘍
- **甲状腺**：甲状腺機能亢進症
- **腎動脈**：腎動脈硬化症，線維筋性異形成，腎動脈塞栓
- **大動脈と大動脈弁**：大動脈炎症候群，大動脈弁縮窄症，大動脈弁閉鎖不全症
- **腎臓**：糸球体腎炎，腎盂腎炎，嚢胞腎
- **副腎皮質**：原発性アルドステロン症，クッシング症候群
- **副腎髄質**：褐色細胞腫

高血圧症は，原因不明の本態性高血圧症と，原因となる病気がはっきりしている2次性高血圧症とに分類される．後者は，さらにいくつかに分類され，原因となる病気を治せば血圧も正常にもどる．

血圧は，心臓から送り出される血液の量，すなわち心拍出量と，血液が流れる際に生じる末梢（末端）の比較的小さな動脈（抵抗血管）の抵抗によって規定されており，通常は，収縮期血圧（最高血圧）は140mmHg未満，拡張期血圧（最低血圧）は90mmHg未満に調節されている．この範囲を超えて血圧が持続して上昇したばあいが高血圧症である．このような高血圧症のばあいは，血圧のコントロールを行わないと全身の臓器や組織にさまざまな弊害をもたらす．高血圧症は，原因不明の本態性高血圧症と，原因となる病気がはっきりしている2次性高血圧症とに分けられる（図❹）．

〔血圧調節に関与する因子〕 血圧を規定する心拍出量と末梢血管抵抗は，交感神経や，血管の収縮と拡張に関与するホルモンなどの血管作動性物質，さらには循環血液量により調節されている．したがって，血圧が上昇して高血圧症が発症する病態には，中枢神経における交感神経の刺激の亢進，ホルモンなどの血管収縮因子の過剰な生成と分泌，そして腎臓からのナトリウムや水分の排出低下による循環血液量の増加がおもに関与している（図❶，図❷）．血圧を下げる薬として，末梢血管を直接拡張する薬ばかりでなく，交感神経の刺激の亢進を抑制する薬，血圧を上昇させるレニン-アンジオテンシン系の働きを遮断する薬，腎臓からのナトリウムや水分の排出を促す利尿薬がきわめて有効であることが，このようなことから理解できる．

〔全身への影響〕 高血圧が持続すると，心筋は肥大する．これは，高血圧という負荷に対して，収縮力を高めて心機能を保持するための適応現象である．しかし過剰な負荷となる著しい血圧の上昇が加わると，適応能力が破綻して心不全となる（高血圧性心疾患）．

一方，高血圧の圧負荷は動脈にも加わり，動脈の組織は障害され，また，肥大を生じて動脈硬化病変を形成する．そして，血行の力学的な抵抗をもっとも受けやすい細動脈にその病変が早期から進展し，臓器の機能障害をもたらして患者の予後を悪化させる．とくに脳動脈では，細い動脈の壊死にもとづく出血（脳出血）を生じ，また腎臓では糸球体，輸入動脈を中心とした硬化病変により，腎臓が萎縮・硬化して機能不全に陥る（腎硬化症）など，重大な合併症を生じる（図❸）．眼底の動脈をみることにより（眼底検査），このような細動脈の硬化を直接観察することができる．高血圧症を長期にわたり安定してコントロールすることにより，これら他の臓器の合併症は予防することができる．　　（矢崎 義雄）

動脈硬化症
arteriosclerosis

●関連のある病気
脳出血→10ページ　脳梗塞→12ページ　狭心症→54ページ
心筋梗塞→54ページ　高血圧症→130ページ　動脈瘤
→134ページ　糖尿病→150ページ　高脂血症→154ページ

❶動脈硬化性病変の特徴

1. 正常な動脈（冠状動脈の例）

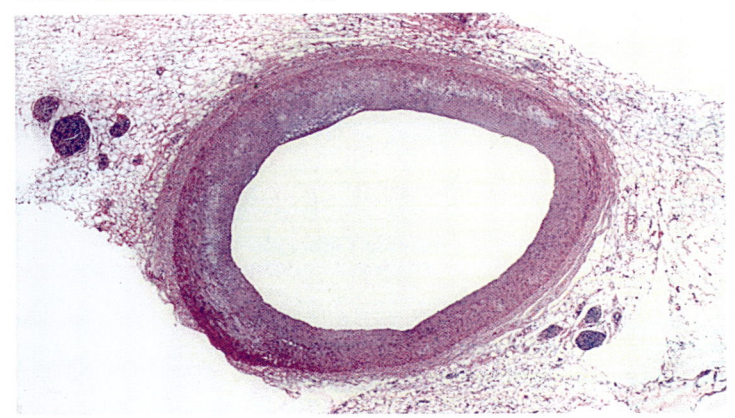

3. 細動脈硬化

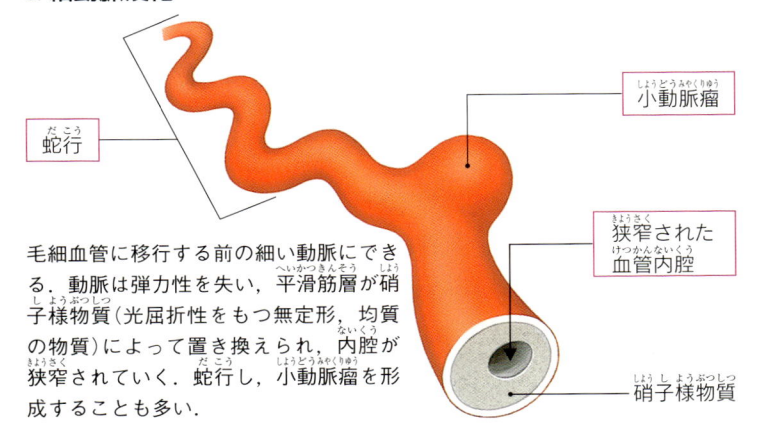

- 蛇行
- 小動脈瘤
- 狭窄された血管内腔
- 硝子様物質

毛細血管に移行する前の細い動脈にできる．動脈は弾力性を失い，平滑筋層が硝子様物質（光屈折性をもつ無定形，均質の物質）によって置き換えられ，内腔が狭窄されていく．蛇行し，小動脈瘤を形成することも多い．

2. 粥状動脈硬化（冠状動脈の例）

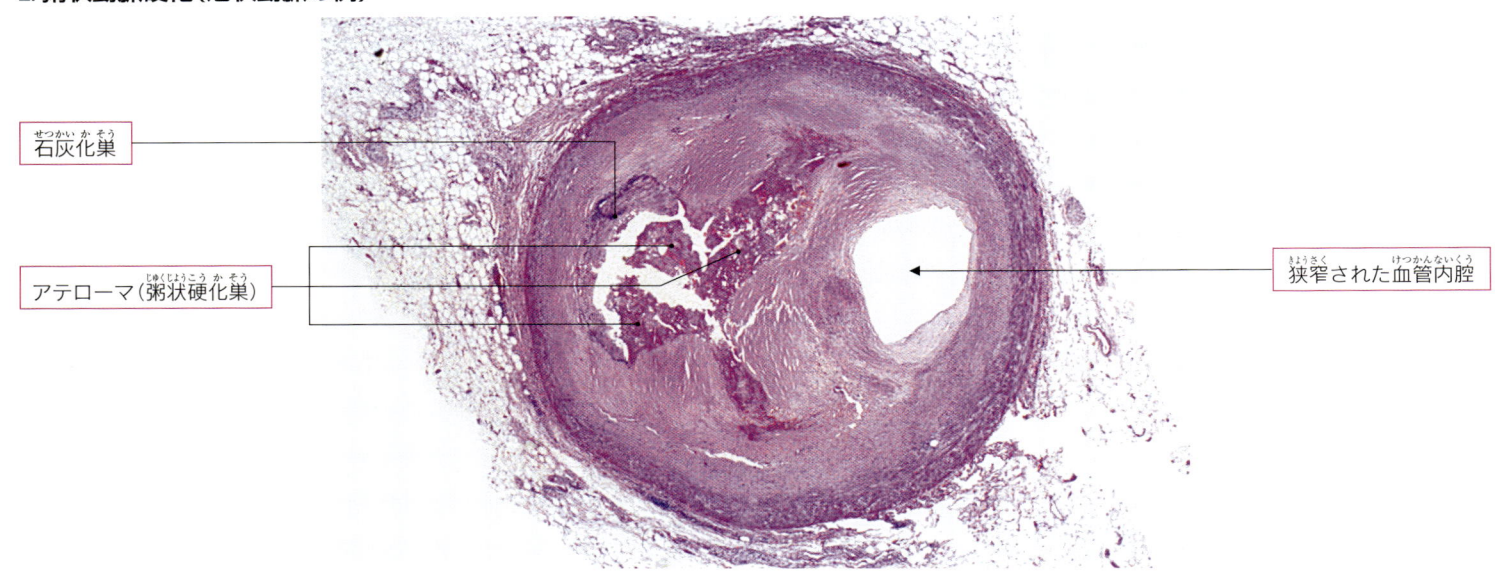

- 石灰化巣
- アテローマ（粥状硬化巣）
- 狭窄された血管内腔

アテローマ（粥状硬化巣）は，比較的太い動脈や大動脈を中心に，心臓の冠状動脈などの中小の動脈におこる．コレステロールを中心とする脂質の沈着と内膜の著しい肥厚によって隆起した病変が，動脈内腔を狭窄するのが特徴である．

❷動脈硬化を促進する要因

促進する要因	●高血圧症，糖尿病，高脂血症など ●喫煙　●過剰な飲酒 ●脂肪分，糖分の過剰摂取 ●運動不足，肥満　●ストレス ●遺伝　●加齢　●性（男性は大）など

血管，血液への影響
- 血液凝固の促進
- 血栓形成の促進
- 脂質沈着の促進
- 血管壁へのストレス増進
- 血管内皮細胞の障害
- 血管収縮性の増大

→ 動脈硬化 → アテローマ（粥状硬化巣）／細動脈硬化

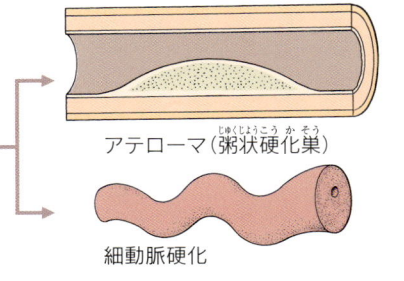

▶動脈の内膜（内皮細胞，内弾性板からなる），中膜，外膜という，整然とした層構造が乱れて，内弾性板の断裂，内膜の肥厚とコレステロールの沈着を生じた病変を動脈硬化といい，この病変により動脈内腔の狭窄をきたして虚血による障害をおこし，症状の出現したものを動脈硬化症という．症状は，動脈硬化がどのような血管におこるかによって異なる．

〔細動脈硬化症〕　細い動脈に動脈硬化がおこったばあいは組織の障害が著しく，小動脈瘤の形成，その破綻による出血が主となり，脳出血の最大の原因になっている（図❶-3）．腎臓でも細い動脈の硬化で萎縮と硬化を生じ，腎機能の不全にいたる．細い動脈は，血流による力学的な負荷，すなわち血圧の影響をもっとも受けやすいことから，高血圧症が細動脈硬化症のおもな原因となり，こ

3 粥状動脈硬化のすすみ方

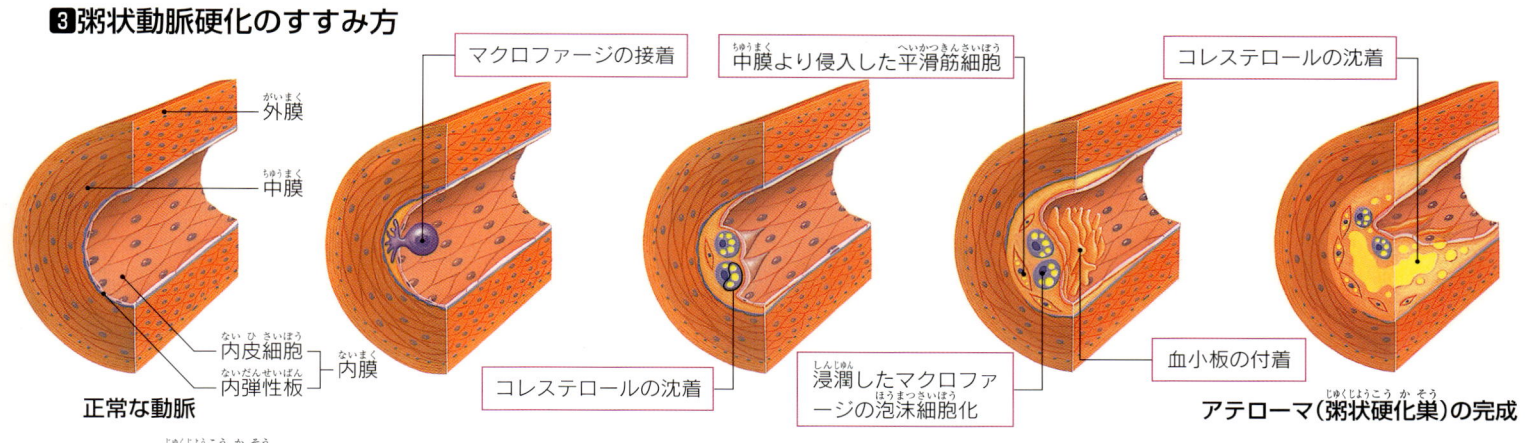

正常な動脈 — 外膜／中膜／内皮細胞／内弾性板／内膜

マクロファージの接着 — コレステロールの沈着

中膜より侵入した平滑筋細胞 — 浸潤したマクロファージの泡沫細胞化

コレステロールの沈着 — 血小板の付着

アテローム（粥状硬化巣）の完成

アテローム（粥状硬化巣）が，どのようなメカニズムで形成されるかの詳細はまだ不明な点が多いが，血管内皮の損傷，血栓形成に関与する血小板の付着と凝集，コレステロールの沈着による泡沫細胞の形成など，いくつかの過程が複合的にからんで進展すると考えられている．また，動脈硬化は小児期にはじまるといわれ，図2に示した動脈硬化を促進する要因が増大する中年以降に，その度合いを強めながら進展していく．

4 動脈硬化のおこりやすい動脈とおもな障害

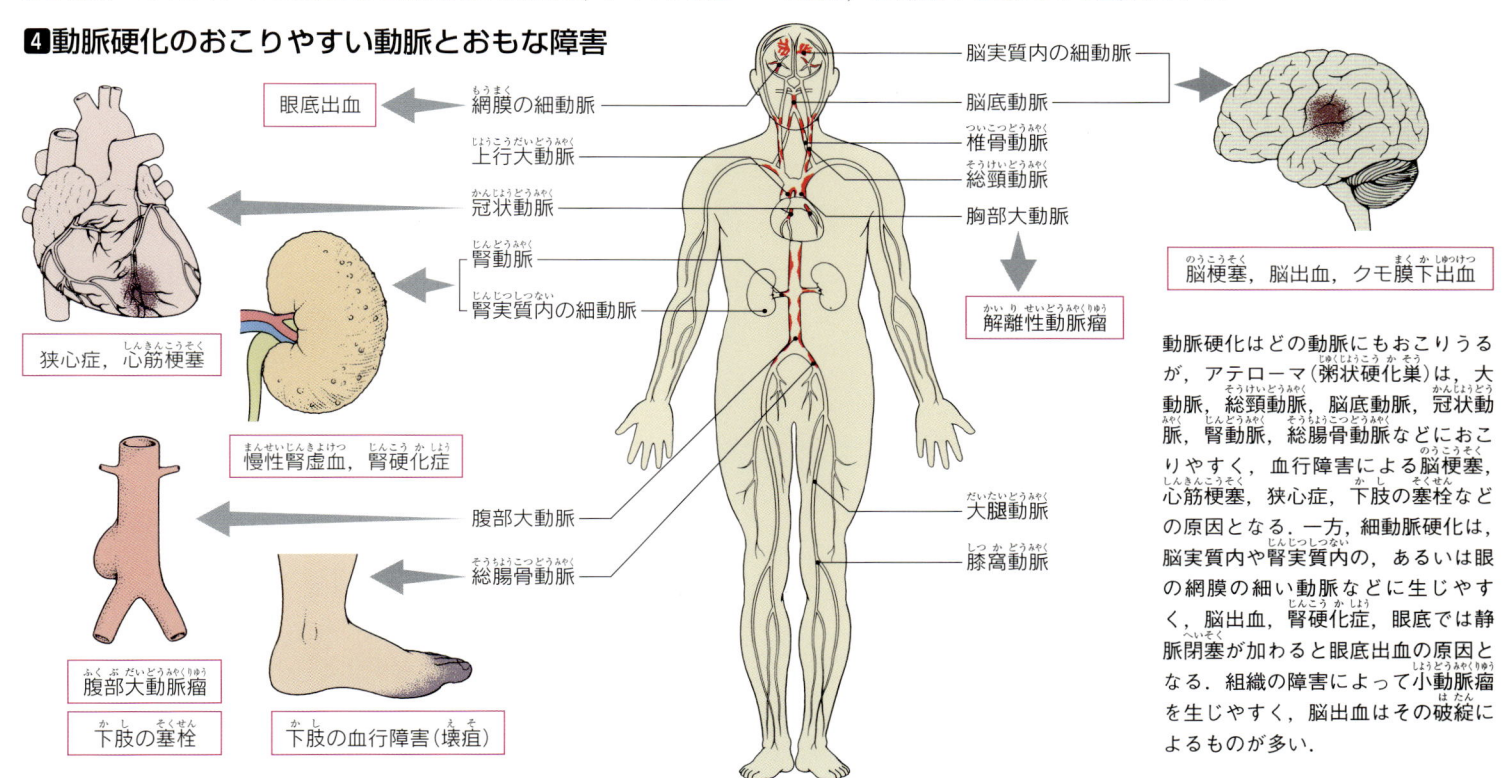

眼底出血 ← 網膜の細動脈
脳実質内の細動脈／脳底動脈
上行大動脈／椎骨動脈／総頸動脈
冠状動脈／胸部大動脈
腎動脈／腎実質内の細動脈
解離性動脈瘤
慢性腎虚血，腎硬化症
腹部大動脈／大腿動脈／膝窩動脈
総腸骨動脈
腹部大動脈瘤
下肢の塞栓
下肢の血行障害（壊疽）
狭心症，心筋梗塞
脳梗塞，脳出血，クモ膜下出血

動脈硬化はどの動脈にもおこりうるが，アテローム（粥状硬化巣）は，大動脈，総頸動脈，脳底動脈，冠状動脈，腎動脈，総腸骨動脈などにおこりやすく，血行障害による脳梗塞，心筋梗塞，狭心症，下肢の塞栓などの原因となる．一方，細動脈硬化は，脳実質内や腎実質内の，あるいは眼の網膜の細い動脈などに生じやすく，脳出血，腎硬化症，眼底では静脈閉塞が加わると眼底出血の原因となる．組織の障害によって小動脈瘤を生じやすく，脳出血はその破綻によるものが多い．

れらの病気を引き起こすことに大きな役割を果たしている．

［粥状動脈硬化症］ 比較的太い血管から大動脈にいたるまでの病変は，内膜の著しい肥厚と中膜の線維化，そしてコレステロールの沈着が主で，とくに動脈内腔に隆起する病変を形成したばあいを粥腫（粥状硬化巣またはアテローム）という（図1-2）．このような動脈硬化性病変は，血管内皮の損傷，血小板の付着と凝集による血栓の形成，血小板由来増殖因子（PDGF）など種々の増殖因子の分泌，血管平滑筋の増殖，コレステロールの沈着による泡沫細胞の形成など，いくつかの過程を経て形成されると考えられている（図3）．このような病変の形成を促進させる要因としては，高血圧症，糖尿病，高脂血症，喫煙などが重要である（図2）．

アテロームで動脈内腔が狭窄され，血流の循環障害を生じると臓器の虚血性障害をもたらすことになり，ここではじめて症状が出現するようになる．冠状動脈の硬化により血流障害をきたすものが，狭心症や心筋梗塞となる虚血性心疾患であり，脳動脈では脳梗塞などの脳循環障害が，末梢動脈では閉塞性動脈硬化疾患が出現する（図4）．冠状動脈や腎動脈，末梢動脈ではアテロームで動脈内腔が狭窄されたばあい，アテロームを機器で直接切除したり，狭窄を押し広げるなど積極的な治療が広く行われるようになった．しかし3分の1程度の症例では，3ヵ月以内という短期間で狭窄が再発することが問題となっている．高脂血症をともなった症例では，薬物で血清コレステロール値を200mg/dl以下にきびしくコントロールすることにより，すくなくともアテロームの進展が抑制できる可能性が報告されている．

（矢崎 義雄）

動脈瘤, 静脈瘤
aneurysm, varicose veins

●関連のある病気
クモ膜下出血→10ジー　肺塞栓症→64ジー
痔核→80ジー　肝硬変→86ジー　高血圧症→130ジー
動脈硬化症→132ジー　高脂血症→154ジー

1 動脈の形を正常に保つしくみと動脈瘤の形成

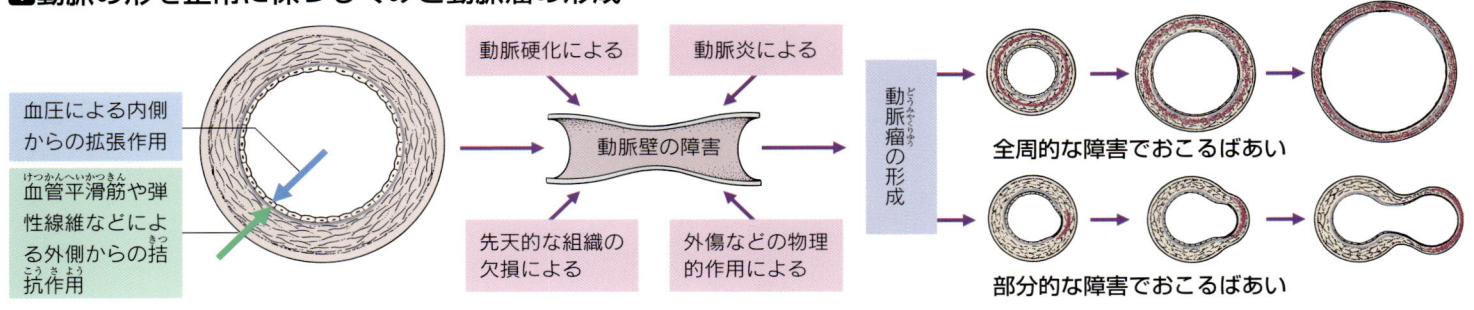

血圧による内側からの拡張作用

血管平滑筋や弾性線維などによる外側からの拮抗作用

動脈硬化による
動脈炎による
先天的な組織の欠損による
外傷などの物理的作用による

→ 動脈壁の障害 → 動脈瘤の形成

全周的な障害でおこるばあい

部分的な障害でおこるばあい

動脈の形状は，血圧によって拡張しようとする内側からの力と，それに対する血管平滑筋や弾性線維などの外側からの拮抗力（収縮する力）によって保たれている．動脈瘤は，血管組織がなんらかの原因で損傷し，内側からの力が相対的に強まっておこる．

2 動脈瘤の種類

1. 解離性動脈瘤

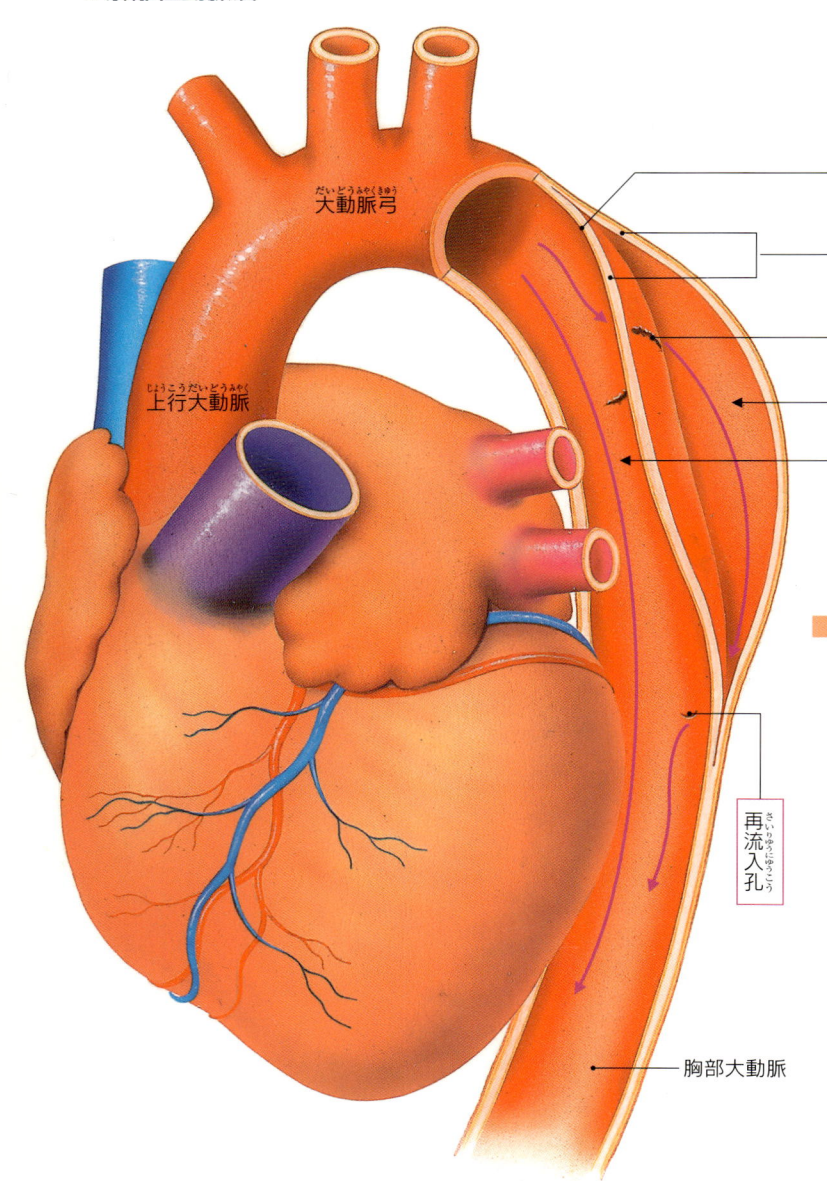

大動脈弓
上行大動脈
内膜
ひきはがされた中膜
裂孔部
解離腔（偽腔）
本来の血管腔（真腔）
再流入孔
胸部大動脈

大動脈に発生することが多く，内膜の裂孔部から流入した血液が，中膜をひきはがしながらすすむことが特徴．内膜に再流入孔ができれば，血液は再び真腔に流れ込む．

2. 漿果状動脈瘤
3. 囊状動脈瘤
4. 紡錘状動脈瘤

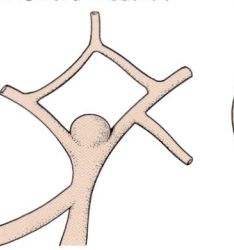

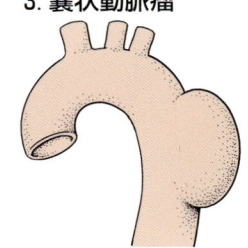

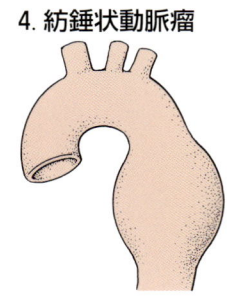

解離性動脈瘤が，内膜，中膜，外膜という血管の層構造に破綻をきたしているのに対し，これらの動脈瘤では，層構造が保たれている．漿果状動脈瘤は，脳底部のウィリスの動脈輪に多く，クモ膜下出血の最大の原因となっている．囊状，紡錘状のものは，大動脈に多い．

▶ 動脈壁の障害により，動脈内腔が部分的あるいは全体的に拡張してこぶを形成するばあいを動脈瘤という．一方，静脈弁の機能不全や血栓などによっておきた血流障害のため，静脈圧が上昇し，拡張や蛇行などのこぶ状変形を生じるばあいを静脈瘤という．

●動脈瘤

〔解離性動脈瘤〕　動脈の内膜（内皮細胞および内弾性板）に一部障害がおきて断裂が生じると，その部分から高い圧力をもって血液が中膜に流入し，さらに中膜をひきはがしながらすすむ．再び内膜に亀裂を生じて本来の内腔と通じることが多い（図 2-1）．胸部大動脈，とくに上行大動脈や大動脈弓に生じたばあいには，冠状動脈，頸動脈の主要な血管を閉塞する危険性が高く，きわめて重大である．解離がおきたり進展したばあいには，多くははげしい痛みをともない，心筋梗塞とまちがわれやすい．

原因は，動脈壁の損傷をもたらすような物理的なストレス（高血圧症や動脈外傷など），動脈硬化病変や炎症により，内膜や中膜が変形を生じて弱くなっているばあい，先天性異常によって動脈組織の弾性が失われていることなどによる．

❸静脈瘤のできるしくみ

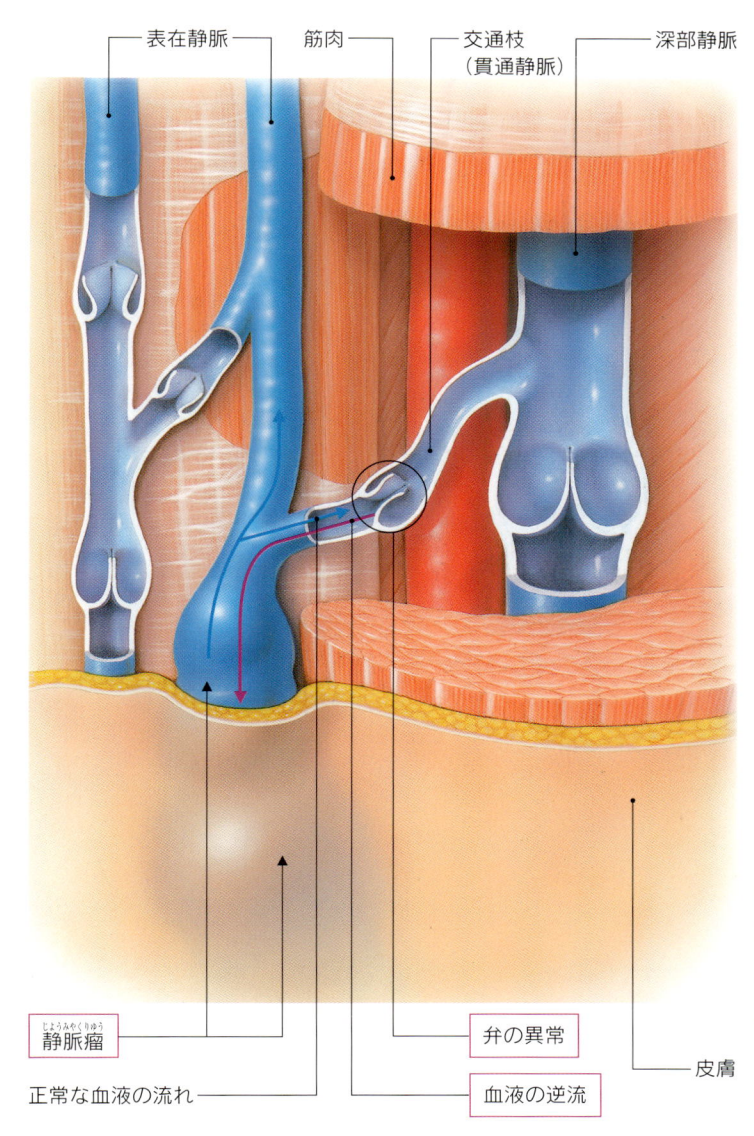

図中ラベル:
- 表在静脈
- 筋肉
- 交通枝（貫通静脈）
- 深部静脈
- 静脈瘤
- 正常な血液の流れ
- 弁の異常
- 血液の逆流
- 皮膚

末梢から心臓にもどる静脈の血流は，静脈に隣接する筋肉の収縮や内臓の働きによって促進され，手足のように，重力に逆らうところでは弁によって逆流が防がれている．しかし，静脈のばあいは，動脈とちがって血流が緩慢で，停滞をおこしやすく，血液量の増加，静脈壁の損傷や血栓などにより逆流や乱流を生じ，静脈瘤が形成される．

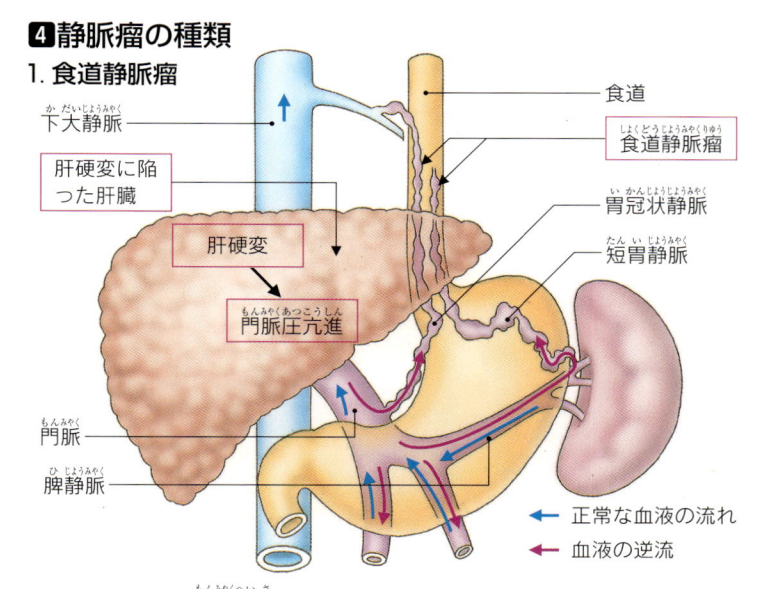

❹静脈瘤の種類

1. 食道静脈瘤

図中ラベル:
- 下大静脈
- 肝硬変に陥った肝臓
- 肝硬変
- 門脈圧亢進
- 門脈
- 脾静脈
- 食道
- 食道静脈瘤
- 胃冠状静脈
- 短胃静脈
- 正常な血液の流れ
- 血液の逆流

肝硬変にともなう門脈閉鎖によって門脈圧が高まり，肝臓に流入する門脈血が逆流して発生することが多い．破裂すると大出血となるが，内視鏡による止血法が開発され，危険度も低くなった．

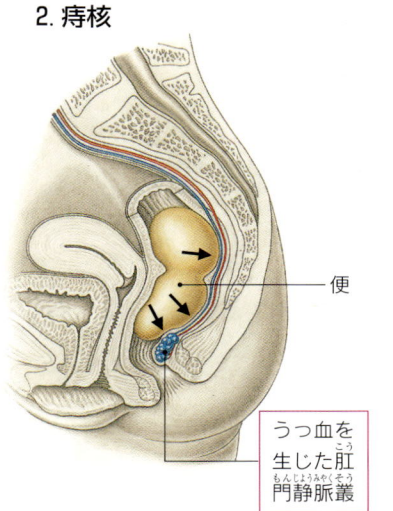

2. 痔核

図中ラベル:
- 便
- うっ血を生じた肛門静脈叢

肛門部の静脈叢に生じる静脈瘤である．便による圧迫などでうっ血を繰り返すことにより，静脈壁が拡張しておこる．

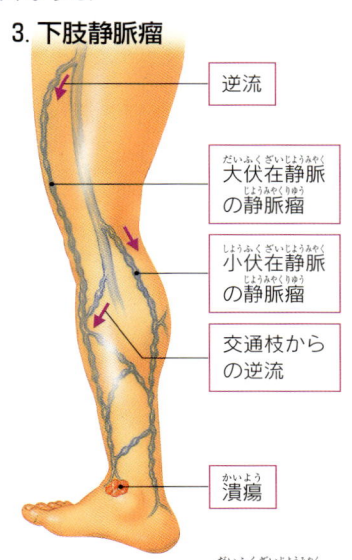

3. 下肢静脈瘤

図中ラベル:
- 逆流
- 大伏在静脈の静脈瘤
- 小伏在静脈の静脈瘤
- 交通枝からの逆流
- 潰瘍

交通枝（貫通静脈）や大伏在静脈および小伏在静脈の弁に障害がおき，静脈血が逆流しておこる．潰瘍を形成することもある．

[その他の動脈瘤]　動脈は，内圧による拡張作用に対して，血管平滑筋や弾性線維による収縮によって形状を保持している．したがって，血管平滑筋や弾性線維に障害がおこると内圧に抗しきれずに拡大してこぶをつくる．このばあい，動脈瘤の壁は層構造が保たれている（図❶，図❷-2～4）．形状も紡錘状をしているものが多い．

● 静脈瘤

[静脈瘤のでき方]　静脈は，おもに筋肉の圧迫や胸腔内の陰圧を用いて血液を心臓に還流させており，その逆流を防止するために，中枢側（心臓の方向）に開く弁を一定の間隔で有している．しかし，血液の還流量の著しい増加や血流障害により静脈圧が上昇すると，静脈は拡張し，逆流を生じるようになる．静脈内膜の損傷や炎症などにより血栓が形成されると，さらに血流障害が生じ，また弁の機能障害をともなって逆流はいっそう促進され，持続するようになる．逆流が生じた静脈では血流障害がさらに進展されるところとなり，静脈はますます拡張し，静脈瘤が形成される（図❸）．

[代表的な静脈瘤]　肝硬変などにより門脈圧の亢進を生じると，側副血行として食道静脈あるいは腹部静脈を介して血液の還流が行われ，その部位の静脈が拡張し，静脈瘤を形成するようになる．食道静脈瘤（図❹-1）や痔核（図❹-2）がこれである．また下肢静脈や骨盤内静脈では血栓の形成とともに静脈瘤を生じることが多い（下肢静脈瘤など（図❹-3））．血栓がはがれて肺まで達すると，肺血管の血流を妨げ肺塞栓症となる．

（矢崎　義雄）

白血病
leukemia

● 関連のある病気
悪性リンパ腫→138ページ
成人T細胞白血病→171ページ

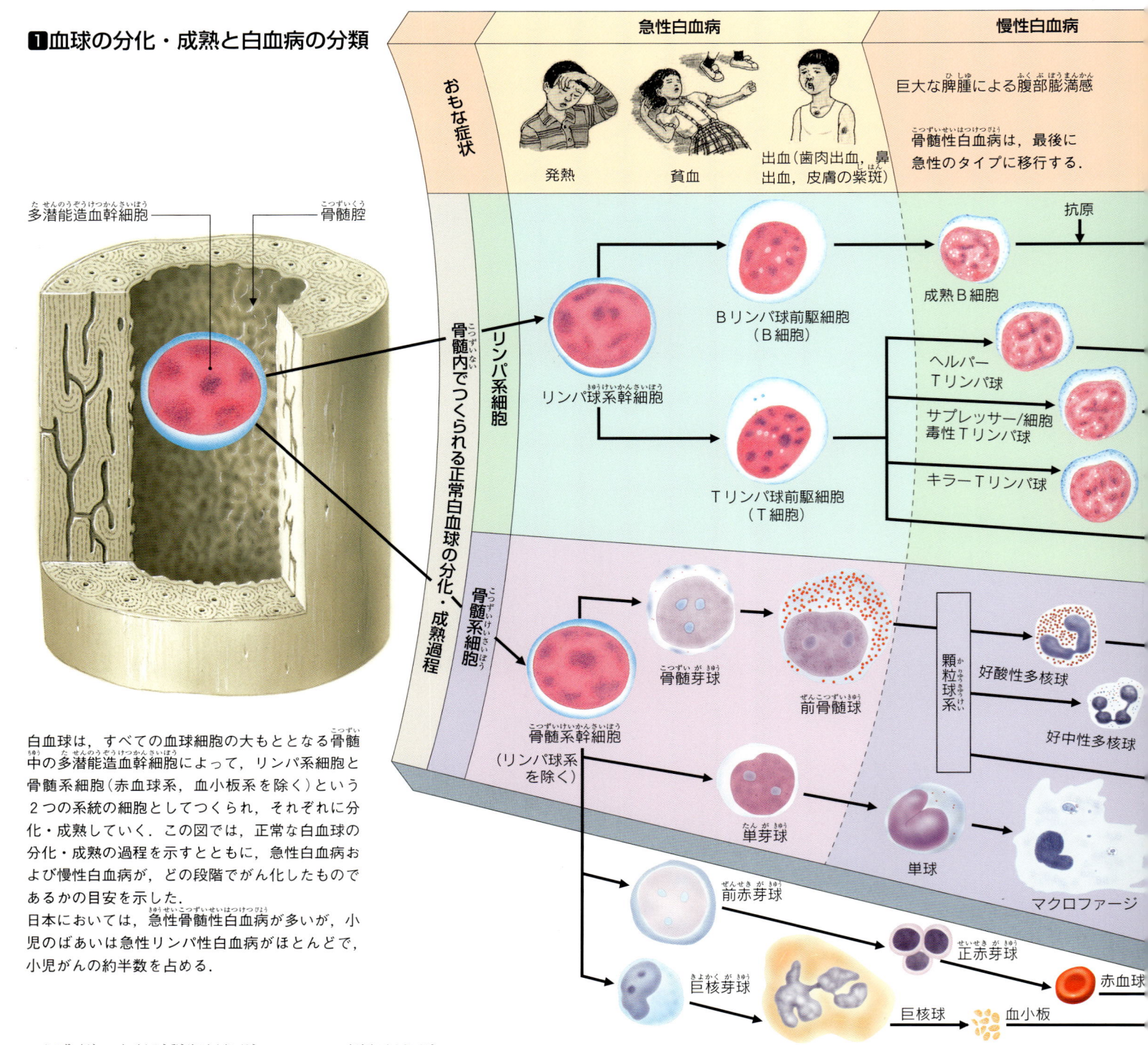

❶血球の分化・成熟と白血病の分類

| | 急性白血病 | 慢性白血病 |

おもな症状：発熱、貧血、出血（歯肉出血、鼻出血、皮膚の紫斑）／巨大な脾腫による腹部膨満感

骨髄性白血病は，最後に急性のタイプに移行する．

骨髄内でつくられる正常白血球の分化・成熟過程：

リンパ系細胞
- リンパ球系幹細胞 → Bリンパ球前駆細胞（B細胞）→ 成熟B細胞（抗原）
- リンパ球系幹細胞 → Tリンパ球前駆細胞（T細胞）→ ヘルパーTリンパ球／サプレッサー/細胞毒性Tリンパ球／キラーTリンパ球

骨髄系細胞
- 骨髄系幹細胞（リンパ球系を除く）→ 骨髄芽球 → 前骨髄球 → 顆粒球系 → 好酸性多核球／好中性多核球
- → 単芽球 → 単球 → マクロファージ
- → 前赤芽球 → 正赤芽球 → 赤血球
- → 巨核芽球 → 巨核球 → 血小板

（図中の骨断面）多潜能造血幹細胞／骨髄腔

白血球は，すべての血球細胞の大もととなる骨髄中の多潜能造血幹細胞によって，リンパ系細胞と骨髄系細胞（赤血球系，血小板系を除く）という2つの系統の細胞としてつくられ，それぞれに分化・成熟していく．この図では，正常な白血球の分化・成熟の過程を示すとともに，急性白血病および慢性白血病が，どの段階でがん化したものであるかの目安を示した．
日本においては，急性骨髄性白血病が多いが，小児のばあいは急性リンパ性白血病がほとんどで，小児がんの約半数を占める．

▶ 骨髄中の多潜能造血幹細胞からリンパ球系幹細胞とそれ以外の血液細胞をつくる幹細胞とに分化した血球は，その系統のなかでさらに分化・成熟を遂げるが（図❶），多潜能造血幹細胞から生じた異常な白血球（白血病細胞，図❷）は，ある段階で分化・成熟をやめてしまい，異常なままでとどまることなく増殖して骨髄内を占拠し，赤血球などの生命維持に欠かせない正常な造血細胞の育成までもおかしてしまう．白血病は，このような白血病細胞によって引き起こされる〈血液のがん〉である．日本における発生率は欧米諸国の約半分で，幼小児期と60歳代に発症のピークがある．

〔分類と原因〕 白血球は，①リンパ系細胞と，②赤血球・血小板系の細胞を除く骨髄系細胞からなる（図❶）．白血病が骨髄系細胞に生じたばあいを骨髄性白血病，リンパ系細胞に生じたばあいをリンパ性白血病といい，それぞれ急性と慢性がある．ほかに赤血球系の赤白血病，血小板のもとになる巨核球の白血病もある．ヒト白血病の原因は解明されていないが，慢性骨髄性白血病にみいだされるフィラデルフィア染色体や，ほかの染色体転座を示す白血病の研究から，遺伝子レベルの解明が急ピッチですすんでいる．

誘発の因子として，放射線照射，化学薬品があり，とくに白血病以外の腫瘍に対する抗がん剤使用後の2次性白血病が問題となっている．ウイルスの関与が認められているのは，ヒトではリンパ性

❷骨髄内における白血病細胞

1. 急性リンパ性白血病
- 細胞核の切れ込み
- 細胞核
- 核小体
- 細胞質
- 赤血球

末梢血管へ

2. 急性骨髄性白血病
- 細胞質
- 細胞核
- 核小体
- アウエル小体

正常血管
- リンパ球（白血球の一種）
- 赤血球
- 顆粒球（白血球の一種）
- 血小板

脾腫
抗体産生細胞（形質細胞）
遅延型反応性Ｔリンパ球
好塩基性多核球

❸腫大の出やすいリンパ節と浸潤しやすい臓器

腫大
- 頸部のリンパ節
- 腋窩リンパ節
- 鼠径リンパ節

浸潤
- 肝臓へ（13.9％）
- 肺へ（9.2％）
- 脾臓へ（15.4％）
- 副腎へ（5.3％）
- 腎臓へ（10.2％）

急性白血病の細胞の特徴を示す．リンパ性では，細胞質が少なく，細胞核に切れ込みがみられる．核小体がはっきりしないのも特徴の１つである．一方，骨髄性では棒状ないし針状のアウエル小体の存在が特徴的である．がん化した白血病細胞は，末梢血管に入り無統制に腫瘍性の増殖をつづけ，全身をおかしていく．赤血球，血小板などは正常な増殖を阻害され，著しく減少する．

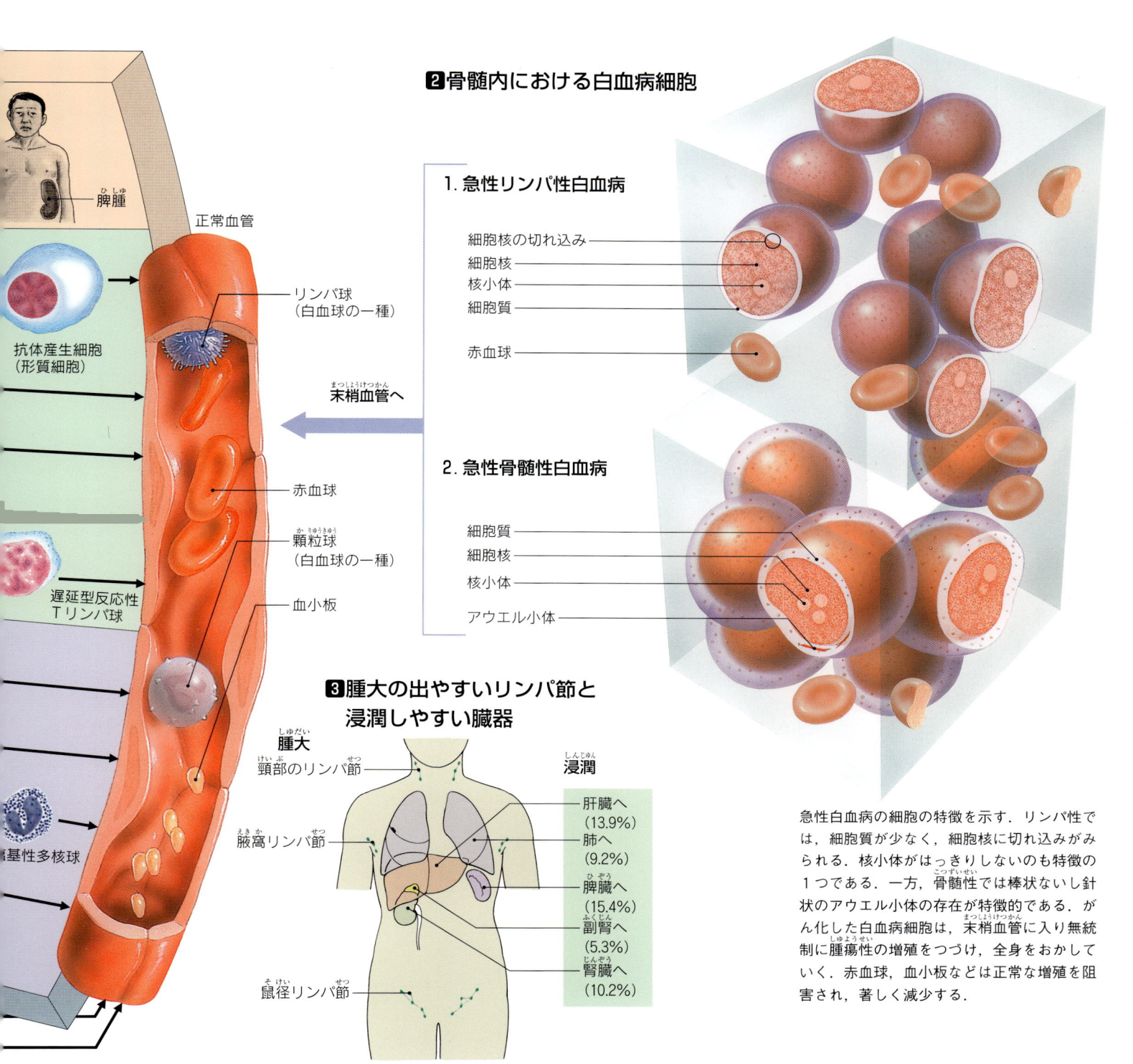

白血病の特殊型で九州・四国に多い成人Ｔ細胞白血病のみである．

〔症状と経過〕　急性白血病では，発熱，貧血，出血傾向の３大徴候（図❶）に加えて，全身の倦怠感が重要な症状である．発熱は，白血球がこわれて発熱物質が生じるときや微生物による感染がおきたときに生じる．貧血や出血傾向は，白血病細胞がふえて骨髄全体を占めるようになり，赤血球や血液凝固作用をもつ血小板の造血の働きが障害されるためにおこる．出血と血栓の形成が交互におこり，それが全身に波及する播種性血管内凝固症候群（DIC）を合併することもある．慢性骨髄性白血病は，ほぼ５年の経過で推移し，最後に急性白血病のタイプに移行するが，自覚症状は巨大な脾腫（脾臓のはれ）による腹部膨満感（図❶），疲れやすさくらいのもので，偶然に発見されることが多い．慢性リンパ性白血病は日本ではまれであるが，高齢者で無症状のまま経過するものもある．症状としてはリンパ節のはれ，脾腫があげられる．

白血病の生存率は，化学療法，インターフェロンの投与，骨髄移植などによって上昇し，慢性白血病では５年以上の長期生存例も急速に増加しつつあり，小児白血病では10年以上の生存例も期待できるようになった．高齢者の白血病，骨髄異形成症候群につづいておこる白血病，薬剤の使用によっておこる２次性白血病の予後改善が望まれる．

（山口　和克）

悪性リンパ腫
malignant lymphoma

● 関連のある病気
白血病→136ページ
成人T細胞白血病→171ページ

❶頸部と胸部のリンパ節

耳介後リンパ節
耳下腺リンパ節
顎下リンパ節
浅頸リンパ節
上深頸リンパ節
腫大した鎖骨上リンパ節
鎖骨下リンパ節
腋窩リンパ節
乳房傍リンパ節

頸部や胸部は，腹部とともに，主要な器官や臓器が多いという点で，免疫機能をになうリンパ組織の密集地である．悪性リンパ腫は，このリンパ組織から発生するがんで，ホジキン病と非ホジキンリンパ腫とに分けられる．いずれも，表在のリンパ節，とくに頸部のリンパ節から発症することが多く，進行するにしたがって，免疫機能の低下，貧血，食欲不振，体重減少，発熱などの全身症状が出現する．しかし，非ホジキンリンパ腫は，胃腸管などのリンパ組織から発症することもまれではなく，その症状も発症部位によってさまざまである．

❷悪性リンパ腫のおもな発生部位と症状

ホジキン病 — 大多数は頸部のリンパ節から発症 — **非ホジキンリンパ腫**

全身への影響と症状：
- 貧血，免疫機能の低下による感染に対する抵抗力の低下，皮膚テストへの影響（たとえば，ツベルクリン反応が陰性化する）など．
- 骨髄や脾臓への浸潤にともなう赤血球やリンパ球の破壊・減少によっておこる貧血．
- リンパ節腫大による圧迫症状．たとえば，肺門のリンパ節が腫大すると，圧迫のため呼吸困難などを生じる．
- その他，倦怠感，疲れやすさ，食欲不振，体重減少，寝汗，発熱，皮膚のかゆみなどの全身症状が出現する．

その他のリンパ節，リンパ組織からの発症と症状：

咽頭扁桃／耳管扁桃／軟口蓋／口蓋扁桃／舌扁桃／舌

- ワルダイヤー輪：リンパ節以外の原発ではもっとも多く，半数以上は経過中に頸部のリンパ節がはれる．症状は，扁桃腫大，咽頭痛，嚥下障害，鼻づまりなど．
- 胃：食欲不振，体重減少，嘔吐，心窩部痛など，胃がんに似た症状．
- 小腸：小児の悪性リンパ腫の約20％は，腸管ないし腹腔内から発症．症状は，差し込むような痛み，便通異常，腸閉塞など．
- 皮膚：湿疹様の皮膚炎，皮膚の萎縮，紅皮症などが主症状．数年で腫瘤が出現し，全身に広がる．

リンパ組織内のリンパ球から発生する悪性腫瘍（がん）で，全悪性腫瘍のおよそ3％を占める．日本での発生率は人口10万人あたり5人程度で，白血病と同じく欧米諸国の約半分である．

【特徴と原因】　リンパ球は血液細胞の1つであり，ほかの白血球と同じく骨髄中の多潜能造血幹細胞から分化・成熟していくので，リンパ腫と白血病は同じ系統の病気である．すなわち白血病が，個々の細胞がばらばらの状態で血液のなかを流れながら増殖する液状の腫瘍であるのに対し，リンパ腫はリンパ組織のなかでひとかたまりになって増殖する固形の腫瘍である．

骨髄中の多潜能造血幹細胞から分化したリンパ系細胞は，Tリンパ球（T細胞）とBリンパ球（B細胞）という免疫機能をになう細胞に分けられ，いずれも，たとえばウイルスのような微生物のもつ抗原と結合する抗原レセプター（受容体）をもっている．

悪性リンパ腫は，免疫グロブリン遺伝子やレセプター遺伝子をもつ染色体の異常によって，染色体中のがん遺伝子が活性化し，その結果，リンパ系細胞ががん化して発症すると考えられている．成人T細胞白血病・リンパ腫は日本南部にとくに多い疾患で，ヒトT細胞白血病ウイルス-1（HTLV-1）という特殊なウイルス（レトロウイルス）の感染がその発症につながることが明らかになった．

【分類】　悪性リンパ腫は，病理組織所見によってホジキン病と非

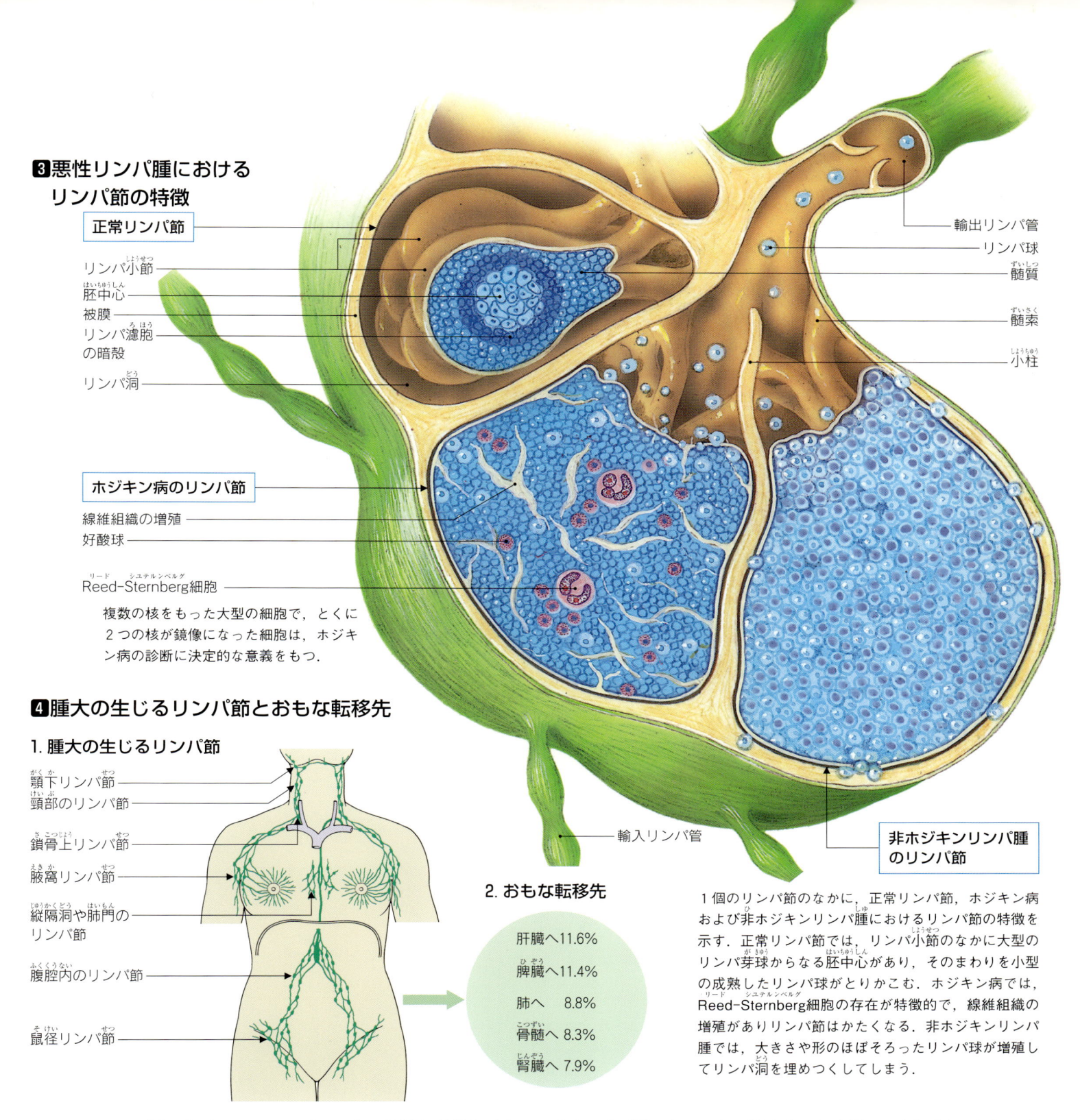

❸悪性リンパ腫におけるリンパ節の特徴

正常リンパ節
- リンパ小節
- 胚中心
- 被膜
- リンパ濾胞の暗殻
- リンパ洞

ホジキン病のリンパ節
- 線維組織の増殖
- 好酸球
- Reed-Sternberg細胞

複数の核をもった大型の細胞で，とくに2つの核が鏡像になった細胞は，ホジキン病の診断に決定的な意義をもつ．

- 輸出リンパ管
- リンパ球
- 髄質
- 髄索
- 小柱
- 輸入リンパ管
- **非ホジキンリンパ腫のリンパ節**

1個のリンパ節のなかに，正常リンパ節，ホジキン病および非ホジキンリンパ腫におけるリンパ節の特徴を示す．正常リンパ節では，リンパ小節のなかに大型のリンパ芽球からなる胚中心があり，そのまわりを小型の成熟したリンパ球がとりかこむ．ホジキン病では，Reed-Sternberg細胞の存在が特徴的で，線維組織の増殖がありリンパ節はかたくなる．非ホジキンリンパ腫では，大きさや形のほぼそろったリンパ球が増殖してリンパ洞を埋めつくしてしまう．

❹腫大の生じるリンパ節とおもな転移先

1. 腫大の生じるリンパ節
- 顎下リンパ節
- 頸部のリンパ節
- 鎖骨上リンパ節
- 腋窩リンパ節
- 縦隔洞や肺門のリンパ節
- 腹腔内のリンパ節
- 鼠径リンパ節

2. おもな転移先
- 肝臓へ 11.6%
- 脾臓へ 11.4%
- 肺へ 8.8%
- 骨髄へ 8.3%
- 腎臓へ 7.9%

ホジキンリンパ腫に大別される．ホジキン病は特異な形態を示すReed-Sternberg細胞（図❸）の存在によって特徴づけられる腫瘍で，非ホジキンリンパ腫とは，①リンパ組織の壊死や線維化が多い，②広がり方が，がん腫に似ている，③比較的予後がよい，などの点で異なる．日本の発生頻度は欧米の約4分の1である．

非ホジキンリンパ腫はリンパ球の種類，すなわちT細胞系とB細胞系に大別され，腫瘍細胞の形態的特徴，免疫学的特質からそれぞれ低悪性度群，高悪性度群に分けられる．欧米と比べると，日本ではT細胞系，高悪性度群の頻度が高い．

【発生する場所】 いずれのばあいも大多数が頸部のリンパ節から発症し（図❷），すみやかに増大する無痛性の〈ぐりぐり〉として自覚されるものが多い．最初に発生する場所がほかのリンパ節や諸臓器のリンパ組織のこともある．日本人の非ホジキンリンパ腫は半数近くが胃腸管や肺などのリンパ組織から発症する（図❷）．

【症状と予後】 リンパ節がはれるほか，全身倦怠感，貧血，食欲不振などの全身症状が出たり，免疫能の低下により感染しやすくなる（図❷）．病気の広がり方，すなわち病気が最初におこった場所からどれくらい遠くまで転移しているかによって1～4期の病期に分けるが，腫瘍本来の悪性度とともに，この病期が予後を左右する重要な因子となっている．

（山口 和克）

エイズ（AIDS）
acquired immunodeficiency syndrome

●関連のある病気
カポシ肉腫→170ｼﾞ　カリニ肺炎→170ｼﾞ

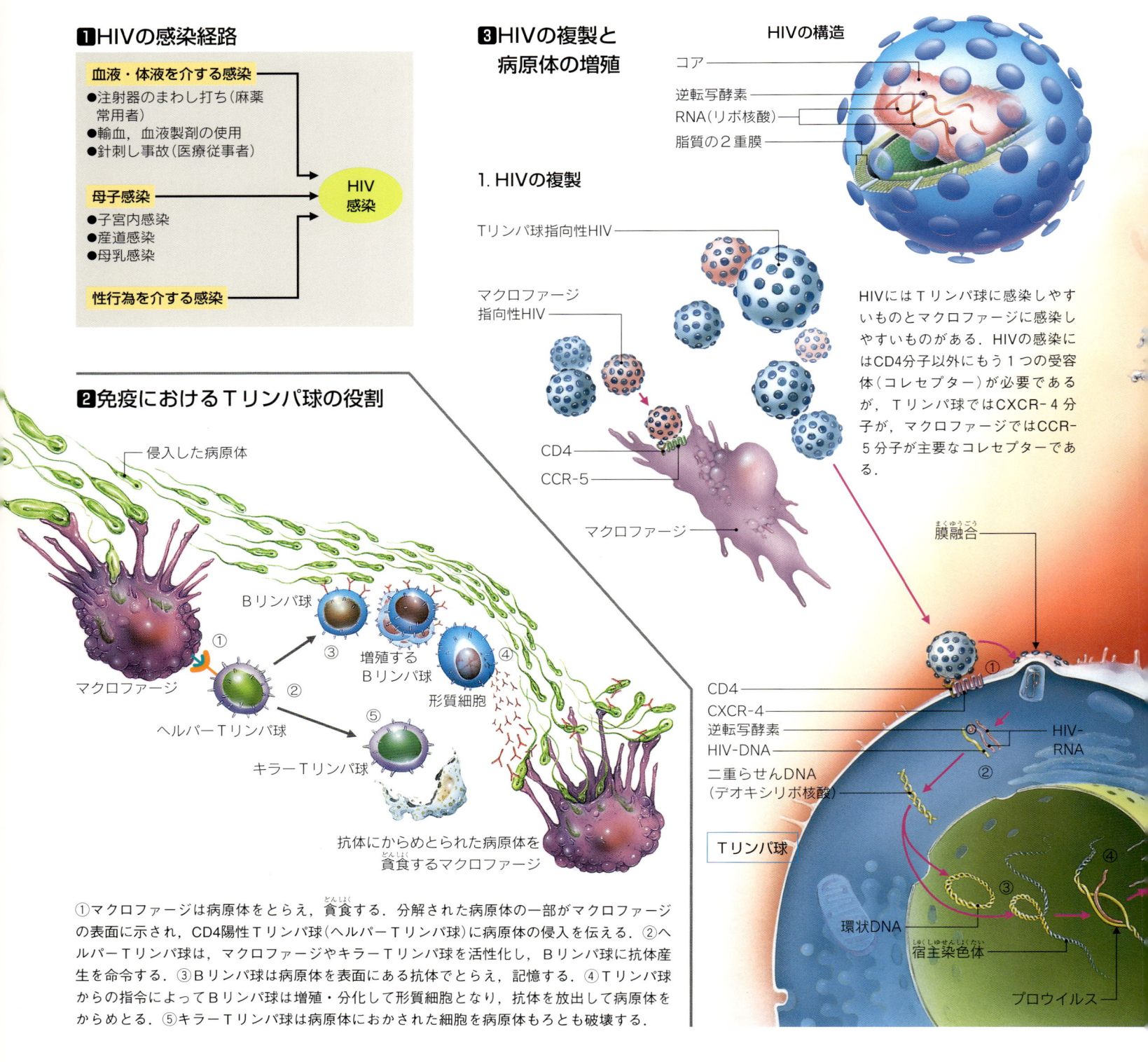

❶HIVの感染経路

血液・体液を介する感染
- 注射器のまわし打ち（麻薬常用者）
- 輸血，血液製剤の使用
- 針刺し事故（医療従事者）

母子感染
- 子宮内感染
- 産道感染
- 母乳感染

性行為を介する感染

→ HIV感染

❸HIVの複製と病原体の増殖

HIVの構造
- コア
- 逆転写酵素
- RNA（リボ核酸）
- 脂質の2重膜

HIVにはTリンパ球に感染しやすいものとマクロファージに感染しやすいものがある．HIVの感染にはCD4分子以外にもう1つの受容体（コレセプター）が必要であるが，Tリンパ球ではCXCR-4分子が，マクロファージではCCR-5分子が主要なコレセプターである．

1. HIVの複製
- Tリンパ球指向性HIV
- マクロファージ指向性HIV
- CD4
- CCR-5
- マクロファージ

- 膜融合
- CD4
- CXCR-4
- 逆転写酵素
- HIV-DNA
- HIV-RNA
- 二重らせんDNA（デオキシリボ核酸）
- Tリンパ球
- 環状DNA
- 宿主染色体
- プロウイルス

❷免疫におけるTリンパ球の役割

- 侵入した病原体
- マクロファージ
- Bリンパ球
- 増殖するBリンパ球
- 形質細胞
- ヘルパーTリンパ球
- キラーTリンパ球
- 抗体にからめとられた病原体を貪食するマクロファージ

①マクロファージは病原体をとらえ，貪食する．分解された病原体の一部がマクロファージの表面に示され，CD4陽性Tリンパ球（ヘルパーTリンパ球）に病原体の侵入を伝える．②ヘルパーTリンパ球は，マクロファージやキラーTリンパ球を活性化し，Bリンパ球に抗体産生を命令する．③Bリンパ球は病原体を表面にある抗体でとらえ，記憶する．④Tリンパ球からの指令によってBリンパ球は増殖・分化して形質細胞となり，抗体を放出して病原体をからめとる．⑤キラーTリンパ球は病原体におかされた細胞を病原体もろとも破壊する．

▶ヒト免疫不全ウイルス（HIV）に感染した状態をHIV感染症と呼ぶ．その結果，免疫をになう血液細胞の中心であるCD4陽性Tリンパ球（Tリンパ球）が減少して免疫不全が進行し，後述する種々の日和見感染症や悪性腫瘍が生じた状態をAIDS（acquired immunodeficiency syndrome，後天性免疫不全症候群）という．

【経過と症状】　おもな感染経路は，①血液・体液を介する感染，②母子感染，③性行為を介する感染の3ルートである（図❶）．体内に侵入したHIVは主としてTリンパ球とマクロファージに感染し増殖する．感染後，かぜ様症状が出る数週間の急性期を経て，症状のない無症候性キャリア期に移行する．無治療のばあい，感染からエイズ発症までの無症候期間は約10年である．そのあいだ，血液中のHIV量は比較的低いレベルにおちついているが，リンパ節などのリンパ組織では毎日10億から100億個ものHIVが複製されている．この複製の量が血漿中のHIV-RNA量に反映されており，その量が多いほどTリンパ球の減少がはやく，予後も不良である．

Tリンパ球が限度以下に減少すると，免疫力が低下し，健康状

2. 免疫不全による病原体の増殖

破壊されたTリンパ球

破壊されたマクロファージ

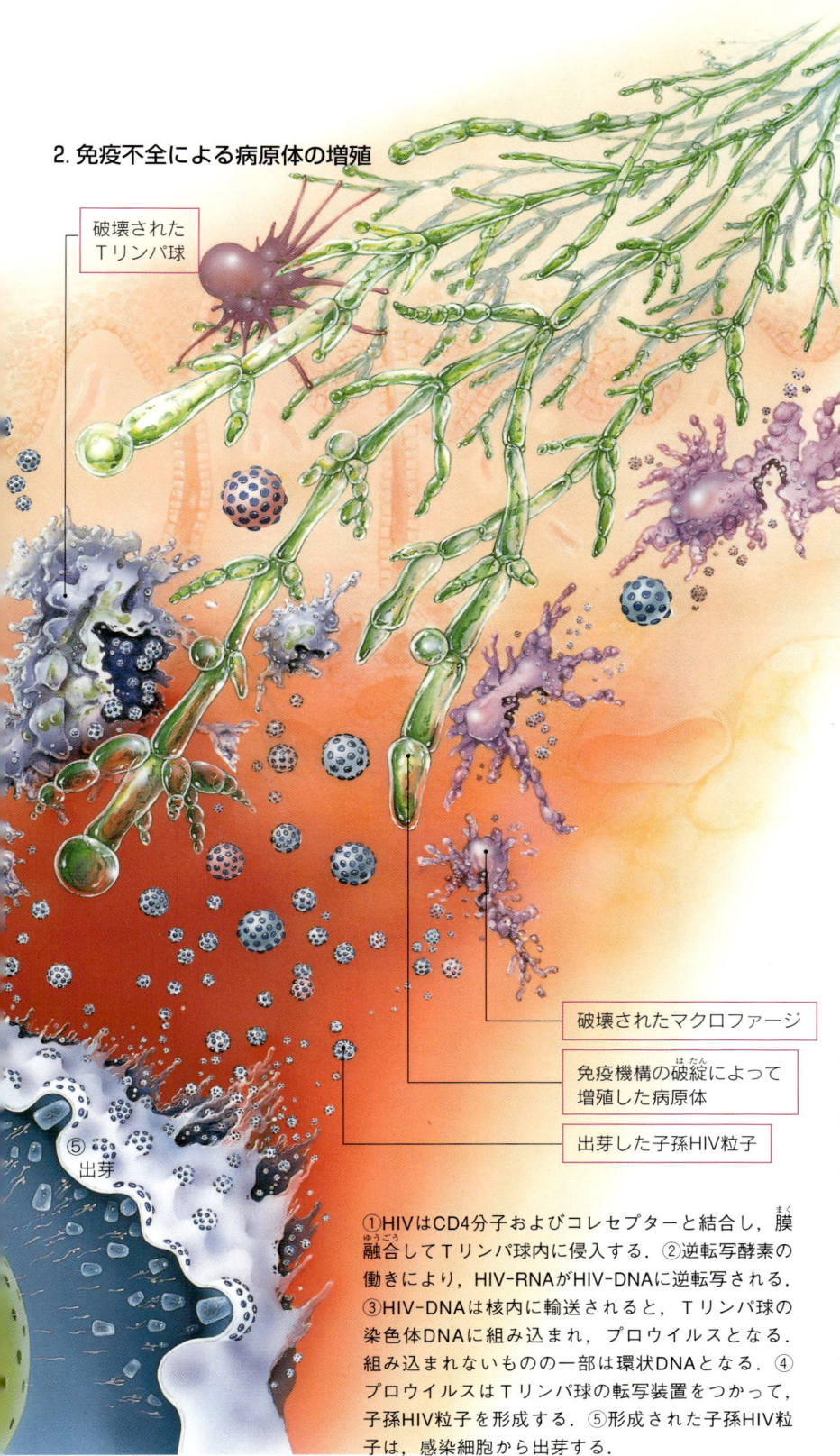

免疫機構の破綻によって増殖した病原体

出芽した子孫HIV粒子

⑤出芽

①HIVはCD4分子およびコレセプターと結合し，膜融合してTリンパ球内に侵入する．②逆転写酵素の働きにより，HIV-RNAがHIV-DNAに逆転写される．③HIV-DNAは核内に輸送されると，Tリンパ球の染色体DNAに組み込まれ，プロウイルスとなる．組み込まれないものの一部は環状DNAとなる．④プロウイルスはTリンパ球の転写装置をつかって，子孫HIV粒子を形成する．⑤形成された子孫HIV粒子は，感染細胞から出芽する．

健常者の大部分はサイトメガロウイルスや単純ヘルペスウイルス，水痘-帯状疱疹ウイルス，エプスタイン-バーウイルス，カリニ原虫などにいつのまにか感染し，体内にこれらの病原体をもっている．健康時は免疫力などにより，これらの病原体を一部の細胞のなかに封じ込めているが，HIV感染症により免疫力が低下すると病原体の活動が活性化し，これらの病原体による感染症が発症する．カンジダなどの真菌も口腔粘膜や皮膚に存在するが，免疫不全状態では増殖して粘膜をおかし，カンジダ症を引き起こす．

4 感染後の経過とエイズの症状

1. 感染後の経過

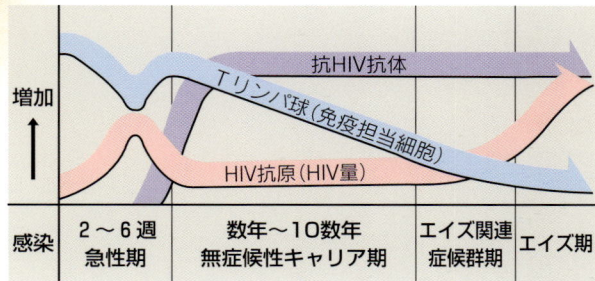

HIVに感染すると急性期にかぜのような症状が出た後，無症候性キャリア期となるが，このあいだにもTリンパ球は減少しつづける．その後，エイズ関連症候群期を経て日和見感染症やカポジ肉腫をともなうようになり，エイズ発症にいたる．

2. エイズの症状

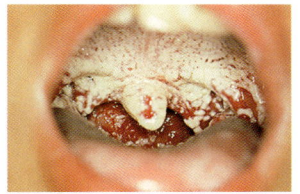

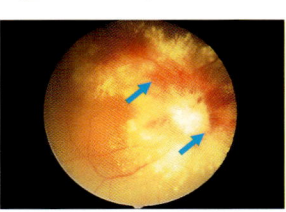

口腔のカンジダ症

足のカポジ肉腫

サイトメガロウイルス網膜炎

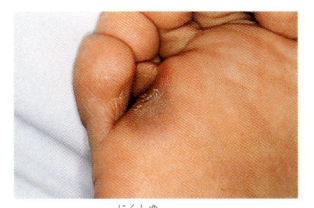

HIV感染症ではTリンパ球が減少するため，生体防御機能が全体的に低下する．とくに原虫疾患，真菌症，サイトメガロウイルス網膜炎（矢印は出血部位）などが発症しやすくなる．

態であればおさえることのできる細菌やウイルスなどによる日和見感染症，たとえば帯状疱疹や口腔カンジダ症を合併したり，結核，カポジ肉腫，カリニ肺炎，サイトメガロウイルス感染症など，エイズの指標となる感染症や悪性腫瘍を発症する（図4-2）．

〔検査と治療〕 HIV感染の判定でもっとも確実な検査は，抗体検査である．HIVに感染すると，免疫反応として抗原であるHIVに対する抗体（抗HIV抗体）がつくられる．しかし感染後数週間はまだ抗体がつくられておらず，抗体検査では診断できない（図4-1）．

HIVはTリンパ球やマクロファージのなかで増殖・変異する．放置しておくと薬剤に耐性をもつ変異もおこり，また複製力や病原性の増大したウイルスも生じる．したがって，なるべくはやい時期から治療を開始してHIVの複製をおさえることがたいへん重要である．近年，抗HIV化学療法が急速に進歩し，3剤，4剤の併用でHIVの複製が強力におさえられることが明らかになってきた．治療法がさらに進歩し，無症候期もエイズを発症してからの生存期間も大幅にのびることが期待されている．　　（木村　哲）

湿疹
eczema

人の皮膚は外界に接する表皮，その下の真皮，そして皮下組織(脂肪組織)からなる(図❶)．湿疹は，外界の刺激から生体を防衛しようとする皮膚(表皮および真皮上層)の反応で，かゆみをともなう無菌性の病気である．皮膚表面の症状の経過からは，紅斑→丘疹→小水疱→膿疱→びらんそして苔癬化にいたるが，それぞれ各症状の段階からかさぶた(痂皮)，角質層のはがれ(落屑)を示して治るといった種々の変化をとりうるもので(図❷)，また同時にこれらさまざまな症状がたがいに入り交じって出現することも，湿疹の特徴である．湿疹のなかまは多いが，もっとも頻度の高いのは，接触皮膚炎とアトピー性皮膚炎である．

〔接触皮膚炎〕 湿疹のなかまの多くは発病原因が不明であるが，なかでは接触皮膚炎の原因は比較的明らかである(図❸-1)．接触皮膚炎は，刺激性とアレルギー性のものに分けられる．刺激性接触皮膚炎は外界からの物理的刺激によるか，あるいは化学的刺激物質との接触により発生する．ある程度以上の刺激が加わればだれにでもおこりうる皮膚炎で，いわゆる主婦湿疹(手湿疹)がその代表である．一方，アレルギー性接触皮膚炎は特定のアレルゲン(抗原)に過敏症を有する(感作された)人にだけ生じるもので，アレルゲンとしては，植物，金属，外用薬などが多い．

〔アトピー性皮膚炎〕 皮膚の乾燥しやすい人や外界の刺激に弱い皮膚をもった人におこる，慢性に経過する湿疹(図❸-2)．食物，環境上の特定の抗原(ダニやハウスダストなど)によるアレルギーも一部では病気の悪化に関係しているが，このアレルギーの関与についてはまだ十分に明らかではない．たしかに，乳児期のアトピー性皮膚炎では，食物アレルギーがみられることがあるものの，その程度は数パーセントにすぎず，学童期以降の患者ではまずみられない．

皮膚の乾燥と刺激に弱いことの原因として，表皮のいちばん上層を構成する角質細胞間に存在する脂質(主としてセラミドと呼ばれる脂質)の減少が考えられている．

(川島 眞，原田 昭太郎)

❶表皮と真皮(皮膚の組織構造)

人の皮膚は，外界と接する側から表皮，真皮，皮下組織からなる．表皮は厚さ1〜0.3mmで最上層の角質細胞は2週間前後ではがれ落ち(落屑という)，下から押し上げられてくる新しい細胞と入れ替わっている．

❷湿疹の経過と症状

湿疹の多くは，まず紅斑の出現ではじまり，その後は図のような経過をたどることが多い．しかし，実際は，これらの症状が入り交じって現れるのがふつうである．

膿疱．小水疱または水疱が化膿したもの．破れると膿はやがて乾き痂皮をつくる．

小水疱．角質細胞間の浮腫が強まり，表皮内にすきまが生じ，透明な液がたまったもの．

びらん．表皮がただれ，滲出物でじめじめ(湿潤)している状態．

丘疹．直径1〜2mm前後の円形の皮膚の隆起．真皮内の浮腫と細胞浸潤のため生じる．

苔癬化．湿疹反応が慢性化し湿潤傾向が減少．表皮の細胞の増殖傾向が活発となり，皮膚が厚く粗くかさかさになった状態．

紅斑．真皮上層の毛細血管が拡張し，それが表皮を介して透けてみえるために，皮膚が赤みをおびてみえる状態．

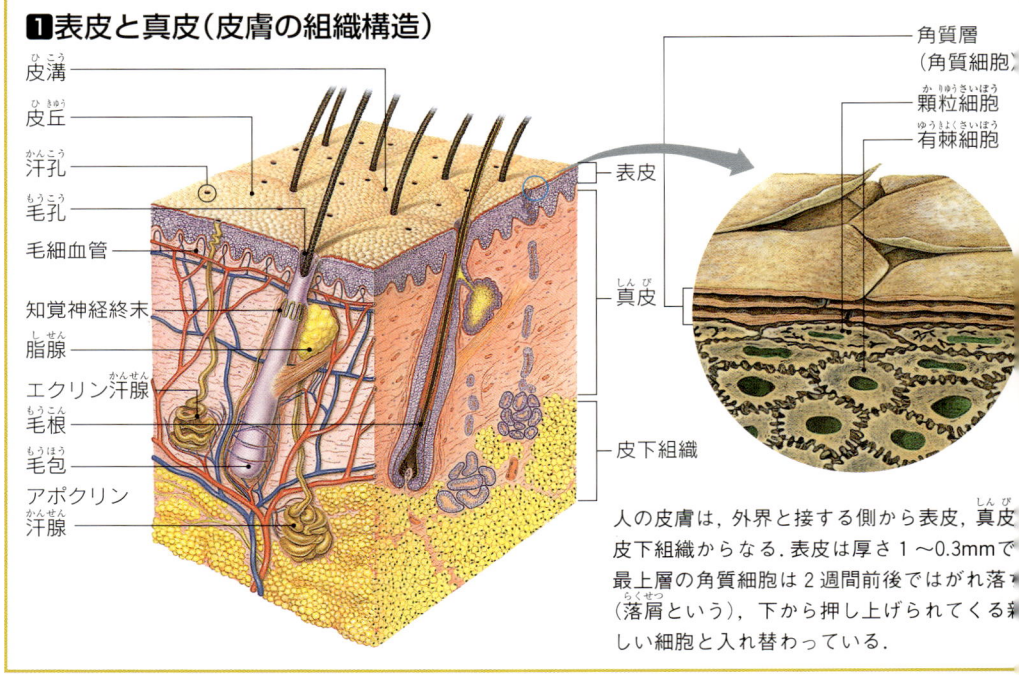

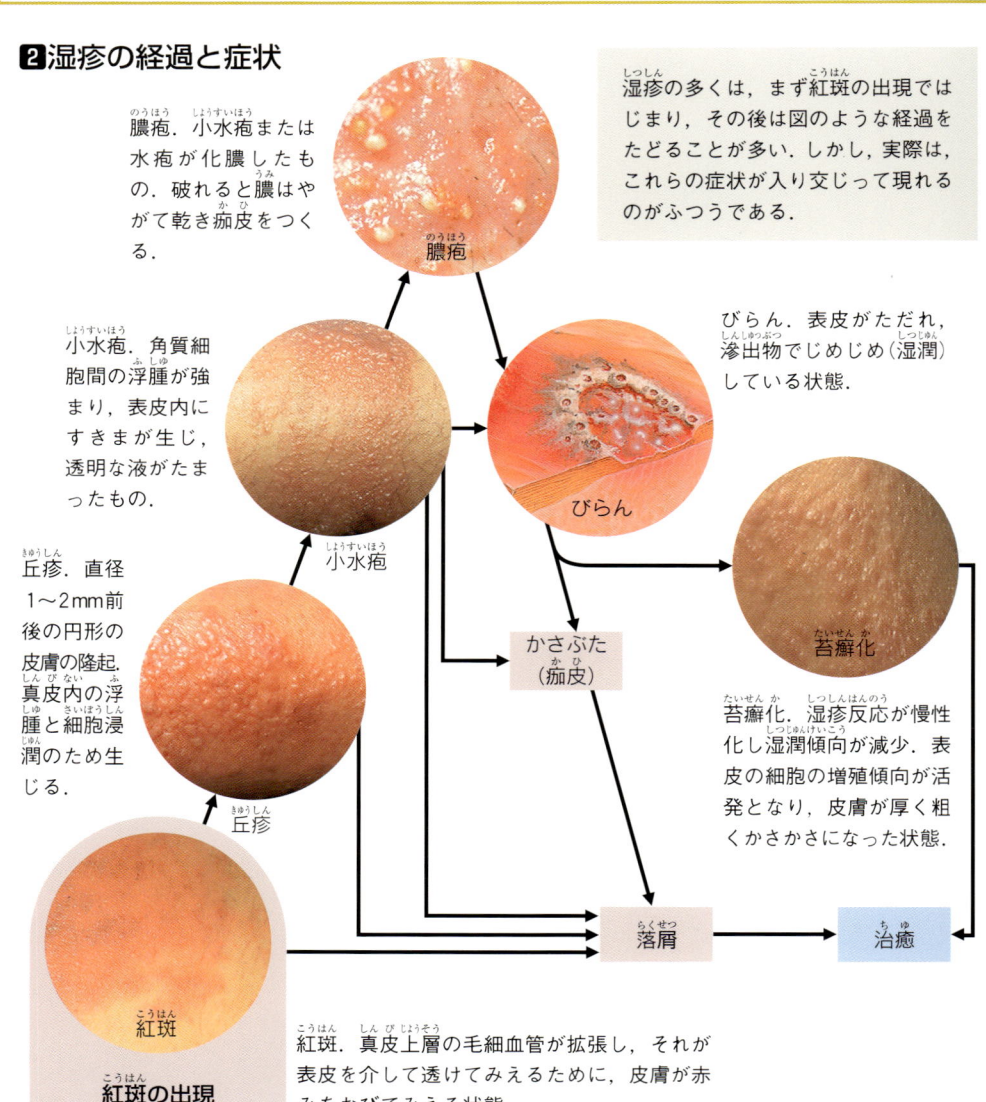

3 湿疹のなかま

1. 接触皮膚炎（原因と症状）

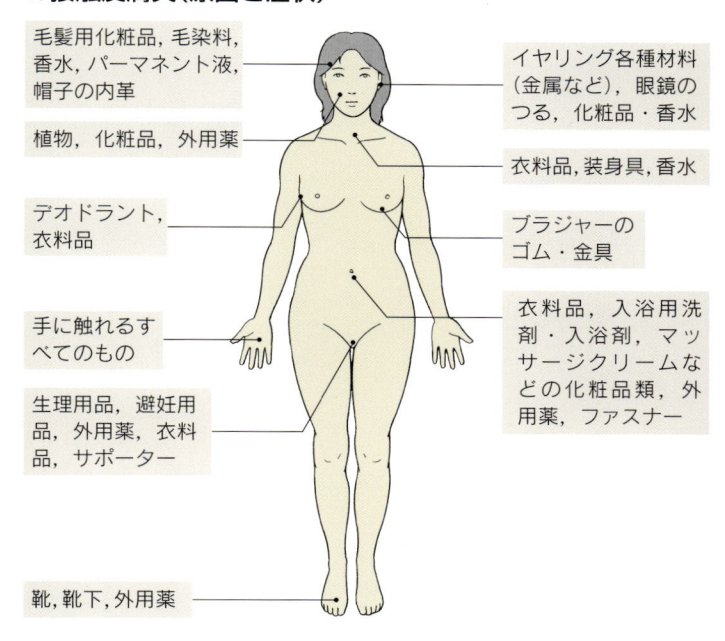

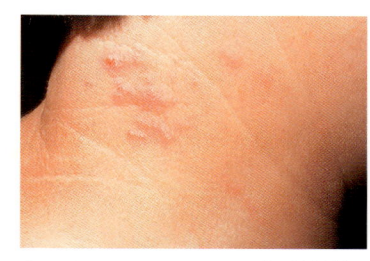

- 毛髪用化粧品, 毛染料, 香水, パーマネント液, 帽子の内革
- 植物, 化粧品, 外用薬
- デオドラント, 衣料品
- 手に触れるすべてのもの
- 生理用品, 避妊用品, 外用薬, 衣料品, サポーター
- 靴, 靴下, 外用薬
- イヤリング各種材料（金属など）, 眼鏡のつる, 化粧品・香水
- 衣料品, 装身具, 香水
- ブラジャーのゴム・金具
- 衣料品, 入浴用洗剤・入浴剤, マッサージクリームなどの化粧品類, 外用薬, ファスナー

ネックレスによるアレルギー性接触皮膚炎.

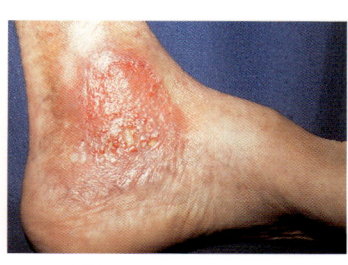

外用薬（抗生物質）によるアレルギー性接触皮膚炎.

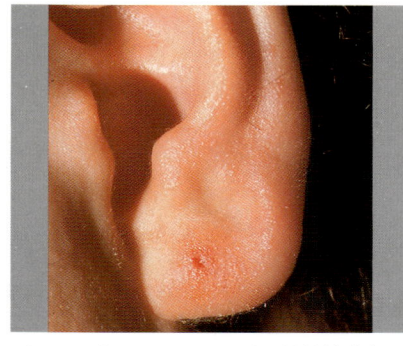

ピアスの金によるアレルギー性接触皮膚炎. しこりを残すのが特徴.

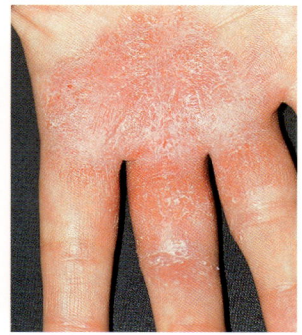

主婦湿疹. アトピー性皮膚炎の素因をもった人に多い.

2. アトピー性皮膚炎（好発部位と症状）

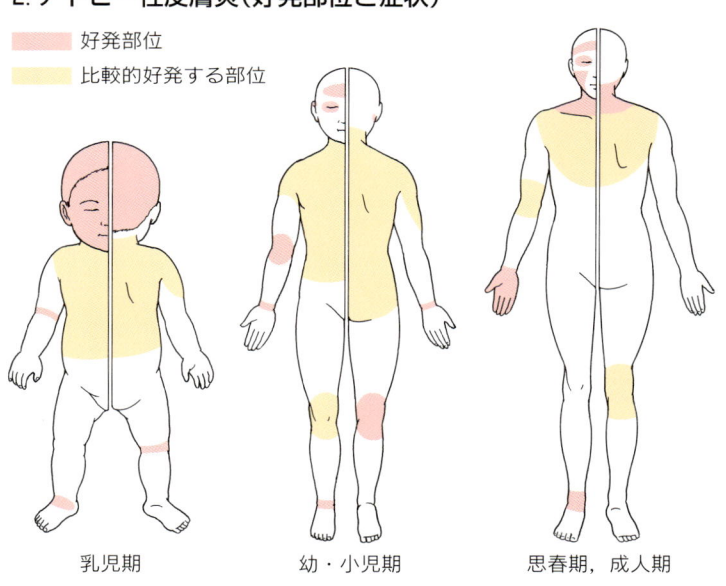

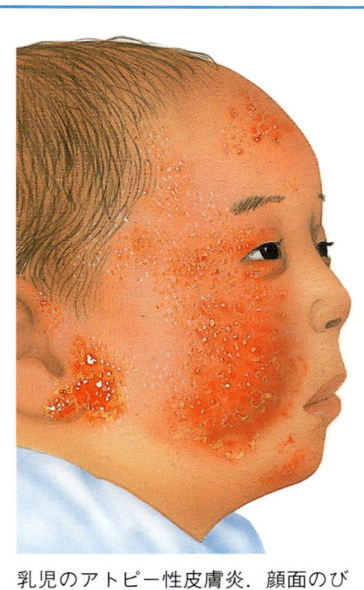

- ■ 好発部位
- ■ 比較的好発する部位

乳児期　　幼・小児期　　思春期, 成人期

乳児のアトピー性皮膚炎. 顔面のびらんをともなう湿潤した皮疹が特徴.

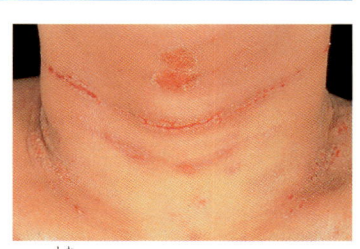

首の皺に沿ったアトピー性皮膚炎.

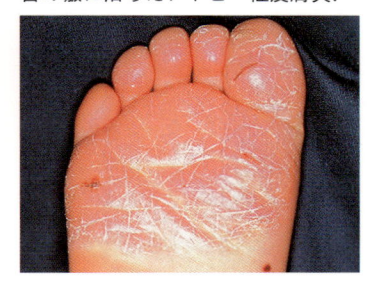

ズック靴皮膚炎. アトピー性皮膚炎患者にみられ, 乾燥と亀裂が特徴.

3. その他の湿疹

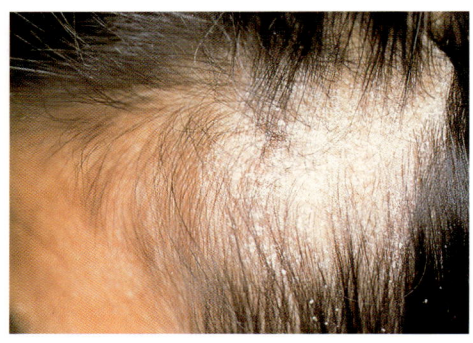

脂漏性湿疹. 頭部, 耳, 胸部などの皮脂分泌がさかんな場所に好発. 紅斑と落屑（大型のふけ）がおもな症状.

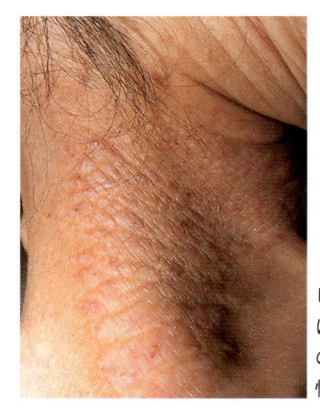

ビダール苔癬. 中高年女性のうなじに好発する. 苔癬化の著明なかゆみの強い慢性湿疹で, 長期にわたり軽快, 悪化を繰り返す.

蕁麻疹
urticaria

❶蕁麻疹の発生から消失まで（症状と経過）

1. 正常の皮膚
外界からの刺激あるいは生体内の刺激により蕁麻疹（膨疹）は発生する（皮膚の各部位名については142ページの図❶も参照）．

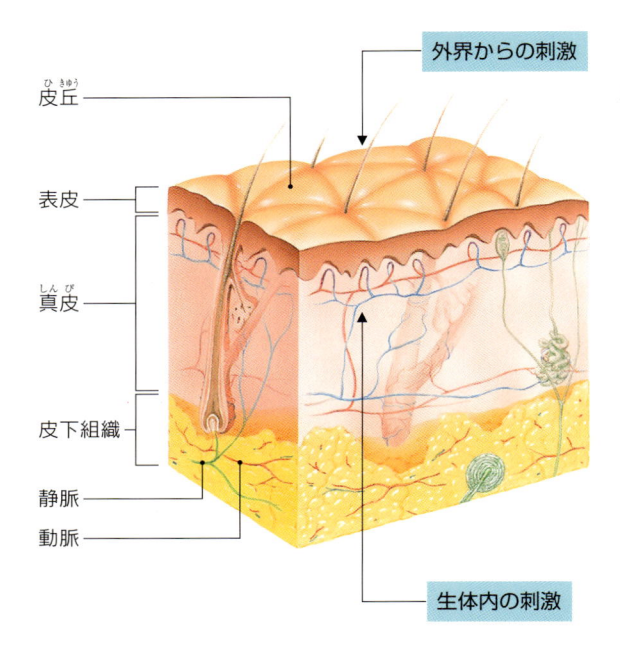

- 外界からの刺激
- 皮丘
- 表皮
- 真皮
- 皮下組織
- 静脈
- 動脈
- 生体内の刺激

2. 紅斑と浮腫の出現
刺激後数分して真皮上層の毛細血管周囲がむくみ，かゆみをともなって皮膚表面が赤みをおびもり上がってくる．

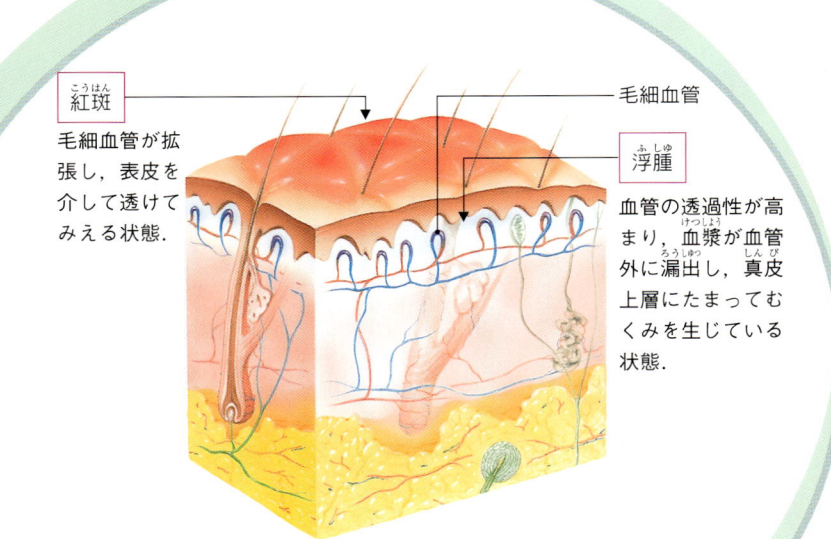

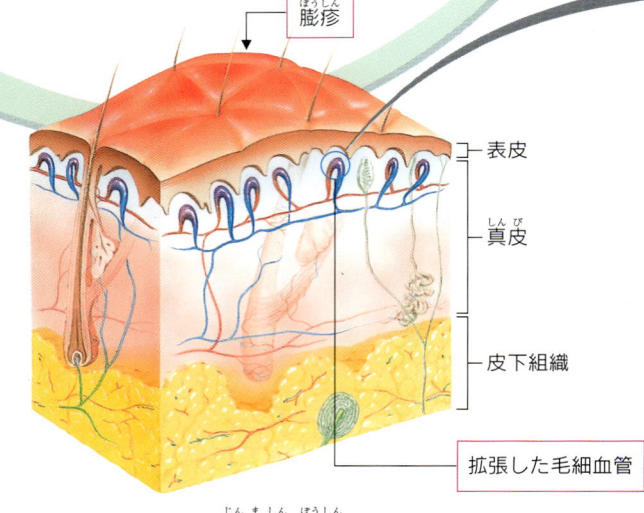

- 紅斑：毛細血管が拡張し，表皮を介して透けてみえる状態．
- 毛細血管
- 浮腫：血管の透過性が高まり，血漿が血管外に漏出し，真皮上層にたまってむくみを生じている状態．

3. 蕁麻疹（膨疹）の完成
- 膨疹
- 表皮
- 真皮
- 皮下組織
- 拡張した毛細血管

短時間に出現した蕁麻疹（膨疹）は，また短時間（数分から数時間）で消失していくのがふつうで，表面上はもとの健康な皮膚にもどる．

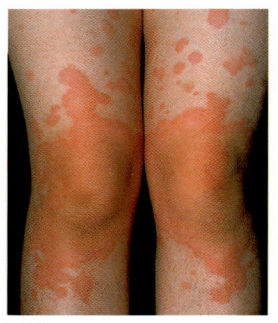

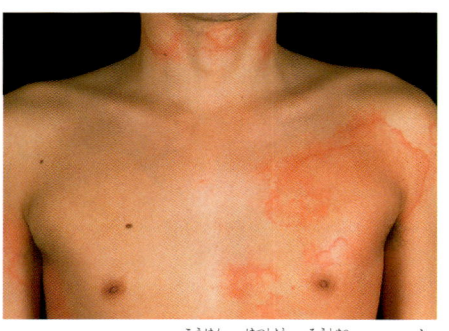

4. 症状の例
膨疹は皮膚の一部分にかぎって，血管拡張による紅斑と血漿の漏出による浮腫が，同時に認められる状態．左は大腿からひざにかけて広範囲に出現した膨疹（女性）．右は前頸部と胸部に発生した膨疹（男性）．

▶かゆみをともない，とつぜん皮膚の一部分が赤みをおびてむくむ．この皮膚の紅斑と浮腫をともなった隆起は膨疹と呼ばれ，蕁麻疹の典型的な症状（皮疹）である．通常，個々の膨疹は短時間であとを残さず消えてしまうが，また別の場所にも現れるといった経過をとる．日常ありふれた病気で，蕁麻疹が消失すれば，もとの健康な皮膚にもどる．経過により急性と慢性がある．

〔原因とおこり方〕 蕁麻疹がなぜおこるのか，その原因を明らかにすることは必ずしも容易ではなく，また原因が究明できてもそれを除くことが困難なばあいも少なくない．いずれにせよ，蕁麻疹は外界からの刺激あるいは生体内の刺激によりおこる一過性の，真皮上層の毛細血管拡張と血管の透過性の高まりによってもたらされる現象で，表皮の組織には変化がないのが特徴である．

真皮の組織中には肥満細胞（マスト細胞）と呼ばれる，細胞質内に顆粒を有する細胞が存在している．この微小な顆粒にはヒスタミンという物質が含まれており，なんらかの刺激が加わると肥満細胞からヒスタミンが放出され，毛細血管のヒスタミン受容体と

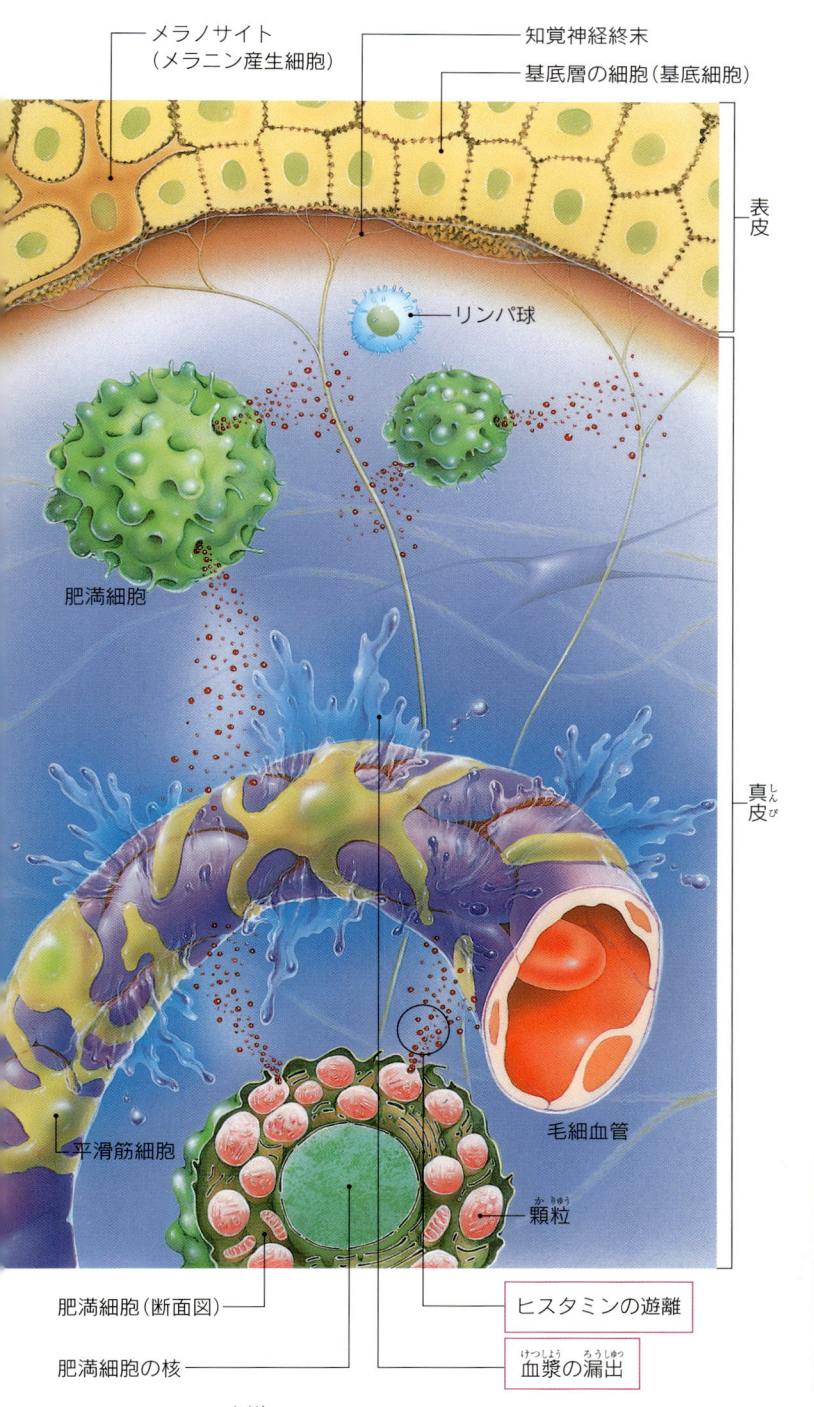

図中ラベル:
- メラノサイト（メラニン産生細胞）
- 知覚神経終末
- 基底層の細胞（基底細胞）
- 表皮
- リンパ球
- 肥満細胞
- 真皮
- 平滑筋細胞
- 毛細血管
- 顆粒
- 肥満細胞（断面図）
- 肥満細胞の核
- ヒスタミンの遊離
- 血漿の漏出

肥満細胞のなかの顆粒内から遊離したヒスタミンは，周囲の血管壁に働き，その血管透過性を高め，血漿成分が漏れ出す．同時に，ヒスタミンは知覚神経終末をも刺激して，かゆみ（瘙痒）をおこす．

❷蕁麻疹のタイプ（種類）

タイプ（種類）		原因，そのほかの特徴
急性蕁麻疹		1ヵ月以内に蕁麻疹の出没がみられなくなるもので，食物，薬剤，ダニ・ハウスダスト（室内塵）などの環境因子に対するアレルギーが原因となるばあいがあるが，多くの例ではまだ証明できていない
慢性蕁麻疹		1ヵ月以上にわたって出没を繰り返すタイプで，ストレスが引き金になっていると思われる例もあるが，ほとんどのばあい原因不明である
物理的蕁麻疹	機械的蕁麻疹	擦過などの軽い刺激が加わった部位に生じるもので，下着などによる圧迫部位にも発生する
	寒冷蕁麻疹	冷水，寒気などの寒冷にさらされた部位に生じるものである
	温熱蕁麻疹	温熱刺激によりおこる蕁麻疹で，きわめてまれである
	日光蕁麻疹	日光が当たった部位に生じるもの．光の波長からいくつかのタイプに分けられる
コリン性蕁麻疹		入浴，運動，精神的ストレスなどの発汗刺激が加わったさいに細かい（粟粒大の）膨疹が生じるもの．かゆみよりちりちりした痛みを感じる
接触蕁麻疹		なんらかの物質，たとえば牛乳などにアレルギーを有する人で，牛乳が接触した部位に膨疹を生じるものである
血管性浮腫		浮腫が真皮上層のみならず真皮下層から皮下組織にまでおよんだもの．まぶた（眼瞼）やくちびる（口唇）に境界が不鮮明なかたいむくみとして生じる

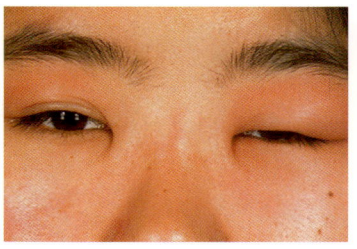

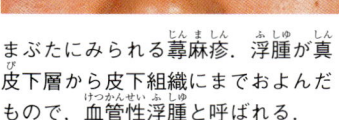

まぶたにみられる蕁麻疹．浮腫が真皮下層から皮下組織にまでおよんだもので，血管性浮腫と呼ばれる．

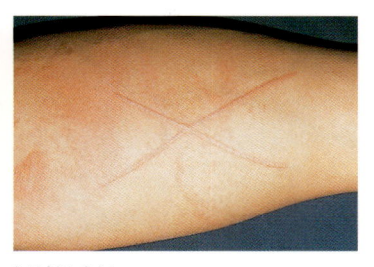

人工蕁麻疹．爪の先などで軽く皮膚を刺激したさい，刺激部位に一致して生じる機械的蕁麻疹である．

結合する．すると血管が拡張し，血管の透過性が高まり，血管壁やすきまから血漿（水分など血球以外の血液成分）が血管外へ漏れ出し，その部位にかぎって皮膚に紅斑と浮腫，すなわち膨疹が形成される（図❶-1～3）．これが蕁麻疹である．肥満細胞からのヒスタミン遊離をうながす刺激には種々のものがあり，刺激の種類によって蕁麻疹のタイプ（種類）が異なる（図❷）．

【症状と経過】 多くのばあい，まず皮膚の一部分に紅斑が出現する．それとほとんど同時にかゆみをおぼえ，やがてその部位が赤くはれはじめる．膨疹の発現は短時間で，多くは急速に，あるいは徐々に拡大していく．蕁麻疹の典型的皮疹である膨疹の形成までは，1～5分内外である．かゆみのためその部分をかくと，さらに蕁麻疹の発現は増強され，紅斑や膨疹は増大する．

蕁麻疹の完成（図❶-3）後，小さなものでは数時間以内に消え去っていく．多くは，数日間にわたりかゆみをともなう膨疹の出没を繰り返すが，1ヵ月までに治癒する．治りにくいものでは2ヵ月以上におよぶ症例もある．

（川島　眞，原田　昭太郎）

単純疱疹, 帯状疱疹
cold sore, zoster

●関連のある病気
口内炎→38㌻　坐骨神経痛→128㌻
肋間神経痛→128㌻

小豆大くらいまでの水ぶくれ(水疱)の集まりを疱疹(ヘルペス)という．単純疱疹ウイルスの感染によるものを単純疱疹または単純ヘルペス，水ぼうそう(水痘)をおこすウイルスである水痘-帯状疱疹ウイルスの感染によるものを帯状疱疹と呼ぶ．

●単純疱疹

〔初感染〕　小児が単純疱疹ウイルスに初めて感染すると，くちびるに水疱や口内炎の多発する疱疹性歯肉口内炎を生じる．とくに母親などに再帰感染(後出)による口唇ヘルペスがあると，こどもに感染してこのような口内炎をおこすことが多い．また，アトピー性皮膚炎をもっている小児のばあいはカポシ水痘様発疹症となり，顔面から胸部に水疱が多数発生する．これが顕性化した初感染の単純疱疹の症状で，多くのばあいは不顕性感染といって，たいした症状も現れずに終わる(図❶)．成人してから感染すると，同様の症状が出現することがある．

〔潜伏感染と再帰感染〕　初感染が症状の出る顕性であれ出ない不顕性であれ，ウイルスは神経線維を伝わって神経節の神経細胞のなかに潜伏感染の状態となる．このウイルスがのちになんらかの刺激によって活性化され，ふたたび神経線維を伝わって出てきて皮膚や口腔粘膜などに水疱を形成するのが再帰感染である．全身いずれの場所にも発生するが，再帰感染の大部分は，くちびるにみられる口唇ヘルペスである(図❶)．

●帯状疱疹

小児が水痘-帯状疱疹ウイルスに初めて感染し，顕性化すると水痘になる．このときウイルスは，顕性，不顕性にかかわらず，全身の神経節に潜伏感染の状態となる．数十年後，加齢による免疫力の低下や過労をきっかけに再帰感染がおこると，知覚神経に沿ってからだの片側にまず強い痛み，ついで紅斑，水疱が出現する．体幹では帯状にからだの半周を取り巻く皮疹(水疱)を形成することが多いので，帯状疱疹の名称で呼ばれる．3週間ほどでかさぶた(痂皮)となって治る．しかし，とくに高齢者では帯状疱疹後神経痛という痛みを残すばあいがある(図❷，図❸)．（川島　眞，原田　昭太郎）

❶単純疱疹の発現経路(ライフサイクル)と症状

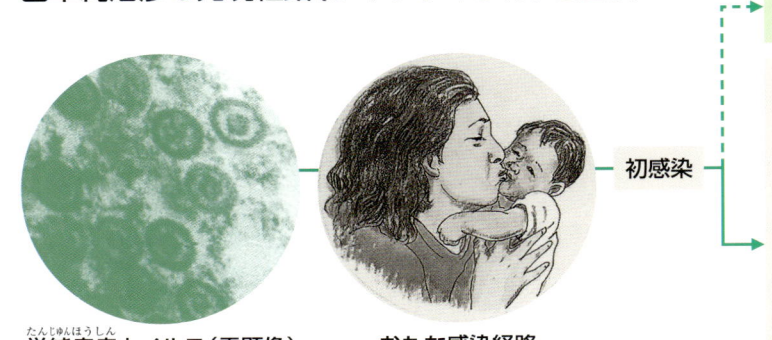

単純疱疹ウイルス(電顕像)　　おもな感染経路

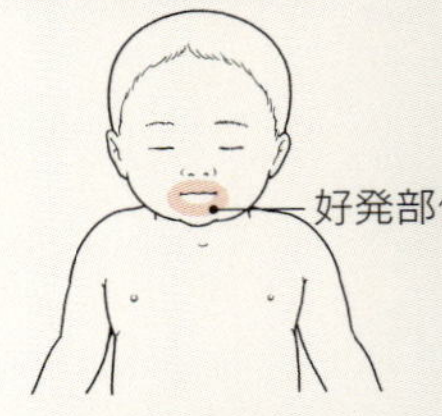

単純疱疹ウイルスには，ヘルペスウイルス1型とヘルペスウイルス2型がある．1型による初感染の多くは不顕性であるが，顕性化すると小児では疱疹性歯肉口内炎やカポシ水痘様発疹症などを発病する．2型による初感染では，陰部に性行為感染症(性病)を生じる．

初感染 → 不顕性感染
　　　 → 顕性感染の症状
　　　　　好発部位
　　　　　疱疹性歯肉口内炎
　　　　　好発部位
　　　　　カポシ水痘様発疹症

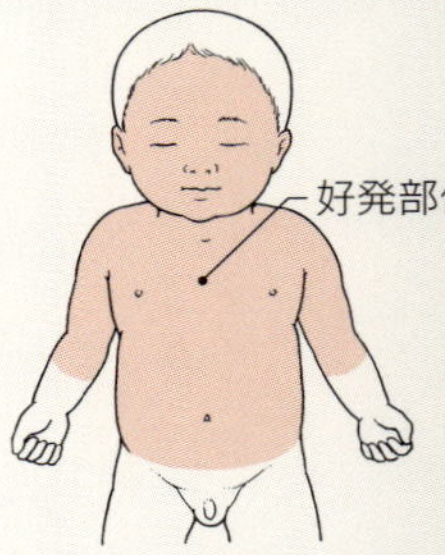

❷帯状疱疹の発現経路(ライフサイクル)と症状

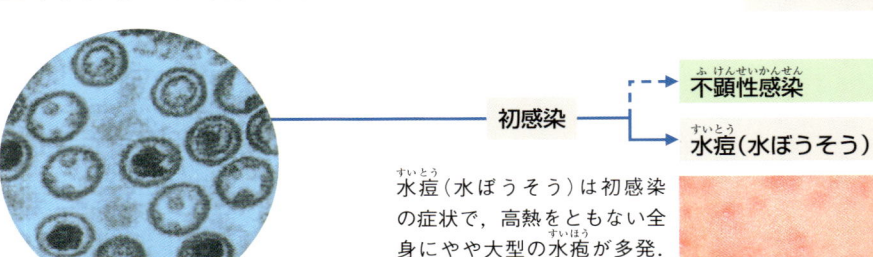

水痘-帯状疱疹ウイルス(模式図)

初感染 → 不顕性感染
　　　 → 水痘(水ぼうそう)

水痘(水ぼうそう)は初感染の症状で，高熱をともない全身にやや大型の水疱が多発．ときに成人にも発生する．

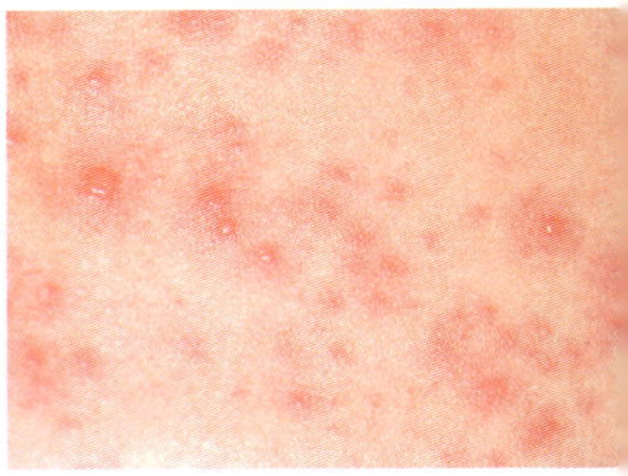

❸帯状疱疹の好発部位と経過

1. 好発部位

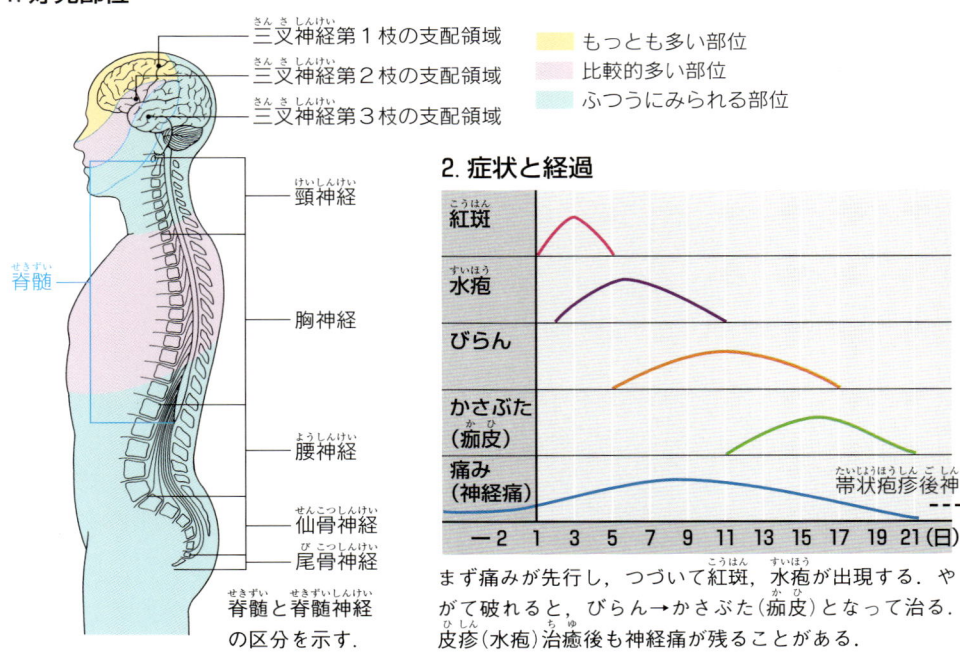

三叉神経第1枝の支配領域
三叉神経第2枝の支配領域
三叉神経第3枝の支配領域
頸神経
脊髄
胸神経
腰神経
仙骨神経
尾骨神経

■ もっとも多い部位
■ 比較的多い部位
■ ふつうにみられる部位

脊髄と脊髄神経の区分を示す．

2. 症状と経過

紅斑
水疱
びらん
かさぶた(痂皮)
痛み(神経痛)　　　　　　　　　帯状疱疹後神経痛
-2　1　3　5　7　9　11　13　15　17　19　21(日)

まず痛みが先行し，つづいて紅斑，水疱が出現する．やがて破れると，びらん→かさぶた(痂皮)となって治る．皮疹(水疱)治癒後も神経痛が残ることがある．

症状はほとんどみられない → 神経節に潜伏感染 → 再帰感染 単純疱疹

こどものころ感染したウイルスは，神経節に潜伏する（潜伏感染の状態）．

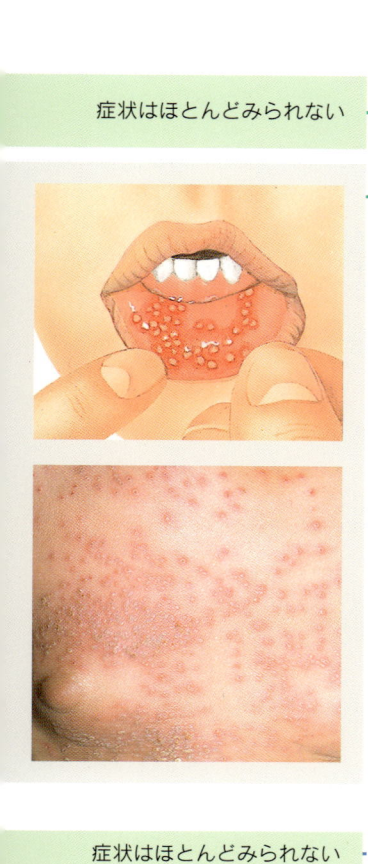

再帰感染はかぜ，発熱，紫外線，過労，ストレス，月経などを引き金におこることが多い．1型による単純疱疹は，くちびるや口の周囲を主とし，一般に上半身に生じる．2型による単純疱疹は，主として下半身（陰部および殿部）に発生する．

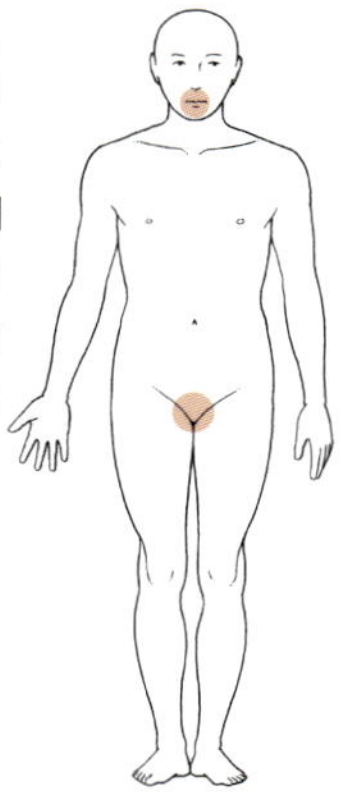

脊髄
脊髄神経節
肋骨

再帰感染の好発部位

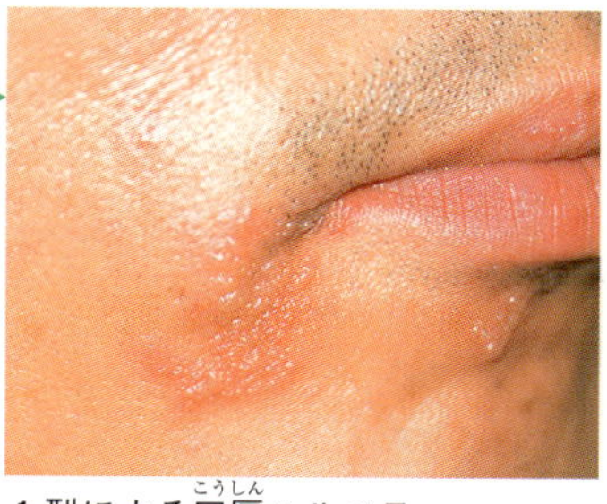

1型による口唇ヘルペス

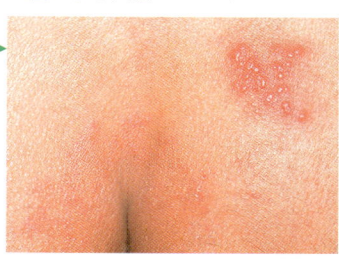

2型による殿部ヘルペス

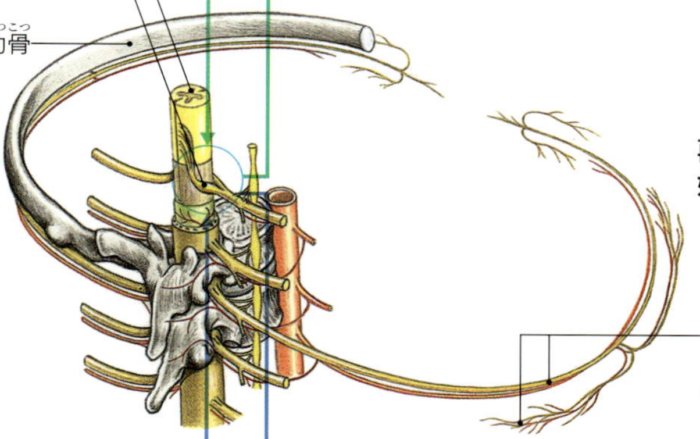

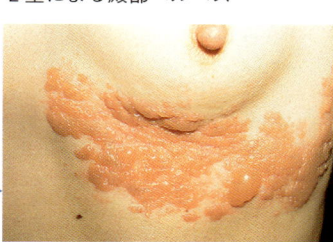

症状はほとんどみられない → 神経節に潜伏感染 → 再帰感染 帯状疱疹

こどものころ感染したウイルスは，神経節に潜伏する（潜伏感染の状態）．

なんらかの原因により活性化された水痘-帯状疱疹ウイルスは，体表面に向かう知覚神経に沿って移動し，皮膚に到達する．

肋間神経（胸神経の前枝で，知覚神経）

胸部の帯状疱疹．体幹では神経の走行に沿って片側性に帯状に発生，神経痛（肋間神経痛）を生じる．

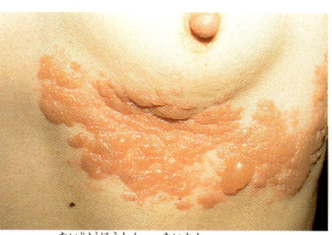

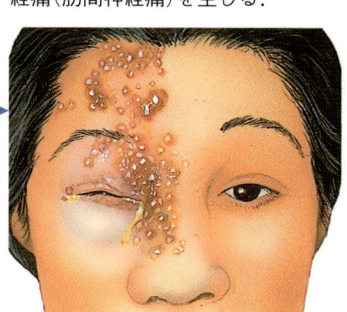

ひたいから眼の辺りに生じると，しばしば重症化して，瘢痕や神経痛（三叉神経痛）を残すことがある．

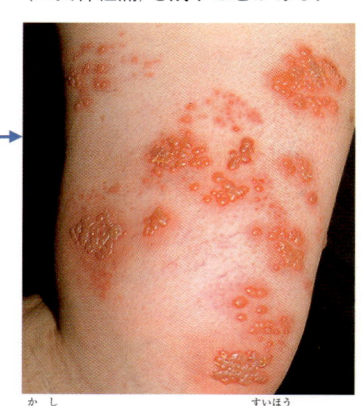

皮疹（水疱）の立体横断面

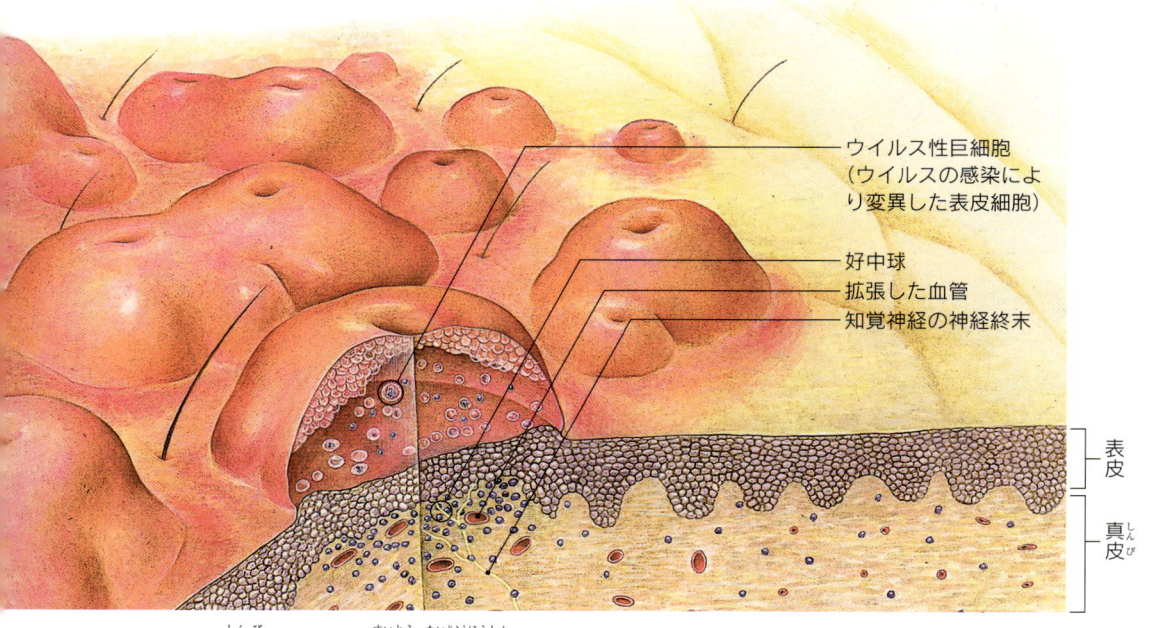

ウイルス性巨細胞（ウイルスの感染により変異した表皮細胞）
好中球
拡張した血管
知覚神経の神経終末

表皮
真皮

知覚神経に沿って真皮に到達した水痘-帯状疱疹ウイルスは，まず真皮に分布する血管に障害を与え，血管の拡張をもたらし，紅斑が生じる．ついで表皮細胞に感染し，その変性・壊死をおこす．このため，表皮内にすきまができ，真皮からの滲出液がたまって図のように水疱が生じる．

下肢に発生すると，縦に水疱の配列がみられ，腰から足先にかけて神経痛が生じる．

単純疱疹，帯状疱疹——147

脱毛症
baldness

● 関連のある病気
トリコチロマニア→171ページ

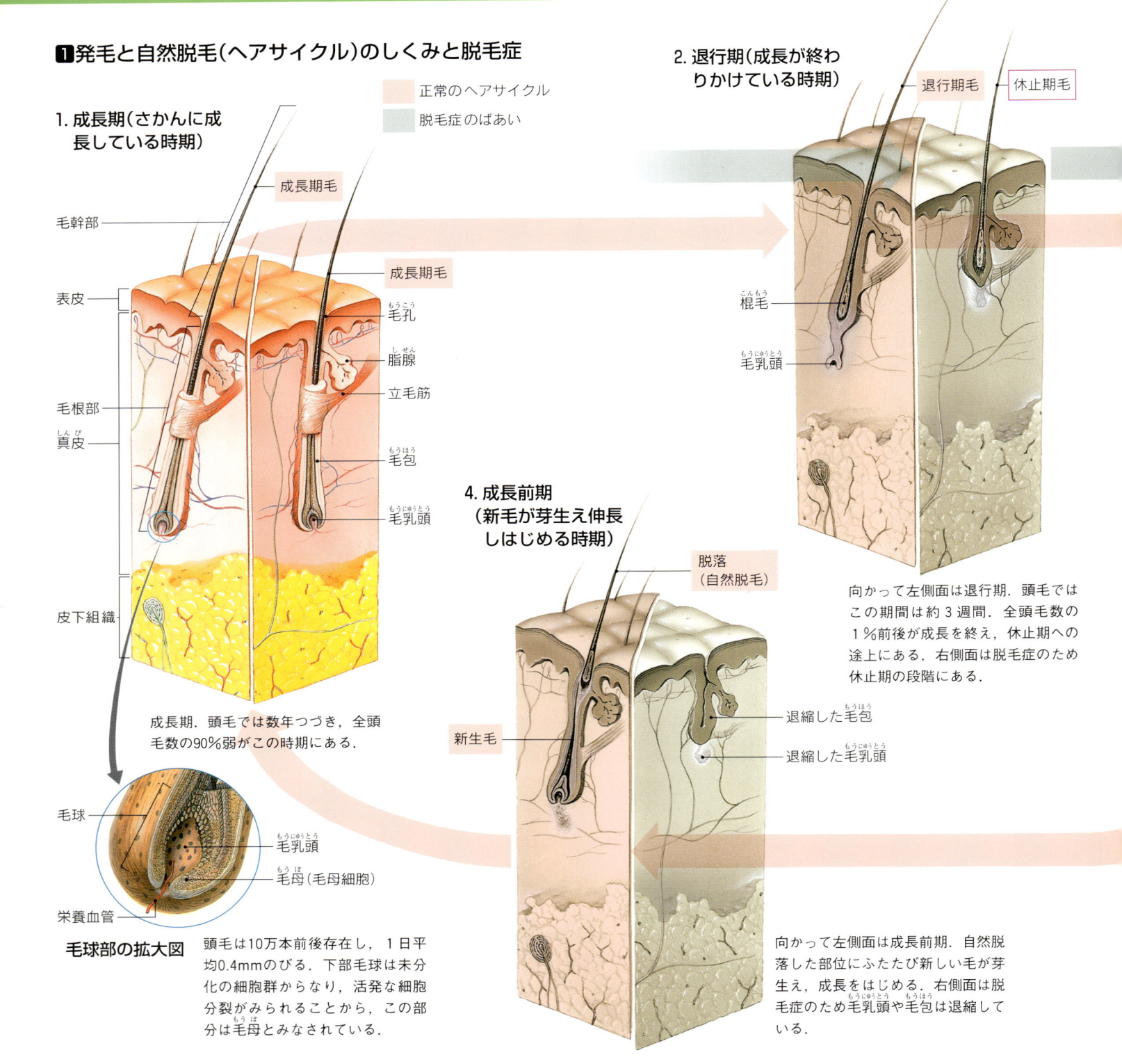

❶発毛と自然脱毛（ヘアサイクル）のしくみと脱毛症

正常のヘアサイクル
脱毛症のばあい

1. 成長期（さかんに成長している時期）

成長期毛
毛幹部
成長期毛
表皮
毛孔
脂腺
立毛筋
毛根部
真皮
毛包
毛乳頭
皮下組織

成長期．頭毛では数年つづき，全頭毛数の90％弱がこの時期にある．

毛球部の拡大図
毛球
毛乳頭
毛母（毛母細胞）
栄養血管

頭毛は10万本前後存在し，1日平均0.4mmのびる．下部毛球は未分化の細胞群からなり，活発な細胞分裂がみられることから，この部分は毛母とみなされている．

2. 退行期（成長が終わりかけている時期）

退行期毛
休止期毛
棍毛
毛乳頭

向かって左側面は退行期．頭毛ではこの期間は約3週間．全頭毛数の1％前後が成長を終え，休止期への途上にある．右側面は脱毛症のため休止期の段階にある．

退縮した毛包
退縮した毛乳頭

4. 成長前期（新毛が芽生え伸長しはじめる時期）

脱落（自然脱毛）
新生毛

向かって左側面は成長前期．自然脱落した部位にふたたび新しい毛が芽生え，成長をはじめる．右側面は脱毛症のため毛乳頭や毛包は退縮している．

▶ 人の毛は，1本1本独自のヘアサイクル（芽生え，成長し，抜け落ちるサイクルで毛周期と呼ばれる）をもっているが，毛をつくるもとになる細胞（毛母細胞）になんらかの障害が加わると，成長した毛は急速に脱落する．このヘアサイクルの異常が脱毛症である．

【ヘアサイクルと脱毛症】　毛髪は，一定期間成長したのちには退行期そして休止期に入り成長が止まり，やがて脱落する（自然脱毛）．しばらくすると毛球にある毛母細胞の再分裂がはじまり新しい毛が芽生え，成長前期の段階を経て成長期にいたり，伸長する．このヘアサイクル（図❶-1〜4）は，とりもなおさずさかんに分裂・増殖して発毛をうながす毛母細胞のサイクルである．

脱毛症は，なにかの原因で毛母細胞が障害を受けると，ヘアサイクルに乱れが生じ，成長期から退行期→休止期に急激に移行し（図❶-1〜3），毛が脱落するためにおこる．その原因はさまざまで，ほぼ出生時から毛髪の脱落をみる先天性脱毛症と，円形脱毛症や男性型脱毛症など真の原因は不明だが生理的または病的な毛周期の異常などでおこる後天性脱毛症とに分類される．

3. 休止期
（成長が止まって自然脱落する時期）

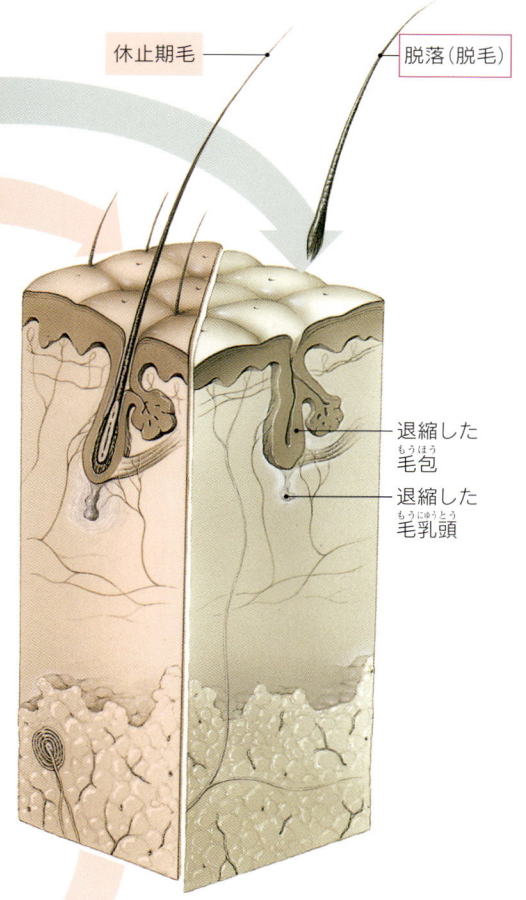

休止期毛　　脱落（脱毛）

退縮した毛包
退縮した毛乳頭

向かって左側面は休止期．頭毛では数ヵ月つづく．全頭毛数の約10％がこの時期にあり，日々自然に抜け落ちていく．右側面は脱毛症のため脱落（脱毛）していく．

円形脱毛症では，通常，特定の部位にかぎって成長期から退行期→休止期への移行が促進されるため，脱毛を生じる．しかし，多くは，半年から1年で毛の再生をみる．一方，男性型脱毛症では，比較的広範な部位で成長期の短縮がおこって，退行期→休止期への移行が速まり，脱毛を生じる．ふつう，毛の再生はおこらない．

2 おもな脱毛症

1. 円形脱毛症の好発部位と症状

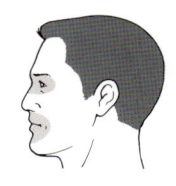

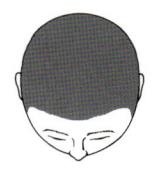

頭毛，まつげ，まゆげ，ひげのほかに，わきげ，陰毛などにもみられる．

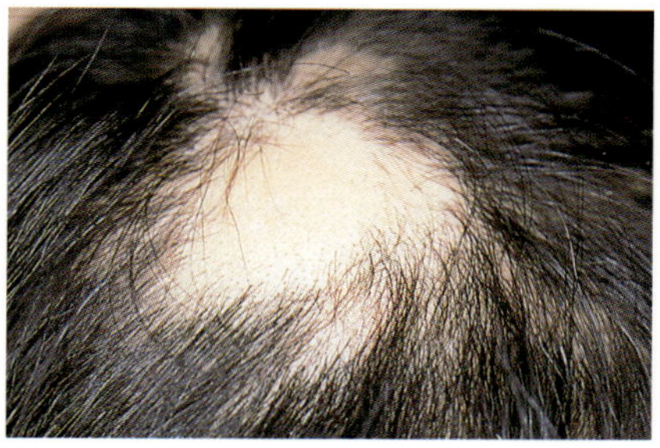

2. 男性型脱毛症のおもなタイプと症状

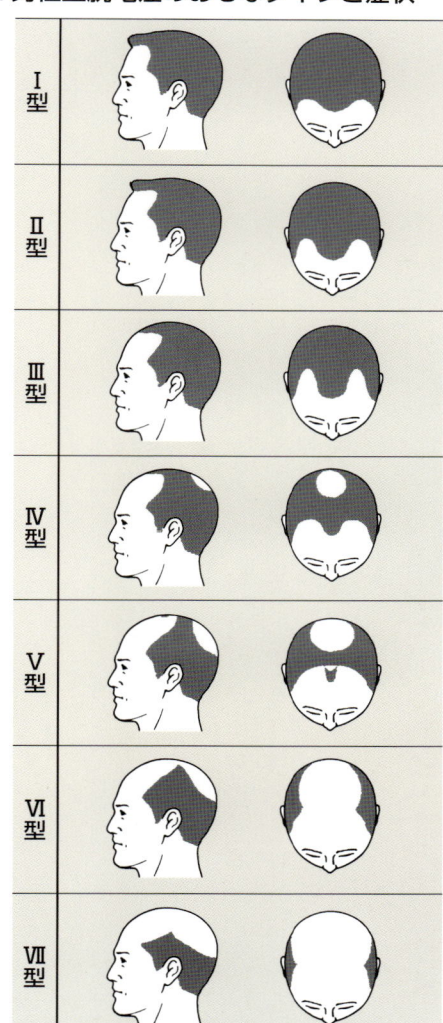

I型／II型／III型／IV型／V型／VI型／VII型

□Norwood，高島の分類による．

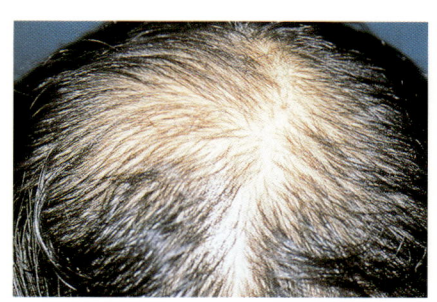

円形脱毛症の単発型で，経過のよいタイプ．自然に治ることが多い．

発病初期の男性型脱毛症（IV型）．

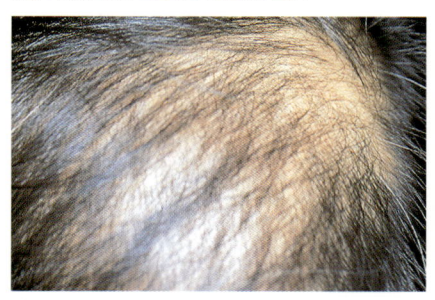

女性にみられる男性型脱毛症（IV型に近い）．

3. トリコチロマニア（抜毛癖）

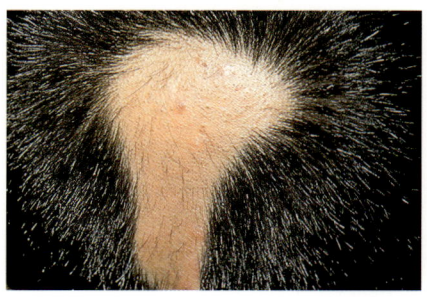

無意識のうちに毛を引き抜くために生じる脱毛．若い男性の例．

【円形脱毛症】　ほぼ円形のはげ（脱毛斑）がとつぜん頭部に出現する．自覚症状に欠けるため，しばしば他人に指摘されて気づくことも多い．多発することもあり，融合してさまざまな形状を呈する．さらに進行すると，完全に頭髪が抜けた全頭脱毛症から全身の脱毛をきたす汎発性脱毛症にいたることもまれにある．原因は不明だが，自己免疫異常，アトピー体質との関連，環境の変化による精神的ストレスなどが関与していると思われる．円形脱毛症の大部分は，通常，6ヵ月ないし1年以内に自然に治る（図2-1）．

【男性型脱毛症】　壮年性脱毛症とも呼ばれ，青壮年期の男性特有の〈若はげ〉である．遺伝的素因が関与していることは明らかだが，真の原因は不明．男性ホルモンが毛母細胞の分裂・増殖をおさえるように働き，成長期が短縮し休止期に移行するために，まず硬毛が軟毛に変化し，さらに脱毛して頭毛が薄くなる．生理的現象で，進行をおくらせることはできても回復は期待できない．ときにかゆみとふけをともなう．育毛剤の早期使用で進行をおさえることがある程度可能である（図2-2）．　　（川島　眞，原田　昭太郎）

糖尿病
diabetes mellitus

● 関連のある病気
脳梗塞→12ページ　眼底出血→26ページ　心筋梗塞→54ページ
腎炎(糸球体腎炎)→92ページ　動脈硬化症→132ページ
高脂血症→154ページ

▶血液中の糖(ブドウ糖)濃度が高い状態になりやすい身体的特質をいい、空腹時血糖値が126mg/dl以上、または食後(75gブドウ糖負荷試験では負荷後2時間)の血糖値が200mg/dl以上あるばあいに糖尿病と診断される。慢性の高血糖がつづくと全身の血管に異常を生じ、やがてさまざまな臓器に重大な障害(慢性合併症)をきたす。血糖値が高くても必ずしも自覚症状は認められないが、高血糖を放置すると慢性合併症をおこすので、早期に診断して治療を行う必要がある。

[原因と発病のしくみ]　糖尿病は、糖や脂質の代謝に重要な役割をもつ、インスリンというホルモンの働き(図2)が不足することによっておこる(図3-1~3)。

糖尿病は、2つのタイプに分類される(図4)。1つは膵臓のランゲルハンス島にあるインスリン分泌細胞(B細胞、図1)が破壊され、高度のインスリン欠乏に陥るタイプで、1型糖尿病と呼ぶ。白人と比べると日本人にはこのタイプは少なく、糖尿病患者全体の2~3%以下と推定される。1型糖尿病の原因は明らかではないが、免疫細胞が自己のインスリン分泌細胞を攻撃して破壊すると考えられ、ウイルス感染や免疫系の遺伝的素因が関係する可能性がある。

もう1つは2型糖尿病と呼ばれる。2型糖尿病では、すこしずつではあるが特定の原因遺伝子が判明したものも出てきているが、多くは複数の遺伝的素因が複雑に関係していると推定されている。遺伝的素因として、肝臓や筋肉でインスリンが効きにくいこと(インスリン抵抗性)や、インスリン分泌細胞が機能低下に陥りやすいこと(インスリン分泌不全)などがあげられる。

また、肥満、高脂肪食、運動不足、種々のストレスなどの環境因子も、インスリン抵抗性の悪化やインスリン分泌機能の低下に関与し、2型糖尿病の発病や悪化の原因となる。その他、血糖値を高める働きのあるホルモンが過剰に分泌される疾患(クッシング症候群、褐色細胞腫、末端肥大症、バセドウ病など)や膵疾患(慢性膵炎や膵がん)、肝硬変などが原因で糖尿病状態になる場合もある。

1 インスリンを分泌する部位の構造

肝臓や全身の筋肉、脂肪組織の糖・タンパク・脂質代謝の調節に重要な働きをしているインスリンと呼ばれるペプチドホルモンは、膵臓の内分泌部である膵島(ランゲルハンス島)に分布するB細胞でつくられ、血液中に分泌されている。

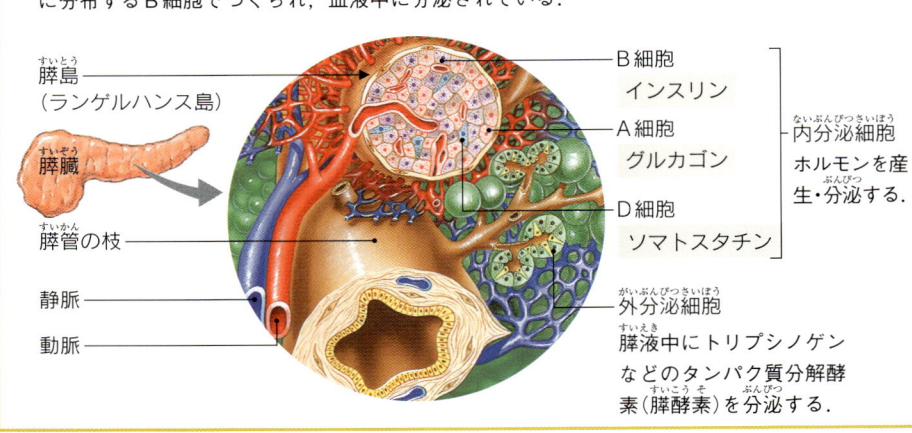

- 膵島(ランゲルハンス島)
- 膵臓
- 膵管の枝
- 静脈
- 動脈
- B細胞　インスリン
- A細胞　グルカゴン
- D細胞　ソマトスタチン
- 内分泌細胞：ホルモンを産生・分泌する。
- 外分泌細胞：膵液中にトリプシノゲンなどのタンパク質分解酵素(膵酵素)を分泌する。

2 インスリンの働き(作用)

食物中の糖質は、腸管でブドウ糖(グルコース)にまで分解され、吸収されて血液中に入る。血液を介して脳、肝臓、筋肉、脂肪組織など全身に運ばれ、貯蔵あるいは消費される。このようなブドウ糖の利用はインスリンによって巧妙に調節されている。

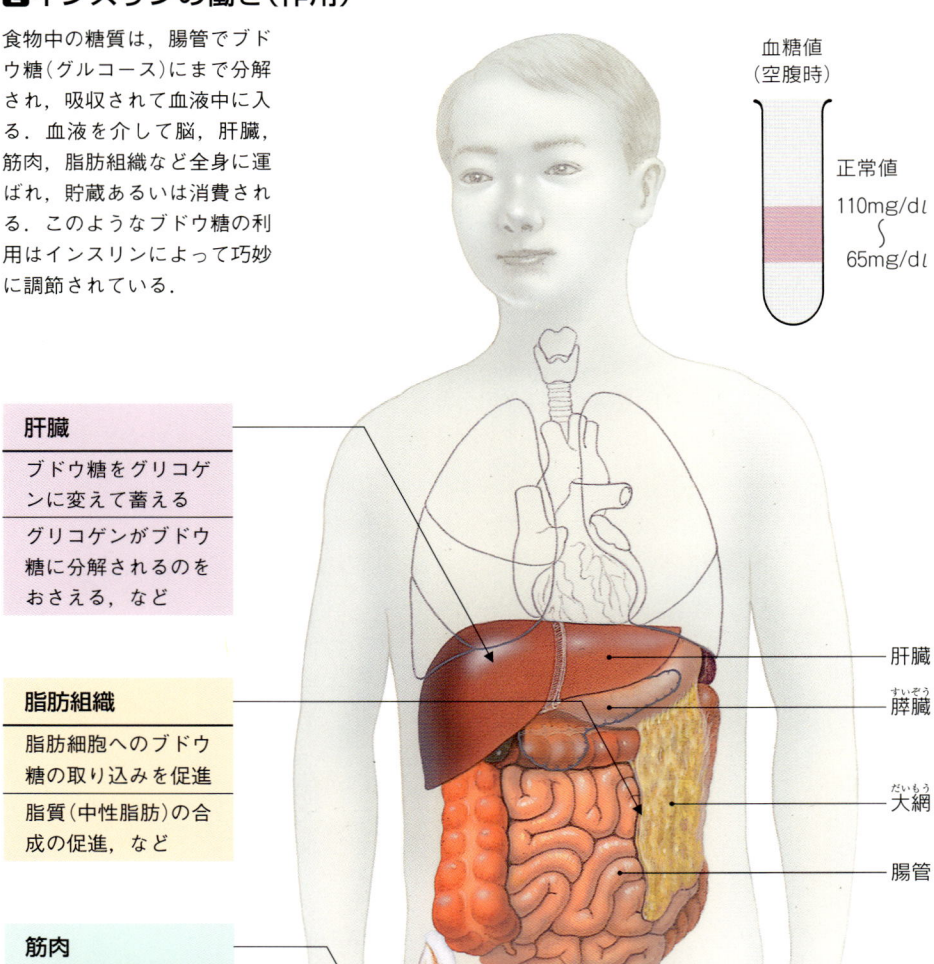

血糖値(空腹時)　正常値　110mg/dl　65mg/dl

肝臓
- ブドウ糖をグリコゲンに変えて蓄える
- グリコゲンがブドウ糖に分解されるのをおさえる、など

脂肪組織
- 脂肪細胞へのブドウ糖の取り込みを促進
- 脂質(中性脂肪)の合成の促進、など

筋肉
- 筋肉細胞へのブドウ糖の取り込みを促進
- 筋肉細胞へのアミノ酸の取り込みを促進、など

- 肝臓
- 膵臓
- 大網
- 腸管

3 発病のしくみ

1. インスリンの働き（作用）が弱まる因果関係

1型糖尿病のばあい

免疫系の遺伝的素因（ウイルスが関与？）
↓
免疫細胞が自己のインスリン分泌細胞（B細胞）を攻撃・破壊

2型糖尿病のばあい

肥満，高脂肪食，運動不足，ストレス
↓
遺伝的素因 → インスリン抵抗性の増大
　　　　　 → インスリン分泌不全
→ インスリンの作用不足（下図参照）

インスリン抵抗性とはインスリンの働き（作用）にブレーキがかかっている状態である．

2. インスリンの作用不足による高血糖の出現

インスリンの働き（作用）が不足してくると，血液中のブドウ糖（グルコース）が筋肉や脂肪組織の細胞へ取り込まれにくくなり，また肝臓ではグリコゲンの分解や糖新生が促進される．このため，血液中の糖やインスリンの濃度が高くなってくる（高血糖や高インスリン血症の状態）．

肝臓
- 肝細胞内のグリコゲンがブドウ糖に分解され，血液中に放出される
- 脂質やタンパク質から新たにブドウ糖がつくりだされ，血液中に放出される（糖新生の促進），など

脂肪組織
- 脂肪細胞へのブドウ糖の取り込みがおさえられる
- 脂質の分解がすすむ，など

筋肉
- 筋肉細胞へのブドウ糖の取り込みがおさえられる
- タンパク質の分解がすすむ，など

血糖値（空腹時）↑ 高血糖 126mg/dL以上

4 糖尿病のタイプ（種類）とその特徴

1型糖尿病	2型糖尿病
●発病前，発病時の肥満はみられない	●発病前，発病時の肥満は80%にみられる
●発病年齢は一般に10～14歳であるが，中年過ぎの発病もまれではない	●発病年齢は一般に成年以降（46～60歳）．わが国では若年者でも増加している
●発病は急激である	●発病はゆるやかである
●遺伝的素因あり	●遺伝的素因つよくあり
●インスリンの分泌は極端に低下する	●インスリンの分泌はわずかに低下する
●治療にはインスリン注射が欠かせない	●まず食事療法と運動療法が中心となる

2型糖尿病は，中高年以降に発病することが多かったが，食生活などの欧米化にともない，若年者や児童にもこのタイプの糖尿病の発病が増加している．

3. 糖の利用低下による代謝異常

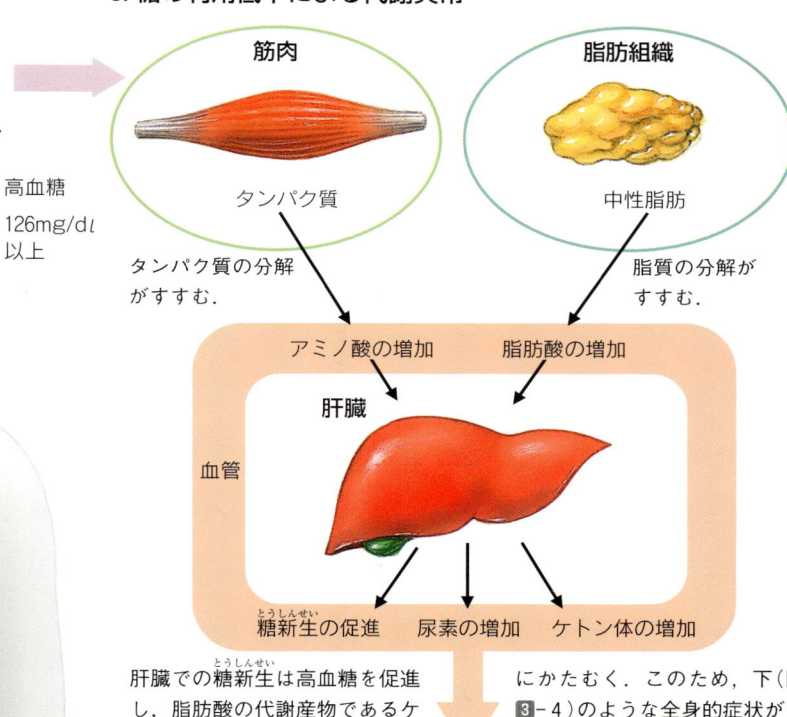

筋肉（タンパク質）→ タンパク質の分解がすすむ．→ アミノ酸の増加
脂肪組織（中性脂肪）→ 脂質の分解がすすむ．→ 脂肪酸の増加

→ **肝臓**（血管）→ 糖新生の促進／尿素の増加／ケトン体の増加

肝臓での糖新生は高血糖を促進し，脂肪酸の代謝産物であるケトン体の増加により血液は酸性にかたむく．このため，下（図3-4）のような全身的症状がおこってくる．

4. 発病時のおもな症状

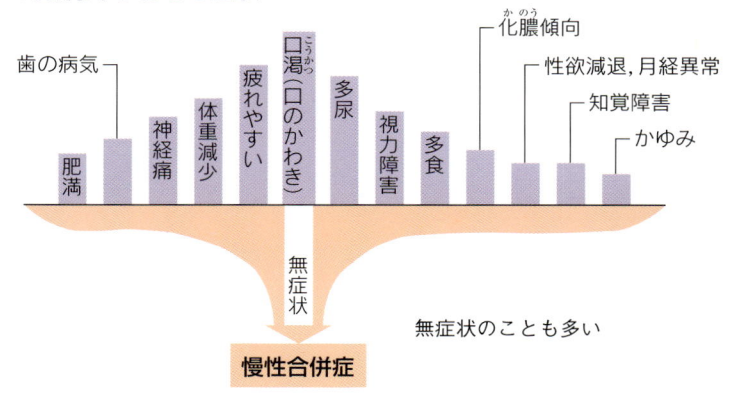

肥満／歯の病気／神経痛／体重減少／疲れやすい／口渇（口のかわき）／多尿／視力障害／多食／化膿傾向／性欲減退，月経異常／知覚障害／かゆみ

無症状 → 慢性合併症

無症状のことも多い

5 病気の進行

←→ 相互に移行　→ 進行

進行の状態	前糖尿病	潜伏期糖尿病	無症状糖尿病	顕性糖尿病
	将来糖尿病となりうるが，現在はあらゆる種類の検査でも異常を示さない時期．	無自覚で糖尿病に特有な症状を示さないが，負荷試験でときに異常を示す時期．		糖尿病に特有な症状(151㌻の図❸-4)または種々の慢性合併症を示す時期．
空腹時の血糖値	正常	正常	正常，ときに軽度上昇	上昇
ブドウ糖負荷試験	正常	妊娠，ストレス時に異常	異常	明らかに異常(危険をともなうこともある)

ブドウ糖(グルコース)負荷試験とは一定量のブドウ糖を人為的に与え，血糖値の変化の範囲と時間的経過をみる検査．なお，尿糖は血糖値が170mg/dℓ以上にならないと認められないので，食後に検査しないと糖尿病の早期発見にはなりにくい．血糖値は日によって，また1日のなかでも時間によって変動する．正常では朝食前の血糖値は110mg/dℓ未満であり，食後(75gブドウ糖負荷試験では負荷後2時間)でも140mg/dℓ未満である．血糖検査では糖尿病の診断基準に達しないが，正常とはいえないばあいを境界型と判定する．数のうえでは糖尿病人口(600万～700万人)に匹敵すると推定される境界型の人は，放置すれば糖尿病に進行する可能性のある群であり，すでに動脈硬化の危険性は高まっていると考えられている．

6 おもな慢性合併症

眼の障害(糖尿病性網膜症)

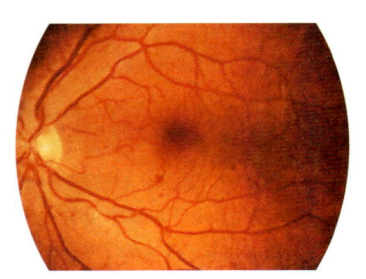

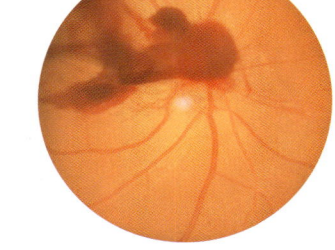

初期の糖尿病性網膜症　　中程度の糖尿病性網膜症

糖尿病の発病後数年から10年前後で，網膜の毛細血管瘤と小出血斑とを含む赤色点としてはじまる(27㌻の図❷-2の①～③参照)．

腎臓の障害(糖尿病性腎症)

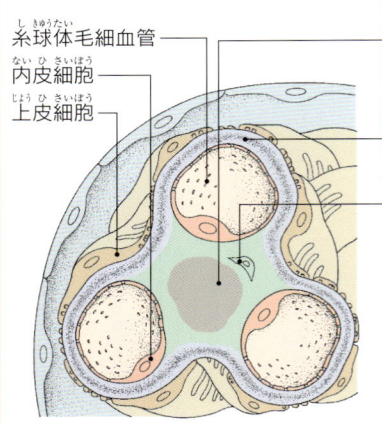

糸球体毛細血管
内皮細胞
上皮細胞
硝子様物質がメサンギウム基質に結節状に沈着
糖・タンパク物質の蓄積による毛細血管基底膜の肥厚
メサンギウム細胞

毛細血管基底膜の肥厚や糸球体の結節性病変(糖尿病性糸球体硬化症)などのため，からだから老廃物を尿に出す働きが失われる．初期症状はタンパク尿である．

[症状と経過]　わが国の糖尿病の大部分を占める2型糖尿病は，ふつう非常にゆっくりと進行し，無症状のまま何年も経過する(図❺)．そのおもな症状を151ページの図❸-4に示す．

清涼飲料水の多飲により急激な悪化をみることもあるが，早期に徹底した食事療法と適度の運動療法を行うことで，血糖値を正常近くに改善させることも可能である．インスリン抵抗性やインスリン分泌不全が高度になれば，経口治療薬の服用，あるいはインスリン注射が必要になる．

1型糖尿病は，急速にインスリン分泌細胞の破壊が進行し，呼吸の異常をもともなったきわめて重篤な状態(ケトアシドーシス)に陥った段階で診断される場合もある．1型糖尿病は，診断がついた時点で，インスリン療法を開始する必要がある．破壊されたインスリン分泌細胞の働きを補うためにはインスリン注射の継続が必要である．一方，インスリン分泌細胞の移植も試みられており，人工膵の開発，インスリン分泌細胞の再生の研究，経口投与可能なインスリン作用薬物の開発なども行われている．

[慢性合併症]　インスリンの作用不足により，血糖値が高くなりやすい体質をもった人が糖尿病と診断されるが，病気らしい症状がないのがふつうである．空腹時の検査で尿に糖が出ないことも多い．しかし，1型，2型いずれの糖尿病でも，高血糖が持続すれば慢性合併症を引き起こす(図❻)．

糖尿病が十分に治療されないコントロール不良状態では，からだが過剰な糖にさらされつづけ，臓器を構成する細胞に代謝異常が生じるようになる(151㌻の図❸-3)．このため，図❻に示すように，全身の細小動脈，とくに網膜や腎糸球体の毛細血管に基底膜の肥厚，毛細血管瘤などの障害をきたす．動脈硬化もすすみ，心臓や脳の血管の閉塞(梗塞)や下肢に壊疽をおこす．高血圧や高脂血症は合併症を悪化させる因子である．合併症をおこさないためには血糖値をできるだけ正常に近づけておくことが重要である．

2～3ヵ月間の血糖値の状況はグリコヘモグロビンA_{1c}を検査することでわかり，その値が7％未満に維持されていれば合併症を引き起こすことは少ないと考えられている．　　　(戸塚　康男)

動脈

剥離した血栓
動脈硬化などのため血管壁が肥厚すると，その部位に血栓（血液が凝固したもの）ができやすくなる．血栓が剥離すると，流れていった先で血管がつまる，などの原因となる．

毛細血管

内皮細胞　赤血球

細小動脈

毛細血管瘤

静脈

基底膜の肥厚

糖尿病性細小血管症の発生
全身の細小動脈や毛細血管に基底膜の肥厚，毛細血管瘤などの変化がおこる．このため，毛細血管の密集した眼の網膜や腎臓の糸球体などがとくに障害されやすい．

動脈硬化の促進
糖尿病にともなう高血圧，肥満，高脂血症（脂質代謝異常）は冠状動脈をはじめ全身の動脈の動脈硬化を促進する．このため，脳梗塞，心筋梗塞，下肢の壊疽などを引き起こす．

脳梗塞

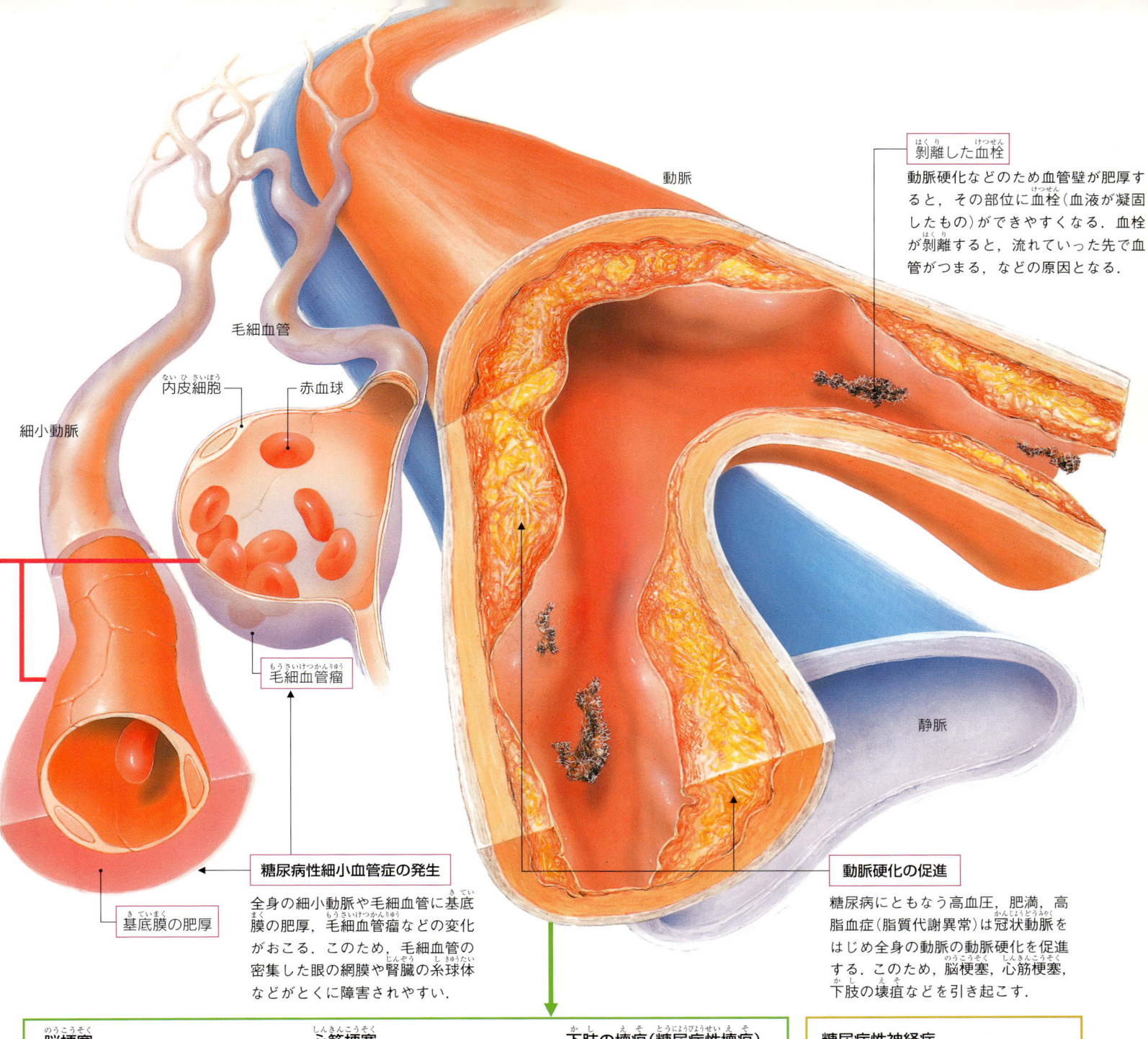

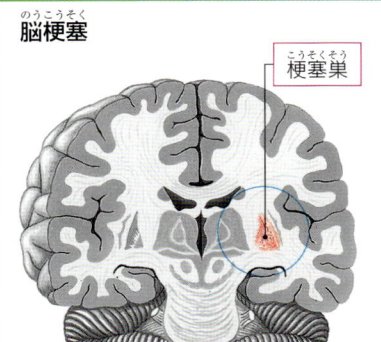

梗塞巣

小さな梗塞巣が多発するのが特徴である．脳出血は比較的少ない（→12ページ）．

心筋梗塞

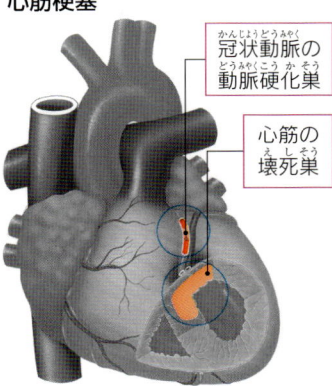

冠状動脈の動脈硬化巣

心筋の壊死巣

発作は非定型的で特有な痛みに乏しく，急性期にはショックや心不全をおこしやすい（→54ページ）．

下肢の壊疽（糖尿病性壊疽）

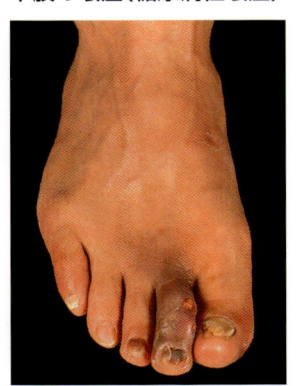

壊疽とは手足，皮膚，口腔など外界に接する組織の一部が病原菌の感染により腐敗し，壊死に陥った状態である．重症例では指や足の切断も余儀なくされる．

糖尿病性神経症

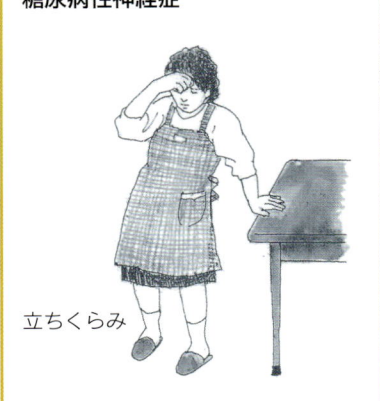

立ちくらみ

足先や手先の知覚障害で発病することが多い．神経痛は夜間に悪化し，不眠の原因となるほか，便秘，下痢，立ちくらみ，勃起障害などの自律神経障害もおこる．

糖尿病——153

高脂血症
hyperlipemia

●関連のある病気
頭蓋内出血→10ページ　　脳梗塞→12ページ
眼底出血→26ページ　　心筋梗塞→54ページ
高血圧症→130ページ　　動脈硬化症→132ページ

1 コレステロールの循環と高脂血症

1. 高脂血症のおもな原因

食事からの過剰な摂取	脂質の過剰な摂取は高脂血症の原因となる．食事の総量よりもバランスが重要であり，摂取した脂質量の割合が高ければ高脂血症につながる．

肝臓での異常	脂質の合成の亢進，取り込みの障害，処理能力の低下，分解酵素の異常などで高脂血症につながる．

2. コレステロールの正常な循環

食事からの摂取

肝臓で合成された脂質はVLDLに組み込まれて血液中に放出される．その後，VLDLは，血液中で中性脂肪を失って比重が上がり，LDLに変化する．

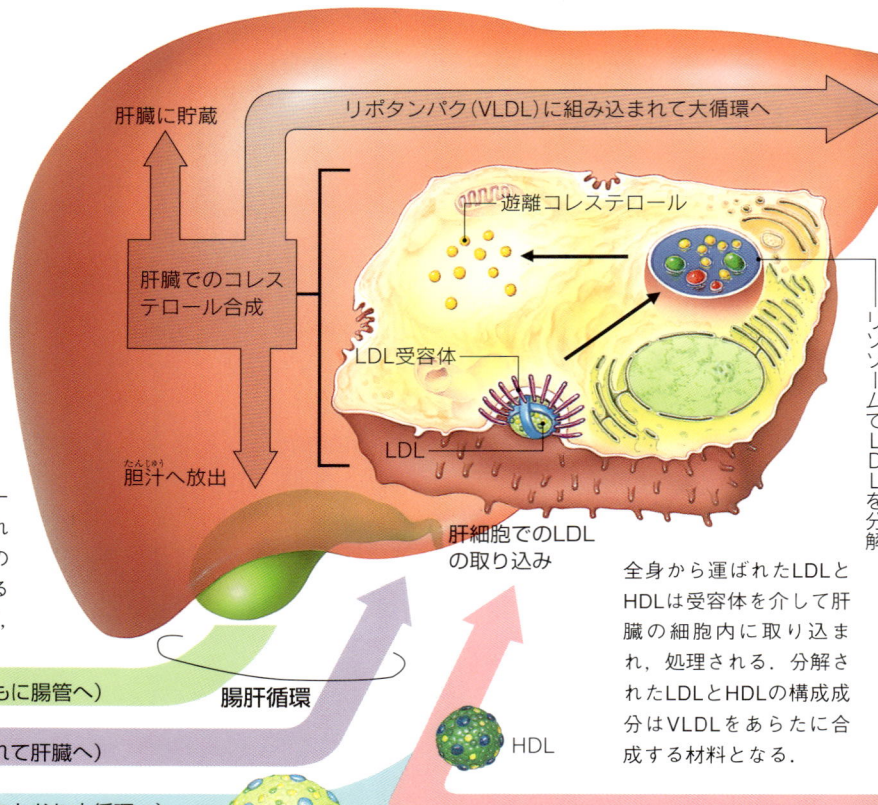

肝臓に貯蔵
リポタンパク（VLDL）に組み込まれて大循環へ
肝臓でのコレステロール合成
遊離コレステロール
LDL受容体
LDL
リソームでLDLを分解
胆汁へ放出
肝細胞でのLDLの取り込み

肝臓に存在するコレステロールの一部は胆汁酸に変換されて腸管に送られる．胆汁酸の一部は便とともに排泄されるが，ほとんどは再吸収されて，肝臓にもどり利用される．

胆管（胆汁とともに腸管へ）
門脈（再吸収されて肝臓へ）
リンパ管（胸管をとおり大循環へ）
腸肝循環
HDL
キロミクロン

全身から運ばれたLDLとHDLは受容体を介して肝臓の細胞内に取り込まれ，処理される．分解されたLDLとHDLの構成成分はVLDLをあらたに合成する材料となる．

腸管で吸収された脂質は，キロミクロンというリポタンパクの形でリンパ液や血液中を流れるが，そのままでは大きすぎて血管のそとに出られず，細胞に取り込まれない．酵素などによって分解されることで，より比重が高くコレステロールの豊富なLDLに変化し，肝臓の細胞に取り込まれ処理される．

排泄

▶血液中には，コレステロール，中性脂肪，リン脂質などの脂質があるが，これらの脂質が1つでも異常に増加する状態を高脂血症という．なかでもコレステロールの増加は放置しておくと動脈硬化症をまねき，狭心症，心筋梗塞，脳梗塞などいのちにかかわる合併症を引き起こしかねない．

［脂質と高脂血症］ コレステロールは細胞膜の構成成分，副腎や性腺でのホルモンの材料，肝臓での胆汁酸の材料として利用され，中性脂肪はエネルギー源として利用されるなど，脂質は人体にとって必須の役割をもつ．脂質は，食事から吸収されるほか，肝臓で合成されることによってできる．

血液中の脂質の多くは，リポタンパクという構造をとって全身に運ばれる（図1-2）．リポタンパクにはキロミクロン（乳状脂粒），VLDL（超低比重リポタンパク），LDL（低比重リポタンパク），HDL（高比重リポタンパク）などのほかさまざまな種類があるが，それぞれ中性脂肪やコレステロールを含む割合が異なる．またリポタンパクは，全身を循環するさい，細胞間やリポタンパクどうしでの脂質のやりとりによって別の種類に変化する．リポタンパクの種類のうち，高脂血症にかかわるものとしては，キロミクロ

リポタンパクの構造

- アポタンパク
- ビタミンE
- リン脂質
- 遊離コレステロール
- 中性脂肪
- コレステリルエステル

コレステロールや中性脂肪などの脂質はそのままでは水に溶けにくいので，特殊なタンパク質であるアポタンパクと結合し，リポタンパクという構造をとることで，水に溶けやすくなる．リポタンパクに含まれるコレステロールのうち，遊離コレステロールは，リポタンパク間や細胞間でのやりとりに適したものである．一方，コレステリルエステルは，細胞内での貯蔵やリポタンパク内での輸送に適している．図は，さまざまに種類の異なるリポタンパクを概念化している．

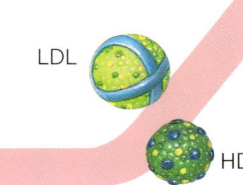

大循環　肝臓から末梢へ

コレステロールはLDLの形で末梢組織の細胞に運ばれ，取り込まれる．

大循環　末梢から肝臓へ

HDLは，末梢の細胞から余分なコレステロールを抜き取り，肝臓へもどす役割がある．また，HDLは血液中でLDLからコレステリルエステルを受け取る．血液中のLDLが増加していても，同じ割合でHDLがふえていれば問題は少ないという見方もある．

末梢での取り込みの障害

肝臓および末梢の細胞でのLDLの取り込みに障害があると，処理されない脂質が血液中にとどまって血液中の脂質は増加し，高脂血症につながる．

末梢の細胞でのLDLの取り込み

- 遊離コレステロール
- コレステリルエステル
- LDL
- LDL受容体
- HDL
- リソソームでLDLを分解

LDLは細胞表面にあるLDL受容体によって細胞内へと取り込まれた後，タンパク分解酵素を含むリソソーム内で分解され，貯蔵に適したコレステリルエステルに変換される．さらに，遊離コレステロールに変換されると，ホルモンの合成に適した形となる．

利用されない余分なコレステロールはHDLに取り込まれる．

LDLの比較　／　HDLの比較

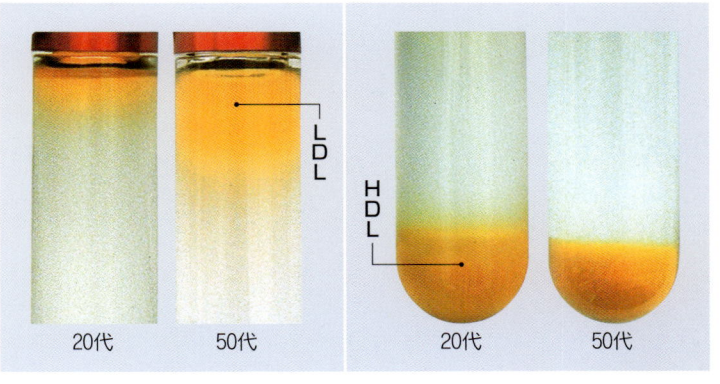

LDL，HDLともに左が正常の20代男性例，右が軽度の高脂血症の50代男性例．50代男性では20代男性に比べてLDLは多く，HDLが少ないことがわかる．

ン，VLDL，LDL，HDLが重要である．

なかでも，LDLはコレステロールを含む割合が高く，コレステロールを全身の末梢組織に運ぶ役割をもつ．高脂血症のうち，さまざまな疾患の原因となる高コレステロール血症は，LDLの増加ともっとも関係しているので，LDLは悪玉コレステロールと呼ばれることがある．一方，いわゆる善玉コレステロールと呼ばれるHDLは，おもに肝臓でつくられて全身を循環するが，末梢組織の細胞からコレステロールを引き抜き，肝臓まで運ぶ役割をもつ．したがって，HDLが増加すると血液中のコレステロール濃度は減少する．肝臓に運ばれたコレステロールの一部は，胆汁酸に変換されるなどして腸管に送られ，便とともに排泄される（図❶-2）．

【高脂血症の原因】　リポタンパクの生成過程や代謝経路のどこかに障害があれば高脂血症は生じうる．たとえば血液中のLDLは受容体を介して細胞に取り込まれるが（図❶-2），その受容体に先天的な機能障害があると，LDLは肝臓や末梢の組織で利用されないまま血液中にとどまるため，血液中の濃度はふえる．そのほか，食事での過剰な摂取や肝臓での処理能力の異常によっても血液中の脂質は増加し，高脂血症につながる（図❶-1）．

高脂血症——155

2 粥状硬化巣のできるしくみ

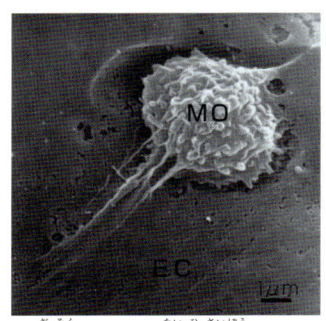

図中の数字は写真の番号と対応する．MO：単球，EC：内皮細胞，MA：マクロファージ．

① 単球（MO）は内皮細胞（EC）からの刺激によってLDLの沈着した部位にあつまる．

② 偽足を出し，内皮細胞（EC）の辺縁部を巻き上げながら内皮細胞層を通過しはじめる．

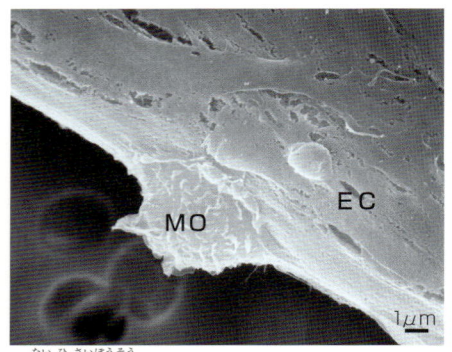

③ 内皮細胞層をはがして通過中の単球（MO）を裏側からみる．

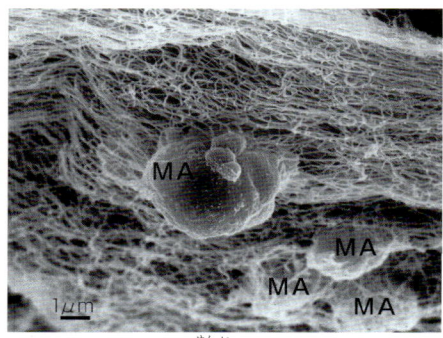

④ 単球はコラーゲン線維の集積するマトリックス（組織）を分解しながら移動し，マクロファージ（MA）に分化する．（①〜④写真提供：内藤 眞）

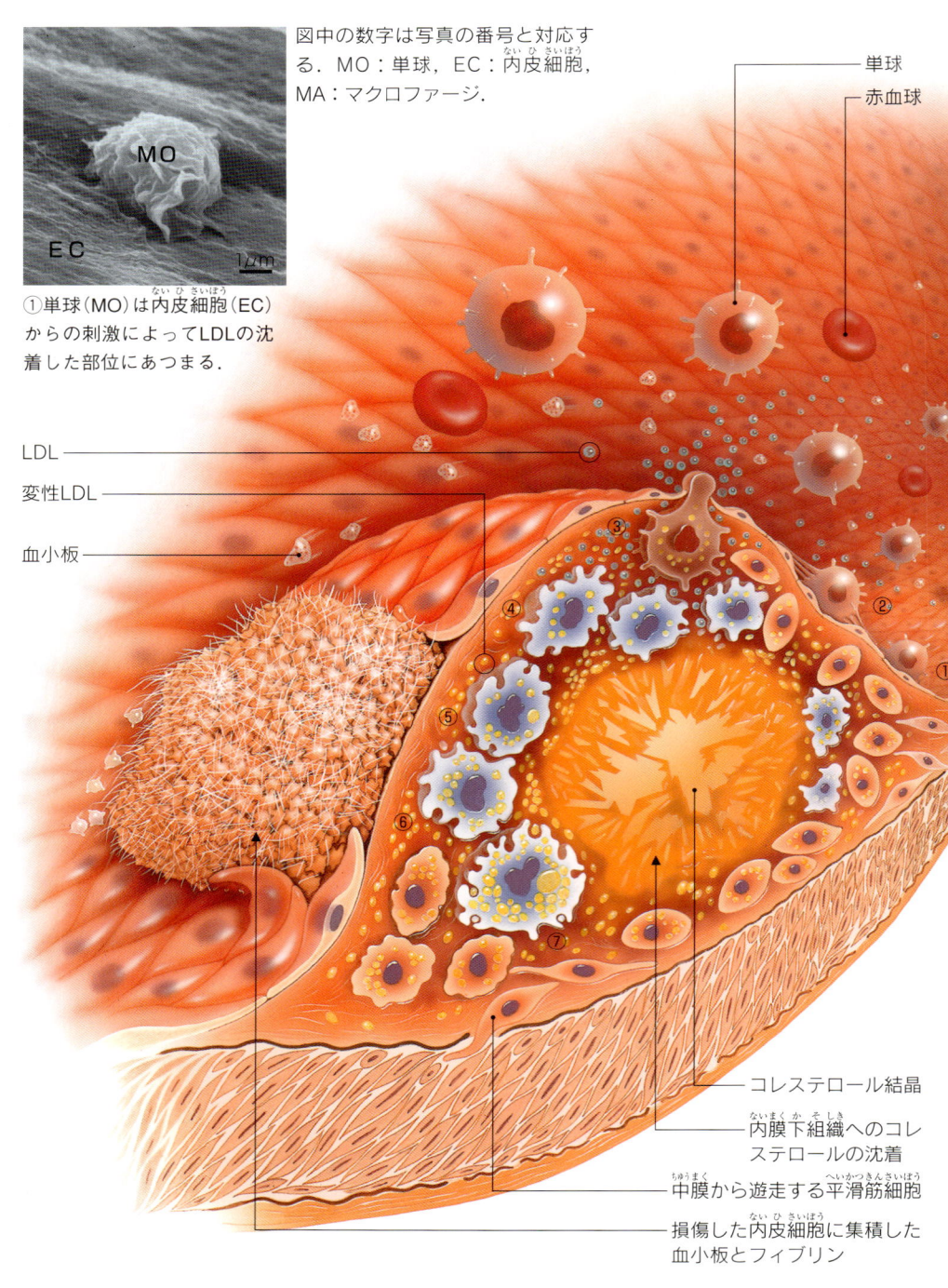

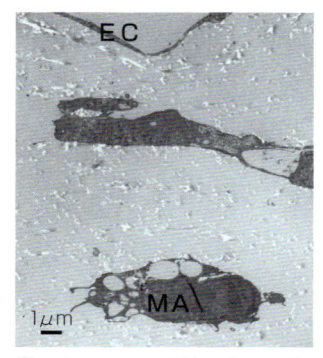

⑤ マクロファージ（MA）はスカベンジャー受容体を用いて変性したLDLを細胞内に取り込む．

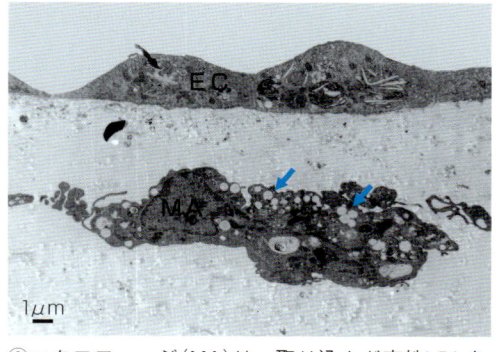

⑥ マクロファージ（MA）は，取り込んだ変性LDLを分解し，細胞質内にコレステリルエステルを中心とした脂質をたくわえる．矢印は脂肪滴．

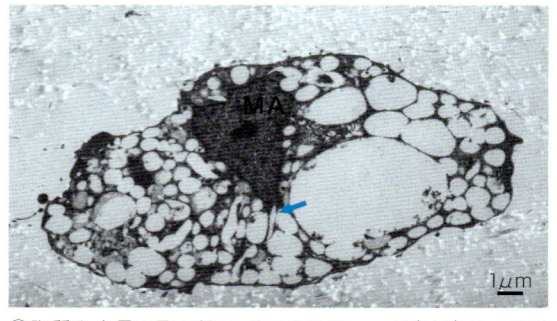

⑦ 脂質を大量に取り込んだマクロファージ（MA）は，その外見から泡沫細胞と呼ばれる．動脈硬化の初期病変に特徴的な細胞となる．矢印はコレステロール結晶．
（⑤〜⑦写真提供：竹屋元裕，内藤 眞）

- 単球
- 赤血球
- LDL
- 変性LDL
- 血小板
- コレステロール結晶
- 内膜下組織へのコレステロールの沈着
- 中膜から遊走する平滑筋細胞
- 損傷した内皮細胞に集積した血小板とフィブリン

左ページの写真は実験によるものであるが，人体でも同じメカニズムで粥状硬化巣が形成されると考えられる．血液中で増加したLDLは血管壁の一部に沈着し，各種酵素などによって変性する（変性LDL）．通常，マクロファージはLDLを取り込む能力が低いが，変性LDLは効率よく取り込むことができる．また血管壁内に沈着した変性LDLの成分は，血液中の単球などをより多く呼びあつめ，粥状硬化巣の形成を促進する．ほかにLDLが沈着した部位を中心に平滑筋が増殖し，血管壁を肥厚させる．内皮細胞の表面では，血管壁の損傷した部分に，それを修復する血小板とフィブリンが集積して血栓が形成され，血管内腔がより狭まる．

注）左ページの写真は《arteriosclerosis and thrombosis》，第19巻，p.2330-2339，1999より

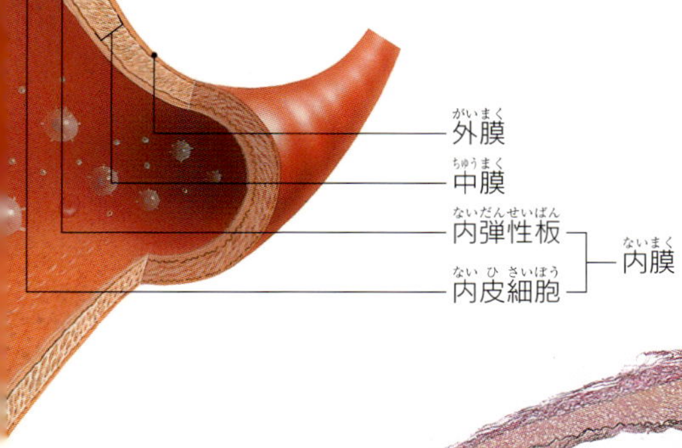

- 外膜
- 中膜
- 内弾性板
- 内皮細胞
- 内膜

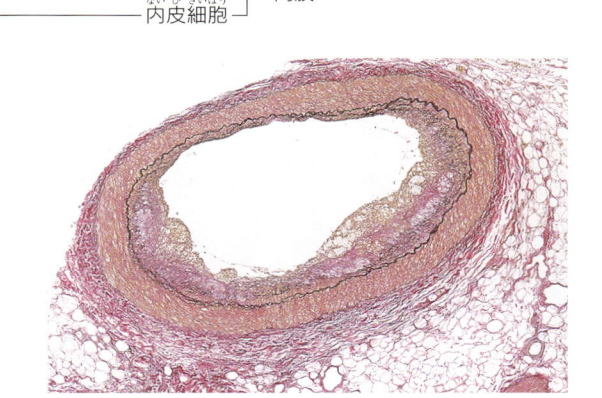

動脈硬化の進んだヒトの冠状動脈．粥状硬化巣の形成，平滑筋の増殖などがかさなり，最終的には血管の内腔はつまってしまう．（写真提供：内藤 眞）

❸高脂血症の合併症

脂質の過剰摂取，体内での合成 → 危険因子と血管への影響 → おもな器官，臓器への影響（おこりやすい病気）

高脂血症 →〔糖尿病，高血圧〕→ 動脈硬化 →
- 脳 —— 脳出血，脳梗塞など
- 心臓 —— 狭心症，心筋梗塞
- 腎臓 —— 腎硬化症
- 眼 —— 眼底出血
- 全身 —— 高血圧症，黄色腫など

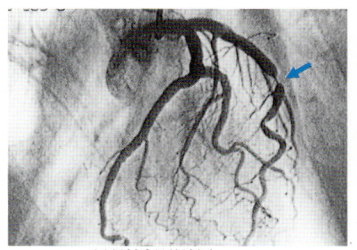

①心臓の冠状動脈狭窄の造影像（写真提供：西村重敬）
②脳梗塞のCT像（写真提供：江口恒良） 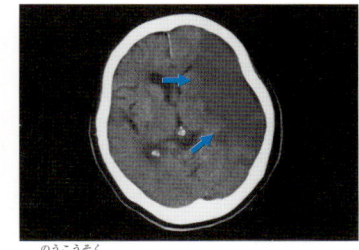
③眼底出血（写真提供：清水弘一，村岡兼光） 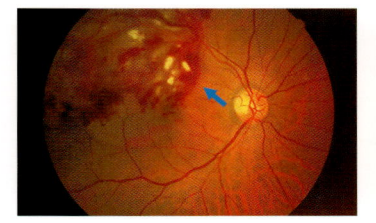
④肘の黄色腫（写真提供：小玉 肇） 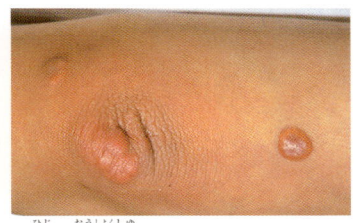

①は，左心室の大部分を栄養する左前下行枝の狭窄部分を示す（矢印）．②では梗塞によって壊死した脳の一部が黒くみえている（矢印）．③は眼底の出血（矢印）．④は肘の発疹性黄色腫．ほかに殿部，眼瞼など全身に生じる．

〔動脈硬化症のおこるしくみ〕　コレステロールを多く含むLDL（低比重リポタンパク）の増加とコレステロールを肝臓に運ぶHDL（高比重リポタンパク）の減少は，動脈硬化症を引き起こす最大の要因である．LDLは，血液中で増加すると血管壁に沈着し，血管の細胞が放出する酵素などによって変性する（変性LDL）．単球から分化したマクロファージは，変性LDLを除去するため大量に取り込むが，処理しきれず壊れてしまう．その結果，マクロファージがたくわえていたコレステロールが血管壁に沈着して，動脈硬化の一種である粥状硬化巣を形成すると考えられている（図❷）．

〔高脂血症と合併症〕　高脂血症に由来する病態には，狭心症，心筋梗塞，脳梗塞，脳出血などがあり，肥満，高血圧，糖尿病を合併すると，その進行はより重篤になる（図❸）．

高脂血症自体はとくに重大な症状もなく，日常生活になんの支障もきたさないので，検査をうけないかぎり気づかれないことが多い．しかし心臓や脳血管での動脈硬化による障害は，気づかれないうちに徐々に進行し，上記の疾患として突然出現するため，きわめて重大な問題である．

近年は日本においても脂質の多い食習慣になってきたことと関連して，こどものころから，動脈硬化の傾向がみられる．通常でも血管の硬化は青年期から徐々に進行しているが，中年期以降高脂血症になるとその進行は急速にはやまり，動脈硬化が引き起こす合併症の危険性は増大する．高齢者では，がんで死亡する割合が60歳代で一定のピークをむかえるのに対し，70歳代以降は血管の病気で死亡する割合が逆転し，高齢になるほどこの割合はふえていく．通常，女性ホルモンのエストロゲンはHDLを増加させる作用があるので，女性は男性に比べるとHDL値が高いが，閉経後，エストロゲン分泌の停止とともにHDLが減少すると，動脈硬化症の危険性が高まることも知られている．

〔予防〕　高脂血症は過食，運動不足，ストレス，喫煙などが関係するので，生活習慣全体の改善が必要となる．過食をひかえることはもちろん，バランスのよい食生活が重要である．肉類や乳製品，卵類などの摂取をひかえ，植物性脂肪をとるようにする．また食物繊維は腸管内で余分なコレステロールを吸着して排泄するので，海藻類や野菜類を多くとるようにする．適度な運動は余分な脂質を消費し，HDLを増加させる効果があるので，持続するようにしたい．

（和田 洋一郎）

痛風
gout

●関連のある病気
腎不全→94ジ　尿路結石症→96ジ
痛風腎→171ジ

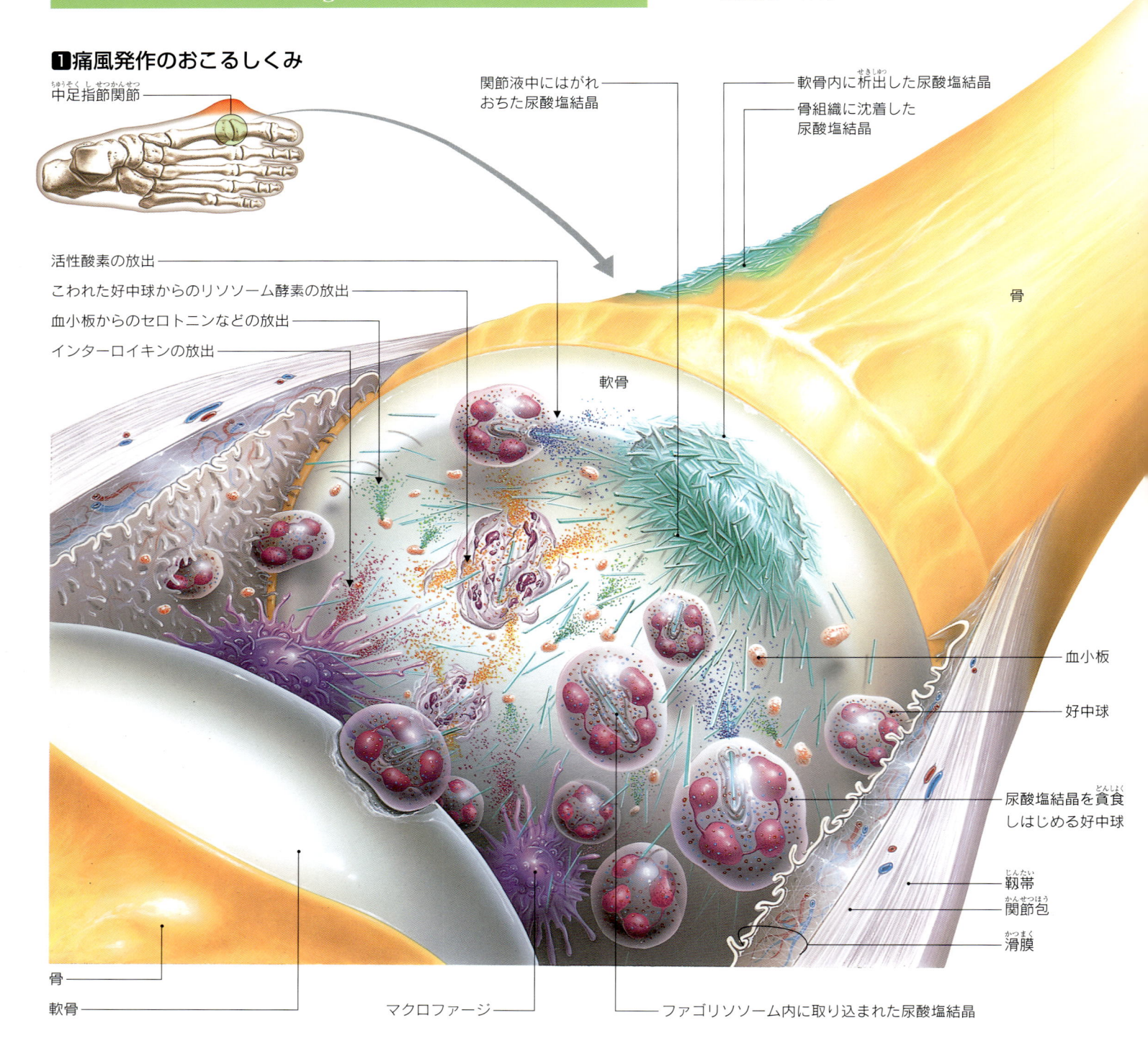

❶痛風発作のおこるしくみ

中足指節関節

関節液中にはがれおちた尿酸塩結晶
軟骨内に析出した尿酸塩結晶
骨組織に沈着した尿酸塩結晶
活性酸素の放出
こわれた好中球からのリソソーム酵素の放出
血小板からのセロトニンなどの放出
インターロイキンの放出
軟骨
骨
血小板
好中球
尿酸塩結晶を貪食しはじめる好中球
靱帯
関節包
滑膜
骨
軟骨
マクロファージ
ファゴリソーム内に取り込まれた尿酸塩結晶

▶痛風は，多くは足の指とくに第1指（親指）の中足指節関節の激痛，発赤，熱感をともなう関節炎（痛風発作）を特徴とする病気である．体内に尿酸が過剰にたまる高尿酸血症が背景となっており，肉類，アルコールなどを好む食習慣者，ストレスのたまりやすい男性に好発する．女性ではきわめてまれである．発症年齢は40歳代を中心とした中年以降に多いが，近年は若年層にもふえている．

【高尿酸血症と痛風】 ヒトを含む霊長類では，尿酸は細胞内での代謝の最終産物の1つであるが，遺伝的に細胞の代謝機構に問題があるばあいや尿酸を多く含む食品を過剰に摂取したばあい，アルコールを多飲したばあいなどには，尿酸の産生過剰がおこり尿酸値が上昇する．高尿酸血症または痛風患者の約10％に尿酸の産生過剰がみられる．一方，約90％の痛風患者では，腎臓での尿酸の排泄低下が高尿酸血症の原因である．遺伝的あるいは肥満などで排泄低下がおこるばあいのほかに，利尿剤などの薬物によって排泄低下がおこるばあいもみられる（図❷）．

ヒトの血清中では尿酸は通常6.7mg/dlが溶ける限界値とされている．体内の尿酸がこの限界値をこえると軟骨，骨，腎臓などで結晶となる危険性がある（析出）．成人の正常な血清尿酸値の平均値は男性5.1mg/dl，女性4.0mg/dlであるので，尿酸が結晶となる濃度との差が小さく，容易に高尿酸血症となりやすい．

痛風発作は，尿酸塩結晶が関節液中にはがれおちたさい，関節液中の補体やキニンなどを活性化することにくわえ，好中球を中心とした血液細胞が尿酸塩結晶を排除しようとすることでおこる炎症反応である．好中球は尿酸塩結晶をタンパク分解酵素を含むファゴリソソーム内に取り込むが，尿酸塩結晶を分解できずこわれてしまう．このときに関節液中に放出されるリソソーム内の酵素が炎症をおこすもっとも重要な因子である．そのほか，血小板からのセロトニン，マクロファージからのインターロイキン，好中球からの活性酸素などさまざまな物質が関係する．またプロスタグランジン，ロイコトリエンなどの物質も炎症が劇症化する一因となっている．

❷体内における尿酸プール

正常な代謝（男性例）

食事による摂取：1日約200mg
体内での合成：1日約400mg 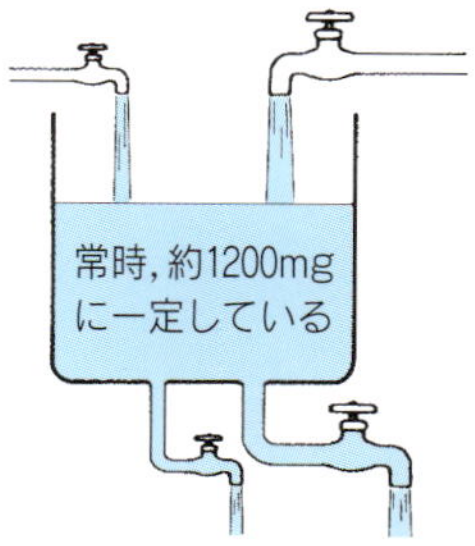
常時，約1200mgに一定している
便への排泄：1日約200mg
尿への排泄：1日約400mg

正常な血清尿酸値の平均値

男性 5.1±1.0mg/dl
女性 4.0±1.0mg/dl

①産生過剰型：体内での合成，食事からの吸収量が多いタイプ．飽食，ストレスなどが関係．

②排泄低下型：尿への排泄が低下するタイプ．利尿剤などによる腎臓からの分泌阻害，遺伝，肥満，腎疾患などが関係．

③混合型：①と②が併存するタイプ．アルコール摂取はこの典型例．産生過剰のうえに排泄が低下するため，尿酸値は上昇．

高尿酸血症

男性，女性とも7.0mg/dl以上

①産生過剰型 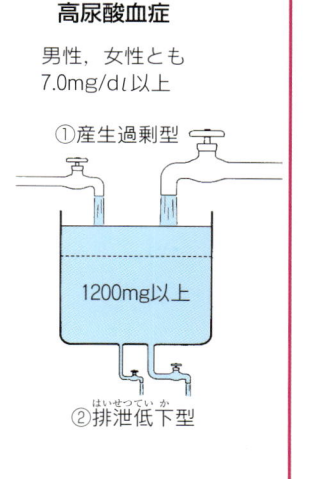
1200mg以上
②排泄低下型

血清尿酸値は上記のようにさまざまな原因で上昇するが，近年は飽食が原因で上昇する例がふえてきている．摂取すると尿酸を多量に産生する食品として，ビール，レバー，アンコウのキモなどがあげられる．

❸手足にできた痛風結節

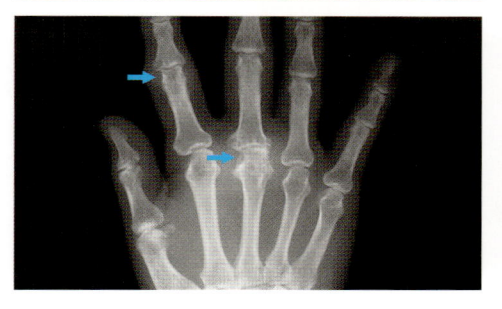

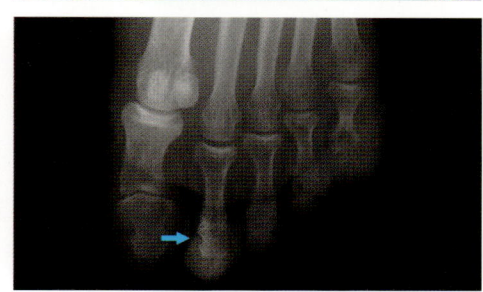

1. 手にできた痛風結節とX線像

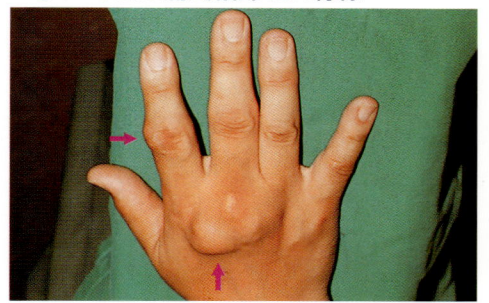

2. 足にできた痛風結節とX線像

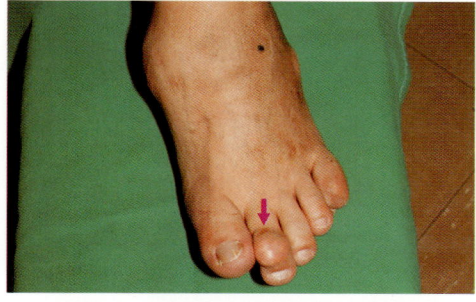

3. 肘にできた痛風結節

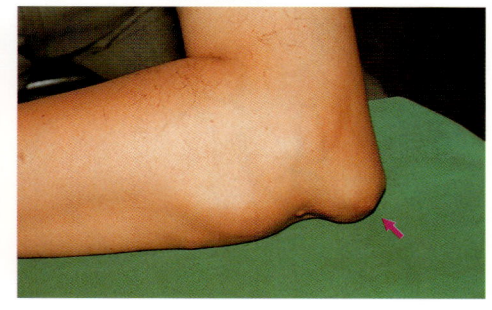

痛風結節は尿酸塩が軟骨の内外，滑膜，腱および皮下組織などに沈着したもので，無痛性である．血流の乏しい部位や足指の関節，肘関節，手指，くるぶしなどの伸側部にできやすい（赤矢印）．この結節は，大量の尿酸塩結晶と巨細胞，組織球を含む反応性肉芽組織である．写真で骨が欠けているようにみえるのは（青矢印），X線を透過してしまう尿酸塩結晶が骨組織に沈着するためである．

［症状］ 痛風発作はある日とつぜん発症する．軟骨などに析出した尿酸塩結晶が長時間の歩行，靴でしめつけられるなどで関節液のなかに遊離すると，好中球などの血液細胞は結晶をからだに対する異物として認識し，排除しようとする．そのためにおこる激烈な炎症が痛風発作である（図❶）．多くは足の親指の関節がはげしく痛み，発赤をともなって腫脹する．数時間でピークに達し，5～7日間で自然におさまってくる．発作は，一般に初期には単関節炎で，左右の同じ関節に痛みがでるリウマチとは異なる．

［予後］ 1回の痛風発作がおさまっても，放置しておくと3～6ヵ月後に再発する．再発は発作を繰り返すたびに間隔が短くなり，最終的には関節が破壊され変形する．このような反復する発作のほかに，耳介（耳たぶ）や皮下に生じる痛風結節（図❸），尿路結石，痛風腎と呼ばれる腎障害をともなうばあいがある．とくに痛風腎は深刻な状態であり，放置すれば最終的には腎不全に陥り，人工透析療法が必要となる．

［治療と予防］ 痛風発作の治療と高尿酸血症に対する治療が必要となる．痛風は肥満，高血圧症，高脂血症などとの合併が多い．根治治療と予防をかねるうえからも，これらの生活習慣病にほぼ共通した，飽食，アルコール多飲，運動不足といった生活習慣の是正が不可欠である．

（吉野谷 定美，西田 琇太郎）

内分泌腺の病気

● 関連のある病気
　バセドウ病→42ページ
　クッシング症候群→170ページ

❷甲状腺のおもな病気

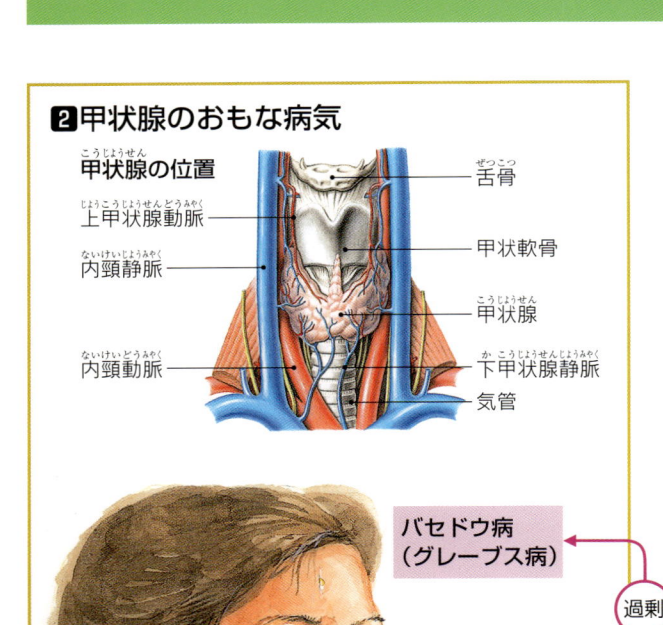

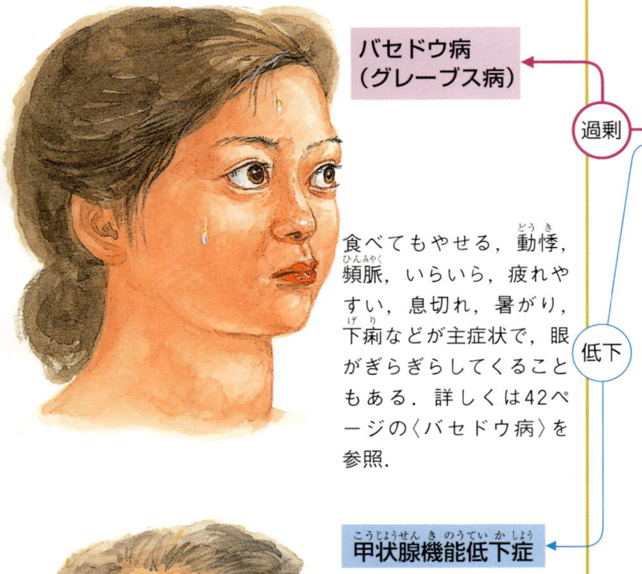

甲状腺の位置

- 上甲状腺動脈
- 内頸静脈
- 内頸動脈
- 舌骨
- 甲状軟骨
- 甲状腺
- 下甲状腺静脈
- 気管

バセドウ病（グレーブス病） ← 過剰 ← 甲状腺ホルモン

食べてもやせる，動悸，頻脈，いらいら，疲れやすい，息切れ，暑がり，下痢などが主症状で，眼がぎらぎらしてくることもある．詳しくは42ページの〈バセドウ病〉を参照．

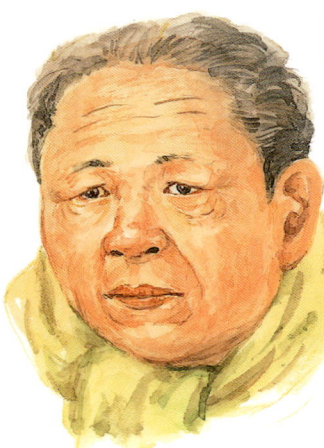

甲状腺機能低下症 ← 低下

全身倦怠，疲れやすい，寒がり，運動および精神活動の遅鈍，顔面，ことに眼瞼や上額部のむくみ，まゆげの外半側の脱落などがみられる．

そのほかの甲状腺の病気

●**慢性甲状腺炎（橋本病）**
進行するとホルモン不足の症状（むくみ，便秘，寒がり，コレステロールの上昇，皮膚の乾燥，精神・身体機能の鈍化）が出現する．

●**亜急性甲状腺炎**
かぜ症状につづき前頸部や耳がはげしく痛み，甲状腺に触れたり首を強く後ろに反らすと痛みが増す．

●**甲状腺腫瘤**
甲状腺のはれ，とくに部分的にかたいしこりがあるばあいには悪性腫瘍の可能性もある．

❶おもな内分泌腺（内分泌器官）とホルモン

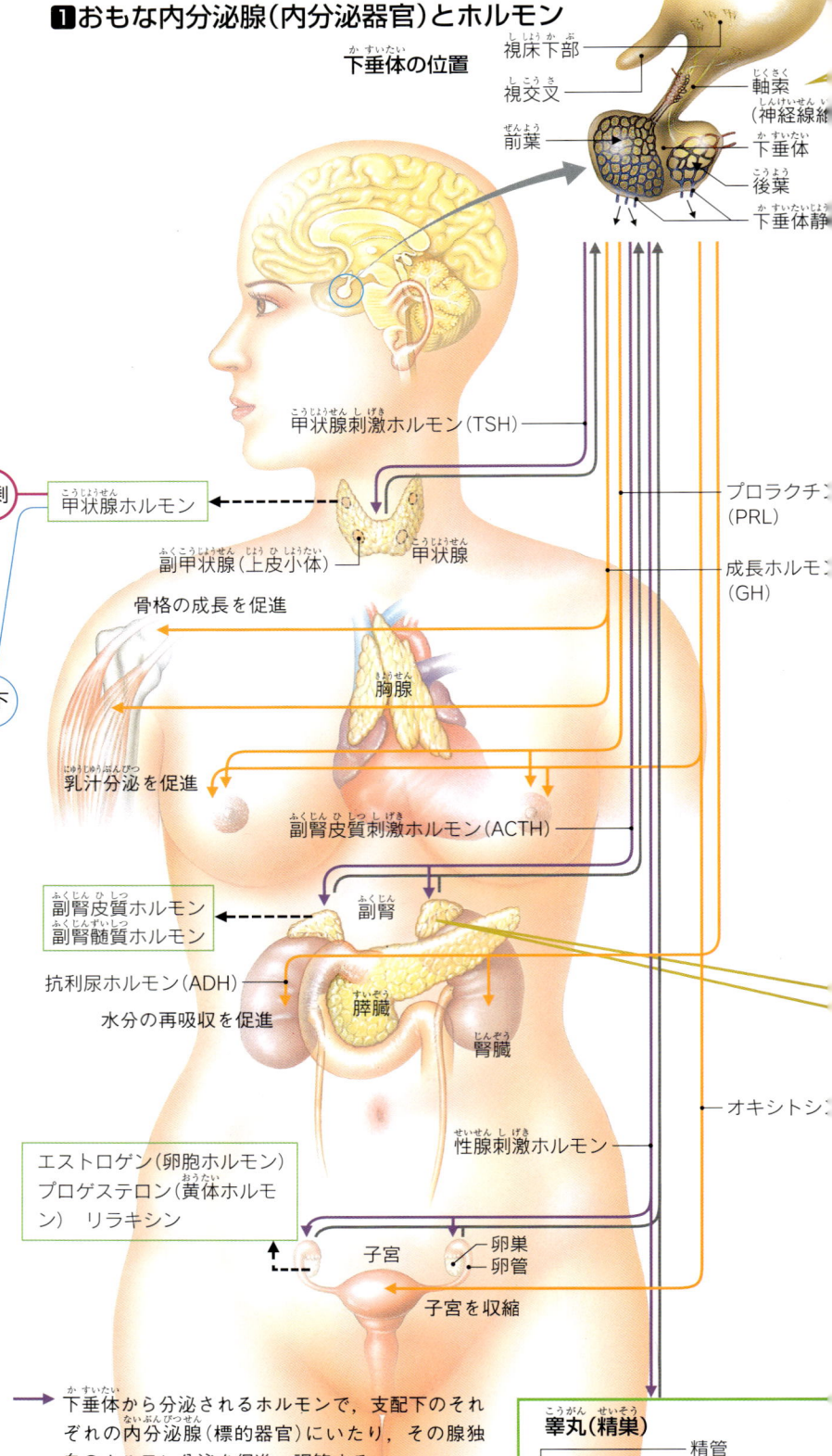

下垂体の位置

- 視床下部
- 軸索（神経線維）
- 視交叉
- 前葉
- 下垂体
- 後葉
- 下垂体静脈

- 甲状腺刺激ホルモン（TSH）
- プロラクチン（PRL）
- 甲状腺ホルモン
- 副甲状腺（上皮小体）
- 甲状腺
- 成長ホルモン（GH）
- 骨格の成長を促進
- 胸腺
- 乳汁分泌を促進
- 副腎皮質刺激ホルモン（ACTH）
- 副腎皮質ホルモン
- 副腎髄質ホルモン
- 副腎
- 抗利尿ホルモン（ADH）
- 膵臓
- 腎臓
- 水分の再吸収を促進
- オキシトシン
- エストロゲン（卵胞ホルモン）
- プロゲステロン（黄体ホルモン）
- リラキシン
- 性腺刺激ホルモン
- 子宮
- 卵巣
- 卵管
- 子宮を収縮

→ 下垂体から分泌されるホルモンで，支配下のそれぞれの内分泌腺（標的器官）にいたり，その腺独自のホルモン分泌を促進・調節する．

→ 下垂体から分泌されるホルモンで，全身の組織の細胞に直接，作用し影響をおよぼす．

→ おもなネガティブフィードバック調節．末梢の内分泌腺（標的器官）から分泌されるホルモンによって下垂体からのホルモン分泌も調節される．

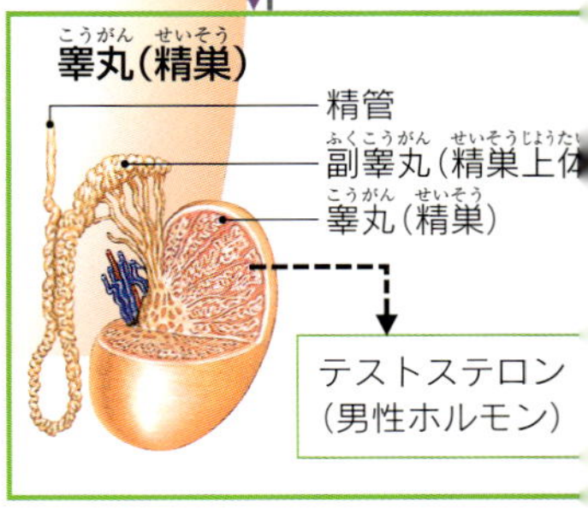

睾丸（精巣）

- 精管
- 副睾丸（精巣上体）
- 睾丸（精巣）
- テストステロン（男性ホルモン）

❸下垂体の機能異常によるおもな病気

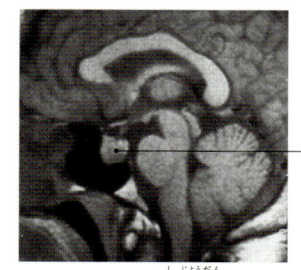

MRIによる頭部矢状断像

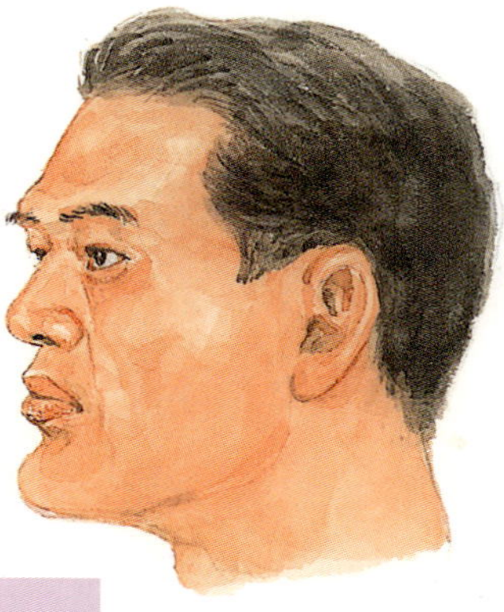

下垂体腫瘍（下垂体腺腫）

末端肥大症の症状

分泌の低下	ホルモン	分泌の過剰
下垂体性小人症 低身長，成長の遅延，歯牙発育の遅延など．	GH	**末端肥大症** 手足や鼻，あご，まゆ（眉弓）が大きくなり突出．
乳汁分泌不全 産後の乳汁分泌の欠落．	PRL	**プロラクチン過剰症** 無月経，異常乳汁分泌，不妊の原因になりうる．
甲状腺機能低下症 寒がり，貧血，皮膚の乾燥，眼瞼のむくみ，コレステロールの増加．	TSH	**甲状腺機能亢進症** 甲状腺腫などバセドウ病に類似した症状が出現．
副腎皮質機能低下症 吐きけ，食欲不振，下痢，低血糖，虚脱など．	ACTH	**クッシング病** 中心性肥満，高血圧，糖尿病などの症状が出現．
尿崩症 とつぜん尿量が異常に多くなり，口渇，多飲となる．	ADH	**抗利尿ホルモン分泌異常症** 低ナトリウム血症が出現．

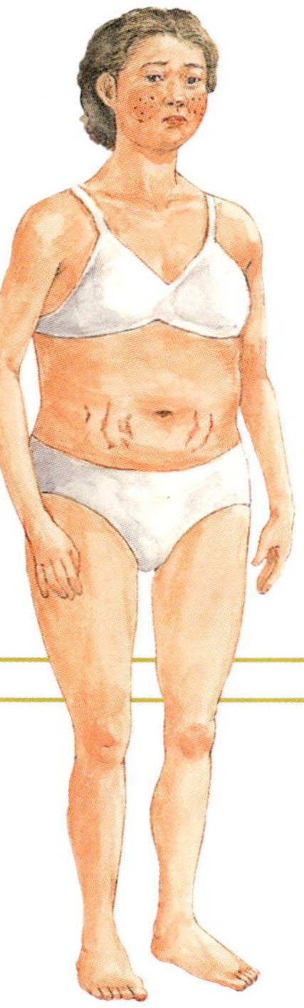

クッシング病の症状

❹副腎の機能異常によるおもな病気

副腎（断面）

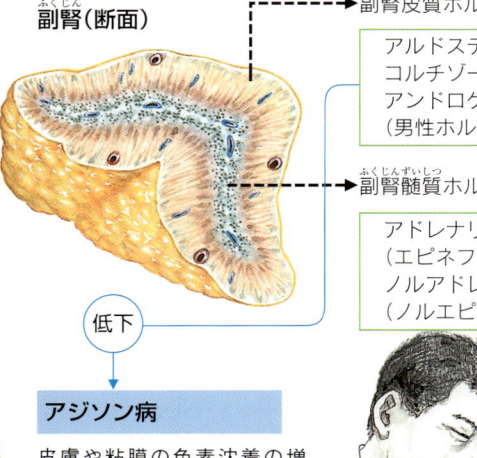

→ 副腎皮質ホルモン
- アルドステロン
- コルチゾール
- アンドロゲン（男性ホルモン）

→ 副腎髄質ホルモン
- アドレナリン（エピネフリン）
- ノルアドレナリン（ノルエピネフリン）

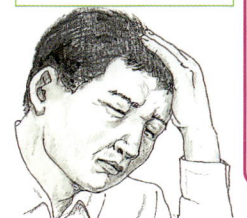

低下 → **アジソン病**
皮膚や粘膜の色素沈着の増強，低血圧，全身倦怠．

過剰 → **原発性アルドステロン症**
高血圧，低カリウム血症による脱力や多尿．

過剰 → **クッシング症候群**
中心性肥満，満月様顔貌，発毛増加，高血圧が出現．

過剰 → **褐色細胞腫**
発作性の高血圧，頭痛と糖尿病の症状が出現．

褐色細胞腫の症状

内分泌腺はホルモンをつくり血中に分泌する器官で，脳の下垂体や甲状腺，副腎などがある（図❶）．ホルモンはからだの正常な発達と健康維持に必要な一定の機能を調節している．この内分泌腺に炎症や腫瘍が発生すると，分泌されるホルモンに過不足が生じる．その結果，特徴的な症状を現すさまざまな病気がおこってくる．

●甲状腺の病気

内分泌腺の病気として，糖尿病についで頻度が高く，遺伝的傾向が認められ，女性に多いのが甲状腺の病気である．良性の病気が大部分で，正しい診断と治療で完全に治るが，定期的なホルモン検査やホルモン剤の補充療法を一生つづける必要のあるばあいが多い．バセドウ病（ホルモン過剰を主症状とすることから甲状腺ホルモン過剰症とも呼ばれる），慢性甲状腺炎（進行するとホルモン不足で甲状腺機能低下症になる），亜急性甲状腺炎（甲状腺ホルモン過剰症の症状が出る），甲状腺腫瘍などがある．甲状腺はからだの表面に近いため，いずれも首のはれ（前頸部の腫大）として異常に気づくことが多い（図❷）．

●下垂体の機能異常による病気

下垂体は，全身の内分泌腺のいわば司令塔である．各種の刺激ホルモンを血中に放出し，末梢の内分泌腺のホルモン分泌を調節しているうえ，下垂体自体もさまざまなホルモンを分泌する．下垂体に腫瘍ができ，ホルモン分泌が過剰になると，末端肥大症（先端巨大症），クッシング病，プロラクチン過剰症などが生じ，逆に不足すると，不足するホルモンにより，甲状腺機能低下症，副腎皮質機能低下症，尿崩症などが発生する（図❸）．

●副腎の機能異常による病気

副腎から分泌される主要なホルモンは3種類ある．副腎腫瘍により過剰分泌をきたすと，コルチゾールの過剰ではクッシング症候群，アルドステロンの過剰では原発性アルドステロン症，アドレナリンの過剰では褐色細胞腫の症状が出る．反対に副腎皮質ホルモンの分泌が低下するとアジソン病をおこす（図❹）．

（戸塚 康男）

免疫・アレルギーの病気

● 関連のある病気
花粉症→32ページ　気管支喘息→46ページ
関節リウマチ→124ページ　エイズ→140ページ
湿疹→142ページ　蕁麻疹→144ページ

❶免疫に関係するおもな器官

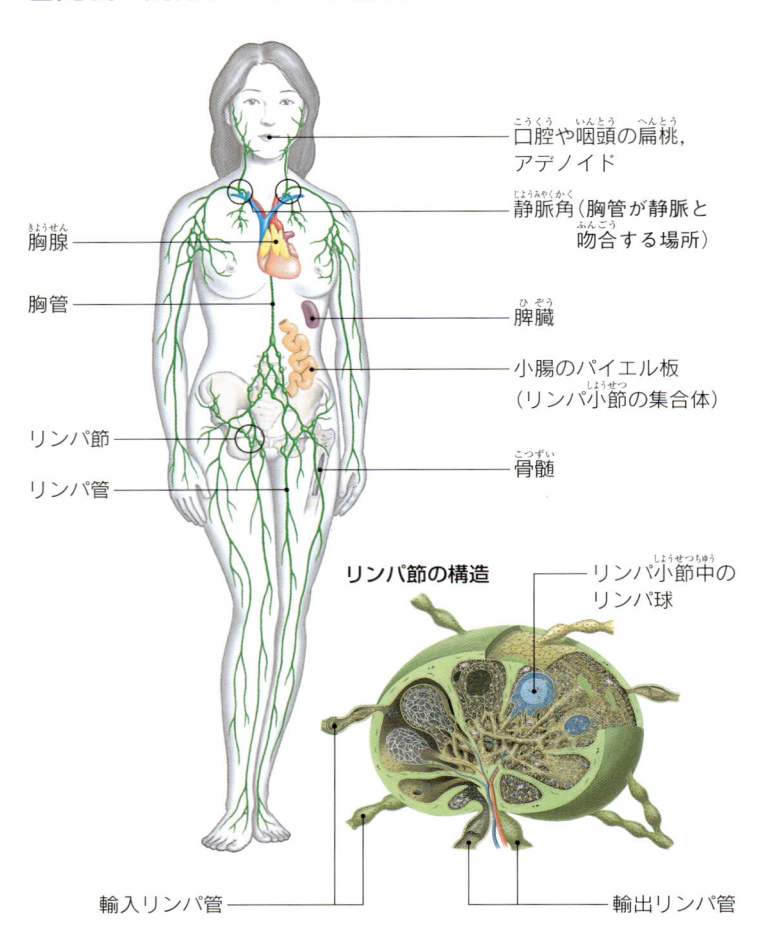

- 口腔や咽頭の扁桃，アデノイド
- 静脈角（胸管が静脈と吻合する場所）
- 胸腺
- 胸管
- 脾臓
- 小腸のパイエル板（リンパ小節の集合体）
- リンパ節
- リンパ管
- 骨髄

リンパ節の構造
- リンパ小節中のリンパ球
- 輸入リンパ管
- 輸出リンパ管

骨髄と胸腺は免疫の中枢器官にあたる．Bリンパ球やTリンパ球は骨髄の多潜能造血幹細胞でつくられた後，それぞれ，骨髄，胸腺で成熟し，免疫担当細胞としての教育を受ける．その後リンパ球は血流やリンパ管を介してリンパ節や脾臓などの末梢リンパ組織へ入る．外来の抗原は輸入リンパ管からリンパ節に運ばれ，リンパ球に認識される．活性化したリンパ球は輸出リンパ管からリンパの流れおよび血流に乗り全身へ分散され，全身的な防御体制を整える．

❷抗体の基本構造

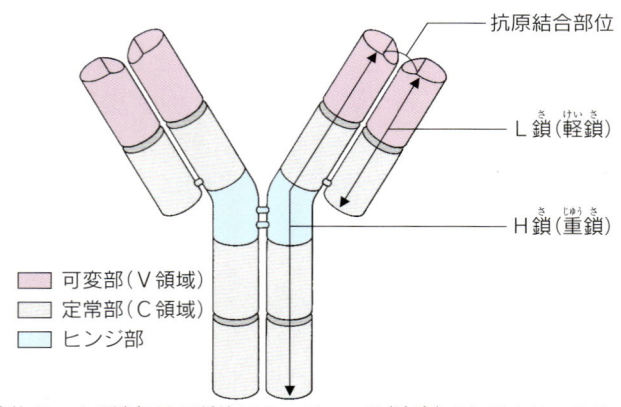

- 抗原結合部位
- L鎖（軽鎖）
- H鎖（重鎖）
- 可変部（V領域）
- 定常部（C領域）
- ヒンジ部

可変部は抗体をつくる遺伝子の断片によってコード（決定）されており，Bリンパ球は，この遺伝子断片を組み合わせることで，これまで存在しなかった新しい抗体遺伝子を構成し，あらゆる数の抗原1つ1つに対応できる特異的な抗体をつくる．抗原と結合したH鎖定常部は，補体を活性化する．

❸Tリンパ球における抗原提示と抗原認識

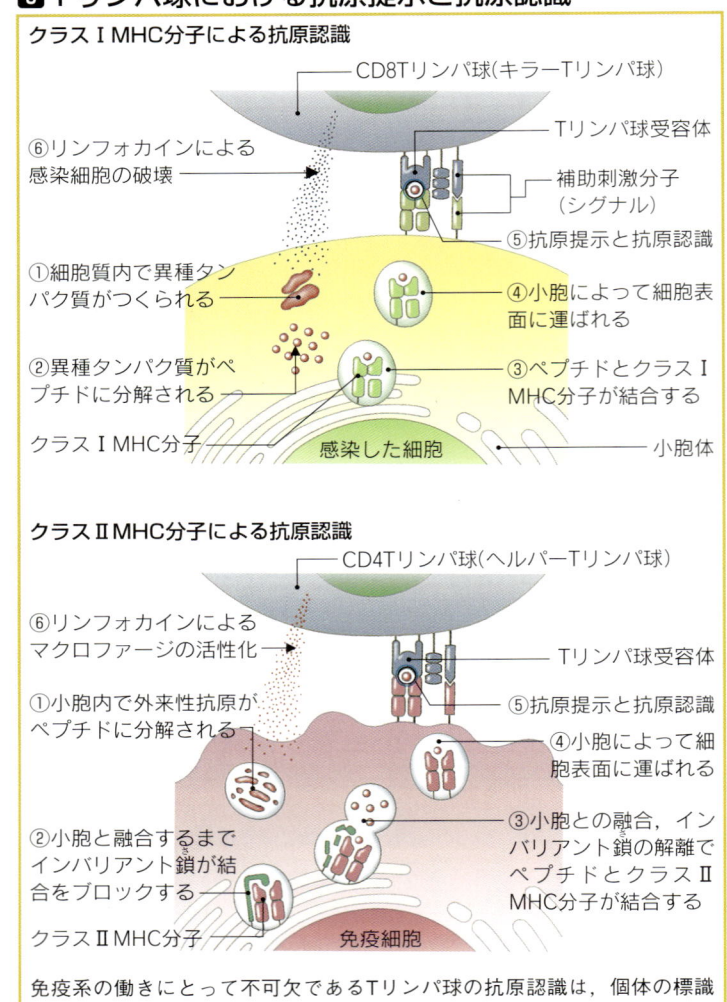

クラスⅠMHC分子による抗原認識
- CD8Tリンパ球（キラーTリンパ球）
- Tリンパ球受容体
- 補助刺激分子（シグナル）
- ⑥リンフォカインによる感染細胞の破壊
- ⑤抗原提示と抗原認識
- ①細胞質内で異種タンパク質がつくられる
- ④小胞によって細胞表面に運ばれる
- ②異種タンパク質がペプチドに分解される
- ③ペプチドとクラスⅠMHC分子が結合する
- クラスⅠMHC分子
- 感染した細胞
- 小胞体

クラスⅡMHC分子による抗原認識
- CD4Tリンパ球（ヘルパーTリンパ球）
- Tリンパ球受容体
- ⑥リンフォカインによるマクロファージの活性化
- ⑤抗原提示と抗原認識
- ①小胞内で外来性抗原がペプチドに分解される
- ④小胞によって細胞表面に運ばれる
- ②小胞と融合するまでインバリアント鎖が結合をブロックする
- ③小胞との融合，インバリアント鎖の解離でペプチドとクラスⅡMHC分子が結合する
- クラスⅡMHC分子
- 免疫細胞

免疫系の働きにとって不可欠であるTリンパ球の抗原認識は，個体の標識であるMHC分子（主要組織適合抗原）と結合して細胞表面に提示される抗原ペプチドを，Tリンパ球が受容体を介して認識することによって行われる．MHC分子にはクラスⅠとクラスⅡの2種類があり，クラスⅠは赤血球以外の体細胞に，クラスⅡは免疫細胞（リンパ球やマクロファージなど）に発現する．MHCは，ヒトにおいてはHLAと呼ばれる．

▶病原菌などの有害な侵入物に対して，生体は自己と非自己である異物（抗原）を識別し，抗原のもつ有害な作用に反応することで自己を守っている．生体のもつこのような自己防御の働きを免疫といい，抗原に対する防御反応が過剰すぎて生体に障害（病気）をもたらすばあいをアレルギーという．また，非自己にのみ反応すべき免疫の働きが自己に向けられることで病気が引き起こされることがあり，このばあいの病気を自己免疫疾患という．

〔適応免疫〕　マクロファージや好中球などが抗原を直接捕捉し，貪食する生体防御の働きは自然免疫と呼ばれる．一方，抗原を認識することで活性化したTリンパ球（T細胞）と，抗体をつくるBリンパ球（B細胞）が関係する生体防御の働きは適応免疫と呼ばれる．通常，免疫といえばこの適応免疫をいい，以下の2つがある．

〔細胞免疫〕　Tリンパ球が，抗原や抗原に感染した自己の細胞を直接攻撃する免疫作用である．Tリンパ球は，骨髄でつくられた

❹からだを守る免疫のしくみ

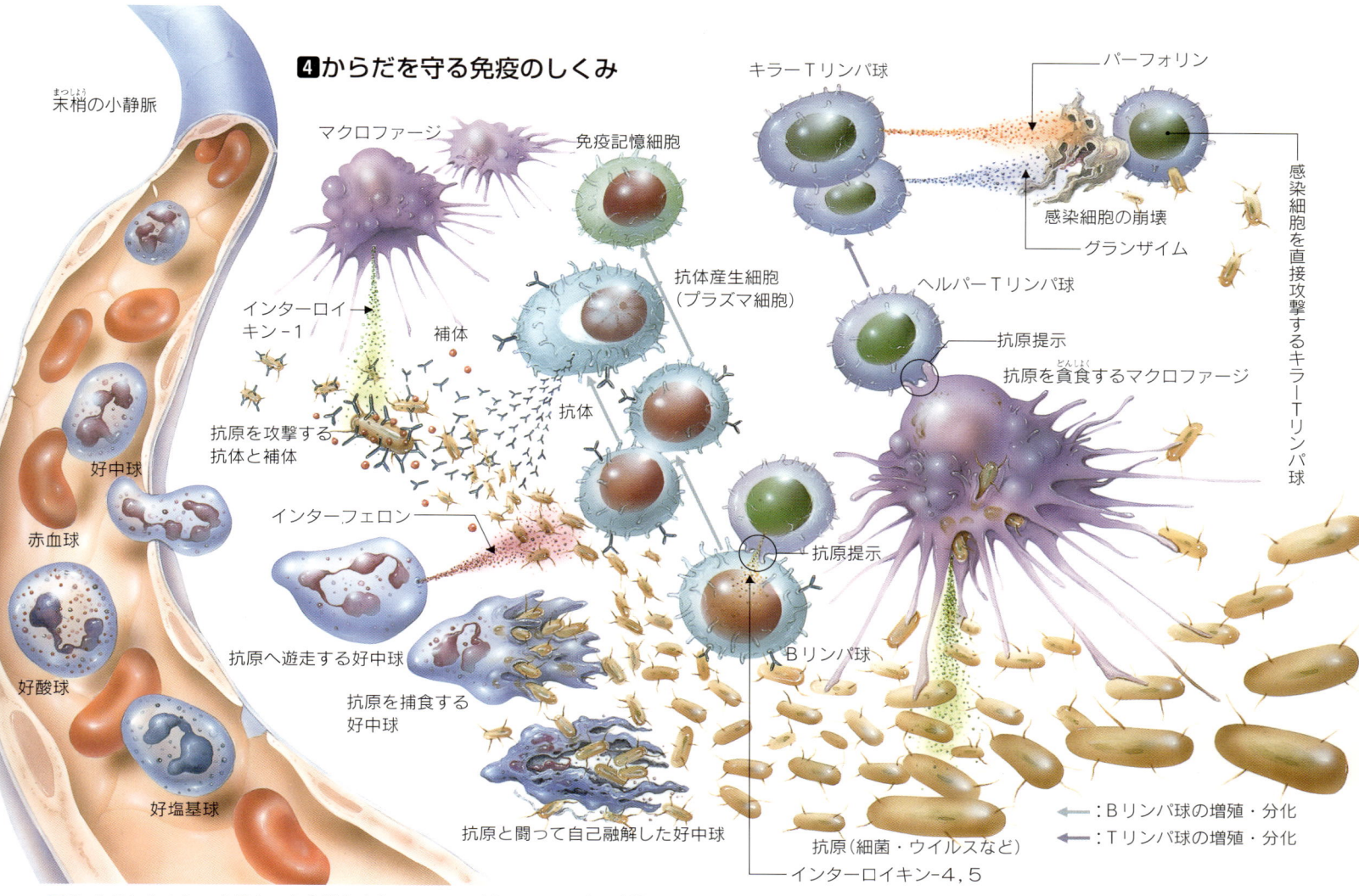

図は，生体に生まれつき備わった自然免疫と，Tリンパ球とBリンパ球の連携による適応免疫のしくみを概念図として示したものである．自然免疫では好中球やマクロファージが，外来のどのような抗原に対しても，相手を選ばず，そのつど何度でも反応して抗原を貪食する．一方，適応免疫は，マクロファージやBリンパ球から抗原提示を受けたTリンパ球の活性化をもってはじまる．活性化したTリンパ球は，免疫系の細胞を活性化する化学伝達物質（リンフォカイン）を放出してBリンパ球を刺激し，抗体産生細胞や免疫記憶細胞への増殖・分化を促す．抗体産生細胞の産生する抗体は，1種類の特定された抗原にのみ対応するもの（特異的）で，抗原毒素の中和，マクロファージなどの貪食作用の促進，補体の活性化を促進する．免疫記憶細胞は，抗原を長期間にわたって記憶することで，同種の抗原の再侵入に即時に免疫反応を引き起こして対応し，再度の感染を防ぐ．たとえば麻疹（はしか）に2度かからないのはこの免疫記憶細胞の働きによるものである．また，活性化したTリンパ球は自身もキラーTリンパ球に増殖・分化し，抗原に感染した細胞を攻撃し，感染の広がりを防ぐ．このように，自然免疫と適応免疫の個々の発動，あるいは双方の連携プレーによって，生体はさまざまな危険から守られている．

後，胸腺で非自己にのみ反応するよう教育を受け，末梢のリンパ組織に入る（図❶）．感染巣などから運ばれた抗原を認識すると活性化し，みずからも増殖・分化してキラーTリンパ球となり，自己に有害な細胞を攻撃する（図❹）．

〔液性免疫〕　Bリンパ球から増殖・分化した抗体産生細胞によってつくられる抗体（免疫グロブリン（Igと略記）というタンパク質）による免疫作用である（図❷，図❹）．抗体にはIgG，IgM，IgA，IgD，IgEの5種類があり，IgE抗体は即時型アレルギー（Ⅰ型アレルギー）に関係する特殊な抗体である．

〔抗体産生の多様性〕　抗体は，さまざまな抗原に1対1で対応する特異的なタンパク質である．抗体産生細胞がどのような抗原に対しても個別に対応する抗体をつくることができるのは，遺伝子のつなぎかえ（再構成）という独特の遺伝子構成の機構をもっているからである．すなわち，Bリンパ球は抗体をつくる遺伝子を構成するさいに，可変部や定常部において，遺伝子の断片の組み合わせを変えることで，特定の抗原に対応できる新しい抗体遺伝子を再構成することができるのである（図❷）．現時点で判明しているかぎり，生体においてこのような特異な遺伝子再構成の機構をもつのはBリンパ球とTリンパ球だけである．

〔抗原認識と免疫系の発動〕　Tリンパ球は，マクロファージやBリンパ球から抗原の情報提示を受けてはじめて抗原を認識できる．抗原タンパク質の断片（ペプチド）は，MHC（主要組織適合抗原）という個体の標識を示す分子と結合して細胞表面に運ばれ，Tリンパ球へ提示される．Tリンパ球の活性化が必須の条件となる免疫系の働きは，①細胞内でのペプチドとMHC分子の結合，②Tリンパ球受容体と，抗原が結合したMHC分子間における抗原提示と抗原認識，③Tリンパ球を活性化する補助刺激シグナルの発動，によってはじめて開始される（図❸，図❻も参照）．

免疫・アレルギーの病気

5 アレルギーのおこりかたとおもな病気

1. I型アレルギー（即時型アレルギー）

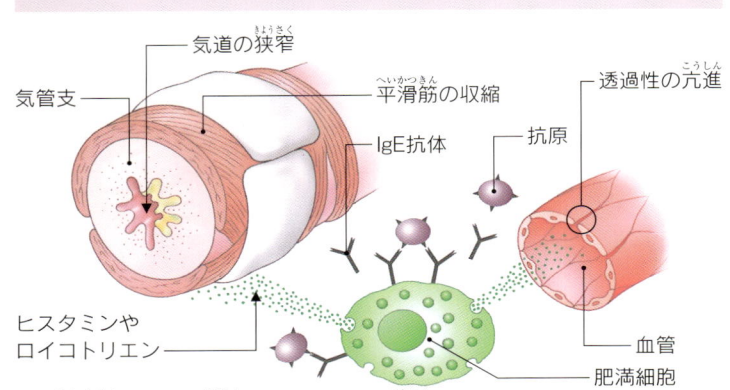

蕁麻疹における膨疹とそのまわりの紅斑

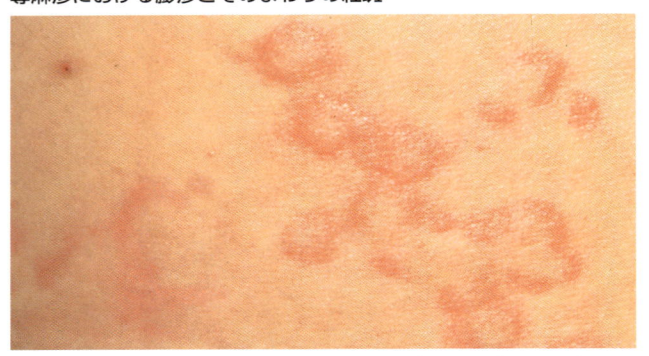

抗原との1次接触でつくられたIgE抗体が，再び同種の抗原に反応することでおこる．肥満細胞上の2個のIgE抗体が抗原によって橋渡しされると，肥満細胞は活性化され，ヒスタミンやロイコトリエンなどの化学伝達物質を放出する（脱顆粒）．これらの化学伝達物質が，末梢の血管や神経，平滑筋などを刺激することで発症するのが蕁麻疹，花粉症，気管支喘息，薬物によるアナフィラキシーショックなどである．（写真提供：吉田彦太郎）

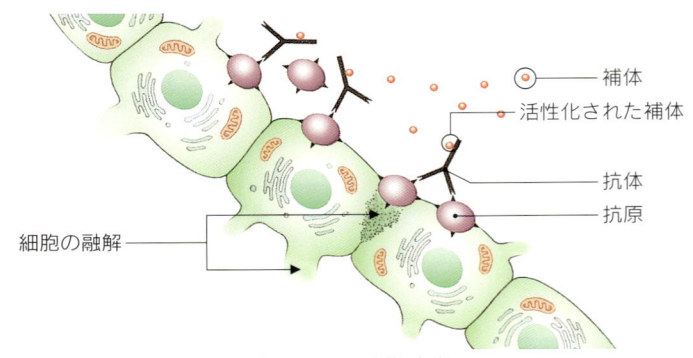

2. II型アレルギー（細胞融解型アレルギー）

特発性血小板減少性紫斑病における点状出血斑

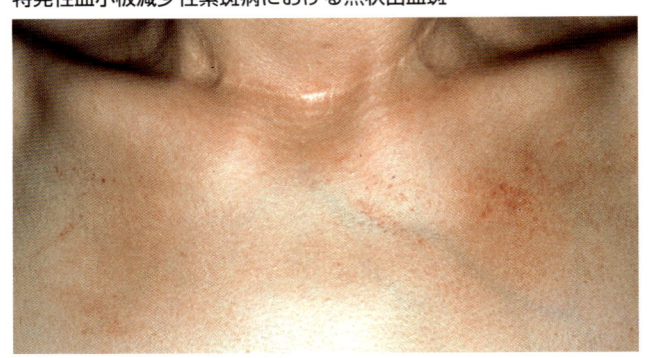

細胞表面にある抗原や細胞表面に結合した薬剤などの化学物質に抗体が結びつき，それに活性化された補体が作用して細胞を融解する．細胞膜表面に結合したIgG抗体に，マクロファージやキラーTリンパ球などが結合して細胞を傷害するタイプもある．特発性血小板減少性紫斑病，不適合輸血による溶血性貧血，新生児溶血性疾患（Rh・ABO不適合），自己免疫性溶血性貧血，薬剤性溶血性貧血，重症筋無力症が代表的．（写真提供：伊崎誠一）

【過敏反応としてのアレルギー疾患】 免疫系は，ウイルスや細菌などの病原微生物だけでなく，花粉，ハウスダストなどの，多数の人には無害な外来物質（抗原）の侵入に対しても生体防御の反応を引き起こすことがある．アレルギーは，このような抗原抗体反応のうち病的なものをさしている（図5）．一般にアレルギーは，抗原の侵入後，数分から数十分以内に症状のおこる即時型アレルギー（I型アレルギー）をさしている．I型アレルギーは，組織中の肥満細胞または血液中の好塩基球に固着したIgE抗体と外来の抗原が反応することにより遊離される化学伝達物質によっておこる．アトピーは，IgE抗体を産生しやすい現象をいう．

一方，広い意味でのアレルギーは，異物として認識される抗原に対する免疫系の過敏反応をすべて含むので，I型のほかにII型〜IV型アレルギーを含んでいる．II型は細胞表面の抗原と抗体（主としてIgG抗体）との反応に補体が加わった反応，III型は体液中の抗原と抗体（主としてIgG抗体）との反応でできた抗原抗体複合物に補体が加わった反応，IV型は抗原によって活性化されたTリンパ球による反応である．同一疾患が複数の型のアレルギーからなることもある（たとえば，アトピー性皮膚炎ではI型とIV型，気管支喘息も同様である可能性がある）．

【免疫系の破綻としての自己免疫疾患】 自己免疫疾患は，自己の構成成分である自己抗原に対する反応によっておこる病気である．自己免疫疾患のほとんどはII型〜IV型アレルギーに属する．

免疫系は，長い進化の過程で自己成分や同種の抗原に対しては寛容にふるまうという〈免疫寛容（免疫学的トレランス）〉を獲得してきた．双生児間における皮膚移植では拒絶反応が極端に弱い，というのはその一例である．このような，自己成分や同種の抗原に対する特異的に無反応な抗原認識の特徴は，自己が自己を攻撃するという免疫系の破綻を回避する巧みなしくみである（図6）．自己免疫疾患は，この免疫学的トレランスの破綻によって自己を非自己（異物）として誤認し，攻撃することでおこるものである．

橋本病（甲状腺が抗原となる），重症筋無力症（アセチルコリン受容体が抗原となる）などが代表的な自己免疫疾患で，全身性エリテマトーデスや関節リウマチのような，膠原病と呼ばれる疾患の多くが自己免疫疾患に含まれる．

（伊藤　幸治）

3. Ⅲ型アレルギー（免疫複合体症）

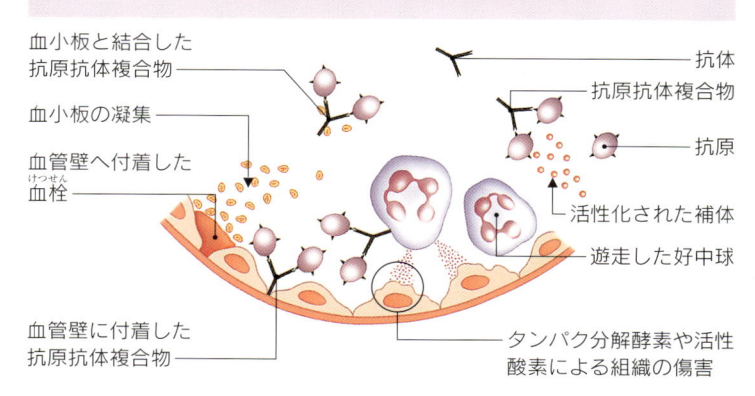

全身性エリテマトーデスにおける蝶形紅斑

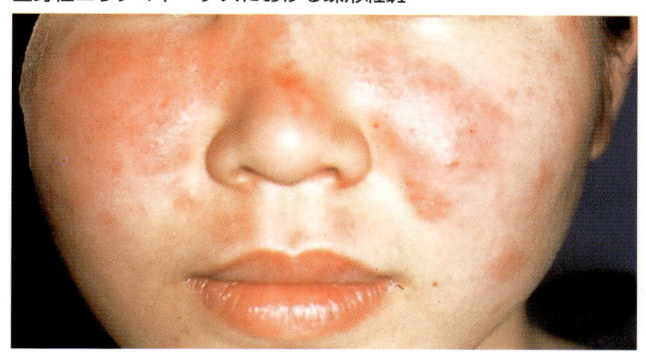

抗原と抗体が結びついた抗原抗体複合物（免疫複合体）により活性化した補体は，好中球を局所に集める．その好中球が免疫複合体を貪食する際に放出するタンパク分解酵素や活性酸素が組織を傷害する．また，免疫複合体が血小板に結合し，血小板を凝集させると小血栓ができるが，それが血管壁に付着して組織を傷害する．血清病，全身性エリテマトーデス（ループス腎炎を含む），関節リウマチ，各種の糸球体腎炎などが代表的．（写真提供：玉置邦彦）

4. Ⅳ型アレルギー（細胞免疫性アレルギー）

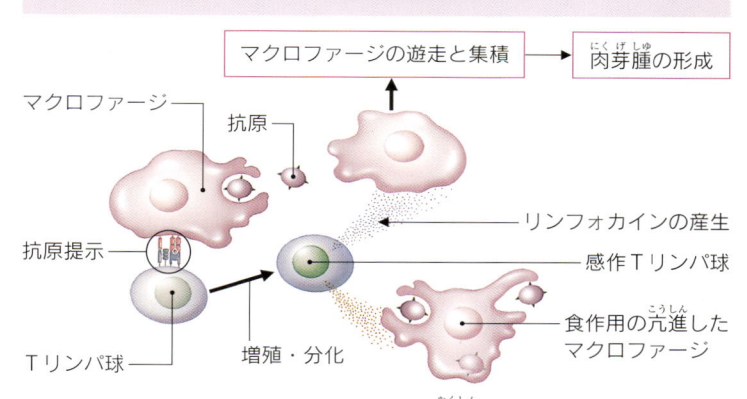

ペニシリン系薬剤に対する遅延型反応（薬疹）

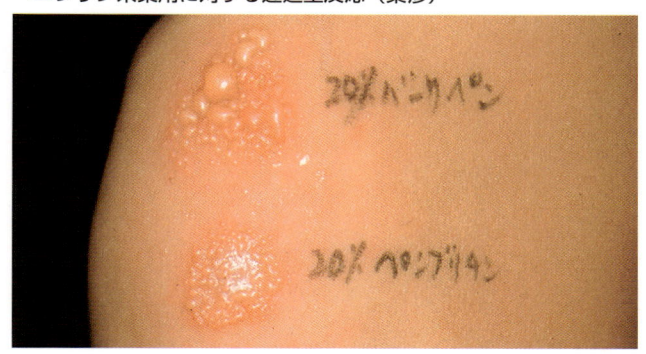

Ⅰ型～Ⅲ型が抗体を介する液性免疫の過剰反応の結果であるのに対し，Tリンパ球による細胞免疫の過剰反応の結果としておこる．活性化した感作Tリンパ球の作用によって，マクロファージが局所に集積したり，肉芽腫をつくる遅延型（接触皮膚炎，ツベルクリン反応など）と，キラーTリンパ球が直接細胞を傷害するタイプ（臓器移植の際の拒絶反応）とがある．薬疹のうち，Ⅳ型としておこるものは，いずれかのタイプに入る．（写真提供：中川昌次郎）

❻自己免疫疾患の発症を防ぐからだのしくみ

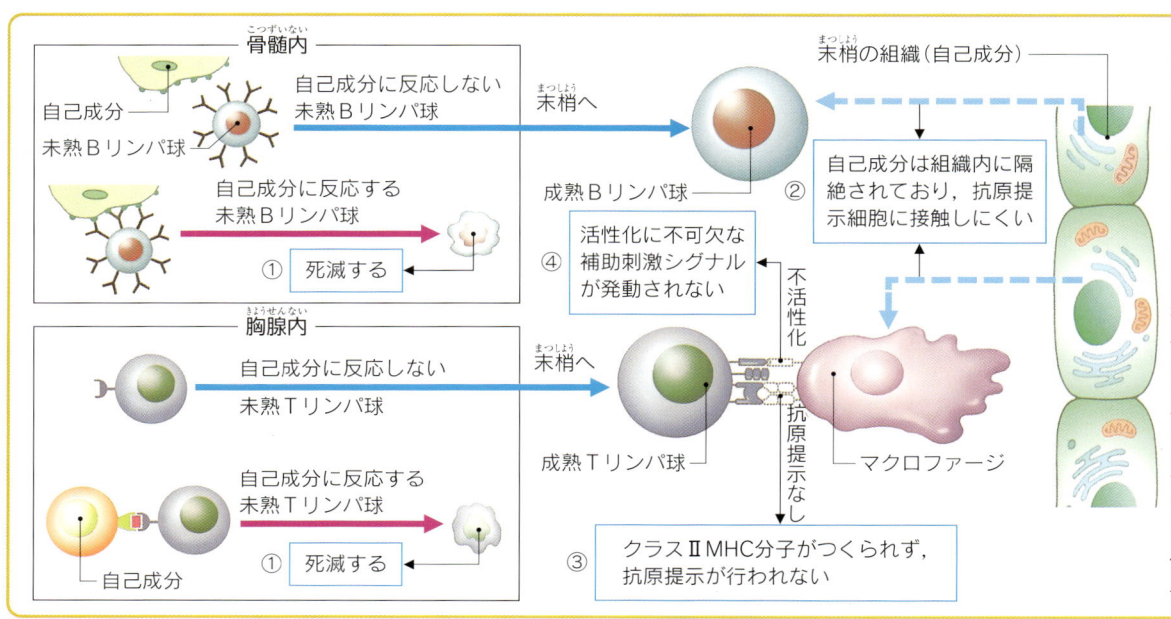

自己免疫疾患は，リンパ球が個体の成分である自己抗原を異物として誤認し，自己の組織を攻撃することで発症する．しかし，生体には自己免疫疾患の発症を防ぐさまざまなしくみが備わっている．図中の①～④はその例を示したもので，いずれも自己抗原への反応を回避する条件を備えている．仮に①～④の機構が働かず，自己抗原に対する反応がおこっても，からだに傷害がおきないよう，自己抗原への反応を抑制する働きも免疫システムはあわせもっている．このような，いくえにも用意された働きによって，自己免疫疾患の発症はおさえられている．

がんの発生と転移のしくみ

❶細胞周期と細胞分裂

- 発がんの原因：ウイルス，紫外線，放射線，発がん性の化学物質，慢性の炎症など
- DNA修復機構発動のチェックポイント

増殖の停止
老化，細胞死（アポトーシス）
分化

分裂期（M期）
第2間隙期（G_2期＝静止期）
DNA合成期（S期）
第1間隙期（G_1期＝静止期）

2重らせんによる元のDNA
DNAの複製
複製された新しいDNA

❷がん発生の過程

境界領域

変異細胞増殖の促進因子

正常の細胞周期を逸脱

粗面小胞体
細胞質
核
ゴルジ装置
ミトコンドリア

正常細胞（断面）
変異細胞（断面）

通常，細胞には寿命があり，たえずDNA（遺伝子）の複製と細胞分裂を繰り返して新しい細胞に生まれ変わっている．この細胞分裂のサイクルを細胞周期という．増殖しつつある細胞の核でDNAの複製が行われてDNA量が倍加すると（DNA合成期），短い静止期（第2間隙期）を経て，複製されたDNAが2つの細胞に均等に配分される分裂期に移行する．分裂が完了すると比較的長い静止期（タンパク質を合成する第1間隙期）のあとつぎの合成期に移る．この複製や合成の過程で，遺伝子異常をおこすと，正常な細胞周期を逸脱して変異細胞（正常細胞ががん化したもの）が出現する．

▶ヒトのからだは約60兆個の細胞から構成されていて，その1つ1つの細胞の核のなかには生命現象をつかさどるDNA（デオキシリボ核酸）と呼ばれる遺伝子が入っている．なにかのきっかけで遺伝子に変異がおこりそれが蓄積すると，細胞はやがてがん化して無秩序にどんどん分裂，増殖し，正常組織にとってかわってしまう．それが，がん（悪性腫瘍）という病気である．がんは全身のほとんどの臓器・組織に発生する．

[がんの発生と成長の過程]　がんは遺伝子の異常による病気であるといえる．正常の状態ではからだの組織を構成する細胞（体細胞）は，たがいに調和を保ち，秩序正しく機能している．それぞれの組織の細胞にはきめられた寿命があり，失われた細胞は細胞分裂により補われる（図❶）．しかし，細胞は一生のあいだに，環境中から放射線や発がん性の化学物質・ウイルスなどの発がん性因子の作用を受け，遺伝子がたえず傷つけられている．その結果，細胞がもともともっているがん遺伝子や細胞の成長を促進する成長因子の遺伝子が活性化され，あるいは細胞のかってな増殖をおさえるように働いているがん抑制遺伝子の制御作用をとめてしまうため，周囲の正常組織からはなれて，無秩序に細胞分裂を繰り返す細胞（変異細胞）が発生する．がん細胞の誕生である（図❶，図❸）．

しかし，本来，細胞は遺伝子の傷（変異）を防ぐ巧妙なDNA修復機構をもっているので（図❶），このような変異細胞が誕生する確率はきわめて低くおさえられている．また，がんの発生は多段階的であり，複数の遺伝子変化が1つの細胞に連続して生じることにより，はじめて悪性のがんに進行するのであり，遺伝子に傷を受けた細胞すべてががん化するわけではない．がん発生の過程では，DNA修復機構や細胞死（アポトーシス），生体の監視システムなどの何重もの生体防御の関門があり，それをくぐりぬけたがん細胞だけがねずみ算式に増殖を繰り返し，肉眼で観察される腫瘍塊に成長する（図❷）．一般にがんの成長は，微小なあいだはゆっくりであるが，進行がんになると急速に増殖するようになる．がんの悪性化の進行とともに，多段階的に遺伝子変化を生じている事実は，ヒトの大腸がんについて明らかにされている．

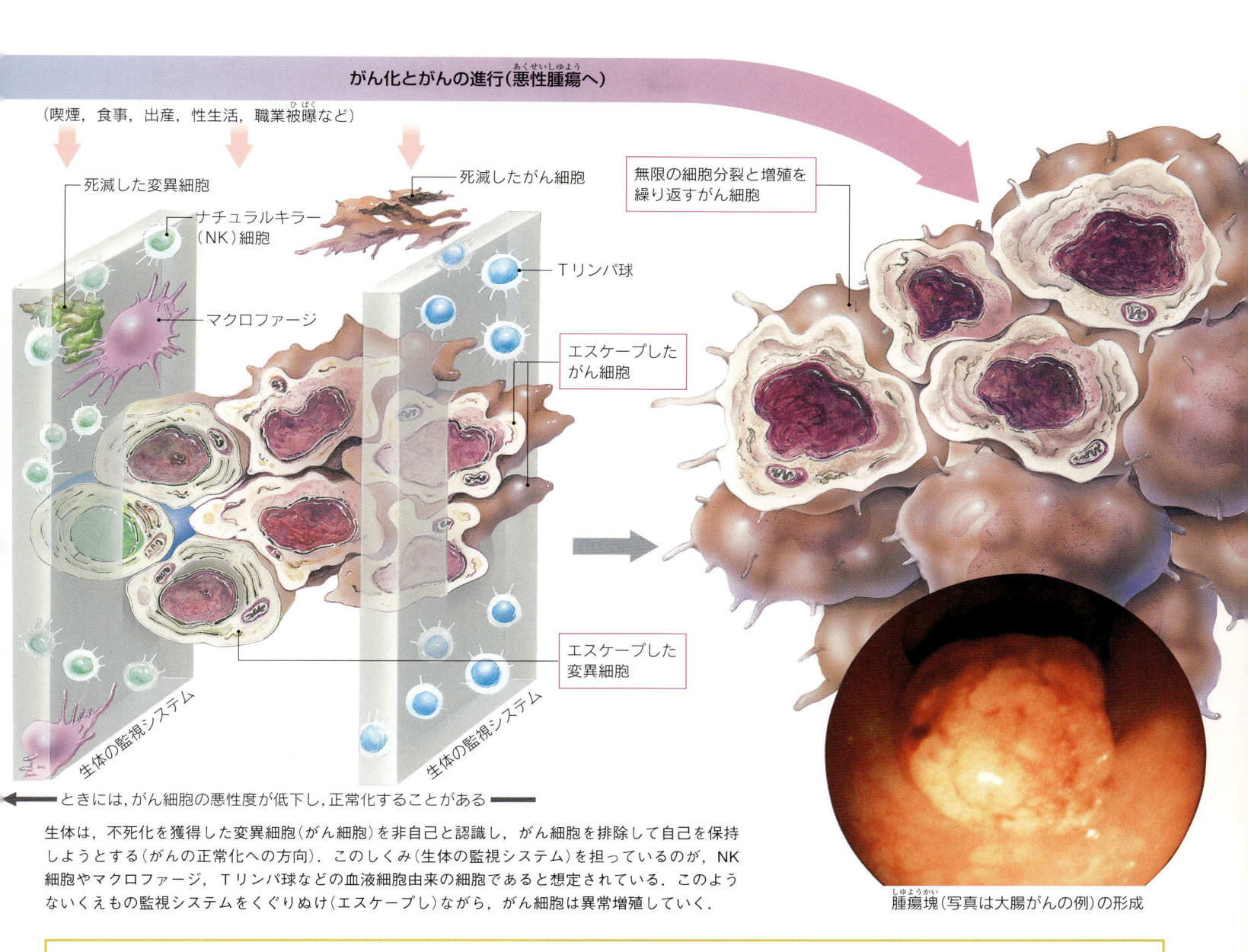

がん化とがんの進行（悪性腫瘍へ）

（喫煙，食事，出産，性生活，職業被曝など）

- 死滅した変異細胞
- ナチュラルキラー（NK）細胞
- マクロファージ
- 死滅したがん細胞
- Ｔリンパ球
- エスケープしたがん細胞
- エスケープした変異細胞
- 無限の細胞分裂と増殖を繰り返すがん細胞

生体の監視システム

← ときには，がん細胞の悪性度が低下し，正常化することがある

生体は，不死化を獲得した変異細胞（がん細胞）を非自己と認識し，がん細胞を排除して自己を保持しようとする（がんの正常化への方向）．このしくみ（生体の監視システム）を担っているのが，NK細胞やマクロファージ，Ｔリンパ球などの血液細胞由来の細胞であると想定されている．このようないくえもの監視システムをくぐりぬけ（エスケープし）ながら，がん細胞は異常増殖していく．

腫瘍塊（写真は大腸がんの例）の形成

❸ 正常細胞の新旧交替と細胞のがん化

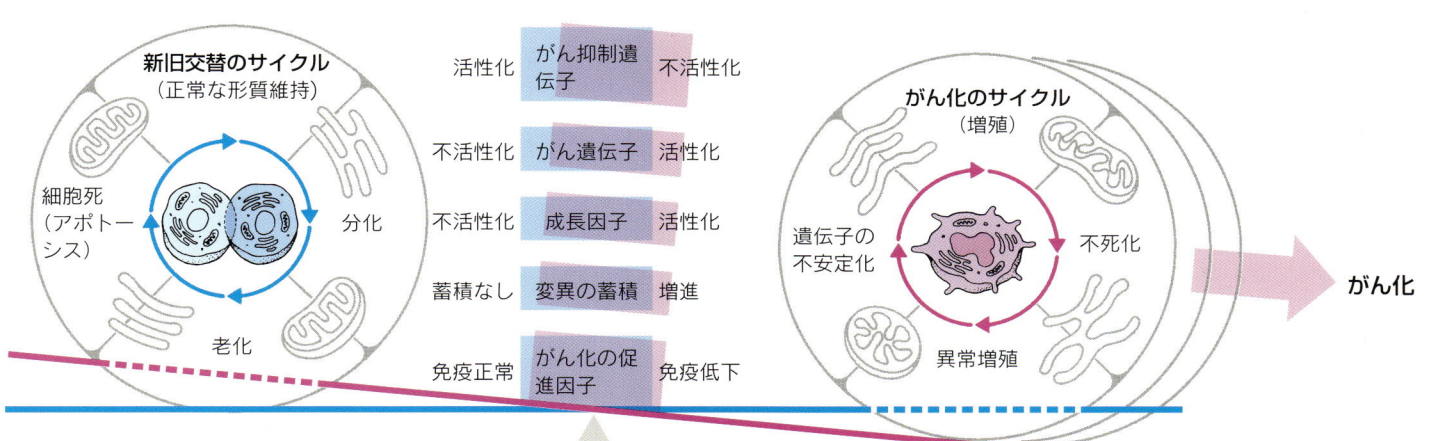

新旧交替のサイクル（正常な形質維持）
- 細胞死（アポトーシス）
- 分化
- 老化

	がん抑制遺伝子	
活性化	がん抑制遺伝子	不活性化
不活性化	がん遺伝子	活性化
不活性化	成長因子	活性化
蓄積なし	変異の蓄積	増進
免疫正常	がん化の促進因子	免疫低下

がん化のサイクル（増殖）
- 遺伝子の不安定化
- 不死化
- 異常増殖

→ がん化

細胞は通常，細胞周期を調節する遺伝子によって分化→老化→細胞死（アポトーシス）のサイクルを維持し，細胞の新旧交替が行われて，正常な細胞形質を保っている．一方，DNAに変異が蓄積してがん抑制遺伝子が不活性化，がん遺伝子や成長因子が活性化すると，サイクルのバランスがくずれ細胞は増殖を開始，がん化の方向にすすむ．不死化を獲得した変異細胞は異常増殖し，遺伝子不安定化や増殖の促進因子がこれを助長する．

がんの発生と転移のしくみ

４転移のしくみ

がん（腫瘍）では細胞間の結合が正常組織より弱く，がん細胞はばらばらになりやすい．それは，細胞同士を結びつけているカドヘリンなどの接着因子の量が減るため，と考えられている．原発巣から離れたがん細胞は組織へ浸潤するとともに，近接のリンパ管や血管に侵入する．

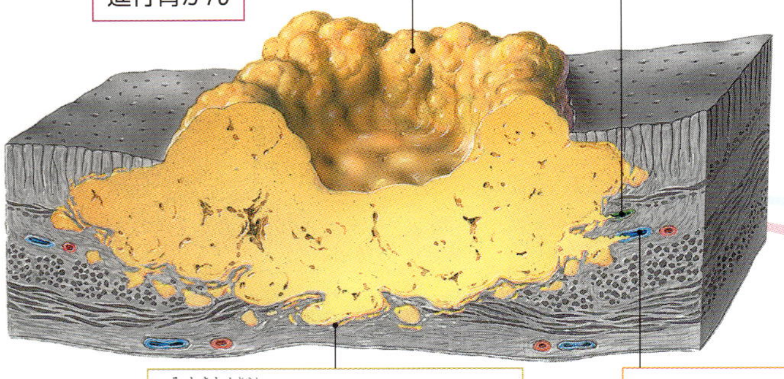

進行胃がん

リンパ管
粘膜下の毛細リンパ管から胃の周囲リンパ節に転移（リンパ行性転移）．

2. リンパ管への侵入（リンパ行性転移）

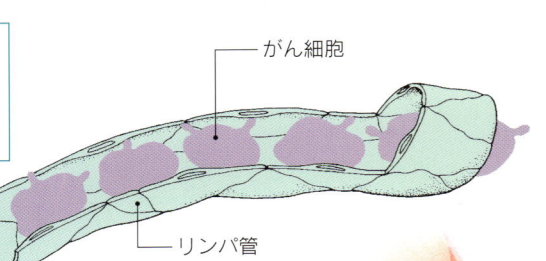

- がん細胞
- リンパ管

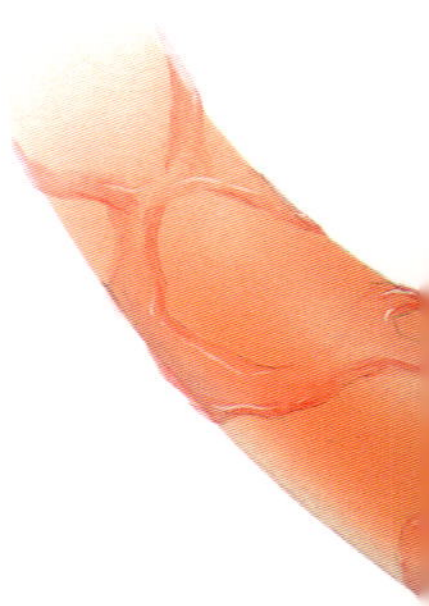

リンパ管に侵入したがん細胞は，近接のリンパ節に転移するとともに，リンパの流れにのり，最後は血流に入って全身へ運ばれ，がん細胞が定着した臓器で転移巣を形成する（遠隔転移）．

組織浸潤
浸潤により隣接臓器へがん細胞がばらまかれる（播種性転移）．

血管
血管（静脈）へ侵入したがん細胞は血流にのって全身の臓器へ転移（血行性転移）．

1. 原発巣からの離脱と浸潤（浸潤性転移）

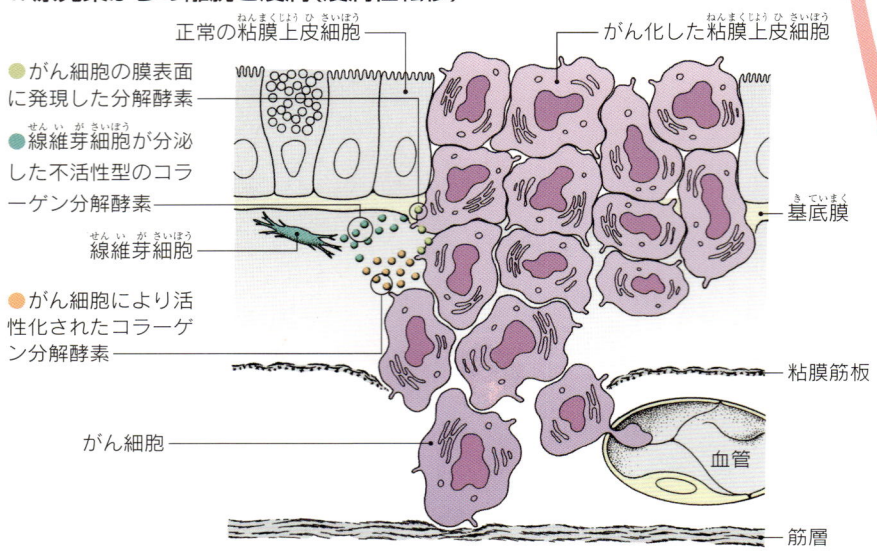

- 正常の粘膜上皮細胞
- がん化した粘膜上皮細胞
- ● がん細胞の膜表面に発現した分解酵素
- ● 線維芽細胞が分泌した不活性型のコラーゲン分解酵素
- 線維芽細胞
- ● がん細胞により活性化されたコラーゲン分解酵素
- 基底膜
- 粘膜筋板
- がん細胞
- 血管
- 筋層

がん細胞は，ある種の分解酵素（結合組織の主要成分であるコラーゲンを分解する酵素でマトリックスメタプロメテアーゼ，略してMMPと呼ばれる）を利用して，基底膜をはじめ隣接の組織構造（マトリックス）を壊しながら，周囲の臓器内（たとえば胃がんなら膵臓などの臓器内）へ浸潤していく．

3. 血管内への侵入と移動（血行性転移）

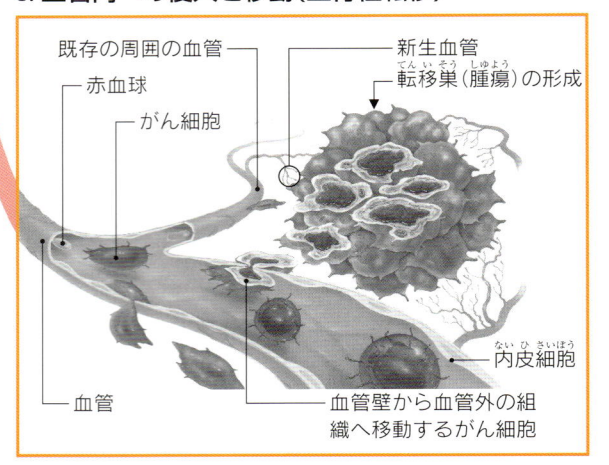

- 既存の周囲の血管
- 新生血管
- 赤血球
- 転移巣（腫瘍）の形成
- がん細胞
- 内皮細胞
- 血管
- 血管壁から血管外の組織へ移動するがん細胞

がん細胞が血液中を移動し，どの部位（臓器）に転移するかはがんの種類によってある程度選択性があるといわれ，標的臓器内の血管の内皮細胞に接着して，血管外の組織へ移動し，転移巣（腫瘍）を形成するにいたる．上の図は血管に侵入したがん細胞が，血流にのって標的臓器（たとえば肺，肝臓など）にいたり，転移巣を形成する模型図である．腫瘍塊を形成するがん細胞は，みずからを栄養するために腫瘍内に血管（腫瘍血管）を導くための〈血管新生〉活性を備えている．

【がんの転移】　からだのなかにがんが発生し，それが発見されたら，まず手術で原発巣を取り除くことが，第一の選択である．一部のがんは原発巣それ自体をそのまま放置すれば致命的となる．たとえば脳腫瘍（→14㌻）は頭蓋内というかぎられたスペースに発生するので，比較的腫瘍が小さく，転移がなくとも生存を危うくする．しかし多くのがんは転移をおこすことにより，はじめて患者の予後をわるくする．したがってがん転移の克服は，がん治療の成績を向上させるためにきわめて重要であると考えられている．

一般にがん細胞は原発巣から離れて，近くのリンパ管に侵入し（図4-2），がんが発生した臓器に所属するリンパ節に転移巣を形成する．また，がん細胞はリンパ管を経由して，あるいは直接に血管内に侵入し，血流によって全身にはこばれる（図4-3）．しかし，がんの転移はすべての臓器におこるわけではない．流れていった先にうまく定着したがん細胞だけが生き残り，転移巣を形成するのである．がんの種類によって，経験的に，転移巣ができやすい標的臓器が知られているが，転移のしくみは一様でない．

【転移のしくみ】　転移の第一歩は原発巣からがん細胞が離れる過程である．がん細胞同士は正常組織にくらべてゆるく結合している．がん細胞ではカドヘリンなどの接着因子の量が減るためと考えられている．ついで，原発巣から遊離したがん細胞が，周囲の

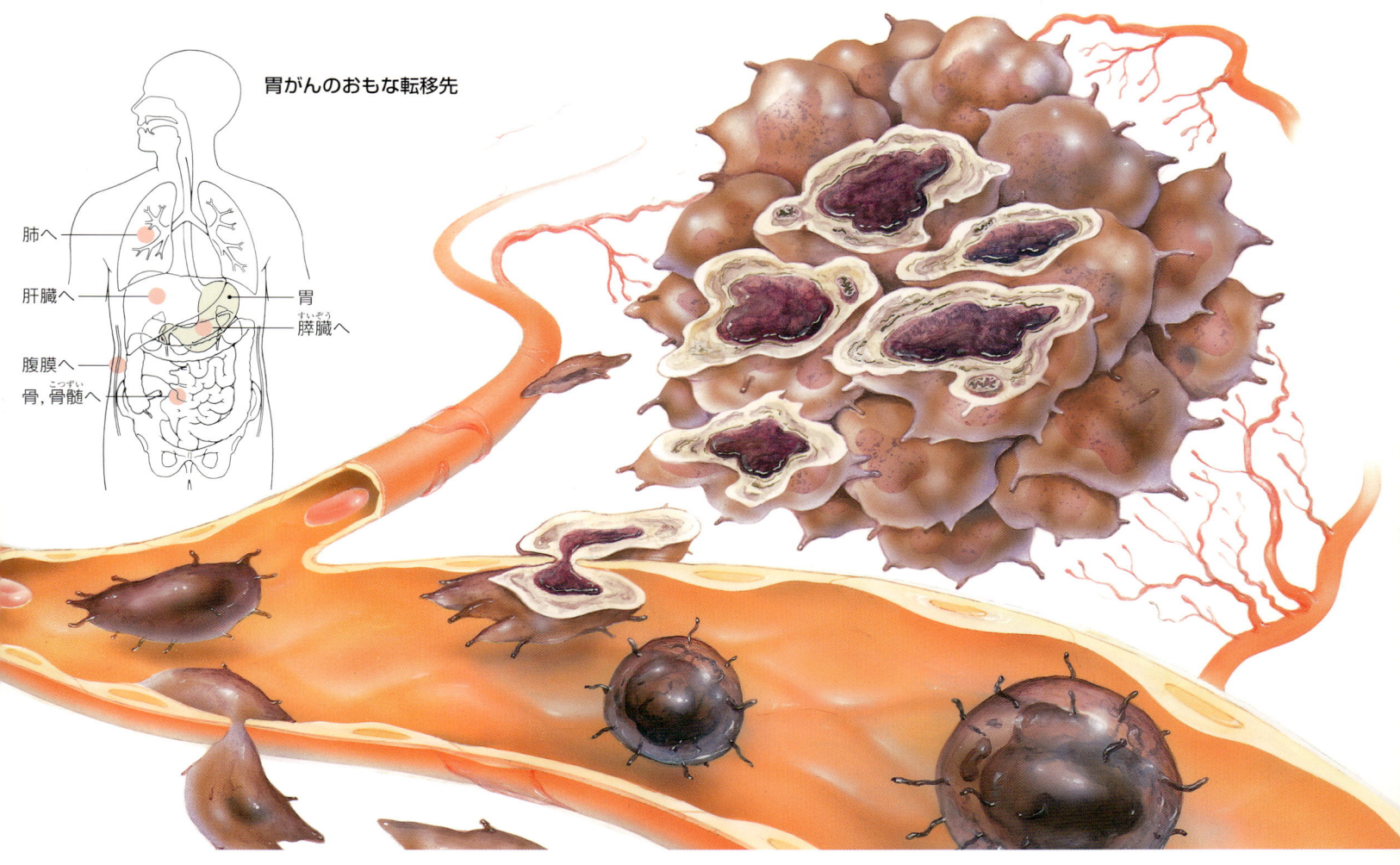

胃がんのおもな転移先

- 肺へ
- 肝臓へ
- 胃
- 膵臓へ
- 腹膜へ
- 骨, 骨髄へ

血管内から血管外への移動のしくみ

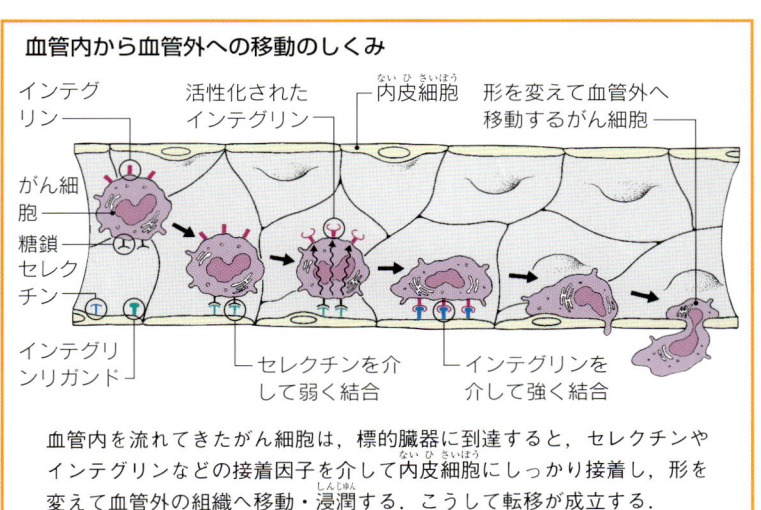

- インテグリン
- 活性化されたインテグリン
- 内皮細胞
- 形を変えて血管外へ移動するがん細胞
- がん細胞
- 糖鎖
- セレクチン
- インテグリンリガンド
- セレクチンを介して弱く結合
- インテグリンを介して強く結合

血管内を流れてきたがん細胞は，標的臓器に到達すると，セレクチンやインテグリンなどの接着因子を介して内皮細胞にしっかり接着し，形を変えて血管外の組織へ移動・浸潤する．こうして転移が成立する．

血管新生のしくみ

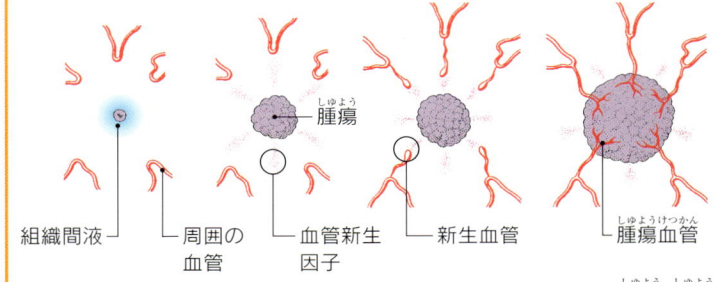

①単一のがん細胞　②血管新生因子の分泌開始　③周囲の血管を増殖　④腫瘍血管の新生

- 組織間液
- 周囲の血管
- 血管新生因子
- 腫瘍
- 新生血管
- 腫瘍血管

単一のがん細胞は組織間液にひたって成長するが，増殖して腫瘍（腫瘍塊）を形成しはじめると，みずからを栄養するために血管新生因子を分泌して周囲の血管を増殖させ，腫瘍内に引き入れて血管を新生させる．

組織を破壊して浸潤する過程で，がん細胞は周囲に存在する線維芽細胞に働きかけ，コラーゲンを分解する酵素を活性化し，それを利用するといわれる（図4-1）．周囲の組織を破壊し，浸潤に成功したがん細胞は最終的に血液中に流入することになる．

つづいて転移が成立するためには，血液中を流れているがん細胞が血管の内皮細胞（内皮）に接着することが必要である．つまり，がん細胞表面の糖鎖分子が内皮に接着する錨の役割をして，内皮の表面に存在するセレクチンを介して内皮に結合する．この結合が引き金となって，もう1つの接着因子であるインテグリンが活性化され，がん細胞はさらに内皮と強固に接着する．

接着したがん細胞は形を変え，血管外の組織へ移動し，結合組織内に浸潤する．転移先に定着したがん細胞が直径2mmをこえて増殖するためには，みずからを栄養する腫瘍血管の新生が不可欠である．腫瘍細胞は血管新生因子を分泌して，周囲の血管の内皮細胞を増殖させ，腫瘍内に誘導する（図4-3）．

このようにがんの転移は，原発巣からの離脱，血管内への侵入，血流にのっての移動，血管内皮細胞への接着，結合組織内への浸潤，腫瘍血管新生をともなう増殖と，複雑な過程を経るが，いずれかのステップを阻止する転移抑制剤を開発することで，がんの治療向上が期待されている．

（石川　隆俊）

全身のその他の病気

●悪性黒色腫
　人体の皮膚，毛髪，眼などの色調に関係するメラニンという褐色の色素をつくるメラノサイトと呼ばれる細胞から発生する悪性腫瘍をいう．黒あざやほくろの細胞から発症することもまれにある．全身の正常な皮膚，口腔などの粘膜，眼の脈絡膜，黒あざやほくろなどに発生するが，発生しやすい部位は，足の裏，手のひら，顔面などの皮膚．男女にかかわらず40～80歳に発生しやすい．進行が速く，全身への転移をおこしやすく，概して悪性度の高い腫瘍である．　→網膜剥離

●異所性骨化
　筋肉，腱，靱帯など，本来は骨組織ではない軟部組織に骨の新生がおこることをいう．どのようなメカニズムで骨の新生がおこるのかは不明である．骨や関節周囲に多くみられ，大きな外傷や繰り返される小外傷後におこる．骨折後におこるものとして，筋肉内に生じる外傷性骨化性筋炎が代表的で，大腿骨骨折時の大腿四頭筋，肘関節周囲骨折時の上腕二頭筋などに多い．そのほか，脊髄損傷のばあいにも股関節や膝関節周囲にみられる．骨新生が広範囲におよぶと関節は強直し，機能障害を残すことになる．　→骨折

●カポシ肉腫
　皮膚に暗青色ないし暗赤色の結節を生じる血管形成細胞由来の多発性悪性腫瘍で，ふれるとかたく，骨の破壊におよぶほど深いばあいもある．リンパ節，内臓などに生じることもある．サイトメガロウイルスが発症の一因であるともいわれ，エイズ患者に発症することが多い．予後は不良．　→エイズ

●カリニ肺炎
　不顕性感染によって多くの人に常在する真菌と考えられるニューモシスチス-カリニがひきおこす肺炎．白血病やエイズ，悪性リンパ腫，免疫抑制剤の使用などでおこる免疫機能の低下による日和見感染で発症する．肺胞内に菌体が増殖する肺炎であり，サイトメガロウイルス感染の合併が多い．呼吸不全さらに心不全にいたることもある．　→エイズ

●臼蓋形成不全（寛骨臼形成不全）
　股関節は，凸形をなす大腿骨頭と，大腿骨頭を入れる凹形の臼蓋（寛骨臼）から構成されるが，臼蓋形成不全は，臼蓋が大腿骨頭に対して凹形を示さないばあいをいう．臼蓋形成不全があると，変形性股関節症になりやすく，また，関節が不安定なため，先天性股関節脱臼の原因ともなる．　→変形性関節症

●胸肋鎖骨過形成症
　1957年に，ドイツではじめてその存在が報告された病気で，胸骨，第1肋骨および鎖骨をつないでいる靱帯などの組織が炎症をおこし，骨状の組織におきかわってしまう（骨化という）というもの．独立した病気ではなく，ほかに病気があって，それが原因となっておこる．多くのばあい掌蹠膿疱症を合併しているところから，掌蹠膿疱症とともに，慢性扁桃炎に端を発する病気と考えられている．症状としては，はれや痛みがある．　→扁桃炎

●クッシング症候群
　副腎皮質から分泌されるホルモンのうち，タンパク質から糖をつくる働きをもつ糖質コルチコイドが過剰に分泌されるために生じる病気で，顔が赤くて丸くなる，胸や肩に肥満が出る，皮膚が薄くなり妊娠線のような線が出る，高血圧や糖尿病になる，女性では無月経，毛深くなるなどの症状が出る．副腎皮質を刺激する副腎皮質の腫瘍，下垂体腫瘍などが原因となる．コルチコイドを産生する肺がんでも発症することがある．　→肺がん

●腱板損傷
　肩の棘上筋，棘下筋，小円筋，肩甲下筋の腱の集まりを腱板というが，この腱板に断裂，石灰の沈着，空胞化，厚みが薄くなるなどの異常が生じるばあいをいう．なかでも，棘上筋は，生体内で2つの骨（肩峰と上腕骨頭）にはさまれた唯一の筋肉であり，運動時の圧迫や摩擦を受けやすく，年齢とともに変性を生じて断裂などをおこしやすい．断裂が生じると，〈肩が抜けた〉と表現されるように，脱力感があり，自分で動かせなくなる．痛みは，断裂後まもなくおさまるが，夜間のほうが強い．野球肩の代表的病態である．　→野球肩

●高カルシウム血症
　血清中のカルシウム濃度が正常値（だいたい8.4～10.2mg/dl）以上に高くなっている状態．悪性腫瘍，原発性副甲状腺機能亢進症などがおもな原因でおこるカルシウムの代謝異常の結果として生じる．とくにがんが骨へ転移すると骨破壊がおこり，カルシウムが血液中に流出してくる．高濃度状態がつづくと，腎臓での尿濃縮機能を障害し，夜間多尿，口渇，多飲などをきたす．また，血管の緊張を高め血圧上昇をもたらす．　→肺がん，腎がん

●高窒素血症
　血清中に非タンパク窒素が正常域を超えて高濃度に認められる状態．非タンパク窒素はタンパク質代謝の最終産物で，尿素，アンモニア，尿酸，アミノ酸，クレアチニンなど多種の窒素からなる．正常時ではおもに尿として排泄されている．腎不全などにより腎臓の働きが極度に低下すると，これら窒素化合物（尿毒症毒素）が体内に蓄積される結果，さまざまな全身的症状（尿毒症症状）がおこってくる．　→腎不全

●骨形成不全症
　骨の弱さ，白眼の部分が青くなる（青色強膜），難聴を3大症状とする先天性の遺伝性疾患である．とくに骨の弱さは最大の特徴で，わずかな外力で繰り返し骨折をおこす．そのため，手足の変形，脊椎のつぶれによる脊柱後彎および側彎などがみられる．子宮内で，あるいは出産時に多発性の骨折や頭蓋内出血をおこして死産することが多いが，成人まで生き延びるケースもまれにある．　→骨折

●骨髄炎
　骨髄の炎症を中心とするが，骨膜，骨皮質，さらには骨のまわりの組織もおかす．感染が原因となる化膿性骨髄炎が多く，骨髄炎といえばこの化膿性骨髄炎をいう．急性と慢性とがある．なかでも，急性化膿性骨髄炎はもっとも多くみられるもので，高熱，おかされた骨の激痛，およびはれが出現する．皮膚が破れ，骨折部が外界と通じる開放骨折（複雑骨折）などでおこることがある．　→骨折

●骨軟化症
　骨の形成・成長に関与するビタミンDの代謝異常によって生じるもので，骨形成の第1段階である類骨（タンパク性基質）は形成されるが，第2段階の骨塩の石灰化が障害されるものをいう．骨の長軸方向への成長は，骨端軟骨層（骨端線）で行われており，骨端線は成長が終わると消失するが，このような障害が骨端線消失以前におこるばあいを，とくに〈くる病〉という．骨軟化症では，四肢の彎曲，脊柱後彎および側彎，低身長，頭蓋の変形など，外見上の変化が出現する．また腰背部痛，関節痛，骨痛，筋力低下，疲れやすさなどの症状もみられる．　→骨粗鬆症

●骨嚢腫
　骨のなかに空洞ができる病気．おもに男児の上腕，大腿部，かかとなどの骨にできやすい．病気の原因は不明．症状もとくにない．なかに空洞ができるので周囲の骨の部分が薄くなり，そのために骨折をおこして，あるいは別の理由でレントゲン撮影をしたときに気づかれることが多い．子供時代に骨折をおこさなければ，成人するにつれ骨嚢腫の成長がとまり，骨自体も厚みを増して折れにくくなるので，一生気づかれないこともある．　→骨腫瘍

●自己免疫性溶血性貧血
　貧血とは血液中のヘモグロビンが不足した状態をいい，出血による貧血，ヘモグロビンを含む赤血球がうまくつくられないためにおこる貧血など，いくつかの種類がある．自己免疫性溶血性貧血は，体内に，自己の赤血球を敵と誤認して破壊する抗体ができ，赤血球は正常につくられるが，それにもまして抗体が赤血球をつぎつぎに破壊するためにおこる．自己の赤血球を破壊する抗体がなぜできるのかは不明．　→免疫・アレルギーの病気

●脂肪塞栓症
　脂肪滴が血管につまり，血行障害をおこす

というもの．骨折，けが，手術などの際に，骨髄脂肪や皮下脂肪など体内の脂肪組織が傷つき，そこから遊離した脂肪滴が，同じく傷ついた近くの静脈の傷口に流れ込むことによっておこる．静脈に入った脂肪滴は，大部分，心臓を経て肺に達し，肺の血管につまるが，ふつうはやがて分解，吸収されるので，生命に危険がおよぶことはない．しかし，広い範囲につまったり，ときに脳に達し，脳の血管につまると危険なこともある．
→骨折

●掌蹠膿疱症

手のひらや足の裏に小水疱ができ，ついで膿疱になり，やがて乾燥して皮膚がはがれ落ち，いったんよくなるがまた再発し，これを何回も繰り返すというもの．調べても病原菌がみあたらず，また，みずむしなどと異なって小水疱や膿疱が指の股にできず，季節とも関係ないのが特徴．慢性扁桃炎などからだの他の部位の炎症を取り除くと症状が消えることから，他の部位の炎症に対するアレルギーと考えられている．
→扁桃炎

●ショック

なんらかの原因で，心臓の働きがおさえられ，全身に新鮮な血液を送り出すのに必要な心拍出量が減少したため，急激に全身の組織・臓器に酸素不足がおこって組織・臓器の生理機能が障害される状態．外傷や手術による出血で循環血液量が低下したためにおこる出血性ショック，急性心筋梗塞などによる著しい心拍出量の減少でおこる心原性ショック，大腸菌などの細胞から出るエンドトキシンによりおこる細菌性ショック，抗生物質・麻酔薬・毒物などでおこるアナフィラキシー性ショック（またはアレルギー性ショック），外傷による激痛などのためにおこる神経性ショックなどがある．症状はショックの種類により異なるが，顔面や皮膚の蒼白，虚脱，冷や汗，血圧低下，呼吸障害，乏尿などが典型的な症状である．
→膵炎，腎炎，腎不全

●成人T細胞白血病

白血球の一種でリンパ組織でつくられるT細胞（Tリンパ球ともいう）が異常にふえる病気．リンパ節のはれ（腫大）から白血病へすすむ例や，リンパ節の腫大が特徴となる例があるなどリンパ腫の型をとるものもある．おもな症状は皮膚の紅皮症や小腫瘤，高カルシウム血症など．原因はHTLV-1というレトロウイルスで，おもに45歳以上に発病し，急激に進行して1年以内に死亡する．九州，四国南部など日本の南西部に多い．
→白血病

●脊柱後彎

せぼね（脊柱）が病的に曲がり，前かがみの状態になること．全体に前かがみに曲がる〈円背〉，背中が丸く曲がり，腰が前方に突き出す〈凹円背〉など，曲がり方にはいくつかのタイプがある．原因としては，先天性の脊柱の奇形，習慣的な姿勢のわるさ，加齢，骨粗鬆症による椎体圧迫骨折などがあげられる．脊柱の曲がり方が高度になると，痛みが出たり，運動障害をおこしたり，肺の動きが妨げられたりする．
→骨粗鬆症

●線維肉腫

膠原線維や細網線維と呼ばれる線維をつくる線維芽細胞から発生する悪性腫瘍．30歳前後に比較的多いが，広い年齢層でみられる．大腿骨や脛骨などの長管骨に多く，皮下組織，筋肉をおおう筋膜，筋肉内，腱，骨髄，骨膜などにできやすい．自発痛や圧痛で気づくことがあるが，肉腫の進展が緩慢なタイプもあり，症状に気づいてから1年以上経過して受診するケースもある．
→骨腫瘍

●全身性エリテマトーデス（SLE）

関節，皮膚，腎臓，神経など全身の多くの臓器が慢性に障害される原因不明の病気．膠原病の1つ．原因は不明であるが，遺伝的因子，ウイルス感染，自己抗体による免疫異常などが相互に関連しあっておこると考えられている．10〜30歳の女性に好発し，発病率は男性の約10倍．初期症状は関節痛，顔面の蝶形紅斑，爪周囲や手のひらの紅斑，呼吸器症状（胸膜炎），腎障害，てんかん発作などの神経症状など．また，全身症状として発熱，体重減少，食欲不振，全身倦怠感などを訴えることがある．
→免疫・アレルギーの病気

●痛風腎

痛風患者の腎臓に尿酸塩結晶が沈着することでおこる腎臓の障害．尿浸透圧や濃縮力の低下にはじまり，最終的には腎不全に陥る．遠位尿細管および集合管の間質に尿酸塩結晶が沈着すると，血液細胞の浸潤による炎症反応がおこる結果，組織は線維化する．さらに尿細管内に尿酸塩結晶が沈着して尿細管の閉塞，萎縮，ついで糸球体の硝子化をきたす．初発の痛風発作時の検査では，約30％に腎機能の低下がみられる．
→痛風

●低ナトリウム血症

血清中において，ナトリウムに比べて相対的に水が過剰であり，ナトリウムの濃度が正常より低いばあいをいう．ナトリウムの排出を促進する種々の病気で生じる．肺がんなどの腫瘍が，抗利尿ホルモンを産生することがあり，腎臓で水の再吸収がおきて，細胞外液の増加をもたらし，血中のナトリウム濃度を下げてしまう．濃度のちがいにより症状は異なるが，疲労，頭痛，悪心，嘔吐，食欲不振，けいれん，昏睡などの症状が出る．→肺がん

●特発性血小板減少性紫斑病

血小板の減少により，ささいな打撲でも点状出血斑や斑状出血斑をおこす．原因不明ということで〈特発性〉になっているが，急性のものは感染症が先行することが多く，感染に反応してつくられた抗原抗体複合物が血小板に作用したり，血小板に対する自己抗体がつくられるためにおこる自己免疫疾患と考えられる．
→免疫・アレルギーの病気

●トリコチロマニア

主として頭髪，まつげ，まゆげなどを強迫的に自分の手で引き抜く症状をいい，その場所に不完全な脱毛部を呈する．抜毛癖とか抜毛狂とも呼ばれる．情緒的に不安定になりがちな児童期から思春期にみられる．幼児期には比較的単純な欲求不満からおこることが多いが，思春期にかけておこるばあいは，てんかん，神経症，統合失調症にともなっておこってくることもあり，このばあいは精神的治療が必要である．
→脱毛症

●軟骨肉腫

骨の悪性腫瘍の1つで，軟骨組織を形成する軟骨細胞の悪性腫瘍をいう．原発性骨悪性腫瘍のなかでは骨肉腫についで多い．大腿骨，骨盤，上腕骨，脛骨の順に好発する．成年以降の男性に多い．長期にわたる痛み，患部のはれ（腫脹），腫瘤形成がおもな症状である．
→骨腫瘍

●尿毒症

正常のときには尿中に排泄されるべき毒素（尿素などの窒素化合物）が，腎臓の働きの低下によって体内にたまり，またこれにともなってさまざまな代謝・内分泌異常がおこった結果，生じる全身的症状．慢性腎不全の末期あるいは急性腎不全の乏尿期に現れる．集中力の低下・不眠・意識障害・けいれんなどの精神神経症状，アンモニア臭あるいは尿臭を有する口臭，吐きけ・嘔吐・食欲不振などの消化器症状，かゆみ・色素沈着などの皮膚症状など多彩な症状（尿毒症症状）を示す．透析療法が不可欠である．
→腎炎，腎不全，前立腺肥大症

●変形性脊椎症

加齢によっておこる脊椎の変化で，一種の骨の老化現象．椎間板軟骨の変性につづいて脊椎を構成する頸椎，胸椎，腰椎にとげのような異常な骨（骨棘）が生じるのが特徴．骨棘は脊椎骨の椎体辺縁部の骨増殖であり，中高年の男性，とくに重労働に従事してきた人には高率に出現する．骨棘が神経根や脊髄を圧迫すると痛みが出る．
→五十肩，頸椎症

●ユーイング肉腫

骨髄に発生する未熟な悪性腫瘍．骨腫瘍のなかでは比較的まれな病気．小児ないし20歳までの男性に好発する．骨盤，大腿骨，上腕骨，頸骨などに発生することが多い．発病初期の症状は痛みと患部のはれ（腫脹）で，発熱，白血球の増加も認められる．
→骨腫瘍

さくいん

さくいんは，本文と図および図説明文のなかに出てくる語を五十音順に並べた．

〔例〕
高血圧症──20, 58, 58図1-2, **130〜131**,……とあるのは，高血圧症という語が20ページと58ページの本文および58ページの図1-2のなかにあることを示す．
太数字の**130〜131**は，高血圧症が本文および図で集中的に解説されているページであることを示す．

あ

IgE抗体──32, 32図1, 163, 164, 164図5-1
IgA腎症──40図2, 41, 108
アウエル小体──137図2
青ぞこひ──25
亜急性甲状腺炎──42, 160図2, 161
アキレス腱反射──120図1-2
悪性黒色腫──170
悪性骨腫瘍──126図1-1, 127, 127図2
悪性線維性組織球腫──127図2
悪性リンパ腫──**138〜139**
悪玉コレステロール──155
朝のこわばり──124, 125図3
アジソン病──161, 161図4
アストログリア──18, 18図4
圧受容体──130図1
圧痛点──78図2, 79, 116図2
アデノイド──**40〜41**
アデノイド顔貌──41
アデノイド増殖症──41
アテローマ──12図1-1, 54図1, 55, 55図2・図3, 56, 56図4, 130図3, 132図1-2・図2, 133, 133図3・図4
アトピー性皮膚炎──142, 143図3-2, 146, 164
アドレナリン──130図1, 161, 161図4
アナフィラキシー性ショック　→ショック──171
アフタ──38図2
アフタ性咽頭炎──38図2
アポクリン化生──60図3-2
アポトーシス──166, 167図3
アミロイド──18, 18図4
アルコール──82, 82図1-1, 85
アルコール肝炎──82, 82図1-1, 84図3-1
アルツハイマー型認知症──**18〜19**
アルツハイマー型老年認知症──18
アルツハイマー病──18
アルドステロン──161, 161図4
アルファフェトプロテイン──86
アレルギー──162, 164, 164図5
アレルギー疾患　→アレルギーの病気
アレルギー性胃炎──67, 67図3
アレルギー性ショック　→ショック──171
アレルギー性接触皮膚炎──142, 143図3-1
アレルギー性肺炎　→農夫肺──64
アレルギーの病気──**162〜165**
アレルギー反応──47
アレルゲン──46, 142
安静狭心症──56図4, 57
アンドロゲン──161図4
アンドロブラストーマ──106図1-3

い

胃──66図1, 68図1-2, 71図6
胃炎──**66〜67**
胃潰瘍──20, **68〜71**
胃角──66図1, 71図6, 72図2-1・図2-4
E型肝炎ウイルス──82
胃がん──**72〜73**, 127, 127図3
胃冠状静脈──86, 86図1・図2-2
息切れ──50, 53図2, 59, 59図3-2
異形成──105
移行上皮がん──99
胃酸──68, 68図1-1
意識障害──11, 12図2, 59図2, 94
異所性骨化──170
胃穿孔──67, 71図6, 79図4
胃体部──66図1, 71図6, 72図2-1
Ⅰ型アレルギー──163, 164, 164図5-1
1型糖尿病──150, 151図3-1・図4, 152
1次性ネフローゼ症候群　→ネフローゼ症候群──108
一過性脳虚血発作──12, 12図2, 44
溢流性尿失禁──100
胃底部──66図1, 71図6, 72図2-1
遺伝子──166
胃壁──70図4
意欲減退──20
インスリン──150, 150図1
インスリン抵抗性──150, 151図3-1
インスリンの作用──150図2
陰性型（統合失調症の）──20, 20図1-2
インターフェロン療法──85
インターロイキン──158図1, 163図4
インテグリン──168図4-3, 169
咽頭側索──40図1
咽頭痛──138図2
咽頭扁桃──40図1, 41図5
咽頭リンパ輪──40図1, 41
インバリアント鎖──162図3

う

ウィリスの動脈輪──10図4
ウイルス性肝炎──82, 82図1-2
ウィルムス腫瘍──98, 98図2, 108
右心不全──58図1-1
右側結腸がん──76図1, 77
うっ血（静脈系の）──58図1-1, 59
　（肺の）──58図1-2, 59
うっ血性心不全──58, 58図1, 59, 59図3-2
うつ病──**20〜21**
運動障害──116, 120図1-2, 123

え

エイズ（AIDS）──**140〜141**
HIV──140, 140図3-1, 141図4-1
HIV感染症──140, 140図3-2, 141図4-2
HIV抗原──141図4-1
HIVの感染経路──140図1
HIVの構造──140図3-1
HIVの複製──140図3-1
HLA──162図3
H₂ブロッカー──71
HDL──154, 154図1-2, 157
会陰部──99図4
会陰部鈍痛──101
A型肝炎──82, 82図1-1・図1-2, 84図3-1
A型肝炎ウイルス──82, 82図1
A型急性肝炎──85
腋窩リンパ節──62図1, 63図4
液性免疫──163, 164図5-4
壊死（筋肉の）──111図4-1
　（骨組織の）──111図3, 126図1-2
　（心筋の）──54, 54図1, 55図3, 57, 57図6, 59
　（リンパ組織の）──139
SLE──171
S状結腸──74, 74図1, 76図1
S状結腸がん──76図1, 77
エストロゲン──60図3-1, 103図4, 105, 157, 160図1
壊疽性歯肉炎──38図2
壊疽性虫垂炎──78図1-3, 79
エナメル質（歯の）──36図1-2
エピネフリン──161図4
Aβタンパク──18, 18図4
MHC分子──162図3, 163
LDL──154, 154図1-1・図1-2, 156図2, 157
LDL受容体──154図1-2
円形潰瘍──70
円形脱毛症──148図1, 149, 149図2-1
塩酸──68
炎症性ポリープ──74, 74図2
炎症性ポリポーシス──74図2
延髄──16図1
円背　→脊柱後彎──171

お

凹円背　→脊柱後彎──171
横隔膜下膿瘍──79図3
横行結腸──76図1

黄色腫——157図3
黄体化ホルモン——60図3-1
黄体ホルモン——60図3-1, 160図1
黄疸——82, 82図1-2, 86図2-1, 88, 89図3・図4, 91図4-2, 108
嘔吐——11, 11図5-5, 12図2, 67, 67図3, 79, 82図1-2, 89図4, 94, 138図2
黄斑——26図1, 27図2-2-①, 28図1, 29
オキシトシン——160図1
おくび——67図3
悪心——11
温熱蕁麻疹——145図2

か

外因性アレルギー肺炎——48
外果骨折——110図1
外耳——31図3-1
外痔核——80, 80図2
外痔静脈叢——80, 80図2
外傷性肩関節脱臼——112図1-2
外傷性骨化性筋炎 →異所性骨化——170
外傷性骨折——110, 110図1
外傷性脱臼——112
外性子宮内膜症——102
外側型出血——11, 11図5-1
外尿道口——99図4
海馬——16図1-2
開放隅角緑内障——25
開放骨折——110, 110図2-2
潰瘍(胃の)——70図4, 71図6
解離性動脈瘤——130図3, 133図4, 134, 134図2-1
カイロミクロン →キロミクロン
化学受容体——130図1
化学伝達物質——46図1, 163図4, 164, 164図5-1
蝸牛——30図1-1
角切痕——66図1, 71図6, 72図2-1
拡張型心筋症——58図1-2, 59, 59図3-2
核白内障——24図2-1
過形成性萎縮性胃炎——67図3
下行結腸——76図1
下行結腸がん——76図1, 77
かさぶた——142図2, 146, 146図3-2
下肢静脈瘤——135, 135図4-3
過熟白内障——24図2-4, 25
下垂体——15図2, 16図1, 42図2, 60図3-1, 160図1
下垂体腫瘍——161図3
下垂体性小人症——161図3
下垂体腺腫——14, 15図2, 161図3
かぜ →急性上気道炎——44
化生性ポリープ——74, 74図2
家族性大腸ポリポーシス——74, 74図2
下大静脈——86図2-2
肩関節周囲炎——116
肩関節脱臼——112図1-2
カタル性虫垂炎——78図1, 79
褐色細胞腫——161, 161図4
活性酸素——158図1, 164図5-3

ガードナー症候群——74図2
カドヘリン——168図4
化膿性関節炎——112
化膿性骨髄炎 →骨髄炎——170
化膿性虫垂炎——78図1-2
痂皮——142図2, 146, 146図3-2
下鼻甲介——34図1
過敏性肺炎——48, 64(→夏型過敏性肺炎)
果部骨折——110図1
下部尿路——96
花粉症——32〜33, 164図5-1
カポジ水痘様発疹症——146, 146図1
カポジ肉腫——141, 141図4-1・図4-2, 170
かゆみ——142, 144
カリニ肺炎——141, 170
顆粒膜細胞腫——106図1-3
カルシトニン——43図3, 119
がん遺伝子——167図3
肝炎——82〜85
肝炎ウイルス——82, 85, 86
肝円索——86図1・図2-2
感覚障害——120図1-2
肝がん——85, 86〜87, 127, 127図3
肝機能障害——85
肝機能不全——86図2-2, 108(→肝不全)
眼球——24図1
肝硬変——82, 82図1-2, 84図3-2-②, 85, 86〜87, 135図4-1
寛骨臼形成不全——170
肝細胞——82, 83図2, 84図3-1・図3-2
がん細胞——168, 168図4-1・図4-3, 169
肝細胞がん——85, 86, 87図3-1
肝細胞性黄疸 →黄疸——108
感作Tリンパ球——164図5-4
カンジダ菌——38図2
間質性肺炎——48, 49, 49図2
肝腫大——58図1-1, 59, 59図3-2, 73
肝腫脹——82図1-2
肝障害(急性の)——84図3-1
　　(慢性の)——84図3-2
管状腺腫——74図3-1
冠状動脈——156図2
冠状動脈狭窄——157図3
冠状動脈硬化——54
感情鈍麻——20
肝静脈——86図2-2
肝小葉——83図2, 84図3-1-①, 86
肝性昏睡——85, 86図2-2, 108
肝性脳症——86図2-2, 108
関節液貯留——122図2, 123
関節ねずみ——115図2-1
関節遊離体——114
関節リウマチ——40図2, 112, 112図1-4, 123図3-3, 124〜125, 164, 164図5-3
肝臓——88図1-2, 89図3
杆体細胞——28図1
眼底——26, 26図1
眼底出血——26〜27, 130図3, 133図4, 157図3

肝内胆管がん——86
肝内胆石——88, 89図3
観念運動失行——19図3
観念失行——19図3
間脳——16図1
肝膿瘍——79図3
がんの転移——166〜169
がんの発生——166〜169
肝不全——85, 86図2-2, 108
眼房——24図1
顔面神経——22図1
顔面神経麻痺——11図5-1, 22〜23, 31
顔面蒼白——57図6, 59, 59図2
がん抑制遺伝子——166, 167図3
寒冷蕁麻疹——145図2

き

機械的蕁麻疹——145図2
機械的腸閉塞 →腸閉塞(症)——108
気管支炎——46〜47
気管支収縮——46図1
気管支喘息——20, 46〜47, 164, 164図5-1
気管支肺炎——48図1
偽関節——110, 111図4-2
起坐呼吸 →心臓喘息——64
気道過敏性——46図1
気道狭窄——46, 46図1・図2-2, 47
気道閉塞——46, 46図1・図2-2
機能的腸閉塞 →腸閉塞(症)——108
記銘——19図3
キャリア——82図1-2, 84図3-1, 85
臼蓋形成不全——112図1-3, 123, 123図3-1, 170
臼歯——36図1-1
丘疹——142図2
急性胃炎——66, 66図2, 67図3
急性胃潰瘍——68図1-1, 69図2, 71図6
急性ウイルス性肝炎——84図3-1
急性外因性胃炎——67図3
急性潰瘍——70, 71図6
急性化膿性胃炎——67, 67図3
急性化膿性骨髄炎 →骨髄炎——170
急性化膿性腹膜炎——79, 79図3, 108(→腹膜炎)
急性肝炎——82, 84図3-1, 85
急性感染性胃炎——67図3
急性気管支炎——47, 47図3
急性限局性腹膜炎 →腹膜炎——108
急性骨髄性白血病——136図1, 137図2
急性糸球体腎炎——40図2, 92
急性上気道炎——31, 44
急性腎盂腎炎——96, 108(→腎盂腎炎)
急性腎炎——92, 92図2
急性心不全——59, 59図2
急性腎不全——94, 94図2
急性蕁麻疹——145図2
急性膵炎——79図4, 90, 90図1・図2, 91図3
急性単純性胃炎——66, 67図3
急性胆嚢炎——79図4
急性中耳炎——31, 31図2

き

急性虫垂炎——78図1・図2, 79, 79図3・図4
急性内因性胃炎——67図3
急性乳腺炎——60, 60図2
急性肺水腫——58図1-2
急性白血病——136図1, 137
急性汎発性腹膜炎 →腹膜炎——108
急性腹症——79図4
急性副鼻腔炎——35, 35図3
急性腐食性胃炎——67, 67図3
急性扁桃炎——40図2, 41
急性リンパ性白血病——136図1, 137図2-1
急速進行性腎炎——92, 92図2
橋——16図1
胸管——162図1
胸筋下リンパ節——62図1
胸筋間リンパ節——62図1
胸筋リンパ節——62図1
橋出血——11, 11図5-4
狭心症——54〜57, 58図1-2, 133, 133図4, 154, 157, 157図3
胸水——53図2, 58図1-1
胸膜——162図1, 163
胸痛——53図2, 55, 56, 56図5
共同偏視——11図5-1・図5-5, 12図2
強迫症——21図6-3
胸部圧迫感——56, 56図5
恐怖症——21図6-5
胸部痛——47
強膜——26図1, 28図1
胸肋鎖骨過形成症——40図2, 41, 170
虚血性心疾患——54, 56図5, 133
魚椎変形——118図1
キラーTリンパ球——136図1, 140図2, 162図3, 163, 163図4, 164図5-2・図5-4
起立不能——11図5-5
キロミクロン——154, 154図1-2
筋腫分娩——102図1
緊張型(統合失調症の)——20

く

隅角——24図1, 25図3-1
くしゃみ——32図1
口すぼめ呼吸——50, 51図2
屈筋腱鞘——125図5-2
クッシング症候群——53図2, 161, 161図4, 170
クッシング病——161, 161図3
クモ状血管腫——86図2-1
クモ膜——10図1・図3
クモ膜下出血——10〜11, 12図2, 130図3, 133図4, 134図2
クラスⅡ MHC分子——162図3, 165図6
クラスⅠ MHC分子——162図3
グリオーマ——14
グリコヘモグロビンA1c——152
クルーケンベルグ腫瘍——107図3
グルコース負荷試験——152図5
くる病 →骨軟化症——170
グレーブス病——160図2

け

憩室炎——79図4
形質細胞——32図1, 140図2
頸椎骨折——110図1
頸椎症——116〜117
頸椎症性脊髄症——117, 117図3-2
茎捻転——106
頸部筋腫——102図1
傾眠——59図2
けいれん——94
 (足の)——95図3-2
劇症肝炎——84図3-1-③, 85
下血——71, 74, 77
血圧——130図1, 131
血圧上昇ホルモン——130図1
血圧調節——131
血圧低下——57図6, 59図2
血液透析——94, 95図4-1
血塊——111図3
結核——141
血管運動中枢——130図1
血管作動性物質——131
血管新生——168図4-3
血管性浮腫——145図2
月経——103図4
血行性転移——72図2-4, 168図4-3
血腫——111図3
楔状椎変形——118図1
血清尿酸値——158, 159図2
血清病——164図5-3
結石——96
結節(前立腺の)——100, 100図2, 101図3
結節性腫瘤(前立腺の)——100, 100図2, 101図3
血栓——12図1-1, 54図1, 55, 55図3, 56図4, 57, 57図6, 130図3, 134, 135図3, 156図2
血たん——53, 53図2, 58図1-2
結腸——74図1
結腸がん——77
結腸瘻——77図4
血糖値——150, 152図5
 (空腹時の)——150図2, 151図3-2
血尿——92, 92図2, 93, 96, 98図3, 99
げっぷ——67図3, 71, 73
血便——74, 77
ケトアシドーシス——152
下痢——77
牽引性網膜剥離——29, 29図3
腱炎——116図1
幻覚——20
肩甲下リンパ節——62図1
言語障害——11図5-3
肩鎖関節脱臼——112図1-2
腱鞘炎——124〜125
顕性感染——146図1
倦怠感——137, 138図2
原尿——92図1, 94図1
原発開放隅角緑内障——25, 25図3-2

こ

原発性アルドステロン症——161, 161図4
原発性骨腫瘍——127, 127図2
原発性卵巣がん——106図1-1
腱板——114図1, 116図1・図2, 117
腱板損傷——114図1, 170
腱板断裂——114
健忘——19図3
肩峰下滑液包——117
肩峰下滑液包炎——114, 114図1, 116図1・図2

高インスリン血症——151図3-2
抗HIV化学療法——141
抗HIV抗体——141図4-1
口蓋扁桃——40図1・図3, 41図5
膠芽腫——14図1-2
高カルシウム血症——53図2, 170
硬がん——62図1, 63
広間膜筋腫——102図1
口腔——38図1
口腔がん——39図5
口腔カンジダ症——38図2, 141, 141図4-2
行軍骨折——110図1
高血圧——92, 92図2, 157, 157図3
高血圧症——20, 58, 58図1-2, 130〜131, 132, 134, 157図3
高血圧性心疾患——131
高血圧性脳症——92図2
高血糖——151図3-2
抗原——46, 142, 162, 163, 163図4, 164, 164図5
抗原抗体反応——46図1, 164
抗原抗体複合物——164, 164図5-3
抗原提示——162図3, 163, 163図4, 164図5-4, 165図6
抗原認識——162図3, 163, 164
膠原病——164
高コレステロール血症——155
高脂血症——133, 154〜157
光視症——29, 29図2, 44
甲状腺——42, 42図2, 160図2
甲状腺機能亢進症——161図3
甲状腺機能低下症——160図2, 161, 161図3
甲状腺刺激ホルモン——42, 42図2, 160図1
甲状腺腫瘍——160図2, 161
甲状腺中毒症——42
甲状腺ホルモン——42, 42図2, 43図3, 160図1
甲状腺ホルモン過剰症——42, 161
甲状腺濾胞——42, 42図2, 43図3
口唇ヘルペス——38, 38図2, 146, 146図1
拘束型心筋症——58
抗体——162, 162図2, 163, 163図4, 164, 164図5-1・図5-2・図5-3
抗体遺伝子——162図2, 163
抗体産生——163
抗体産生細胞——46図1, 136図1, 163, 163図4
高窒素血症——94, 95図3-2, 170
好中球——158図1, 159, 163図4, 164図5-3
後天性脱毛症——148

後天性免疫不全症候群——140
口内炎——38〜39, 146
高尿酸血症——158, 159, 159図2
紅斑——142図2, 144, 144図1-2, 146, 146図3-2, 164図5-1
高比重リポタンパク——154, 157
後鼻漏——35
抗ペプシン剤——71
硬膜——10図1・図3
硬膜外出血——10図1, 44
硬膜下血腫——10
硬膜下出血——10〜11
肛門——80図1
肛門括約筋——80図2, 81図3-2
肛門管——76図1
肛門周囲膿瘍——80, 81図5
肛門病——80
肛門ポリープ——81図4
抗利尿ホルモン——160図1
抗利尿ホルモン分泌異常症——161図3
呼吸困難——46, 46図1, 47, 49, 53, 58図1-2, 59, 94, 138図2
呼吸不全——57図6
コクサッキーウイルス——38図2
黒色便——77
心の病——20〜21
五十肩——116〜117
骨芽細胞——111図3, 119図4
骨吸収——119, 119図4
骨棘——117, 117図3-1・図3-2, 122図1・図2, 129図3-3・図3-5
骨棘形成——116, 123
骨巨細胞腫——126図1-2, 127, 127図2
骨形成——113図3, 119, 119図4
骨形成不全症——170
骨腫瘍——110, 110図1, 126〜127
骨腫瘍類似疾患——127, 127図2
骨新生——126図1-1
骨髄——162, 162図1
骨髄移植——137
骨髄炎——110, 170
骨髄性白血病——136
骨折——110〜111
骨組織球腫——127, 127図2
骨粗鬆症——110, 110図1, 118〜119
骨代謝——119
骨端線離解——114, 114図1
骨軟化症——119図2, 170
骨軟骨腫——127図2
骨肉腫——126図1-1, 127, 127図2
骨嚢腫——127, 127図2, 170
骨破壊——119図4
骨膜反応——126図1-1
コドマン三角——126図1-1
鼓膜——30図1
鼓膜穿孔——31図3-2
コリン性蕁麻疹——145図2
コルチゾール——130図1, 161, 161図4

コレス骨折——110図1
コレステリルエステル——154図1-2
コレステロール——88, 132図1, 133図3, 154, 154図1-2, 157
コレステロール結晶——156図2
コレステロール石——88
コレステロール胆石——88図2
コレステロール-ビリルビンカルシウム石——88図2
昏睡——11図5-4

さ

細気管支炎——47図3
再帰感染——146, 146図1・図2
細菌性ショック →ショック——171
細菌性肺炎——48
細動脈硬化——130図3, 132図1-3・図2, 133図4
細動脈硬化症——132
サイトメガロウイルス感染症——141
サイトメガロウイルス網膜炎——141図4-2
再発性アフタ性口内炎——38図2
細胞死——166, 167図3
細胞周期——166図1
臍傍静脈——86図1・図2-2
細胞分裂——166図1
細胞免疫——162, 164図5-4
細胞免疫性アレルギー——164図5-4
細胞融解型アレルギー——164図5-2
サイロキシン——43図3
鎖骨下リンパ節——62図1, 63図4
鎖骨骨折——110図1
鎖骨上リンパ節——62図1, 63図4
坐骨神経痛——121, 128〜129
坐骨神経痛性側彎——129図4
左心不全——58図1-2, 59
左側結腸がん——76図1, 77
三角筋炎——114図1
Ⅲ型アレルギー——164図5-3
三叉神経——146図3-1
三叉神経痛——146図2
三尖弁膜症——58図1-1
産道感染——82図1-2
残尿感——101図3

し

痔——80〜81
CAPD——95図4-2
痔核——80〜81, 135, 135図4-2
痔核嵌頓——80, 81図3-2
痔核脱出——81図3-2
耳下腺腫瘍——44
C型肝炎——82, 82図1-1・図1-2, 84図3-1, 85
C型肝炎ウイルス——82, 82図1, 85
G型肝炎ウイルス——85
C型慢性肝炎——82
歯冠——36図1-2
耳管——30図1
耳管扁桃——40図1
色素上皮層——28図1

子宮——102, 103図3
子宮外妊娠——79図4
子宮がん——104〜105
子宮筋腫——102〜103
子宮頸がん——104図1-2・図2-1, 105図3
子宮頸部——102, 102図1, 104図1-1, 105
糸球体——92, 92図1, 93図3
子宮体がん——104図1-3・図2-2, 105図3
糸球体腎炎——92〜93, 164図5-3
子宮体部——102, 102図1, 104図1-1, 105
子宮内膜——102図1, 103図4, 105
子宮内膜症——102〜103
子宮付属器炎——79図4
刺激性接触皮膚炎——142
歯垢——36
自己抗原——164, 165図6
自己抗体——42, 42図2, 43図3
篩骨蜂巣——34図1
自己免疫疾患——85, 162, 164, 165図6
自己免疫性肝炎——82図1-1, 84図3-1
自己免疫性溶血性貧血——164図5-2, 170
しこり(胃の)——73
　　(甲状腺の)——42, 160図2
　　(右下腹部の)——77
歯根——36図1-2
歯根膜——36図1-2
四肢硬直——19図3
脂質——154, 154図1-1・図1-2, 157
視床——16図1
視床下部——15図2, 16図1
耳小骨——30図1-1
耳小骨損傷——31図3-3
視床出血——11
視神経乳頭——26図1, 27図2-1, 28図1
歯髄——36図1-2
歯髄炎——36
シスチン結石——96, 96図2
シスチン尿症——96
歯性上顎洞炎——35
自然免疫——162, 163図4
歯槽骨——36図1-2, 37図5
歯槽膿漏症——36〜37
持続携帯腹膜灌流法——94, 95図4-2
膝蓋腱反射——120図1-2
失見当識——19図3
失語——12図2
失行症——11図5-3
失語症——11, 44
失神——59
湿疹——20, 92図2, 142〜143
失読症——13
失認症——11図5-3
CD8Tリンパ球——162図3
CD4Tリンパ球——162図3
歯肉——36図1-2
歯肉炎——36〜37
歯肉出血——136図1
脂肪肝——84図3-1

脂肪塞栓症——170
脂肪分解酵素——91図3
尺側偏位——124図1
若年性大腸ポリポーシス——74図2
若年性ポリープ——74, 74図2
視野欠損——29図2
シュウ酸カルシウム結石——96図1
重症筋無力症——164, 164図5-2
舟状骨骨折——110図1
十二指腸——89図3
十二指腸潰瘍——20, 68〜71
十二指腸穿孔——79図4
十二指腸乳頭部がん——89図3
絨毛腺腫——74図3-2
粥腫——133
粥状硬化巣——54図1, 55, 55図2・3, 130図3, 132図1-2・図2, 133, 133図3・図4, 156図2, 157
粥状動脈硬化——130図3, 132図1-2, 133図3
粥状動脈硬化症——133
縮瞳——11図5-4
手掌紅斑——86図2-1
出血——136図1, 137
　　（痔の）——81図3-1
出血性ショック　→ショック——171
主婦湿疹——142, 143図3-1
腫瘍血管——168図4-3, 169
腫瘍血栓——98図1
腫瘍性ポリープ——74, 74図2
主要組織適合抗原——162図3, 163
腫瘤（胃の）——73
　　（腎部の）——99
　　（右下腹部の）——77
シュレム管——24図1, 25図3-1
純コレステロール石——88図2
上衣腫——14図1-2
漿液性囊胞腺腫——106図1-1-②
消化管穿孔——79図4
上顎洞——34図1
漿果状動脈瘤——134図2-2
消化性潰瘍——68, 68図1, 70, 70図5
松果体腫——14図1-2
上関節唇損傷——114, 114図1
上気道炎——92, 92図2
上気道感染——47
上行結腸——76図1
上行結腸がん——76図1, 77
小膠細胞——18図4
踵骨骨折——110図1
小細胞がん——53, 53図2
硝子体——26図1, 28図1
小水疱——142図2
掌蹠膿疱症——40図2, 41, 171
小動脈瘤——130図3, 132, 132図1-3, 133図4
小児自閉症——44
小児喘息——46
小児白血病——137
小脳——16図1

小脳出血——11, 11図5-5
上鼻甲介——34図1
上皮内がん——104図2-1, 105
上腹部痛——71
上腹部不快感——67
上部尿路——96
漿膜下筋腫——102図1
静脈角——162図1
静脈瘤——134〜135
小葉中心型肺気腫——50, 50図1
小彎——66図1, 71図6, 72図2-1
上腕骨外上顆炎——115, 115図3-2
上腕骨顆上骨折——110図1
上腕骨頸部骨折——110図1
上腕骨骨折——110図1, 111図4-2
上腕骨内上顆炎——114, 115, 115図3-1
上腕三頭筋付着部炎——114図1
上腕二頭筋長頭腱炎——114, 114図1
上腕二頭筋長頭腱の腱鞘炎——116図1・図2
上腕リンパ節——62図1
職業性膀胱がん——99
食道静脈瘤——86図2-2, 108, 135, 135図4-1
食道静脈瘤破裂——86, 108(→食道静脈瘤)
食欲低下——82
食欲不振——67, 73, 79, 82図1-2, 89図4, 95図3-2, 138図2, 139
女性生殖器——104図1-1
女性ホルモン——60図3-1, 100, 157
ショック——59, 59図2, 171
ショック症状——57
除脳硬直——11図5-4
初発白内障——24図2-1, 25
痔瘻——80〜81
脂漏性湿疹——143図3-3
白ぞこひ——25
心因性うつ病——21図4
腎盂——96図1
腎盂がん——98, 98図1
腎盂結石——96, 96図1
腎盂腎炎——96図2, 97図4, 108
腎炎——92〜93
心拡大——59
腎芽細胞腫　→ウィルムス腫瘍——108
心窩部——78図2
心窩部痛——138図2
腎がん——98〜99, 127, 127図3
心気症——21図6
心筋炎——59, 64
伸筋腱鞘——125図5-1
心筋梗塞——13, 54〜57, 58図1-2, 59, 130図3, 133, 133図4, 134, 154, 157, 157図3
心筋症——58〜59
心筋障害——59
神経原線維変化——18, 18図4
神経膠腫——14, 14図1-1・図1-2
神経根症——117, 117図3-1
神経細胞——18図4
神経症——20〜21

神経鞘腫——14, 15図2
神経性ショック　→ショック——171
神経痛——146図3-2
神経伝達物質——20, 21図2-1
神経網膜——28図1
腎結石——96, 96図1
心原性ショック——57図6, 171(→ショック)
進行胃がん——72, 72図2-4
腎硬化症——108, 131, 133図4, 157図3
人工肛門——77, 77図4
人工腎臓——95図4-1
人工蕁麻疹——145図2
進行大腸がん——77, 77図2
人工透析——95図4-1
人工透析膜——95図4-1
人工透析療法——159
腎細胞がん——98, 98図1
心室細動——57図6, 64
心室粗動——57図6
心室中隔欠損症——58図1-1
心室中隔の断裂——57図6
心室壁の穿孔——57図6
心室壁の断裂——57図6
心室瘤——57, 57図6
真珠腫——31図2
真珠腫性慢性中耳炎——31, 31図2
滲出性中耳炎——31, 31図2
滲出性網膜剥離——29, 29図3
腎腫瘍——98図3
浸潤がん——63, 63図4
浸潤性骨腫瘍——127
浸潤性転移——168図4-1
針状骨——126図1-1
心身症——20〜21
新生血管——168図4-3
腎腺がん——98
腎臓——92図1, 96図1
心臓喘息——59, 64
心臓弁膜症——58, 64
身体因性うつ病——21図4
靱帯損傷——113図5
心タンポナーデ——57図6, 59図2, 64
心内膜炎——13, 64
腎杯——96図1
腎杯結石——96, 96図1
心破裂——57
心不全——57, 58〜59, 92図2
腎不全——92, 92図2, 94〜95, 159
深部知覚麻痺——11図5-2
腎部疼痛——98図3
心房細動——13, 64
蕁麻疹——144〜145, 164図5-1

す

随意性脱臼——113
髄液——90
髄炎——90〜91
髄芽腫——14図1-2, 15図2

膵管──89図3, 91図3
膵がん──**90〜91**
水腎症──97図4
膵臓──89図3, 90図1-2
錐体細胞──28図1
膵体尾部がん──91図4-1
垂直感染──82図1-2, 85
水痘──146, 146図2
膵島──150図1
水痘・帯状疱疹ウイルス──146, 146図2
膵頭部がん──91図4-1
水平感染──82図1-2, 85
水疱──146, 146図2・図3-2
髄膜──14
髄膜炎──31, 35図4, 44
髄膜腫──14, 15図2
睡眠時無呼吸症候群──41, 41図6
スギ花粉症──33
スギ花粉前線──33図3
頭重──95図3-2
頭痛──11, 12図2
ズック靴皮膚炎──143図3-2
ストレス──68, 68図1-1
ストレス潰瘍──68, 69図2
スピクラ──126図1-1
スポンジ肺──49図2

せ

性行為感染症──146図1
星細胞腫──14図1-2
成熟白内障──25
正常眼圧緑内障──25
星状膠細胞──18図4
成人T細胞白血病──137, 138, 171
精神分裂病 →統合失調症──20
性腺刺激ホルモン──160図1
成長ホルモン──160図1
せき──46, 46図1, 47, 49, 50, 53図2, 58図1-2
脊髄──16図1, 117図3
脊髄神経根──117図3, 120図1-1, 121図2
脊髄麻痺──127
脊柱管狭窄症──128, 129図3-3
脊柱後彎──118図1, 119, 171
脊椎すべり症──128, 129図3-4
脊椎分離症──128, 129図3-4
赤白血病──136
舌がん──**38〜39**
接触蕁麻疹──145図2
接触皮膚炎──142, 143図3-1, 164図5-4
舌扁桃──40図1
セメント質(歯の)──36図1-2
セラミド──142
セレクチン──168図4-3, 169
セロトニン──20, 21図2-3・図3, 158図1
セロトニン仮説──21図2-3
線維性仮骨──111図3
線維性骨異形成──127, 127図2
線維肉腫──127, 171

遷延治癒──110
腺がん──52図1-1, 53, 53図2
腺筋症──102
穿孔性虫垂炎──78図1-3, 79
前歯──36図1-1
腺腫──74, 74図2・図3
腺腫性ポリープ──74, 74図2・図3
腺小葉──60図1・図3-2, 63
全身倦怠感──82図1-2, 139
全身性エリテマトーデス──164, 164図5-3, 171
前増殖網膜症──27, 27図2-2
喘息発作──46図1・図2-2
善玉コレステロール──155
先端巨大症──161
仙痛発作──88図1-2, 96, 97図3
先天性股関節脱臼──112図1-3, 123
先天性脱毛症──148
全頭脱毛症──149
前頭洞──34図1
腺房──60図1・図3-2
喘鳴──46, 46図1
せん妄状態──13
前立腺──100図1・図2
前立腺がん──**100〜101**, 127, 127図3
前立腺特異抗原──101図4
前立腺肥大症──96, **100〜101**

そ

総肝管──89図3
総肝管胆石──89図3
早期胃がん──72, 72図1・図2-2
早期胃がんのタイプ──72図2-3
早期大腸がん──74, 77, 77図2
象牙細管(歯の)──36図1-2
象牙質(歯の)──36図1-2
造骨細胞──111図3, 119図4
巣状型肺気腫──50, 50図1
増殖性腎炎──93
増殖網膜症──27, 27図2-2
総胆管──88, 89図3・図4
総胆管胆石──88, 89図3
壮年性脱毛症──149
僧帽弁膜症──58図1-2, 64
即時型アレルギー──163, 164, 164図5-1
塞栓──12図1-2
塞栓症──57図6
側背部痛──97図3
続発性骨腫瘍──127
側副血行路──55図3
阻血性拘縮──110, 111図4-2

た

退行性変化──116, 116図1
太鼓ばち指──53図2
大細胞がん──53, 53図2
体重減少──73, 91図4-2, 138図2
大循環(脂質の)──154図1-2
帯状疱疹──128, 128図2, 141, **146〜147**

帯状疱疹後神経痛──146, 146図3-2
帯状疱疹後肋間神経痛──128図2
苔癬化──142図2
大腿骨頸部骨折──110図1
大腿三角──97図3
大腸──76図1
大腸がん──**76〜77**
大腸腺腫症──74, 74図2
大腸ポリープ──**74〜75**, 77
大動脈弁膜症──58図1-2
大脳──16図1
大脳機能──19図2
大脳髄質──14図1-1, 16図1
大脳動脈輪──10図4
大脳白質──16図1
大脳皮質──14図1-1, 16図1
大葉性肺炎──48, 48図1
大彎──66図1, 71図6, 72図2-1
唾液腺──22図1
ダグラス窩──103図3
ダグラス窩膿瘍──79図3
多潜能造血幹細胞──136, 136図1, 138, 162図1
脱顆粒──46図1, 164図5-1
脱臼──**112〜113**
脱毛症──**148〜149**
脱毛斑──149
多発性悪性腫瘍 →カポシ肉腫──170
タマネギの皮様骨新生──126図1-1
たん──46, 46図1, 47, 49, 50, 53図2, 58図1-2
短胃静脈──86, 86図1・図2-2
胆管炎──90図2-2
胆管がん──89図3
胆管胆石──89図3
単球──156図2, 157
胆汁──88, 90, 154図1-2
胆汁酸──154, 154図1-2
単純性慢性中耳炎──31, 31図2
単純疱疹──**146〜147**
単純疱疹ウイルス──146, 146図1
単純疱疹ウイルス感染症──38図2
単純型脱毛症──149, 149図2-2
男性型脱毛症──149, 149図2-2
男性ホルモン──100, 160図1, 161図4
胆石──88, 88図2, 90, 90図2-1
胆石症──79図4, **88〜89**
胆石仙痛──88図1-1
胆道──88
胆道感染症──88
胆嚢──88, 89図3・図4
胆嚢炎──**88〜89**
胆嚢管──89図3・図4
胆嚢がん──**88〜89**
胆嚢管胆石──88, 89図3
胆嚢穿孔──79図4
胆嚢胆石──88, 89図3
タンパク尿──58図1-1, 92, 92図2, 93
弾撥指──125
単麻痺──11図5-3

ち

チアノーゼ——49, 58図1-2, 59図2
遅延型反応(アレルギー反応の)——164図5-4
蓄膿症——35
腟——102図1, 104図1-1
痴呆　→認知症　——17
着衣失行——19図3
中間神経——22図1, 23図2
中耳——31図3-1
中耳炎——30～31, 92図2
中耳腔——30図1, 31
中心性肥満——161図3・図4
中心リンパ節——62図1
虫垂——78図1・図2, 79
虫垂炎——78～79
虫垂周囲膿瘍——79図3
中性脂肪——154, 154図1-2
中足指節関節——158, 158図1
注腸造影検査——77
肘内障——112図1-5
中脳——16図1
中鼻甲介——34図1
腸肝循環(脂質の)——154図1-2
腸間膜間膿瘍——79図3
長期臥床——96, 96図2
蝶形紅斑——164図5-3
蝶形骨洞——34図1
腸上皮化生性萎縮性胃炎——67図3
腸上皮化生変化——67図3
超低比重リポタンパク——154
腸閉塞(症)——76図1, 108, 138図2
腸閉塞症状——77
直腸——74, 74図1, 76図1, 80図2
直腸がん——76～77
直腸子宮窩——103図3
チョコレート嚢胞——102, 103図3

つ

椎間板——120図1-1・図1-2, 121
椎間板ヘルニア——120～121, 128, 129図3・図4
椎体圧迫骨折——110図1, 118図1, 119
痛風——158～159
痛風結節——159, 159図3
痛風腎——159, 171
痛風発作——158, 158図1, 159

て

手足口病——38, 38図2
手足のしびれ——117, 125図3
手足の麻痺——121
DIC——137
低アルブミン血症——86図2-2
DNA——166
DNA修復機構——166, 166図1
DNAの複製——166図1
D型肝炎ウイルス——82
低ナトリウム血症——53図2, 161図3, 171

低比重リポタンパク——154, 157
低分化腺がん——73
Tリンパ球——138, 140, 140図3-1, 141図4-1, 162, 162図1・図3, 163, 163図4, 164, 164図5-4
デオキシリボ核酸——166
適応免疫——162, 163図4
手湿疹——142
テストステロン——160図1
テニス肘——114～115
転移性骨腫瘍——127
電解質異常——94
点状出血斑——164図5-2
殿部ヘルペス——146図1

と

糖——150, 151図3-3
頭蓋咽頭腫——14, 15図2
頭蓋骨骨折——110図1
頭蓋内出血——10～11
動悸——59, 59図3-2
凍結肩——116図2, 117
統合失調症——20～21
糖新生——151図3-3
透析療法——94, 95図4
疼痛(腎部の)——98図3
糖尿病——150～153, 157, 157図3
糖尿病性壊疽——152図6
糖尿病性細小血管症——152図6
糖尿病性糸球体硬化症——152図6
糖尿病性神経症——152図6
糖尿病性腎症——94, 152図6
糖尿病(性)網膜症——27, 27図2-2, 152図6
動脈硬化——156図2, 157, 157図3
動脈硬化症——132～133, 154, 157
動脈硬化病変——134
動脈瘤——134～135
動脈瘤様骨嚢腫——127図2
特発性間質性肺炎——48
特発性血小板減少性紫斑病——164図5-2, 171
吐血——71
ドケルバン病——125, 125図5
突然死——59
ドパミン——20, 21図2-2・図3
ドパミン仮説——21図2-2
トリコチロマニア——149図2-3, 171
トリプシノーゲン——90
トリプシン——90

な

内因性うつ病——21図4
内果骨折——110図1
内下方偏視——11図5-2
内耳——31図3-1
内耳炎——31, 44
内痔核——80, 80図2, 81図3
内視鏡的摘除術——74, 75図4, 77
内痔静脈叢——80, 80図2

内耳神経——15図2
内上顆核離開——115図2-2
内側型出血——11, 11図5-2
内尿道口——96図1, 100図2
内分泌器官——160図1
内分泌腺の病気——160～161
夏型過敏性肺炎——64
軟骨肉腫——127, 127図2, 171
難聴——31図3-2・図3-3

に

Ⅱ型アレルギー——164図5-2
2型糖尿病——150, 151図3-1・図4, 152
肉芽組織——49, 111図3, 124図1
肉腫——127
2次性高血圧症——131図4
2次性ネフローゼ症候群　→ネフローゼ症候群——108
2次性白血病——136, 137
日光蕁麻疹——145図2
乳がん——61図4, 62～63, 127, 127図3
乳管内膿瘍——60図2
乳汁分泌不全——161図3
乳状脂粒——154
乳腺——60図1
乳腺炎——60～61
乳腺後膿瘍——60図2
乳腺実質内膿瘍——60図2
乳腺症——60～61
乳腺線維腺腫——60, 64
乳腺前膿瘍——60図2
乳腺膿瘍——60図2
乳頭腫——60図3-2
乳突蜂巣——30図1
乳房——60図1
乳房皮下膿瘍——60図2
乳輪下膿瘍——60図2
尿管——96図1
尿管がん——98図1
尿管狭窄——96図2
尿管結石——96, 96図1
尿管口——96図1
尿管瘤——96図2
尿酸——158
尿酸塩結晶——158図1, 159, 159図3
尿酸結石——96, 96図2
尿失禁——13, 108
尿タンパク——93
尿停滞——96図2
尿糖——152図5
尿道結石——96, 96図1
尿毒症——92図2, 101, 171
尿毒症症状——94
尿閉——99図4
尿崩症——161, 161図3
尿量減少——94
尿路——98
尿路感染症——96, 96図2

尿路結石——159
尿路結石症——96〜97
尿路通過障害——96,96図2
妊娠性エプーリス——38図2
妊娠性歯肉炎——38図2

ね
寝汗——138図2
ネフローゼ症候群——93,108
ネフロン——92図1,95図3-1
粘液栓——46図2-2
粘血便——77
捻挫——112〜113
粘膜下筋腫——102図1

の
脳——16図1
嚢下白内障——24図2
脳幹——16図1
脳血管性認知症——16〜17
脳血栓症——12,12図1-1,130図3
脳梗塞——12〜13,130図3,133,133図4,154,157,157図3
脳出血——10〜11,12図2,131,132,133図4,157,157図3
脳腫瘍——14〜15
脳循環障害——133
嚢状動脈瘤——134図2-3
脳塞栓症——12,12図1-2,130図3
脳卒中 →頭蓋内出血,脳梗塞
脳動静脈奇形——10,44
脳動脈瘤——10,10図2・図3・図4,130図3
脳内出血——10
脳浮腫——44
農夫肺——64
膿疱——142図2
嚢胞——60図3-2
膿瘍——79,79図3
脳葉型出血——11,11図5-3
膿瘍形成——79
脳梁——16図1
ノルアドレナリン——20,21図3,130図1,161図4
ノルエピネフリン——161図4

は
歯——36図1-1
パイエル板——162図1
肺炎——48〜49
徘徊——19図3
肺がん——47,52〜53,127,127図3
肺気腫——50〜51
肺結核——47
肺高血圧症——49,58図1-1,64
肺水腫——59,64
肺線維症——49,49図2,64(→肺高血圧症)
肺塞栓症——58図1-1,64,135
肺動脈弁狭窄症——58図1-1
排尿困難——101,101図3

排尿時痛——99
排尿障害——99図4,117,117図3
破瓜型(統合失調症の)——20
吐きけ——59図2,67,79,82,82図1-2,89図4,90,94
白色瞳孔 →網膜芽細胞腫——44
白苔——38図2
白鳥の首変形——124図1
白内障——24〜25
白板症——38,39図3
剥離骨折——114,115図2-3
はげ——149
破骨細胞——111図3,119図4
パジェット病——63図4
はしか——163図4
橋本病——160図2,164
播種性血管内凝固症候群——137
播種性転移——72図2-4,168図4
バセドウ病——42〜43,160図2,161
バックハンドテニス肘——115,115図3-2
白血病——136〜137,138
白血病細胞——136,137図2
白血病性口内炎——38図2
発熱——49,82図1-2,89図4,96,136図1,137,138図2
抜毛狂 →トリコチロマニア——171
抜毛癖——149図2-3,171(→トリコチロマニア)
鼻茸——35,35図4,44
鼻づまり——32,32図1,35
鼻水——32,32図1
パニック——21図6
ばね指——125,125図5
ばね様固定——113
馬尾神経腫瘍——128,129図3-2
バビンスキー反射——11図5-4
原田病——44
はれ(首の)——161
　　(甲状腺の)——42,160図2
半規管——30図1
反響言語 →小児自閉症——44
反射障害——120図1-2
汎小葉型肺気腫——50,50図1
半身知覚麻痺——11図5-2
半透膜——95図4-1・図4-2
ハント麻痺——23
パンヌス——112図1-4,124図1
汎発性脱毛症——149
反復性脱臼——112
半盲——13

ひ
PSA——101図4
鼻炎——92図2
被殻出血——11
皮下骨折——110,110図2-1
B型肝炎——82,82図1-1・図1-2,84図3-1
B型肝炎ウイルス——82,82図1,85
B型急性肝炎——85

光凝固法 →網膜芽細胞腫——44
鼻腔——34図1
皮質型(脳血管性認知症の)——16図3-2,17
皮質・白質型(脳血管性認知症の)——16図3-3,17
皮質白内障——24図2
脾腫——86図2-2,136図1,137
鼻汁——35
鼻出血——136図1
非腫瘍性ポリープ——74,74図2
皮疹——146,146図2
非浸潤がん——63,63図4
ヒスタミン——32図1,46図1,144,144図1-3,164図5-1
鼻性気管支炎 →副鼻腔気管支症候群——64
非増殖網膜症——27,27図2-2
肥大型心筋症——59,59図3-1
肥大乳頭——81図4
左下腹部膿瘍——79図3
ビダール苔癬——143図3-3
鼻中隔——34図1
鼻中隔彎曲——34図2
ヒト乳頭腫ウイルス——105
ヒト免疫不全ウイルス——140
PIVKAⅡ——86
皮膚感染症——92,92図2
皮膚突起——81図4
皮膚の冷感——59図2
飛蚊症——27,29,29図2,44
鼻閉——35
非ホジキンリンパ腫——138,138図2,139図3
肥満——157
肥満細胞——32図1,46図1,144,144図1-3,164,164図5-1
びまん性汎呼吸細気管支炎——35図4,47,64
冷や汗——57,59,59図2
表情筋——22図1
表層性萎縮性胃炎——67図3
表層びらん——70,70図4
病的骨折——110,110図1,126図1-2,127
病的脱臼——112,112図1-4
皮様嚢腫——106図1-2
日和見感染症——140,141図4-1
びらん——70図4,142図2,146図3-2
ビリルビン——82,88
ビリルビンカルシウム石——88図2
ビリルビン石——88
Bリンパ球——32図1,138,140図2,162,162図1・図2,163,163図4
非裂孔原性網膜剥離——29図3
鼻漏——35
疲労感——82
疲労骨折——110,110図1
貧血——73,77,95図3-2,136図1,137,138図2,139
ビンスワンガー型(脳血管性認知症の)——16図3-1
頻尿——96,101,101図3
頻脈——59,59図2

ふ

ファーター乳頭部がん——89図3
不安神経症——21図6
不安定狭心症——56図4, 57
VLDL——154, 154図1-2
フォアハンドテニス肘——115, 115図3-1
フォルクマン拘縮——111図4-1
腹圧性尿失禁　→尿失禁——108
複雑骨折——110, 110図2-2
副腎髄質ホルモン——160図1, 161図4
副腎皮質機能低下症——161, 161図3
副腎皮質刺激ホルモン——160図1
副腎皮質ホルモン——42, 160図1, 161, 161図4
腹水——58図1-1, 73, 86図2-2
腹痛——77, 79, 89図4, 90
副鼻腔——34図1, 35
副鼻腔炎——34～35
副鼻腔気管支炎　→副鼻腔気管支症候群——64
副鼻腔気管支症候群——35図4, 64
腹部大動脈瘤——133図4
腹部膨満感——136図1, 137
腹壁静脈の怒張——86図2-1・図2-2
腹膜炎——79図3, 108
不顕性感染——146, 146図1・図2
浮腫——58図1-1・図1-2, 59, 144, 144図1-2
　（足の）——86図2-1, 92, 92図2
　（顔の）——92, 92図2
　（気管支粘膜の）——46, 46図1・図2-2, 47図3
不整脈——55～57, 57図6, 59, 64
物理的蕁麻疹——145図2
ブドウ糖——150
ブドウ糖負荷試験——152図5
プラーク——36
プラズマ細胞——163図4
プロゲステロン——60図3-1, 103図4, 160図1
プロトンポンプ阻害剤——71
プロラクチン——160図1
プロラクチン過剰症——161, 161図3
粉砕骨折——110, 110図2-1
噴門——66図1, 71図6, 72図2-1
分裂病　→統合失調症——20

へ

ヘアサイクル——148, 148図1
閉鎖骨折——110, 110図2-1
閉塞隅角緑内障——25, 25図3-3
閉塞性黄疸　→黄疸——108
閉塞性動脈硬化疾患——133
閉塞性肥大型心筋症——59図3-1
壁内筋腫——102図1
ベネット骨折——110図1
ヘバーデン結節——123, 123図3-2
ペプシン——68, 68図1-1
ヘリコバクター・ピロリ菌——67, 67図3, 68
ヘルニア（脳の）——10図1
ヘルパーTリンパ球——32図1, 136図1, 140図2, 162図3, 163図4
ヘルパンギナ——38, 38図2
ヘルペス——146
ヘルペスウイルス1型——146図1
ヘルペスウイルス2型——146図1
ベル麻痺——23
変異細胞——166, 166図2
変形性関節症——122～123
変形性股関節症——123図3-1
変形性脊椎症——116, 128, 129図3-5, 171
変形性膝関節症——122図2
変形性指関節症——123図3-2
変性LDL——156図2, 157
便潜血反応検査——77
便通異常——77, 79, 138図2
扁桃——40図1
扁桃炎——40～41, 92, 92図2
扁桃周囲膿瘍——44
扁桃腫大——138図2
扁桃病巣感染症——40図2, 41
便秘症——80
扁平上皮がん——53, 53図2
扁平苔癬——38図2
片麻痺——11, 11図5-1, 12図2, 13

ほ

ポイツ-イェガース症候群——74図2, 108
蜂窩肺——49図2
膀胱——96図1, 99図4, 103図3
膀胱がん——98～99
膀胱結石——96, 96図1
膀胱直腸障害——117
膀胱痛——96, 99
放散痛——88, 90
疱疹——146
膨疹——144, 144図1-3, 164図5-1
疱疹性歯肉口内炎——146, 146図1
房水——25図3-1
紡錘状動脈瘤——134図2-4
蜂巣炎性虫垂炎——78図1-2, 79
乏突起神経膠腫——14図1-2
乏尿——58図1-1・図1-2, 59図2, 92図2
泡沫細胞——55図2, 133, 133図3, 156図2
ポケット（歯の）——37図5
歩行不能——11図5-5
ホジキン病——138, 138図2, 139図3
補助刺激シグナル——163, 165図6
補体——162図2, 163図4, 164, 164図5-2・図5-3
発疹性黄色腫——157図3
ポリープ——74
ポリペクトミー——74, 75図4, 77
ポリポーシス——74, 74図2
ホルモン——154, 154図1-2, 161
ホルモン療法——101
本態性高血圧症——131図4

ま

膜性腎症——93
膜性増殖性腎炎——93
マクバーネー点——78図2
マクロファージ——32図1, 136図1, 140図2・図3-1, 156図2, 157, 162, 163, 163図4, 164図5-2・図5-4, 165図6
麻疹——47, 163図4
マスト細胞——144
末梢性顔面神経麻痺——23図2・図3
末端肥大症——161, 161図3
満月様顔貌——161図4
慢性胃炎——66図2, 67, 67図3
慢性萎縮性胃炎——67, 67図3
慢性潰瘍——70, 70図5, 71図6
慢性肝炎——82図1-2, 84図3-2-①, 85, 86
慢性関節リウマチ　→関節リウマチ——40図2, 112, 112図1-4, 123図3-3, 124～125, 164, 164図5-3
慢性気管支炎——47
慢性甲状腺炎——160図2, 161
慢性骨髄性白血病——136, 137
慢性糸球体腎炎——93, 94
慢性腎炎——92図2, 93
慢性腎虚血——133図4
慢性腎不全——94, 95図3
慢性蕁麻疹——145図2
慢性膵炎——90
慢性胆嚢炎——89図3, 90図2-2
慢性乳腺炎——60
慢性白血病——136図1
慢性副鼻腔炎——35, 35図3
慢性辺縁性歯周炎——36
慢性扁桃炎——40図2, 41
慢性リンパ性白血病——137

み

ミクログリア——18, 18図4
未熟白内障——24図2-2, 25
みずおち——78図2
水ぶくれ——146
水ぼうそう——146, 146図2
ミニ・メンタル・ステート法——17図4
脈絡膜——26図1, 28図2
脈絡膜毛細管板——26図1

む

むくみ——58図1-1・図1-2, 59
　（足の）——86図2-1, 92, 92図2
　（顔の）——92, 92図2
むし歯——36～37
無症候性心筋虚血——55, 56図4
無症状キャリア——82図1-2
無尿——92図2
胸やけ——71, 73
無腐性壊死——110
無抑制尿失禁　→尿失禁——108

め

メドゥサの頭——86図2-2
めまい——11図5-5

免疫——162, 162図1
免疫学的トレランス——164
免疫寛容——164
免疫記憶細胞——163図4
免疫グロブリン——163
免疫グロブリンE——46図1
免疫グロブリンE抗体——32, 32図1
免疫の病気——162〜165
免疫複合体症——164図5-3

も

毛細血管瘤——152図6
毛周期——148
妄想——20
妄想型（統合失調症の）——20
盲腸炎——79
盲腸後膿瘍——79図3
盲腸周囲膿瘍——79図3
毛乳頭——148図1
毛母——148図1
毛母細胞——148, 148図1
網膜——26図1, 28図1
網膜芽細胞腫——44
網膜静脈閉塞症——27, 27図2-1
網膜剥離——28〜29
モルガーニ白内障——24図2
門脈——86, 86図1・図2-2
門脈圧亢進（症）——86, 86図1・図2-2, 135図4-1
門脈血——86, 86図1・図2-2
門脈閉鎖——135図4-1

や

夜間多尿——95図3-2
夜間頻尿——101図3
野球肩——114〜115
野球肘——114〜115
薬剤性肝炎——82図1-1, 84図3-1
薬疹——164図5-4

ゆ

ユーイング肉腫——126図1-1, 127, 127図2, 171
有茎漿膜下筋腫——102図1
有茎性ポリープ——75図4
有茎粘膜下筋腫——102図1
幽門——66図1, 71図6, 72図2-1
幽門狭窄——71, 108
幽門前庭部——66図1, 71図6, 72図2-1
幽門前庭部がん →幽門狭窄——108
幽門部潰瘍——71
遊離コレステロール——154図1-2
癒着性滑液包炎——116図1・図2
癒着性関節包炎——116図1・図2, 117
癒着性腱鞘炎——116図1

よ

溶血性黄疸 →黄疸——108
陽性型（統合失調症の）——20, 20図1-3
腰椎椎間板ヘルニア——120図1-1
腰痛症——120〜121
容量受容体——130図1
ヨード——43図3
Ⅳ型アレルギー——164図5-4

ら

落屑——142図1
卵管——103図3, 104図1-1
卵管炎——79図4
ランゲルハンス島——150図1
卵細胞——107図2
卵巣——103図3, 104図1-1, 106, 107図2
卵巣炎——79図4
卵巣周期——107図2
卵巣出血——79図4
卵巣腫瘍——106〜107
卵胞刺激ホルモン——60図3-1
卵胞ホルモン——60図3-1, 160図1

り

リウマチ——159
リウマトイド結節——124, 125図2・図3
リソソーム酵素——158図1
離断性骨軟骨炎——114, 115図2-1
Reed-Sternberg細胞——139, 139図3
リパーゼ——91図3
リポタンパク——154, 154図1-2
リポタンパクの構造——154図1-2
両室心不全——58図1-2
良性骨腫瘍——127, 127図2
緑内障——24〜25
リラキシン——160図1
リン酸カルシウム結石——96, 96図2
リン酸マグネシウムアンモニウム結石——96, 96図2
リン脂質——154, 154図1-2
リンパ行性転移——53図2, 72図2-4, 168図4-2
リンパ性白血病——136
リンパ節——138図1, 139図3・図4, 162図1
リンパ節腫大——138図2
リンフォカイン——32図1, 162図2, 163図4, 164図5-4

る

類骨骨腫——127図2
涙腺——22図1
ループス腎炎——164図5-3

れ

裂肛——80〜81
裂孔原性網膜剥離——29, 29図2
レニン-アンジオテンシン系——130図1, 131
攣縮——55, 55図2, 56, 56図4

ろ

ロイコトリエン——46図1, 164図5-1
労作狭心症——56, 56図4
老人性肺炎——49
老人性白内障——24図2, 25
老人斑——18, 18図4
肋間神経痛——128〜129, 146図2
濾胞傍細胞——43図3

わ

若はげ——149
ワルダイヤー輪——40図1-2, 41, 138図2

監修者紹介

山口　和克（やまぐち　かずよし）
1937年，福井市生まれ．東京大学医学部卒．東京大学医学部助教授，関東逓信病院病理部長，杏林大学医学部教授．2002年，停年退職．専門は病理学．日本網内系学会役員，肺癌学会役員，日本病理学会理事などを歴任．

N.D.C.491　182p　30cm

The Atlas of Human Diseases
新版　病気の地図帳
　　　びょうき　ちずちょう

発行日──2000年11月20日　第1刷発行
　　　　2006年12月1日　第12刷発行
定価はカバーに表示してあります
監修────山口和克
　　　　　やまぐちかずよし
発行者──野間佐和子
発行所──株式会社　講談社
　　〒112-8001　東京都文京区音羽2-12-21
　　　電話　出版部　03-5395-3560
　　　　　　販売部　03-5395-3625
　　　　　　業務部　03-5395-3615
印刷所──凸版印刷株式会社
製本所──株式会社　若林製本工場

Ⓡ〈日本複写権センター委託出版物〉本書の無断複写（コピー）は，著作権法上での例外を除き，禁じられています．複写を希望される場合は，日本複写権センター（03-3401-2382）にご連絡ください．

落丁本・乱丁本は購入書店名を明記のうえ，小社業務部あてにお送りください．送料小社負担にてお取り替えいたします．なお，この本についてのお問い合わせは，学術図書出版部あてにお願いいたします．

Ⓒ KODANSHA　2000, Printed in Japan

ISBN4-06-208571-2

● **好評発売中**　生徒・学生の教材として，家庭・職場の常備図書として最適！

からだの地図帳

講談社編　監修・解説／高橋長雄（札幌医科大学名誉教授）

造本・体裁／Ａ４変型，ソフトカバー，総162頁，オールカラー
定価4077円

[本書の特色]
- 医学専門書レベルの正確なカラーイラスト，図版，写真でさまざまな角度から図解．人体の細部の構造，組織，機能，部位名が一目でわかる．
- 肺，心臓，胃，肝臓，子宮など主要臓器は実物大で図解．また，各臓器の大きさ，重さ，容量のデータも掲載．

健康の地図帳

監修／大久保昭行（埼玉医科大学客員教授）

造本・体裁／Ａ４変型，ソフトカバー，総182頁，オールカラー
定価4410円

[本書の特色]
- 体温，血圧，脈拍，呼吸など，からだの基本的なはたらきが一目でわかる．
- 微熱がつづく，動悸・息切れがする，全身がだるい・疲れやすい，太りはじめた，物忘れがひどい，などの身近な症状をどのようにとらえればよいかを，病気との関連でわかりやすく解説．
- 病院で受ける検査の種類，目的，内容，基準値（正常値）を詳しく紹介．

感覚の地図帳

著者／山内昭雄（東京大学名誉教授）
　　　鮎川武二（元日本歯科大学教授）

造本・体裁／Ａ４変型，ソフトカバー，総102頁，オールカラー
定価3990円

[本書の特色]
- 視覚，聴覚，平衡感覚，味覚，嗅覚，痛覚，触覚，圧覚，固有感覚，冷温覚，血液成分感覚をひきおこすしくみを，精密なカラーイラスト，図版，写真でビジュアルに図解．
- どのような刺激がどのような感覚をひきおこすのか？　その物理的・化学的刺激の特徴を詳説．
- 脳へ刺激が到達する道筋，感覚器の発生も解説．

こどもの病気の地図帳

監修／鴨下重彦（賛育会病院院長）
　　　柳澤正義（国立成育医療センター名誉総長）

造本・体裁／Ａ４変型，ソフトカバー，総182頁，オールカラー
定価4200円

[本書の特色]
- 発熱，けいれん，発疹など，こどもに多い主要症状の見方・考え方．
- 髄膜炎，頭部外傷，中耳炎，扁桃肥大，アデノイド，気管支喘息，小児下痢症，腸重積症，夜尿症，麻疹，風疹，アトピー性皮膚炎，起立性調節障害，熱中症，脱水症，スポーツ障害など，日常よくみられる代表的な病気の全体像を徹底図解．
- やけど，誤飲・誤嚥，頭のけがなど，こどもに多い事故とその対応．

細胞と組織の地図帳

著者／和氣健二郎（東京医科歯科大学名誉教授）

造本・体裁／Ａ４変型，ソフトカバー，総158頁，オールカラー
定価4200円

[本書の特色]
- ミクロの視点からみた人体器官のしくみと働き．
- 71枚の精緻なイラストレーションで，虫めがねのレベルから電子顕微鏡のレベルまで，人体器官の複雑で美しい微細構造が一目でわかる．
- Ⅰ章 器官を構成する細胞と組織／細胞，上皮，結合組織，軟骨など．Ⅱ章 器官の構造と機能／血管，扁桃，胸腺，リンパ管など．

人体スペシャル　脳の地図帳

著者／原　一之（東京証券業健康保険組合診療所顧問）

造本・体裁／Ａ４変型，ソフトカバー，総134頁，オールカラー
定価4200円

[本書の特色]
- 脊椎動物の進化にともなって，原型である脊髄から脳が巨大化し，複雑化していく筋道を明快に解説．脳をどのように理解すればよいかが納得してわかる．
- 脊髄，脳幹，小脳，間脳，終脳，脳室，脳脊髄液，髄膜，血管系など，脳の各部の構築と機能の要点を多数のイラスト，図版等で図解．
- 脳幹，間脳，終脳の精緻な内部構造が一目でわかる図譜を多数収録．

ナースが視る人体

著者／薄井坦子（宮崎県立看護大学学長）

造本・体裁／Ａ４変型，ソフトカバー，総150頁，オールカラー
定価4077円

ナースが視る病気

著者／薄井坦子（宮崎県立看護大学学長）

造本・体裁／Ａ４変型，ソフトカバー，総114頁，オールカラー
定価4077円

定価は税込（5％）です．定価は変更することがあります．

講談社